中医经方理论与临证集萃

朱明军　主编

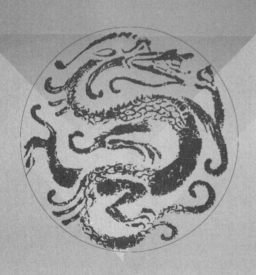

全国百佳图书出版单位

中国中医药出版社

图书在版编目（CIP）数据

中医经方理论与临证集萃/朱明军主编 . —北京：
中国中医药出版社，2022.5
ISBN 978－7－5132－7327－5

Ⅰ . ①中… Ⅱ . ①朱… Ⅲ . ①经方-临床应用-经验
Ⅳ . ①R289.2

中国版本图书馆 CIP 数据核字（2021）第 249863 号

中国中医药出版社出版

北京经济技术开发区科创十三街 31 号院二区 8 号楼
邮政编码　100176
传真　010－64405721
三河市同力彩印有限公司印刷
各地新华书店经销

开本 787×1092　1/16　印张 32　字数 589 千字
2022 年 5 月第 1 版　2022 年 5 月第 1 次印刷
书号　ISBN 978－7－5132－7327－5

定价　99.00 元
网址　www.cptcm.com

服 务 热 线　010－64405510
购 书 热 线　010－89535836
维 权 打 假　010－64405753

微信服务号　zgzyycbs
微商城网址　https：//kdt.im/LIdUGr
官 方 微 博　http：//e.weibo.com/cptcm
天猫旗舰店网址　https：//zgzyycbs.tmall.com

《中医经方理论与临证集萃》编委会

李彩英(陕西中医药大学) 李培通(河北省中医院)
李淑荣(河南中医药大学第一附属医院) 李墨航(河南中医药大学第一附属医院)
杨　森(河北省中医院) 杨国红(河南中医药大学第一附属医院)
杨培伟(河南中医药大学第一附属医院) 肖党生(浙江大学医学院附属第一医院)
吴力群(北京中医药大学东方医院) 吴文先(河南省中医药研究院附属医院)
吴建明(浙江省绍兴市中心医院钱清分院) 何　英(河南中医药大学第一附属医院)
邹善思(河南中医药大学第一附属医院) 辛　珂(河南中医药大学第一附属医院)
宋群先(河南中医药大学第一附属医院) 张　冰(河南中医药大学第一附属医院)
张　岩(河南中医药大学第一附属医院) 张　铭(河南中医药大学第一附属医院)
张　然(河南中医药大学第一附属医院) 张永华(河南中医药大学第一附属医院)
张成丹(云南中医药大学第一附属医院) 张怀亮(河南中医药大学第一附属医院)
张育赫(长春中医药大学) 张津菊(中国中医科学院广安门医院)
张笑霄(中国中医科学院广安门医院) 张淑香(河南中医药大学第一附属医院)
张题培(河南中医药大学) 陈文霞(河南中医药大学第一附属医院)
陈召起(河南省人民医院) 陈绍斐(河南中医药大学第一附属医院)
范永超(新郑市人民医院) 周　怡(河南中医药大学)
周　娇(河南中医药大学) 周思敏(中国中医科学院广安门医院)
孟　康(晋州市中医院) 赵　坤(河南中医药大学第一附属医院)
赵　微(河北省中医院) 赵安社(河南中医药大学第一附属医院)
郝尧坤(河南中医药大学第一附属医院) 段凤阳(河南中医药大学第一附属医院)
秦善文(河南中医药大学第一附属医院) 秦瑜玲(中国中医科学院广安门医院)
郭　敏(河南中医药大学第一附属医院) 郭　森(河南中医药大学第一附属医院)
黄　南(云南中医药大学第一附属医院) 黄　蛀(河南中医药大学第一附属医院)
黄　煌(南京中医药大学) 黄仕沛(广州市越秀区中医院)
黄岩杰(河南中医药大学第一附属医院) 崔泽华(河北省中医院)
寇冠军(郑州市中医院) 隋克毅(驻马店市中医院)
董紫琲(河南中医药大学第一临床医学院) 董紫薇(河北省中医院)
蒋士卿(河南中医药大学第一附属医院) 韩　捷(河南中医药大学第一附属医院)
臧云彩(河南中医药大学第三附属医院) 翟理黄(河南中医药大学第一附属医院)

秘　书

郭迎树(河南中医药大学第一附属医院) 孙　芳(河南中医药大学第一附属医院)
付勇钢(河南中医药大学第一附属医院) 杜习卫(河南中医药大学第一附属医院)
李海涛(河南中医药大学第一附属医院) 卜晓红(河南中医药大学第一附属医院)

前　言

　　时值中医药发展重要战略机遇期，为深入贯彻落实习近平总书记对发展中医药工作的重要指示精神，加快中医药传承创新发展，做好中医经典经方传承弘扬，深入挖掘经典经方临床应用的研究，为全面推进健康中国建设、实现中华民族伟大复兴的中国梦贡献力量，由中华中医药学会主办，河南中医药大学第一附属医院、中国中医药出版社、中华中医药学会仲景学术传承与创新共同体、中华中医药学会仲景学说分会、河南省中医药学会经方临床应用及研究分会共同承办的"中国中医经方大会"应运而生，并决定每年举办1次。

　　2020年12月12~13日，"中国中医经方大会"在郑州隆重举办。大会设经方论治血管相关疾病论坛、经方论治皮肤相关疾病论坛、经方论治肿瘤疾病论坛、经方论治儿科疾病论坛、经方基础与产业论坛。在各分论坛上，国医大师张磊、唐祖宣等来自全国的80余名知名专家、教授为广大线上和线下学员奉献了一场中医经方饕餮盛宴，全国近160万人次通过直播观看大会视频，线上线下参会代表热议不断，表示经方大会开得适时、及时、顺时。

　　学不博不足以达其理，思不精不足以通其变！站在历史新起点，面对百年未有之大变局，更有无数中医药工作者愿意亲近经典、走进经典、传承经典，在经典的指引下启悟中医思维，提高临床能力，在传承精华、守正创新中为推动中医药事业高质量发展做出新贡献。古人云："医虽小道，而性命攸关，敢不知慎。"正是在这样的初心使命驱动下，2021年"中国中医经方大会"召开之际，为进一步深入挖掘经方临床应用研究，促进交流学习，特面向全国中医同道征文。自征文通知以来，共收到来自全国各地的论文百余篇，经专家审核收录109篇，总计60万余字装订成册，付梓出版。内容包括药物的规律探析、条文病机探讨、治疗方法探析、经方的辨治思路、经方的临床应用及验案举例、经方研究进展等，治疗范围涉及内、外、妇、儿、五官、皮肤、心理等多学科疾病病种，内容丰富、翔实有据、深入浅出、信息量大，既有理论综述又有临床实践，具有很强的指导性。希望这本《中医经方理论与临证集萃》能成为广大中医工作者探讨中医经方理论研究和临证经验的交流平台、研究结果展示平台，积极发挥引领带动作用，推广经方的研究与应用。

本次投稿作者中，既有德高望重、医术精湛的名医名家，也有参加工作不久的生力军，更多的是来自中医临床一线的中青年骨干力量。我们对大家的踊跃投稿表示诚挚的谢意！

本次论文集萃编审、出版得到了各级领导、各位学者的极大支持和帮助，在此一并表示感谢！由于出版要求限制，对投稿作者只显示了前三位，参考文献也只列出了主要参考文献，还请投稿作者给予理解和支持。由于时间仓促，在整理、编排中难免有不足，甚或错漏之处，敬请大家在使用中发现问题，及时提出宝贵意见，以便再版时修订提高。

中国中医经方大会组委会

2021 年 10 月 20 日

目 录

第一篇 理论综合篇

第二篇　临证实录篇

第一篇

理论综合篇

半夏厚朴汤的方证及临床应用

南京中医药大学国际经方学院　黄煌

半夏厚朴汤是经典的情志病方，传统的理气化痰方，具有利咽喉、止呕吐、除胀满、止咳喘、定眩悸等功效。半夏厚朴汤证以咽喉异物感为临床表现特征，多见于精神心理疾病、消化系统疾病、咽喉病、呼吸系统疾病等。

一、经典配方

半夏一升，厚朴三两，茯苓四两，生姜五两，干苏叶二两。上五味，以水七升，煮取四升，分温四服，日三夜一服。

二、经典方证

（一）"咽中如有炙脔"

"妇人咽中如有炙脔，半夏厚朴汤主之。"（《金匮要略》）一种咽喉异物感的形象表述，是张仲景识别半夏厚朴汤证的着眼点。"胸满心下坚，咽中帖帖如有炙脔，吐之不出，吞之不下"（《备急千金要方》）。炙为火烤之意，脔是小肉块。炙脔，类似于今天的烤肉串。咽中如有炙脔，意指咽喉部火热感、烧灼感以及异物感、堵塞感，既有实体物体的堵塞不畅，又有温度。患者频频做吞咽动作以缓解之。临床上患者的主诉不一，如球塞感、瘙痒感、紧迫感、黏着感、烧灼感、蚊行感、无咽下困难的吞咽梗阻感等，甚至颈部不适感、压迫感等也可以看作是咽喉异物感的延伸。

"咽中"可以放大至口腔、鼻腔、上消化道乃至全身。①口腔异物感，如口干燥感，或舌体胖大感、麻木感；舌痛、舌烫、舌苔厚腻感等。②鼻腔的异物感，如鼻塞、鼻痒、鼻涕倒流感，经常擤鼻涕及清鼻、鼻腔异味感、空鼻症等。③胃肠道不适感，表现为腹胀、嗳气频繁、腹泻、食欲时好时坏，大多与情绪变化相关。④胸部的不适感，如胸闷、心悸、喜叹气、气喘等，特别是那种揪心感。有些患者喜欢捶胸。⑤泌尿生殖器不适感，或尿频、尿急、尿痛、尿失禁，或小腹部疼痛拘急感，或阳痿早泄，或性欲亢进。女性多有阴部不适感，或抱怨有异味等。⑥皮肤的不适感，如搔痒、红疹、苔藓化、麻木感、冷热感、蚂蚁行走感、多汗等。以上提示半夏厚朴汤除能治疗咽喉的异物感以及帮助吞咽外，还可消除躯体异常感觉。

（二）"妇人"

女性天生多愁善感，情志病多发，故本方证女性多见，提示半夏厚朴汤理气多用于调治情志病。但临床不限于女性，儿童、青年男女多见本方证。

以药测证，半夏厚朴汤方证还有如下表现。

恶心呕吐：方证如小半夏汤治"诸呕吐，谷不得下者"。眩悸：方证如小半夏加茯苓汤治"卒呕吐，心下痞，膈间有水，眩悸者"。所谓眩悸者，即为眩晕、恍惚感、心悸、肉跳动、易惊恐、失眠等。腹满：方证如厚朴生姜半夏甘草人参汤治"发汗后腹胀满者"。厚朴七物汤"病腹满……饮食如故。"

半夏厚朴汤是情志病的重要方剂。宋代《太平惠民和剂局方》记载"治喜怒悲思忧恐惊之气，结成痰涎，状如破絮，或如梅核，在咽喉之间，咯不出，咽不下，此七气之所为也。或中脘痞满，气不舒快，或痰涎壅盛，上气喘急，或因痰饮中积，呕逆恶心，宜并治之"。宋代《三因极一病证方论》"治喜怒不节，忧思兼并，多生悲恐，或时震惊，致脏气不平，憎寒发热，心腹胀满，旁冲两胁，上塞咽喉，有如炙脔，吐咽不下，皆七气所生"。清代《医方集解》"治七情气郁，痰涎结聚，咯不出，咽不下，胸满喘急，或咳或呕，或攻冲作痛"。咽喉部神经末梢丰富，因此，该处容易出现这些敏感症状。从今天的视角看，半夏厚朴汤证即为焦虑症的表现。

传统解释有"凝痰结气，阻塞喉嗌之间"（尤宜），"病得于七情郁气，凝涎而生"（吴谦等），"七情郁结，痰气交阻"（《方剂学》新世纪第四版）等。

三、适用人群

有明显焦虑情绪，大多有情感波动、烦劳过度、紧张惊吓等诱因。女性、儿童多见。舌苔有特异性。营养状况较好，毛发浓密，肤色滋润或油腻。表情丰富，眉头紧皱，眨眼频频，或口吃，或说话时紧张，清嗓吞口水。主诉零乱怪异，话语滔滔不绝，夸张重复，表述细腻。大多有躯体的不适感和异样感。多疑多虑，有较长的求诊史。不断地询问为什么，或常常怀疑医生的诊断或用药。有些患者对药物非常敏感，并且多有成见，正如明代李中梓所言"有参术沾唇惧补，心先痞塞；硝黄入口畏攻，神即飘扬。此成心之为害也"（《不失人情论》）。舌苔黏腻满布，舌质无异或舌尖红点，或边见齿痕；舌面可见两条由细小唾沫聚成的白线（"半夏线"）。

四、适用病症

以咽喉异物感、胸闷腹胀为表现特征。与精神心理、神经、呼吸、消化、循环等系统的疾病交叉互见，临床发病率高。根据不同疾病和个体差异，临床多加味或合方。

（一）神经症

以咽喉异物感为特征的多种神经症，如梅核气、舌觉异常、抑郁症、焦虑症、强迫症、恐惧症、胃神经症、心脏神经症、神经性呕吐、神经性尿频、神经性皮炎、肠易激综合征、心因性勃起功能障碍等。以咽喉部异物感、胸闷窒息感为特征者有效。本方能缓解咽喉异物感、胸闷腹胀等症状，给患者以疾病向愈的良性暗示。

（二）胃肠病

与情绪变化相关，腹胀嗳气者适用本方，或伴有抑郁倾向的各种胃肠道疾病均可应用本方，如慢性胃炎、胃溃疡、肠易激综合征、胃下垂、厌食症、胃肠型感冒等。有消除腹胀、抑制反流、改善吞咽等功效，常合用四逆散。半夏厚朴汤成为后世温病家"芳香化湿"的常用方，三仁汤、藿香正气散、藿朴夏苓汤等方都可以看作是本方的类方。

（三）咽喉病

如咽异感症（梅核气）、反流性咽喉炎、声带水肿、声带麻痹等。适用于咽喉痒明显、黏痰多、呼吸困难感、焦虑惊恐者。咽干痛，加桔梗、甘草；胸闷抑郁，合栀子豉汤，但需要排除咽喉部肿瘤等器质性疾病。

（四）咳喘病

如急慢性支气管炎、哮喘、慢阻肺、气胸、胸腔积液等。咽喉痒、有黏痰、齿痕舌者适用。咳嗽反复，遇风即咳，合小柴胡汤，名柴朴汤。哮喘痰多，腹胀满，合大柴胡汤。咳喘慢性化，加当归、川芎、肉桂等，方如苏子降气汤。

五、方证鉴别

本方与小半夏加茯苓汤：两方证均能治疗眩悸呕吐，小半夏加茯苓汤证重在恶心吐水，而本方证重在咽喉的异物感，并有腹胀。

六、参考处方

姜制半夏 15～25g，茯苓 20g，厚朴 15g，干苏叶 10g 或苏梗 15g，生姜 25g。以水 700mL，煮取汤液 300mL，分 3～4 次温服。汤液呈淡褐色，稍辛辣。感冒畏风、皮肤痒、咽喉痒，用苏叶；腹胀、嗳气，用苏梗。

经方治疗小儿外感性疾病

河南中医药大学第一附属医院　丁樱

经方，广义上是指汉代以前经典的方剂，狭义上是指张仲景的论著《伤寒论》和《金匮要略》，这两本著作是迄今为止，在中医历史上最有影响力，在临床应用最广泛、最实用的经典著作。其中《伤寒论》载经方113首，《金匮要略》载经方205首，去掉重复的38首，总共有280首。其中大部分在中医临床中起着举足轻重的作用，且经久不衰，这说明了这些经方非常有效，生命力持久。经方因其用药精妙、临床疗效卓越被历代医家所推崇。当代的中医界对经方的活用已经成为一种普遍现象，无论是其用量，还是临床疗效都已经达到了一个相当高的水平。文献追溯，近10年通过经方在儿科领域的应用也积累了丰富的经验。

一、经方在儿科的应用现状

笔者检索了近12年知网、维普、万方报道的经方在儿科应用的相关文献，共查到了946篇文章，其中涉及76首经方、46个病种，肺系疾病（小儿外感性疾病）有613篇，这说明了经方在儿科应用中外感疾病所占比例最大。外感疾病涉及12个病种，其中哮喘排第一位，接下来是肺炎、咳嗽、发热、感冒、反复呼吸道感染等。总结下来，前6种疾病都属于外感性疾病，这些经方多数来源于《伤寒杂病论》。

首先来讲哮喘，在涉及哮喘的196篇文献中有16首经方，按照应用次数排名，排在第一的是麻杏石甘汤，接下来依次是小青龙汤、射干麻黄汤、四逆散、小柴胡汤、麻黄附子细辛汤等，临床应用最多的是前三个，涉及的文献篇数分别是59篇、52篇及37篇，并且进行临床研究的比例也很大。

第二个肺炎喘嗽，西医称为肺炎，肺炎分类较多，按照病因分为细菌性肺炎、病毒性肺炎、支原体肺炎等；从病位来讲，分为毛细支气管肺炎、支气管肺炎、大叶性肺炎等。依据中医按证型治疗检索到的172篇文献里涉及了18首经方，麻杏石甘汤是应用最多的，接下来是小青龙汤、葶苈大枣泻肺汤、小青龙加石膏汤、桂枝加厚朴杏子汤、射干麻黄汤等。第三个是咳嗽，有77篇文献，涉及经方17首，使用较多的是麻杏石甘汤、小青龙汤、桂枝加厚朴杏子汤、四逆汤、小柴胡汤等。第四个是外感发热，这个在临床上经常遇到，外感发热实际上就是感冒，多数为感染引起的发热。涉及外感发热的文献有68篇，涉及的经方有16首，使用较多的是小柴胡汤、桂枝汤、麻杏石甘汤、大柴胡汤、麻黄汤、大青龙汤等。

二、经方在儿童外感性疾病的具体应用

应用较多的前10个经方中，最多的是麻杏石甘汤，有149篇报道，接下来依次是小青龙汤、小柴胡汤、射干麻黄汤、桂枝汤、葛根芩连汤、四逆散、黄芪桂枝五物汤、五苓散、白虎汤，这个排名是根据文献查到的，也说明了这些经方在临床应用的广泛性，同时也有一定的临床依据。

文献报道治疗儿童外感性疾病的方剂最多的是麻杏石甘汤，《伤寒论》里的麻杏石甘汤是按中医"辛凉宣泄，清肺平喘"的治则组方的，主要治疗"外感风邪，邪热蕴肺"之证，用于感冒、肺炎、咳嗽、各种传染病的早期风热证等。临床上经常加减使用麻杏石甘汤，还因此衍生出了很多中成药，比如小儿肺热咳喘颗粒、小儿肺热咳喘口服液。麻杏石甘汤的君药是麻黄，麻黄可宣肺解表、平喘，用西医的理论讲，麻黄的核心成分——麻黄碱，它有扩张表皮毛细血管、解除支气管平滑肌痉挛的作用，扩张毛细血管就可以发汗，缓解支气管平滑肌痉挛就可以平喘。然而单纯使用麻黄是有副作用的，它可以增加心率，导致心血管出现问题，将麻黄和石膏配伍，石膏就能制约麻黄的副作用，麻黄对心血管的副作用就会明显减弱甚至消失，这个也体现了中医君臣佐使的重要性。西医药理学将这种作用称之为协同拮抗，即很多作用都是相互的，比如一种药产生了耐药抗体，可能就会有新的药来制约它。笔者有过西医的背景，经过几十年的锤炼，体会到中医的阴阳五行中的奥秘，理解了中医的君臣佐使。其中最有代表性的还是麻杏石甘汤，麻黄是君药，石膏是臣药，杏仁是佐药，甘草是使药。佐分为反佐和佐使，根据不同的情况，有不同的作用。此外，临床上使用起来还要注意把握药量，根据实际病情加减。如果表寒重，麻黄量就要大一点；如果热重，石膏就要加量，经方里是24g，但是临床上一般用30g，甚至更多，不过这在一定程度上也要依赖临床经验。

第二个最常用的经方是小青龙汤，小青龙汤主要用于治疗哮喘，尤适用于哮喘轻症，重症则需要中西医结合治疗。一般治疗毛细支气管炎、哮喘的轻症，单纯用中药疗效就很好，比如小青龙汤、射干麻黄汤等。小青龙汤的药物组成体现了相互

制约的组方原则，麻黄、细辛平喘，芍药、五味子敛肺，一宣一散一敛，相互拮抗。大青龙汤是在小青龙汤的基础上，去掉芍药、细辛，加上石膏以加强其解表清里的作用。大、小青龙汤都有解表发汗平喘的作用，但小青龙汤是针对里寒的，大青龙汤是针对里热的，它是表里双解的一个方子。经方的作用和配伍的关系很大，从事中医的人一般都有这个经验，西医不妨应用几个经方在临床上试试，也会达到很好的疗效。

其次是小柴胡汤，临床上常用的中成药小柴胡颗粒、小柴胡口服液等多由此化裁，临床主要用于退热。中医学认为，小柴胡汤用于治疗少阳证寒热往来，小柴胡汤的君药是柴胡，用量30g。现代药理研究表明，柴胡有非常明确的退热作用。有学者对柴胡口服液治疗发热进行临床观察，发现石膏也起到协同增效的作用，石膏和知母、甘草配在一起，其退热的有效成分则明显增加；此外和煎煮时间也有关系，煎煮时间越长，其有效成分则越多，疗效越好。临床学习中医要真正把基本道理搞清楚，才能不仅仅局限于应用中成药，而且还能对经方进行加减。柴胡相对安全，笔者用柴胡，对于幼儿、学龄前儿童最少要用15g，同时其他的药物要相对调整，可以用白芍等药来收敛，减缓副作用。黄芩、柴胡性辛凉，能够清解少阳半表半里之热。小柴胡汤里还有扶正作用的人参，从西医来讲就是增强免疫力，临床选参也要根据实际情况，如果患者体质比较弱，偏于气虚可以用人参，偏于阴虚火旺可用西洋参、沙参，儿童偏于脾虚血虚可用党参，肺脾气虚可用太子参，如果体质偏实，可以不用。

同大青龙汤和小青龙汤相类，大柴胡汤和小柴胡汤临床组方及功效也是相对应的。大柴胡汤是在小柴胡汤的基础上去掉人参、甘草，加大黄、枳实、芍药。大柴胡汤的主要作用是泻阳明热结、行气，适用于小儿大便干，舌苔厚腻，属于外感加食积的这种类型，根据临床情况，大便干结比较严重就加大大黄的用量，如果以风热表证，或者少阳证为主，就应该加大柴胡的用量。

射干麻黄汤也是笔者经常使用的一个经方，该方和小青龙汤也有相似之处，但不同的是方药组成中没有桂枝、杏仁，加了紫菀、冬花、射干，所谓"射干麻黄亦治水，不在发表在宣肺"。这个方子宣肺平喘止咳的作用比小青龙汤更加明显，因为方中加了射干、紫菀、冬花，其他都和小青龙汤非常接近。这个经方治疗肺炎喘促的作用比较明确。此外，桂枝汤是一个调和营卫的经方，对于汗出热不退的效果非常好，但是临床单独应用的机会很少，还有麻黄细辛附子汤、葛根芩连汤、四逆散，这些都是临床常用的经方，就不再一一列举了。

三、运用经方的体会

中医很讲究理、法、方、药，尤其是方，流传下来的经方更是经过了时间的检验，也是我们治疗疾病的武器，具有重要的价值。要想更好地使用经方，就必须掌握扎实的中医知识，必须知道经方如何使用。

临床疗效是经方生命力旺盛的重要原因，目前中医界兴起了经方热，有很多老中医也在讲经方的应用。临床医家使用经方治疗某些疾病多有独到的经验，加减变化很灵活，但最重要的一点还是经方的有效性。我们学习经方要精通原文，掌握它的用药规律。经方的真正价值在于理论体系，例如麻杏石甘汤，方中每一味药都有各自的作用，表、里、宣、散，均有明确的分工，虽然药味比较少，但君臣佐使是具备的。我们也要掌握用量，麻黄和石膏的比例不一样，达到的效果也不一样，甚至剂量调换可能成为一个新的组方。因此，我们学习经方，要学它的组方思路，并在原方基础上，学会加减化裁。

另外，还要了解煎服方法。随着临床阅历的增加，笔者对中医学的认识愈发深入，才认识到煎服方法的重要性。《金匮要略》里对煎服方法有明确、详细的交代，用文火还是武火，先下还是后下，描述得非常详细。麻黄、桂枝、薄荷等药的有效成分都在挥发油里，因此不能久煎，而且要盖上盖子，否则有效成分就会挥发掉；附子有毒性，所以需要久煎。由此可见，煎服方法对中医来讲特别重要，我们一定要给患者交代好中药的煎服方法。

中医不传之秘在于用量，同一个方子，不同的人应用会出现不同的效果。临床常见到不同医家用的组方一样，但是效果不同，比如治疗气阴两虚型儿童肾病综合征，有些医家黄芪用10g，笔者最少用30g。在临床上，为了突出一味药的疗效，需要把某味药物加量，但是我们可以探求经方体系药量的原貌，比如有的经方柴胡30g，但是有的经方里是20g或15g，所以对古代药量的研究，是方剂学研究的一个很重要的课题。

同样一味药，不同的产地，其有效成分也是不一样的，所以我们要注意掌握合适的剂量，才能保证效果。现在随着颗粒剂型在临床的普及，其便捷、高效和良好的制作工艺，给患者带来了更多的实惠。以前笔者用附子的时候，一定会给患者再三嘱托煎煮时间及下药顺序，现在颗粒剂在工艺上解决了这个问题，携带方便，冲服简单，有效避免了"先煎后下""文火武火"等繁杂因素的影响，另外其质量标准统一，计量准确、安全。中成药也有很多非常有效的药物，但是验方多，经方少，不能临床加减，因此使用的灵活性受到影响，所以还望生产公司能在颗粒剂、中成药方面研制出更多具有代表性的经方。

经方的实用性，不仅限于治疗小儿外感性疾病，在很多疑难杂症上也往往能显示奇效。中医治病疗效好，随着现代工艺的改良，古药新用也不断给人们带来新的惊喜。经方传承，尤其在儿科临床的使用，已经越来越广泛，虽然目前以小儿外感性疾病居多，但相信今后在各个领域上也能有进一步的创新发扬。

真武汤在儿童肾系水肿病中的应用

河南中医药大学第一附属医院　　任献青

水肿是指因各种原因导致的体内水液潴留、泛滥肌肤的一类病证，主要特征为头面、眼睑、四肢、腹背甚至全身浮肿。《金匮要略》将水肿分为心水、肝水、脾水、肺水、肾水，"肾水者，其腹大，脐肿腰痛，不得溺，阴下湿如牛鼻上汗，其足逆冷，面反瘦"，病机为阳虚水泛。真武汤以镇北水神"真武"命名，为温阳利水的典型方剂。笔者用真武汤治疗儿童肾病综合征等部分肾系水肿，效果显著，现介绍如下。

一、真武汤来源、组成、功用

（一）真武汤来源

真武汤来源于张仲景的《伤寒论》，分别记载于太阳病篇和少阴病篇。《伤寒论》第 82 条言："太阳病，发汗，汗出不解，其人仍发热，心下悸，头眩身𣊏动，振振欲擗地者，真武汤主之。"第 316 条言："少阴病，二三日不已，至四五日，腹痛，小便不利，四肢沉重疼痛，自下利者，此为有水气，其人或咳，或小便不利，或下利，或呕者，真武汤主之。"

（二）真武汤组成与功用

真武汤是温阳利水代表方，组成为茯苓、芍药、生姜各三两（切），白术二两，附子一枚（炮，去皮，破八片），上五味，以水八升，煮取三升，去滓，温服七合，日三服。若咳者，加五味子半升、细辛、干姜各一两；若小便利者，去茯苓；若下利者，去芍药，加干姜二两；若呕者，去附子，加生姜足前为半斤。附子为君药，《本草求真》言附子："大辛大热，纯阳无毒，其性走而不守，通行十二经，无所不至，为补先天命门真火第一要剂。凡一切沉寒痼冷之症用此无不奏效。"肾虽主水，但其制在脾，脾阳虚弱，聚水生湿，配以白术益气健脾燥湿。附子、白术合用，治恶寒体痛，四肢沉重。茯苓健脾利水，使水从小便而出，于制水之中有利水之用；

芍药酸苦微寒，既是佐药，又是使药，可敛阴和营，固护阴液，又可制生姜、附子之辛燥，还可以开水道。诸药合用，温阳利水而不耗阴伤液，适用于一切阳虚水泛之证。

二、真武汤在《伤寒论》中的应用

（一）心下悸，头眩身𥆧动，振振欲擗地

心下悸为阳虚不能主水，水气上凌于心所致；头眩身𥆧动的表现为头晕、身体站立不能或站立不稳；身𥆧动为身体肌肉蠕动，其病机为水气上逆于头，清阳被遏；"振振欲擗地"为虚阳不能温煦筋脉肌肉，又受水气浸渍，故身体筋肉跳动，震颤不稳而欲仆地。

（二）腹痛，小便不利，四肢沉重疼痛，自下利

《伤寒论》第316条言："少阴病，二三日不已，至四五日，腹痛，小便不利，四肢沉重疼痛，自下利者，此为有水气，其人或咳，或小便不利，或下利，或呕者，真武汤主之。""少阴病，二三日不已，至四五日"中的二三日、四五日均为虚数，二三日指病程短或病情较轻，四五日指病程较长、病情较重或病势缠绵，治疗较难。腹痛的病机为水气浸淫，脉气不通，且此腹痛多包含腰痛。小便不利为阳虚不能气化水津，致水气内结所致。"四肢沉重疼痛"的病机为水气充斥四肢肌肉关节，以四肢沉重疼痛为主要表现，多有下肢水肿。自下利多为水气下迫下注所致。"此为有水气"点明了以上病证的病机所在。

（三）其他或然证

"其人或咳，或小便利，或下利，或呕者"是指病程中可能会出现的其他病证，如水气干肺，肺气上逆则咳；水气下注于肠则"下利"；水气犯胃，胃气不降则呕。临床中还有其他病证，仲景并未一一列出。

综上，《伤寒论》中真武汤证病机总括为肾阳虚衰，水气上犯。肾阳为一身之阳之根本，肾阳衰则脾阳虚弱，心阳不足，肺阳虚弱。水气上犯于心，则出现心悸；犯于头则头眩；犯于肌肉则身𥆧动，振振欲擗地；犯于肺则咳，犯于胃则呕，犯于肠则泻。

三、真武汤在肾系水肿病中的应用

对于肾系水肿，《素问·水热穴论》言："黄帝问曰：少阴何以主肾？肾何以主水？岐伯对曰：肾者至阴也，至阴者盛水也，肺者太阴也，少阴者冬脉也，故其本

在肾，其末在肺，皆积水也。"《金匮要略》言："肾水者，其腹大，脐肿腰痛，不得溺，阴下湿如牛鼻上汗，其足逆冷，面反瘦。"皆说明肾系水肿病多为"阴水"，真武汤辛热温阳，可消阴水。故笔者常用真武汤治疗儿童肾系水肿病。

（一）肾病综合征

儿童原发性肾病综合征临床以水肿、蛋白尿等为主要临床表现，多为单纯性、激素敏感型。目前，激素为临床治疗肾病综合征的一线药物，多数患者对激素敏感，但易反复发作或者激素依赖，长期应用激素会出现较多不良反应。笔者临证发现，肾病综合征患儿气虚、阳虚症状明显，笔者常在丁樱老师序贯辨证学术思想基础上加用真武汤提高疗效、减少复发，特别是对于复发病例可以单用中药控制病情，此时注重温阳补气，温阳多用附子、生姜、菟丝子等，补气重用生黄芪，可用至 30 ~ 60g。中医学认为，肾病综合征为本虚标实之证，其本为脾肺肾三脏亏虚，标为水停和血瘀，治疗重在温补脾肾之阳气。真武汤方中附子温壮肾阳，使水有所主；白术健脾燥湿，使水有所制；生姜宣散水气；茯苓淡渗利水；芍药既能敛阴和营，又能利水气，并能引阳药入阴，制约附子温燥之性。诸药合用，温阳利水，契合肾病综合征的病机。

（二）慢性肾小球肾炎

慢性肾小球肾炎主要临床表现为蛋白尿、血尿、高血压、水肿，伴慢性进展性肾功能减退，属中医学"肾水""水肿"范畴，对于慢性肾炎病程较长者，多阳虚、气虚、血瘀，可予真武汤温脾肾，助阳利水，酌加太子参、生黄芪、水蛭等。李燕等应用真武汤治疗慢性肾小球肾炎，取得显著疗效。谭忠德等发现，真武汤可以明显减轻慢性肾小球肾炎患者的高尿蛋白症状，保护肾小管功能。陈梅芳等用真武汤治疗慢性肾炎水肿，发现其利尿作用明显优于其他组，可明显改变肾脏血流动力学，增加肾小球滤过率，降低肾小管回收率。

（三）其他肾系疾病

项宏舟等发现，在西医常规治疗的基础上加用真武汤可有效降低肾功能衰竭患者的尿素氮、血肌酐含量，延缓肾功能衰竭。欧阳秋芳在常规药物治疗的基础上加用真武汤颗粒治疗心肾综合征，结果表明真武汤可调节肾微循环，减轻水肿，改善心肾功能。

现代研究发现，真武汤可以通过抑制白细胞介素 – 17 介导的足细胞凋亡来改善肾系水肿，可以改善水钠潴留状态，这可能是通过调节肾小管水通道蛋白 AQP_1、AQP_2 的表达来实现的。现代药理学研究亦发现，真武汤能增强 nephrin 与 podocin 蛋白基因的表达，减轻肾脏氧化应激的损伤，改善肾脏滤过功能。

四、小结

真武汤证病机为阳虚水泛，临证只要辨为阳虚水泛证，无论是肾病综合征，或是肾小球肾炎，还是其他肾系水肿性疾病，均可用真武汤加减治疗。辨证要点须紧扣阳虚和水泛之证，如水肿、腰困或腰痛、小便不利、舌质淡、苔薄白等。另外，儿童不同于成人，附子用量开始不宜大，须根据患儿耐受程度及服后反应逐渐加量，且附子需久煎。

仲景应用地黄规律探析

河南中医药大学第一附属医院　王新志

河南中医药大学　刘文博

地黄，首见于《神农本草经》，为上品药，"味甘，寒。主折跌绝筋，伤中，逐血痹，填骨髓，长肌肉，作汤，除寒热，积聚，除痹，生者尤良"。经方，现常专指《伤寒杂病论》中的方剂。经方中涉及地黄的方剂有11方，共涉及17个章节、24个条文，其中以地黄为主药的共8方，分别为防己地黄汤、百合地黄汤、三物黄芩汤、黄土汤、芎归胶艾汤、肾气丸、炙甘草汤、大黄䗪虫丸，皆为临床常用方剂，以上方剂可以简称为地黄类方。笔者对备受历代医家关注的几点加以述评，从而更好地指导临床应用。

一、地黄炮制

如今临床常用的地黄制品有生地黄和熟地黄。其中生地黄包括鲜地黄与干地黄，新鲜者称为鲜地黄，干燥或缓慢烘焙至约八成干的为干地黄，两者均有清热凉血，养阴生津的功效。但鲜地黄其气大寒，清热凉血之效更为突出，干地黄经炮制后苦寒之性略有收敛，变为甘寒之品，养阴生津的功效更佳。熟地黄是经过黄酒蒸制而成，高品级的熟地甚至需要九蒸九晒。熟地黄有补血养阴，填精益髓的功效，但在仲景时代，尚未有熟地黄的炮制方法，是以仲景用地黄多为鲜地黄或干地黄。

（一）鲜地黄汁

仲景用地黄治疗神志疾病时多用生地黄汁，如治防己地黄汤"病如狂状，妄行，独语不休"，仲景用"生地黄两斤，咬咀，蒸之如斗米饭久，以铜器盛其汁，更绞地黄汁，和分再服"。治疗百合病，仲景用生地黄汁一升。但由于炮制方法过于复杂，现在临床很少用地黄汁，周菲教授等实验研究发现鲜地黄汁与生地黄煎液物质基础基本一致，故可以以生地黄煎液代替鲜地黄汁入药，这也是历代临床常用的替代方法之一。在辨证准确的情况下，历代医家用来效果亦可，但仲景治疗神志病多用鲜地黄汁必有深意，王新志教授认为中药中寒凉性药鲜品比干品更偏凉润，而百合病病机为阴虚内热，防己地黄汤证病机为血虚有热，而用鲜品，其寒凉之性更佳。中药鲜品中含水量更多，水得热才可以气化，鲜地黄得热才失水变干，从鲜到干的过程，实际上是经历了一次从寒到热的炮制过程，因此鲜地黄与干地黄相比，寒凉之性更强。至于用鲜地黄汁液，应有两个原因，一是当时地黄鲜品多见，用中药鲜品的汁应为惯例，尤其是需大量使用时，绞取的汁更是精华，煎煮则难有效果；二是中药防治疾病是通过药物偏性来调节身体以达到阴阳平衡的作用，而鲜地黄汁可以保持地黄原有的性味，气味皆有，取汁服用，能使药物的寒润之性更好地发挥。

（二）生地黄

仲景在炙甘草汤中用的地黄为生地黄，在余下含地黄方剂中皆为干地黄。笔者认为，炙甘草汤中生地黄应为鲜地黄。《神农本草经》明确指出鲜地黄"逐血痹、填骨髓"之力尤良，清代王士雄《温热经纬》中认为生地黄功效"在其脂液，能荣筋养骸，经脉干枯者，皆能使之润泽也……脉者原于肾而主于心，心血枯槁，则脉道泣涩"。而治疗阴阳两虚的炙甘草汤证，用鲜地黄则尤为合适。

（三）干地黄

在黄土汤、肾气丸、芎归胶艾汤、大黄䗪虫丸中，仲景则用干地黄，王自立教授认为干地黄即为仲景时代的熟地黄，理由是若生地黄、干地黄为同一种药材，为何一药两名，并引《本草纲目》干地黄制作方法为证，但上述立论难以立足，仲景所用生地黄实为鲜地黄，干地黄则是晒干而成，至于李时珍所记载干地黄炮制方法，则非汉代干地黄炮制方法。上述看法亦有其源头，自张景岳以降，多以为生地为清热凉血之剂，熟地才有大补真阴之功。在肾气丸等滋补类方剂中，亦有医家改丸作汤剂、膏剂，以熟地代干地黄，但具体效果如何，尚缺具体的临床与实验研究。

二、地黄剂量

（一）鲜地黄用量

仲景用地黄的单位有斤、升、两，现今常用剂量单位都为克，因此将仲景用地黄的单位都折算为克，具体换算标准如下：1 斤 = 16 两 = 250g，即 1 两 = 15.6g，1 升 = 200mL。折合后发现仲景用地黄量大，范围宽广，用地黄量最大者为防己地黄汤，用了 499.2g，该方分两次服，每次大概 249.6g。百合地黄汤中用地黄汁 1 升（约 200mL），量亦很大，但很难计算地黄准确的用量。如果不加水，生地黄汁很难取得，若加水，又不知加多少水为宜，粗略估计，1 升地黄汁约有 500g，也是分两次服，每次大概250g左右。炙甘草汤用生地黄一斤，折算成现代剂量为250g，然而是三服，单次服量大概83.3g。可见仲景鲜地黄日用量大概250～500g。

（二）干地黄用量

仲景对干地黄的应用见于黄土汤、肾气丸、芎归胶艾汤等，因为三物黄芩汤为妇人产后病后附的千金方，应为林亿、高保衡等补入进去的，非仲景原方，此处不做讨论。黄土汤用干地黄三两（46.8g），煮取三升，分温二服，每次23.4g，芎归胶艾汤中用干地黄四两（62.4g），煮取三升，每次温服一升，日三服，每次20.8g。至于肾气丸及大黄䗪虫丸中分别用了八两（124.8g）、十两（156g），但由于是丸剂，日服剂量难以确定，笔者查阅多种资料，仍未见相关文献报道。上述两方显示仲景用干地黄日服量范围为46.8～62.4g，这一用量范围明显小于鲜地黄的用量范围，说明鲜地黄用量大，干地黄用量小。但历史上亦有人对此有研究，《证类本草》引《仙经》条文，曰："（地黄）干者黏湿，作丸散用，须烈日曝之，既燥则斤两大减，一斤才得十两散尔，用之宜加量也。"这样把干地黄换算成鲜地黄，用量也不小。

（三）现代临床常用量

现代中医临床用鲜地黄较少，临床使用多为生地（干地黄）及熟地，而且对地黄用量差异较大，有医家认为汉时一两约为三克，有医家认为一两为十五克，还有医家根据自己的经验发现大剂量地黄对某些疾病有特效，如经方大家刘渡舟认为一两等于三克，用地黄时为常规剂量，而李可老先生则善用大剂量地黄，如他用炙甘草汤治疗面瘫坏病，方中用生地黄250g，以达到凉血清热滋阴复脉的作用。

三、地黄功效

（一）鲜地黄功效

仲景常用大量鲜地黄来治疗神经系统方面的疾病，如防己地黄汤治"病如狂状，妄行，独语不休"，用百合地黄汤治疗"意欲食，复不能食，常默然，欲卧不能卧，欲行不能行；饮食或有美时，或有不用闻食臭时；如寒无寒，如热无热；口苦，小便赤；诸药不能治，得药则剧吐利。如有神灵者，而身形如和，其脉微数"的百合病。现代医家亦多尊崇仲景的用法，如熊兴江教授用防己地黄汤治疗脑梗死、老年痴呆、阿尔茨海默病等脑血管疾病导致的狂躁不安，王欣麒教授等应用防己地黄汤治疗围绝经期焦虑症，发现其具有良好的临床治疗效果。何莉娜用百合地黄汤合甘麦大枣汤治疗阳浮于外，阴虚于内的失眠临床效果获得肯定。王霞芳教授运用百合地黄汤治疗儿童精神神经系统疾病效果满意。

（二）干地黄功效

仲景用干地黄的方剂有黄土汤、芎归胶艾汤等。干地黄主治血证，如黄土汤条文"下血，先便后血，此远血也，黄土汤主之"。而芎归胶艾汤则一方治三病，条文中说："妇人有漏下者，有半产后因续下血都不绝者，有妊娠下血者。假令妊娠腹中痛，为胞阻，芎归胶艾汤主之。"黄煌教授提出"药人"的概念，认为干地黄的药证为出血量较大而且难止，色鲜红，人较羸瘦，皮肤枯槁而没有光泽，舌质红。《金匮要略》记载《备急千金要方》内补当归建中汤药后加减中说"若去血过多，崩伤内衄不止，加地黄六两、阿胶二两"，也表明了干地黄治疗血证的功效。同时，干地黄也有滋补的作用，比如仲景在肾气丸中重用干地黄以滋阴补肾，治疗虚劳腰痛、消渴等证，在大黄䗪虫丸中治疗"五劳虚极羸瘦"等，但是自景岳以降，医家多认为生地为清热凉血之品，熟地才可大补真阴。在这种思想的指导下，临床应用肾气丸，多以熟地代生地，至于替代后的效果与原方相比到底怎样，这方面研究尚属匮乏。

（三）现代功效应用

现代人应用地黄类方中的黄土汤合芎归胶艾汤仍以治疗血证为主，但在病机相同的情况下，亦用它们治疗其他系统的疾病。谭福忠、许思华临床研究发现黄土汤对老年消化性溃疡患者疗效较好，与常规奥美拉唑联合应用效果更佳，且安全性高。李淑良、左立镇应用黄土汤治疗虚寒性鼻衄反应良好。张珞用芎归胶艾汤配合脐灸治疗异常子宫出血，发现疗效较好，且无不良反应。李玲、张慧用芎归胶艾汤联合中西药治疗子宫腺肌症痛经患者，发现缓解痛经效果很好，可以提高患者的生活质量。孙绪勇在治疗晚期胃癌时对辨为脾肾阳虚的患者用黄土汤治疗，患者的生存时间与生存质量大大高于化疗及手术患者，证明黄土汤在慢性胃癌中的治疗作用。黄土汤止血作用得到历代公认，又以其灶心土（伏龙肝）色黄，故方名为黄土汤，但现今灶心土较为难找，临床多用赤石脂代替，但对于替代效果怎样则少有人研究。赵玉生教授等研究首次发现伏龙肝中含有一种新型碳点——TFU－CDs，该物质具有良好的镇痛作用，这就更加引起人们的思考，赤石脂是否能代替灶心黄土，用赤石脂代替灶心黄土的黄土汤是否还能有原有的疗效？这些仍需进一步研究。

四、配伍

（一）地黄配酒

在地黄类方中，共出现酒五次，分别为炙甘草汤、芎归胶艾汤、防己地黄汤、肾气丸、大黄䗪虫丸。其中用酒水合煎法的有炙甘草汤和胶艾汤，即用一定量的酒与水混合后煎煮药物。用酒浸药法的只有防己地黄汤，即用酒将药物浸泡，然后绞汁取用。用酒送服的有肾气丸和大黄䗪虫丸，这两个方剂均未说明酒的用量，临床上可根据病人的耐受量酌量使用。仲景在《金匮要略》中用到的酒包括酒、清酒、白酒、苦酒。其中酒与清酒为一物，仲景用酒与地黄相配的酒皆用清酒，经现代研究考证，清酒就是古代黄酒或者米酒较为纯净之品。

仲景用酒配地黄剂的作用是多方面的，每方或取其一能或取其多用。在炙甘草汤中，用酒取其辛热之力温阳补虚通脉，引经助用药势，地黄和麦冬为阴柔之品，正所谓"地黄麦冬得酒良"，地黄剂用酒又可缓其滋腻与阴柔。仲景在妇人三篇中用酒尤多，因为妇女以血为本，病多由气滞血瘀或寒邪入侵导致，而酒温通辛散的性质，正能活血化瘀，温通行散，芎归胶艾汤用酒煎服，即取其活血化瘀，温通行散之功。用酒送服肾气丸可以缓和地黄、山茱萸的酸涩之性，使其味转厚，以达到补而不滞的效果。用酒送服大黄䗪虫丸，则可以起到活血化瘀行气的作用以加强药力。

至于防己地黄汤用酒浸，则存疑较多。主要是因为防己地黄汤的条文言简意赅，语意丰富，不能直接得出关键的病机，以致历代以来名医大家对防己地黄汤的病机阐释多有不同。尤怡提出"血虚生热"的观点，徐灵胎认为病机为"血中之风"。徐忠可在《金匮要略论注》指出"此亦风之并入心者也，风升必气涌，气涌必滞涩，滞涩则流湿，湿留壅火，邪并于心"。陈伯坛提出"血虚有邪，无热"，但对于邪是内邪还是外邪则没有阐述。从酒的性味和功效看，不适合用于阴血虚和湿热之证。但亦有人认为防己地黄汤无热，乃养血祛风之剂，酒性善行，既可缓地黄之滋腻，又可起到祛风的作用。

由上可见，仲景在地黄剂中用酒的经验十分完备，但当今临床运用地黄类方大都不以原法，为求简便而不用方中的酒，因此难免影响疗效。我们在学习仲景理法方药时要全面学习，深入理解它的精髓，并灵活运用于临床，这样才不致明珠蒙尘。

（二）地黄配阿胶

在地黄类方中，地黄配阿胶共出现三次，分别为炙甘草汤、黄土汤、芎归胶艾汤，如果加上药后复方（内补当归建中汤）则为四次。仲景用地黄治疗血证多配伍阿胶使用，其中黄土汤、芎归胶艾汤都为治疗血证常用名方，为历代医家所使用。

（三）地黄配桂枝

在地黄类方中，地黄配伍桂枝共出现三次，分别为炙甘草汤、防己地黄汤、肾气丸。炙甘草汤中地黄滋阴养血，充养血脉为君药，桂枝通血脉、温心阳为佐药，可以起到滋阴补阳，复脉定悸的功用。防己地黄汤中生地黄清热凉血，养阴生津，蒸熟绞取汁后更有补虚的作用，又用酒浸桂枝，不仅可以增其辛散之力以通经脉、温心阳，还可以防止大量生地黄寒凝心脉。另外，生地甘苦寒，桂枝辛甘温，《素问·脏气法时论》有云："心欲耎，急食咸以耎之，用咸补之，甘泻之。"用甘味来"泻心"，后世不得其解，但此处却验之于张仲景。肾气丸中以桂枝、附子为君药，两药并用，可以补肾阳，帮气化。但方中干地黄用量最大，如张介宾所说"善补阳者，必于阴中求阳，则阳得阴助而生化无穷"，重用干地黄以滋阴补肾。用大量干地黄配伍少量桂枝可起到微微生火，鼓舞肾气的作用，取"少火生气"之意也。由上可见，地黄、桂枝阴阳相配多治疗心、肾方面的疾病。

五、地黄剂存疑点

（一）百合地黄汤药后反应

百合地黄汤药后反应中描述"中病勿更服，大便当如漆"。但因为"更"字属于多音字，它有"阴平"和"去声"两个音调，导致其有"改变"和"另，另外"的意思，因此不同医家对于"中病勿更服"有了三种不同的解释：一是出现中病反应后停药，二是出现中病反应后效不更方，三是据病情而定。前两种观点竟截然相反，不仅使初学者难以弄明白，就是历史上医家也莫衷一是。赵天才整理各家看法后认为第二种见解，即"用百合地黄汤中病后效不更方，继续服用"的观点较为确切。笔者认同赵天才的观点，"中病后效不更服"的观点既与张仲景论述百合病的理论相符，又切合临床实际。且有以下三个理由证明"中病后效不更服"：一是百合病多源于热病后余热未尽，病机为心肺阴虚内热，病程较长，若见效后停服，病情容易反复。二是从百合病的愈期来看，"每溺时头痛者，六十日乃愈；若溺时头不痛，淅然者，四十日愈；若溺快然，但头眩者，二十日愈"，说明百合病有轻有重，病轻邪浅则愈期短，但就算病情轻者也非短短数天能够治愈。三是从张仲景嘱咐应停药的其他方后语反证，纵观仲景所论，中病即止，均冠以"止""勿服""差即止"等，有很明确的提示，而"中病勿更服"仲景则未明言让停药，是以可以继续服用该方，因为已中病机，当效不更方。

（二）防己地黄汤"以铜器盛其汁"

防己地黄汤的"以铜器盛其汁"，让后人难以理解，中医一般主张用陶器砂锅煎煮药物，李时珍曾说："凡诸草木药及滋补药，并忌铁器金性，克木之生发之气，肝肾受损也。"但仲景特意提出用铜器盛药汁必有深意。孙英爽用防己地黄汤加减治疗银屑病,发现用铜和不用铜疗效大不一样,甚至有不用铜毫无疗效,而加用铜之后疗效立显的。李敏教授认为铜对神经系统和白细胞的发育尤为重要,神经系统对缺铜非常敏感,最近一些研究把某些严重的神经系统疾病与铜联系起来,认为铜介导产生的自由基是导致神经损害的原因之一。现代方剂学要求配置紫雪丹需用黄金百两与药物一起煎煮,而同仁堂在制备紫雪丹散也遵循古法,用金锅银铲进行炮制,只有这样其色呈紫,状如霜雪,镇惊清热安神效果才最好。那么,防己地黄汤中的铜是否也为重要药物之一呢,这一点尚未被研究者关注,需要进行后续的研究。

六、展望

地黄是药之四维之一,在临床中广为应用,仲景善用地黄类方,所创的地黄类方剂,各个配伍精妙,用量及炮制也别具一格,我们现代应用地黄类方时要全面学习仲景的经验,也要继续对仲景的经验加以研究。未来应加大对中药鲜品的活性比较研究、保鲜技术研究等,以确保临床医家可按仲景法用上鲜地黄汁等,还需对汉代度量衡加以研究,现今虽有对汉代度量衡的研究,但尚未取得公认,药典规定剂量也与古籍记载剂量相差较大,因此,仍需对仲景时期度量衡加以研究,以使仲景方焕发其应有的光彩。

经方诊治黄疸发微

河南中医药大学第一附属医院脾胃肝胆科　赵文霞

中医学对黄疸的认识源远流长，早在《黄帝内经》中就有过详细的论述，《素问·平人气象论》："溺黄赤，安卧者，黄疸……目黄者，曰黄疸。"指出了黄疸的主症为身目黄、小便黄。汉代张仲景《伤寒杂病论》列黄疸专篇，在《内经》基础上对黄疸的认识进一步发展，从黄疸病的病机将其分为湿热黄疸、寒湿黄疸、瘀血发黄、火劫发黄等。治疗有发汗、利小便、通大便、温化寒湿、活血化瘀等，经典方药有茵陈蒿汤、栀子大黄汤、茵陈五苓散、麻黄连翘赤小豆汤等十余首。笔者从探讨经方治疗黄疸的思想入手，结合现代临床研究，以期提高慢加急性肝功能衰竭、自身免疫性肝病、肝移植后黄疸等疑难疾病的临床疗效。

一、湿、热、瘀是黄疸发病的主要病机

《金匮要略方论·黄疸病脉证并治第十五》："黄家所得，从湿得之，脾色必黄，瘀热以行。"黄疸的发生与湿邪密切相关，湿邪郁久或从寒化，或从热化。正如《伤寒论》曰："此为瘀热在里，身必发黄。"第259条又指出："伤寒发汗已，身目为黄，所以然者，以寒湿在里不解故也。"湿邪阻滞中焦，脾胃运化失职，脾气不升，影响肝的疏泄，胃气不降，胆汁的排泄不畅，故黄疸的形成与脏腑关系密切，先由脾胃而后影响到肝胆，胆汁不循常道外溢入血，泛溢于肌肤而发生黄疸。湿热黄疸以黄色鲜明如橘、病情重、发病急为特点；寒湿黄疸，以黄色晦暗如烟熏、发病缓、病程长为特点。湿邪重浊而黏滞，湿热、寒凝阻滞气机，气滞日久，瘀血内停，久则化热，也可导致黄疸发生。总之，以上所见无论是湿热成黄的阳黄，或寒湿发黄的阴黄，均是因水湿、痰饮之邪蕴结中焦，日久阻滞气机，形成瘀热、湿热，邪无出路，导致脏腑功能紊乱，使肝胆疏泄失司，胆汁不循常道，溢于血液肌肤而发黄。

二、祛除病邪是黄疸的基本治则

使邪有出路，瘀热、湿邪从皮肤、二便而出是治疗黄疸病的重点，以发汗、利

小便、泻下三种方法为主。

（一）解表发汗以祛邪

发汗是通过开泄腠理，促其发汗，使邪随汗解的一种治法。黄疸病使用汗法，是使黄疸从汗而出，主要适用于黄疸兼有外感者。以麻黄连翘赤小豆汤为例，适合于外感风寒或风热，内有湿邪。如黄疸兼有发热、无汗、头痛、咽痛，舌质红，舌苔白腻，病机属于外感风寒，使湿热郁闭于内，不能外泄者，用麻黄辛温解表，提壶揭盖，开通门户，达到宣肺解表祛寒的作用；连翘辛凉解表，以防湿郁化热；赤小豆清热淡渗利湿，利小便使湿热从小便而出。达到使湿邪从上下分消，内外兼清的作用。

（二）通利小便以祛邪

张仲景治疗黄疸尤重利小便，《金匮要略·黄疸病脉证并治》强调："诸病黄家，但利其小便；假令脉浮，当以汗解之。"这是因为湿浊内停，阻遏气机，壅滞三焦，使水道不利，膀胱气化不行，进而小便不利，湿浊向外排泄之道受阻，则进一步加重了湿浊停聚的程度，二者互为因果，相互促进，形成不良的病理循环，导致了黄疸病的发生与发展。所以从病因病机角度而言，湿热阻滞是黄疸病的病机关键，小便不利是黄疸病的重要表现之一，通过通利小便以消除体内水气，使水湿之邪从小便排出，直达黄疸病机之关键，排除黄疸病发生的病机，不用利胆之药，却达到治疗黄疸之功。代表方如茵陈四苓汤，出自《杏苑生春》卷六："治黄疸，渴饮水浆，小便亦少。"方中茵陈清利湿热以退黄，猪苓、泽泻均通利小便，渗湿，使湿热之邪从小便而出，达到清热利湿退黄的功效。

（三）清热泻下以祛邪

茵陈蒿汤是清热泻下的代表方：茵陈蒿六两，栀子十四枚，大黄二两，上三味，以水一斗二升，先煮茵陈，减六升，内二味，煮取三升，去滓，分三服。小便当利，尿如皂荚汁状，色正赤，一宿腹减，黄从小便去也。

方中茵陈为治黄要药，功专清热利湿退黄；大黄亦为退黄要药，具攻积导滞、清热解毒、化瘀退黄之功，可使瘀热湿浊之毒从大便而解，能"荡涤肠胃，推陈致新"（《本经》）；栀子性寒，主"五内邪气，胃中热气"（《本经》），善清三焦之热，凉血解毒，兼能通利小便，驱湿热下行。本方利小便之功大，而泻大便之力小，故服药后"小便当利……一宿腹减，黄从小便去"。钱潢在《伤寒溯源集·阳明中篇》中说："茵陈性虽微寒，而能治湿热黄疸，及伤寒滞热，通身发黄，小便不利。栀子苦寒泻三焦火，除胃热时疾黄病，通小便，解消渴、心烦懊恼、郁热结气，更入血分。大黄苦寒泄下，逐邪热，通肠胃，三者皆能蠲湿热，去郁滞，故为阳明发黄之首剂。"为加强本方表散之性，临床中还可增加连翘、秦艽、豨莶草等药；利小便则佐泽泻、白茅根；通大便，化瘀，生大黄、熟大黄兼而用之；若嫌力之不足，赤芍宜增而用之；若有内伤之湿，必加健脾行气之品，其效更捷。对顽固或高黄疸患者，病房常用仲景大承气汤保留灌肠，可起到通腑泄热，醒脑安神之功，并根据黄疸病人不同证情辅助以《理瀹骈文》中的百部根打粉调和敷贴神阙穴法、《扁鹊心书》的隔姜灸法、超短波经穴疗法等中医外治疗法，提高治愈率。

茵陈蒿汤是上中下三焦兼清，茵陈清利湿热，主清中焦；栀子清心除烦，主清上焦；大黄清热泻下，使湿热从大便而出，主清下焦。三焦壅滞，津液运行受阻，郁滞而化热，所以该方是从根本上疏通三焦，使水湿通利。茵陈、栀子、大黄三味药材能达到较好效果。茵陈为治疗黄疸的要药，栀子可提高茵陈的退黄作用，大黄是清热泻下，从胆汁瘀滞改善、促进肝肠循环，使湿热从大便而出。

西医学也对其进行了深入研究，茵陈蒿汤方的药代动力学研究表明，茵陈蒿复方有效成分为 6、7 - DME（6、7 - 二羟基香豆素），该成分有明显的利胆和抗肝损伤作用。只用茵陈则会影响口服后的 6、7 - DME 的药动学参数。在口服大黄后，6、7 - DME的吸收速率加快（提前约 10 分钟），而消除速率减慢；而服用栀子后，6、7 - DME 的血中浓度出现两次峰值，表明栀子促使 6、7 - DME 产生是肝肠循环所致。曹红燕等探讨茵陈蒿汤对 DMA 诱导大鼠肝纤维化形成阶段肝组织库普弗细胞（KCs）相关基因表达及对丝裂原活化蛋白激酶（MAPK）通路的影响，结果显示茵陈蒿汤能显著降低 DMA 诱导大鼠的血清肝功能水平，抑制组织炎性细胞浸润与胶原沉积，并下调肝组织相关基因表达，抑制 MAPK 通路活化。表明茵陈蒿汤可以显著抑制 DMA 诱导的肝纤维化形成，其机制可能是通过调控 KCs，抑制相关炎症因子释放，同时参与调控 MAPK 通路，从而达到抗肝纤维化的作用。

此外，大量临床研究表明，茵陈蒿汤具有较好的抗炎、抗纤维化、改善肝功能的作用，对于肝炎、肝纤维化、原发性肝癌和黄疸的治疗具有显著效果。张健等在西医常规治疗慢性乙型病毒性肝炎的基础上给予茵陈蒿汤加减治疗，中西医结合治疗组的临床治疗总有效率为 95.83%，显著高于单用西医治疗组的 83.33%，说明茵陈蒿汤加减联合西药治疗本病疗效肯定。岑柏春选取 62 例慢性乙型重型肝炎患者随机分为治疗组和对照组，每组 31 例。对照组仅予以西药对症支持治疗，治疗组在对照组基础上联合加味茵陈蒿汤治疗。比较两组患者治疗前后谷丙转氨酶（ALT）、谷草转氨酶（AST）、总胆红素（TBIL）、凝血酶原活动度（PTA）的变化。治疗后，治疗组患者临床治疗总有效率为 67.74%，显著高于对照组的 45.16%；结果显示加味茵陈蒿汤联合常规西药治疗慢性乙型重型肝炎患者，疗效明显优于单纯常规西药。

三、展望

古人云："学分三类，曰已然、当然与未然也。"观已然之迹，习当然之法，知未然之理，此三者，乃学问循序渐进、积累创新的固有规律。然学虽三桠，其本则一。本于何处，源在何方？本于经典耳！中医经典，系为医不易之典，医家之根基也。经典者，原为"举一纲而万目张，解一卷而众篇明"之作。经典之所以称为经典，一是原典在实践上明确的指导价值，二是后代医家在学术流变中，不断诠释、增减并赋予其新的内涵与外延，使其与时俱进。

宋代程颢诗说："道通天地有形外，思入风云变态中。"中医学正处于传统与现代更替的转型期，我们重视经方的学习，经典的背诵，但是在临床运用经方时病机及主证把握不准确，即会出现疗效不佳，或犯了虚虚实实之诫，导致对经方的应用缺乏信心，或把经方的应用对号入座，取效甚微。因此在学习经方时，要准确把握病机，抓住主证特点，方可取得较好的临床疗效。

随着人们生活水平的变化，疾病谱也在发生变化，新发疾病不断出现，我们在应用经方时，要运用中医思维，结合现代检查和药物研究，赋予经典内涵，扩大临床应用。同时经方组方简洁，药味、药量相对较少，方证辨证方法易于接受，便于开展临床和作用机制研究，创新其治疗黄疸的内涵，为临床扩大应用和治疗新发疾病提供临床依据。传承精华，守正创新。

中医经典名方分期论治儿童哮喘

北京中医药大学东方医院儿科　吴力群

北京中医药大学　张宁宁

哮喘是儿科常见的一种反复发作的哮鸣气喘性肺系疾病，临床以反复发作的喘促气急、喉间哮鸣、呼气延长等为主要表现，常在夜间至清晨发作或加剧，属于西医学中支气管哮喘范畴，是以慢性气道炎症和气道高反应性为特征的异质性疾病。本病发病率以城市居高，严重影响患儿的学习和生活，且近年来发病率日益增高，与广泛宣传教育和临床医生诊断水平提高有关。《丹溪心法·喘论》中首先命名"哮喘"，并提出其病机"哮喘专注于痰"，在治疗上提出已发以攻邪为主，未发以扶正为要。本病常由内外因相合而为病，小儿肺脾肾三脏常不足，水液代谢失常，痰浊内生，内伏于肺，外邪侵袭，肺脏宣降失司，引动伏痰，痰气交阻于气道而发病。正如《证治汇补·哮病》所言"哮即痰喘之久而常发者，因内有壅塞之气，外有非时之感，膈有胶固之痰，三者相合，闭拒气道，搏击有声，发为哮病"。今言"经方"，多指仲景《伤寒杂病论》之方。本文基于小儿生理病理特点，将运用经方名方分期论治小儿哮喘临证心得试以阐述以飨同仁。

一、发作期——祛邪为主

（一）风寒束肺

本证以气喘咳嗽，喉间哮鸣，痰稀色白，多泡沫，形寒肢冷，舌淡红，苔白滑或薄白，脉浮紧等为主要临床表现，多由外感风寒诱发，外寒内饮为基本病机，治则解表散寒，温肺化饮，可选小青龙汤加减。仲景在《伤寒论》中言："伤寒表不解，心下有水气，干呕，发热而咳，或渴，或利，或噎，或小便不利，少腹满，或喘者，小青龙汤主之。"常用药物有麻黄、桂枝、半夏、干姜、细辛、五味子、白芍、炙甘草等，方中麻黄、桂枝宣肺散寒，干姜、细辛温肺化饮，五味子、白芍敛肺止咳，和营养血，半夏燥湿化痰，和胃降逆，炙甘草益气和中，调和辛散酸收之品。齁喘甚者加苏子、地龙；鼻塞流涕者加苍耳子、辛夷花。本证不单用白芍、五味子，以免酸敛收涩留邪。

（二）痰热阻肺

本证以咳嗽喘息、喉间哮鸣、痰黄难咳、胸闷、鼻塞流黄稠涕、身热、口干、便秘、舌质红、苔黄、脉滑数等为主要临床表现，多由外感风热，或风寒化热，痰热交阻于气道而发。治则清肺涤痰，止咳平喘。《伤寒论》中有言"发汗后，不可更行桂枝汤。汗出而喘，无大热者，可与麻黄杏仁甘草石膏汤"。《金匮要略·痰饮咳嗽病》言"支饮不得息，葶苈大枣泻肺汤主之"。本证可选此二方合用化裁。常用药有炙麻黄、苦杏仁、生石膏、葶苈子、黄芩、桑白皮、前胡、瓜蒌皮、枳壳、炙甘草等，方中炙麻黄、苦杏仁、前胡宣肺止咳，生石膏、黄芩清肺解热，葶苈子、桑白皮泻肺平喘，瓜蒌皮、枳壳降气化痰。喘急者加射干、地龙；痰多者加海浮石、胆南星；大便干结者加栀子、大黄。

（三）外寒内热

本证以喘促气急，咳嗽痰鸣，痰稠色黄，胸闷，鼻塞流涕，或恶寒发热，面赤口渴，大便干结，小便黄赤，舌红，苔薄白或黄，脉滑数或浮紧等为主要临床表现，多由外感风寒诱发，内热多因外邪入里化热或素体痰热内蕴所致。治则解表清里，定喘止咳，可选用大青龙汤化裁。《伤寒论》中有"伤寒脉浮紧，发热恶寒，身疼痛，不汗出而烦躁者，大青龙汤主之"。常用药物有麻黄、桂枝、杏仁、石膏、生姜、半夏、黄芩、紫菀、前胡、炙甘草等，方中麻黄、桂枝散寒解表，半夏、生姜蠲饮平喘，石膏、黄芩清泻肺热，葶苈子、前胡、紫菀化痰平喘，炙甘草和中。发热痰黄者加栀子、桑白皮；咳嗽甚者加炙百部、炙款冬花。

二、迁延期——从痰论治

（一）风痰束肺

本证以咳喘减而未平，静时不发，活动时则喘鸣发作为主要临床表现，多见于素体肺脾不足，咳喘迁延的患儿，正虚邪恋，虚实夹杂。多选用射干麻黄汤合《太平惠民和剂局方》二陈汤化裁。《金匮要略》中载："咳而上气，喉中水鸡声，射干麻黄汤主之。"常用药物有射干、麻黄、细辛、五味子、炙紫菀、炙款冬花、半夏、陈皮、白前、葶苈子等，方中炙麻黄、细辛消风宣肺，射干、五味子祛痰敛肺，炙紫菀、炙款冬花润肺止咳，陈皮、半夏燥湿化痰，白前、葶苈子降气消痰。

（二）脾虚痰湿

本证以时有咳嗽、咳痰，鼻塞，流涕，剧烈活动后咳嗽加重为主要临床表现，可选用《景岳全书》六安煎化裁，半夏、陈皮燥湿化痰，净贮痰之器，为君药，茯苓健脾渗湿杜生痰之源，为臣药，杏仁降气止咳，白芥子利气豁痰，为佐药，甘草止咳化痰，调和诸药。《幼科要略》有云"体属纯阳，所患热病最多"，小儿禀赋纯阳，阳常有余，外感之邪易入里化热，故于原方基础上去辛热之生姜，加海浮石、葶苈子、瓜蒌、胆南星、炒莱菔子等清热化痰之品，使本方更适用于临床。课题组前期通过实验研究发现，加味六安煎可以减轻咳嗽变异性哮喘模型豚鼠肺组织炎性细胞浸润、充血、水肿程度，减少气道周围胶原沉积，阻抑其气道重塑，同时可以通过上调 Delta1 蛋白的表达及下调 Jagged1、Notch1、NICD 蛋白表达，改善模型豚鼠气道功能，降低气道高反应性。

三、缓解期——从虚论治

（一）肺气虚弱

本证以面白少华，气短懒言，咳嗽无力，易出汗，易感冒，神疲乏力，舌淡苔白，脉细等为主要临床表现，治则以补肺固表为主，多选用《幼幼集成》人参五味子汤合玉屏风散化裁，党参、五味子补气敛肺，脾土为肺金之母，茯苓、白术、炙甘草健脾补气，培土生金，黄芪、防风益气固表，半夏、橘红化痰止咳。汗多者加浮小麦、煅牡蛎；常有鼻塞、喷嚏者加石菖蒲、辛夷花、白芷。

（二）脾气虚弱

本证以面色萎黄，倦怠乏力，晨起咳嗽，时有痰鸣，食少便溏，舌淡，苔白腻，脉细缓为主要临床表现。治则健脾补气，和中化痰。可选用六君子汤《世医得效方》化裁，党参、白术补气健脾，茯苓、陈皮、半夏燥湿化痰，甘草补气和中。脾为生痰之源，《医宗必读》云："治痰不理脾胃，非其治也。"健运脾胃以固后天之本亦是治疗本病的关键环节。《丹溪心法·痰十三》云："善治痰者，不治痰而治气，气顺则一身之津液亦随气而顺矣。"可酌加砂仁、木香等理气健脾之品，气顺则痰消。食欲不振者加焦神曲、焦山楂、炒莱菔子；大便稀溏者加山药、苍术；腹胀便秘者加枳壳、火麻仁、焦槟榔。

（三）肾气虚弱

本证以畏寒肢冷，动则气短，神疲乏力，大便清稀，遗尿或夜尿增多，舌淡苔薄，脉沉细为主要临床表现。治则补肾纳气，选用金匮肾气丸加减。《金匮要略·

痰饮咳嗽病脉证并治第十二》言："夫短气有微饮，当从小便去之，苓桂术甘汤主之，肾气丸亦主之。"附子、肉桂温补肾阳，熟地黄、山茱萸、杜仲补益肝肾，山药、茯苓健脾补肾。阴虚内热者，去附子、肉桂等辛热之品，以防伤阴，加枸杞子、麦冬、知母、黄柏、牡丹皮等养阴清热。动则气喘者加诃子、五味子；遗尿者加菟丝子、桑螵蛸。

四、久病入络——从瘀论治

久病入络，痼疾必瘀。小儿哮喘常反复发作，病程迁延，《医林改错》有云"久病入络为瘀"，哮喘病位在肺，肺朝百脉，久病伤气，肺气虚则难以鼓动血脉，内有伏痰阻络，则瘀血内生。隋朝医家巢元方提出："诸痰者，皆由血脉壅塞，饮水积聚而不消散，故成痰也。"可见痰瘀二者亦密切相关，相互影响。唐容川在《血证论》中言："一切不治之症，终以不善祛瘀之故……瘀血内蓄可使久病缠绵不愈。"所以在治疗时，除去除痰之伏根之外，还应注意补肺气行气血，活血化瘀通络。补气药多选用黄芪、太子参、五味子；理气宽中药多选陈皮、枳壳、瓜蒌皮、白前；活血药可选桃仁、丹参、当归、红花、赤芍、虎杖等，既能活血化瘀，又可止咳。有临床研究表明活血化瘀疗法较单纯西医治疗，在降低气道高反应性及改善肺功能方面疗效显著。

五、小结

哮喘作为儿科临床常见疾病，日益受到家长及医务工作者的重视。肺脾肾三脏不足是患儿病情迁延不愈，反复发作的重要原因。基于小儿生理病理特点及病证发展规律，将本病分期而治，治疗中当重视健运脾胃，化痰通络之法。急性期及发作期以邪实为主，风邪侵袭，引动伏痰，营卫失和，而营卫之气源于中焦，故有中气受损，所谓"邪之所凑，其气必虚"，在解表散邪之时，当注意顾护中焦脾胃，慎用酸敛收涩之品，以免闭门留寇，恋邪助邪而犯虚虚实实之戒；迁延期及缓解期主要以正虚为主，辨其肺脾肾三脏不足。在益气补肺，健脾补肾之时，勿过投补益，以免致脾胃壅滞、妨碍运化，此期患儿正气不足，慎用活血破血、理气行滞之品。久病伤阳，小儿稚阴稚阳，稚阳易损而难复，治疗时当勿损其阳。分期而治，根除夙根，体现了中医学因时制宜、同病异治及治病求本的原则。

经方分层辨证论治小儿咳嗽

河南中医药大学第一附属医院儿科/

河南省中西医结合儿童医院　闫永彬　丁樱　尹一

咳嗽是小儿常见的一种以咳嗽为主症的肺系疾病。儿科门诊咳嗽者十居其七，尤其咳嗽迁延者，治疗较难，古有"诸病易治，咳嗽难医"之说。中医辨治咳嗽医籍浩如烟海，所论甚多，不仅有外感和内伤之分，更有《素问·咳论》云"五脏六腑皆令人咳，非独肺也"的五脏六腑咳。医者面对诸家之言，辨证不明、莫衷一是，而致堆积止咳药以治，每致迁延。笔者认为，外感咳嗽、内伤咳嗽及五脏六腑咳嗽之间联系密切且层次感较强，应把咳嗽之复杂中医辨证条理化、层次化，方可高屋建瓴、起桴鼓之效。

一、咳嗽病名源流

《黄帝内经》最早论述咳嗽，如《素问·生气通天论》说："秋伤于湿，上逆而咳。"《素问·阴阳应象大论》说："秋伤于湿，冬生咳嗽。"可见，《黄帝内经》只论了咳和咳嗽，没有单纯论嗽。至汉代张仲景的《金匮要略》中有两篇专门论咳嗽，一篇是《咳嗽上气》，另一篇是《痰饮咳嗽》，明确地提出了"咳嗽"这个病名。宋代开始有了咳与嗽的区别，"有声无痰为咳，有痰无声为嗽，有声有痰为咳嗽"。持此观点的医家有刘河间、李中梓、赵献可等。但张子和等认为咳即嗽，嗽即咳，确无区别之必要。如《儒门事亲》中说："嗽与咳一症也。"笔者认为，咳、咳嗽、嗽在临证皆可见，尤其是嗽在临床上并不少见，尤其是婴儿，有痰无声之嗽确实常见，应对嗽开展病因病机及论治研究，完善咳嗽的中医体系。

二、咳嗽分层辨治法

知药不如知方，知方不如守法，守法不如明理，理明，方可明辨，信手拈来，皆是妙法。故咳嗽辨证论治之关键乃为明理，为临证取效的关键。咳嗽症见多端、病机复杂，分层辨证论治是明理的最好方法，笔者认为，先辨病性、再辨主、次证、最后辨外感兼夹证，三个层次的分层辨治法既符合中医辨治规律又验效于临床。

（一）先辨病性

先辨病性就是辨咳嗽之外感与内伤。外感、内伤三个要点：第一，据病史，外感咳嗽多有外感病史，内伤咳嗽多有内伤病史；第二，据时间，小于半个月，多为外感。大于1个月的，多属内伤，半个月到1个月之间的，皆有可能；第三，有无表证，有恶寒发热、鼻塞喷嚏、脉浮等脉证表证者为外感，反之为内伤。临证内伤咳嗽复外感邪气者亦不少见。

（二）再辨主、次症

盖咳嗽病位在肺，如《素问·宣明五气》篇云"肺为咳"，《灵枢·经脉》言"是主肺所生病者，咳，上气喘渴"等。故从肺论治之咳嗽多为主症，除肺以外之五脏六腑咳多为次症。

1. 辨主症之外感咳嗽（3证）

张景岳："六气皆令人咳，风寒为主。"虽然六淫邪气均可引起咳嗽，但是临床的外感咳嗽主要有风寒、风热、风燥三种。

（1）风寒咳嗽

症见：咳嗽，咽喉痒，痰稀白，伴恶寒发热，鼻塞喷嚏，口不渴，苔薄白，脉浮紧。治法：宣肺疏风，止咳化痰。方用止嗽散。若是风寒咳嗽重症，恶寒明显，咳痰稀白而多，往往是外寒与内饮相结合，治须散寒化饮，用小青龙汤。

（2）风热咳嗽

症见：咳嗽，咳痰黄稠，伴恶寒发热，黄涕，咽痛，口渴，舌苔薄黄，脉浮数。治法：疏风清热止咳。方用止嗽散加生石膏、金银花。发热加柴胡，咽痛加当归、玄参。

（3）风燥咳嗽

症见：咳嗽，痰少而黏，或痰中带血，或咳而无痰，伴恶寒发热，鼻塞喷嚏，咽干，口干，舌红少苔，脉浮数。治法：宜疏风润燥止咳。方用桑杏汤或桑菊饮。吴鞠通《温病条辨》说："感燥而咳者，桑菊饮主之。"笔者喜用止嗽散合二冬二母汤。外感咳嗽切忌寒凉伏遏，风寒必不可用，风热只用辛凉，忌黄芩、黄连等寒凉伏遏之品，但辛寒之生石膏效良。更不可见"咳"止咳，以祛邪以恢复肺之宣发肃降功能为要。

2. 辨主证之内伤咳嗽（6 证）

（1）痰湿咳嗽

症见：咳嗽痰多，色白而稀，伴胸闷，口淡不渴，背部畏冷，舌苔白腻或白滑，脉象濡滑。治法：燥湿化痰止咳。方用二陈汤。用二陈汤时注意两点：首先，半夏量不可小，一般 12～18g；其次，不可忘加乌梅，本药可制半夏等之燥，又可敛肺止咳。

（2）痰热咳嗽

症见：咳嗽痰多，色黄而稠，甚或痰中带血，伴胸闷，口干，口苦，舌苔黄腻或黄滑，脉滑数。治法：清热化痰。方用麻杏甘石汤合小陷胸汤。注意三点：首先，应用麻杏甘石汤时，注意麻黄与生石膏比例，至少 1∶10，较大儿童或高热者可达 1∶15；其次，症见寒热往来，为邪入少阳，与大、小柴胡汤合用；最后，肺炎喘嗽重症兼肺气不足者，若阴虚著加西洋参，心功能不全者加红参。

（3）肝火咳嗽

症见：咳嗽而呛，连声而咳，甚则咳血，伴胸胁胀痛，口苦易烦，面红目赤。舌苔薄黄，脉弦数。治法：清肝泻火。方用黛蛤散合泻白散加减。

（4）阴虚咳嗽

症见：干咳，或痰少而黏，伴口、咽、鼻干燥，五心烦热，午后潮热，舌红少苔或无苔，脉细数。治法：滋阴润肺。方用沙参麦冬汤或二冬二母汤。吴鞠通《温病条辨》云："燥伤肺胃阴分，或热或咳者，沙参麦冬汤主之。"

（5）气虚咳嗽

症见：咳而无力，痰白清稀，伴气短懒言，面色苍白，自汗畏寒，舌淡嫩，边有齿痕，脉细无力。治法：健脾补肺，益气化痰。方用六君子汤（气虚）、参苓白术散、人参五味子汤（气虚兼阴虚）。注意三点：首先，气虚鼓动无力而见血瘀者合桂枝茯苓丸加穿山甲（尤其适用肺炎后期吸收欠佳者）；其次，用参苓白术散时万不可去桔梗，此为肺经引经药，否则入中焦补脾气矣；最后，久咳不忘脾，因"脾为生痰之源，肺为储痰之器"。尤其是小儿嗽（有痰无声之嗽），健脾以绝生痰之源每获良效。

（6）上实下虚（肺实肾虚）

症见：咳嗽日久，动则益甚，遇冷咳甚，伴痰多、清涕，或肢冷，舌淡苔白，脉滑。治法：降气疏壅，祛痰止咳，引火归原。方用苏子降气汤。气浅者加白果、蛤蚧；痰热者加黄芩、川贝母；肺肾俱虚合参蛤散。

3. 辨次证咳嗽（8 证）

（1）肝咳

症见："肝咳之状，咳则两胁下痛，甚则不可以转，转则两胁下满。"（《素问·咳论》）治法：疏肝理气，如朱丹溪论及治肝咳时说："咳引胁痛，宜疏肝气，用青皮、枳壳、香附。"方用四逆散合十枣汤。

（2）肾咳

症见："肾咳之状，咳则腰背相引而痛，甚则咳涎。"（《素问·咳论》）治法：宜温阳化饮。轻者用苓桂术甘汤，重者加用麻黄附子细辛汤。肾咳乃肾阳虚，水泛肺腑，故多夜半而咳，"肾者主水"，咳涎较多，外感咳嗽合肾咳者多用止嗽散加桂枝 18g，茯苓 10g，每获良效。

（3）胃咳

症见："胃咳之状，咳而呕。"（《素问·咳论》）此为小儿最常见的次证咳。治法：宜清肺气，和胃气。一要治肺，二要治胃。方用苏杏二陈汤加枇杷叶。注：外感咳嗽并胃咳者，笔者喜用止嗽散加代赭石、枇杷叶、旋覆花。

（4）胆咳

症见："胆咳之状，咳呕胆汁。"（《素问·咳论》）多兼口苦、苔黄腻。治法：宜清泄胆热。方用小柴胡汤去人参、生姜、大枣，加五味子、干姜。《伤寒论》："伤寒五六日中风……或咳者，小柴胡汤主之。""咳者，去人参、生姜、大枣，加五味子半升、干姜二两。"

（5）大肠咳

症见："大肠咳状，咳而遗矢。"（《素问·咳论》）此证久病体虚之久咳患儿，乃元气不固所致。治法：宜固气止泻。在治咳方药的同时加入赤石脂禹余粮汤或桃花汤。

（6）小肠咳

症见："小肠咳状，咳而矢气。"（《素问·咳论》）此证多兼见咳声低微、乏力、呼吸气短等气虚下陷的表现。治法：宜益气升提。方用麦味益气汤（即东垣补中益气汤加麦冬、五味子）。

（7）膀胱咳

症见："膀胱咳状，咳而遗溺。"（《素问·咳论》）此证久病体虚之久咳患儿多见。治法：宜化气利水，兼以益气，方用春泽汤或缩泉丸。

（8）三焦咳

症见："三焦咳状，咳而腹满，不欲食饮。"（《素问·咳论》）治法：舒达少阳。药用柴胡、黄芩、姜半夏。注：三焦枢机不利，少阳胆热犯胃，胃气上逆而咳嗽，或肺有伏饮，少阳气机上逆，引动伏饮上逆而咳嗽，为三焦咳的中医病机。三焦咳在小儿咳嗽中十分常见，临证若能明辨，可起画龙点睛之效。

（三）最后辨外感兼夹证

相对于成人咳嗽，儿童外感咳嗽的特点就是多有兼夹证，笔者临证发现，小儿外感易夹湿、夹积、夹痰、夹倒涕。

1. 夹湿

症见：咳嗽见症外，伴恶寒发热，无汗，头痛项强，肢体酸楚疼痛，口苦微渴，舌苔白或微黄，脉浮。治法：疏风散寒，除湿止咳。方用九味羌活汤。

2. 夹积

症见：咳嗽见症外，伴纳差、腹胀、口臭，大便不调，舌红苔厚，脉滑数。治法：消积化食。方用保和丸。

3. 夹痰

症：咳嗽见症外，伴痰多，舌红苔滑，脉滑数。治法：化痰止咳。方合二陈汤、小陷胸汤或川贝、海浮石等。

4. 夹倒涕

症见：咳嗽，晨起加重，有痰，伴鼻塞，清嗓子，爱吸鼻子。治法：疏风解表，通窍利咽。方合苍耳子散或白及、射干、菖蒲等；咽后壁淋巴滤泡增生加浙贝。注：我国《儿童慢性咳嗽诊断与治疗指南（试行）》对上气道咳嗽综合征的发病、诊断及治疗都做了较详细的论述。其实，笔者发现，无论是急性或慢性咳嗽，鼻涕倒流所导致者较多，而中医没有相关论述，故笔者首次提出了"倒涕"，其实相当于西医的上气道咳嗽综合征范畴，既符合中医特点，又解决了临床实际问题，且发展了咳嗽的中医辨证论治体系，值得进一步探讨。

三、典型病例

患儿男，3岁。

初诊：2019年4月6日就诊。

主诉：咳嗽10天。症见咳嗽，有黄痰，鼻涕黄，不发热，伴咳甚呕吐、夜半咳甚、吐涎沫，舌红苔薄。有受凉病史。辨证思路：采用分层辨治疗法。先辨病性：咳嗽时间短（3天），有受凉病史，风热外感证候，此患儿首先辨为外感咳嗽。再辨主/次证：据临床证候特征，主证辨为风热咳嗽；据"咳而呕吐"辨证为次证咳嗽之胃咳，据"夜半咳甚、吐涎沫"辨证为次证咳嗽之肾咳。最后辨外感兼夹证：咳嗽，痰多，故辨为咳嗽夹痰。

中医诊断：咳嗽，风热夹痰、胃咳、肾咳。

治疗：疏风清热，止咳化痰，降胃温肾。

处方：止嗽散加金银花、代赭石、枇杷叶、桂枝、茯苓、川贝母。紫菀10g，百部10g，白前10g，桔梗6g，陈皮6g，荆芥10g，金银花10g，代赭石30g，枇杷叶6g，桂枝18g，茯苓10g，川贝母1g，甘草6g。4剂（颗粒剂），水冲服，每日1剂，分3次服。

二诊：2019年4月10日。患儿咳嗽消失，未诉不适。

按语：止嗽散方中紫菀、百部、白前降气止咳化痰；桔梗、陈皮宣肺理气；荆芥祛风解表；甘草调和诸药。加金银花而把风寒之剂变为风热之方；加代赭石、枇杷叶以降胃气止咳，肺胃同治；加桂枝、茯苓取苓桂术甘汤之意，温肾化饮，不治咳而咳自止；加川贝母以化痰止咳，恢复肺之清肃之功。祛邪复常、宣降相宜、注意清肃，故效良。此为急性咳嗽病例，看似简单，但采用分层辨证论治法可知此患儿证型比较复杂，主症、次症、兼夹症皆备，在明理基础上，遣方用药，药证相符、药少力专，取得良效。

《伤寒论》及《金匮要略》中黄芩、黄连、黄柏的应用规律

河南中医药大学第一附属医院/

河南中医药大学儿科医学院　黄岩杰　侯改灵

黄芩多与柴胡配伍治疗少阳病本证或少阳病兼变证，亦可用于厥阴寒热错杂证；在内伤杂病治疗中，可清肝热、肺热，还能通过清热达到安胎保产、止血、化瘀的功效。黄连可清三焦之热，大剂量（四两）除心中烦热；常与黄芩配伍，清中焦胃热；小剂量（一两）治痞、中剂量（三两）止呕；与同等剂量黄柏（三两）配伍，清下焦大肠热，燥湿止利。黄柏还可退黄、利小便。三者或单用，或相须配伍，不仅用量精准，更注意顾护胃气、扶正祛邪。

临床上黄芩、黄连、黄柏为常用清热药，黄芩善清肺热，黄连善清胃热，黄柏擅泻肾中相火、坚阴而清下焦湿热，这一用药原则广为流传。然医圣张仲景使用三者治疗的病证，与上述用药原则又有何不同？《伤寒论》及《金匮要略》中涉及黄芩、黄连的方剂均可治疗呕吐、心下痞、下利等症状，临床该如何选药？这些问题有必要进行梳理。以下将从三者在《伤寒论》《金匮要略》中的临床用量、主要病机、治疗病证等方面进行论述。

一、黄芩、黄连、黄柏的应用重在剂量

（一）黄芩用量

《伤寒论》及《金匮要略》中的黄芩剂量最常用的是三两，共15首，占29首含黄芩方剂的51%，其次是一两，共4首。

（二）黄连用量

张仲景用药十分重视剂量，黄连汤剂中仅黄连阿胶汤一方用量是四两，目的是以大剂量清心安神，因心火盛，胃气未虚，需大剂量苦寒直折降火；使用三两的有5首，占15首含黄连方剂的33.33%，中剂量清热止泻、止呕，湿热蕴结胃肠，病

位在中下焦，胃气已有不足，故中剂量；使用一两的方剂有 7 首，占 15 首含黄连方剂的 46%，小剂量清热除痞，因误下后出现心下痞硬、干呕、腹中雷鸣、谷不化等胃气亏损表现，故宜以轻剂。

（三）黄柏用量

张仲景用黄柏治疗下利时，与黄连共清中下焦湿热，其剂量多用三两；若黄疸热势较轻时，使用黄柏剂量偏少（二两）；若黄疸热重于湿，里热成实，则黄柏需重用（四两）。

二、黄芩、黄连、黄柏在《伤寒论》和《金匮要略》中的应用

（一）黄芩在《伤寒论》和《金匮要略》中的清热作用

入少阳经，清往来寒热：《伤寒论》第 96 条"伤寒五六日中风，往来寒热，胸胁苦满，默默不欲饮食，心烦喜呕，小柴胡汤主之"，小柴胡汤方中黄芩苦寒质重，入里能清少阳胆腑的邪热，使少阳火郁得清；柴胡疏解少阳郁滞，使少阳气郁得达，柴芩相配，外透内清，使少阳邪热从内外两解。医圣张仲景深谙"见肝之病，知肝传脾，当先实脾"之理，故柴胡类方剂中多用半夏、生姜调理中焦脾胃；人参、甘草、大枣补中益气，扶正祛邪，诸药合用，有调达上下，宣通内外之功效，为和解少阳之良方。小柴胡汤既可以治疗伤寒外感热病，也可以治疗杂病，因为它是和解表里，调和阴阳的方子，所以它的治疗范围是很广泛的，加减化裁也是多种多样。现代研究证明小柴胡汤在治疗心血管疾病、癌症、抑郁症等疾病方面亦有很好的疗效。

入厥阴经，清肝经郁热：《金匮要略·奔豚气病脉证治第八》中用奔豚汤治疗"气上冲胸，腹痛，往来寒热"，但此"往来寒热"乃因忧思惊恐恼怒，肝气郁结而化热，此热为患者自觉低热不适，其体温可正常，是奔豚气发于肝的特征。方中黄芩二两、甘草二两、川芎二两、当归二两、半夏四两、生葛根五两、芍药二两、生姜四两、甘李根白皮一升。黄芩在奔豚汤中的作用主要是入厥阴肝经，同葛根、甘李根白皮共疏肝清热；另一方面配伍理血气之药，共达养血平肝，和胃降逆之功。奔豚汤不仅适用于肝郁化热的奔豚气病，现代研究表明其对焦虑、抑郁、神经官能症亦有很好的疗效。

入太阴经，清肺经郁热：黄芩可清肺热是临床用药的共识，张仲景用黄芩清肺热的方虽少，但从泽漆汤及麻黄升麻汤两方中仍有体现。《金匮要略·肺痿肺痈咳

嗽上气病脉证治第七》篇曰："脉沉者，泽漆汤主之。"《脉经·卷二》云："寸口脉沉，胸中引胁痛，胸中有水气，宜服泽漆汤。"此方证除咳嗽、脉沉症状外，还兼有咳唾引胸胁痛及水气外溢肌肤等症，治用泽漆汤逐水消饮止咳，饮邪内结，阳气郁久可化热，故方中黄芩苦寒以清泻肺热。《伤寒论》中麻黄升麻汤，用治"寸脉沉而迟，手足厥逆，下部脉不至，咽喉不利，唾脓血，泄利不止者（第357条）"，此症为外感热病，大下之后，使阳气郁积，阴阳之气不相顺接，则致上热下寒中气虚，方取黄芩配石膏清肺热，桂枝、干姜温中通阳气，甘草、白术、茯苓健脾、止下利补中焦，同时还能交通上下、阴阳。在临床实践中麻黄升麻汤治疗大叶性肺炎的效果很好。

（二）黄芩在《伤寒论》和《金匮要略》中的理血作用

黄芩所主的出血证范围广泛，寒热虚实出血均可应用黄芩治疗，并且大多伴有烦热或血块。

清热止血：黄芩配伍黄连、大黄可治疗实热证出血，如《金匮要略·惊悸吐衄下血胸满淤血病脉证治第十六》："吐血、衄血，泻心汤主之。"方中黄芩用意有二，其一是取其止血之功，其二是黄芩善清上焦火热以凉血，黄连虽无止血之效，但可泻心、胃之火，大黄苦寒降泄下焦之热，三药合用，清泻三焦之火而凉血止血。泻心汤可用于治疗多种疾病，如吐血、衄血、便血、尿血、紫癜等，证属上焦火热亢盛，迫血妄行者。

清热化瘀：《金匮要略·血痹虚劳病脉证并治第六》中的大黄䗪虫丸主治五劳虚极羸瘦，腹满不能饮食，肌肤甲错，两目黯黑等虚劳干血证。本证因虚致瘀，瘀久成痨，血瘀日久则化热，方中用黄芩清解血分郁热，配大黄、䗪虫、桃仁、水蛭、蛴螬等活血化瘀通络药物以达到清热化瘀之效。此方为久病血瘀之缓剂，攻中寓补，具有扶正不留瘀，祛瘀不伤正的作用。常用于肿瘤、肝硬化、高脂血症、动脉粥样硬化、妇女子宫肌瘤、瘀血经闭等有瘀血征象者。

（三）黄连在《伤寒论》和《金匮要略》中的清心安神作用

《伤寒论》中"心中烦"是使用黄连的关键，黄连治疗的心中烦主要是指精神障碍，如烦躁不安、焦虑、紧张、强迫症状、身体热感、胸中苦闷感、心悸动感等。仲景以黄连阿胶汤治疗"心中烦，不得卧（第303条）"，方中以大剂量（四两）黄连为君药，入手少阴心经，苦寒直折上焦心火；虽本证中未明确表现出肝经郁热，但依据五行相生关系，欲泻其子（心火）先清其母（肝热），故配伍黄芩入肝经增强清热除烦之功效；阴不足，以甘补之，故以芍药、阿胶滋补肝肾，鸡子黄为血肉有情之品，擅长养心滋肾。

（四）黄连在《伤寒论》和《金匮要略》中治痞证的作用

仲景视黄连为治疗太阳病变证中痞证的主药，如寒热错杂痞证、实痞证、热痞证的治疗均需用黄连。

黄连与黄芩、半夏、干姜配伍可治疗寒热错杂的心下痞（是指上腹部的不适感，似痛非痛、似胀非胀）。在《伤寒论》的多个条文中体现出来，如"但满而不痛者，此为痞，宜半夏泻心汤（第149条）""胃中不和……生姜泻心汤主之（第157条）""心下痞硬而满，干呕心烦不得安……甘草泻心汤主之（第158条）。"三方中均为黄连、黄芩同用清中焦脾胃湿热、消痞，但在除痞时，黄连必须小剂量（一两）使用，以免苦寒伤胃，然恐黄连清热之力不够，故配伍黄芩既可增强泄郁热之功，又不伤胃气，配伍辛散之半夏、干姜，以成辛开苦降、寒热并用之经典方。黄连还可配伍半夏、栝蒌清泄痰热互结于心下的实痞证，如《伤寒论》第129条"心下按之则痛，脉浮滑者，小陷胸汤主之"。若出现"心下痞，按之濡，其脉关上浮（第154条）"，仲景用黄连与大黄配伍（大黄黄连泻心汤），清泄无形邪热壅滞心下之热痞。

（五）黄柏在《伤寒论》和《金匮要略》中退黄、利小便的作用

《伤寒论》中栀子柏皮汤治"伤寒身黄发热（第261条）"，方中以小剂量黄柏（二两）配伍轻灵之栀子及扶正健脾之甘草治湿热并重之黄疸。《金匮要略·黄疸病脉证并治第十五》中大黄硝石汤治疗"黄疸腹满，小便不利而赤，自汗出"，此病证中瘀热较重，故以大剂量黄柏（四两）配伍大黄、芒硝攻下瘀热，治疗热重于湿，里热成实之黄疸及小便不利。

如前所述，黄芩、黄连、黄柏均有清热功效，但在病机、归经、主治的角度亦有不同，两两合用能发挥更强、更全面的清热作用。黄芩、黄连常可相须为用，二者合用不但能增强清烦热之功效，而且有泻热除痞之专能，解中上焦火扰之苦。黄连、黄柏相须为用有清热燥湿止利之专能，解中下焦火扰之苦。在临床选药时，应明确三者用药规律，择其所善长之功用，以更好地治疗相关疾病。

《伤寒杂病论》小柴胡汤临床应用发挥

河南中医药大学第一附属医院心内科四区

闫奎坡　朱翠岭　孙彦琴

自仲景成方创和法以来，小柴胡汤即成为和法代表方剂，经过漫漫的时光长河，早已成为各代医家所推崇的和解名方。小柴胡汤原为少阳病之主方，但从临床应用情况来看，实际上已大大突破了原方应用范围，不仅少阳病可用，太阳病、阳明病也可用；伤寒病可用，温热病也可用；外感病可用，内伤杂病也可用。

一、小柴胡汤

【组成用法】柴胡半斤，黄芩三两，人参三两，半夏半升（洗），甘草（炙）、生姜切各三两，大枣十二枚，擘，上七味，以水一斗二升，煮取六升，去滓，再煎取三升，温服一升，日三服。若胸中烦而不呕者，去半夏、人参，加栝蒌实一枚；若渴，去半夏，加人参，合前成四两半、栝楼根四两；若腹中痛者，去黄芩，加芍药三两；若胁下痞鞕，去大枣，加牡蛎四两；若心下悸、小便不利者，去黄芩，加茯苓四两；若不渴，外有微热者，去人参，加桂枝三两，温覆微汗愈；若咳者，去人参、大枣、生姜，加五味子半升、干姜二两。

本方在《伤寒论》中使用范围较广，涉及太阳、阳明、少阳、厥阴、瘥后劳复等诸多篇章。主要用于治疗邪入少阳、热入血室、瘥后发热、阳微结证等。《金匮要略》还用于治疗黄疸和产后郁冒证。《伤寒论》常把小柴胡汤证简称为"柴胡证"。柴胡证是一种以气机郁结、枢机不利为中心病机的病证，包括外感和内伤两方面内容。就外感病而言，本证多发生于正气相对不足或体质较为虚弱的基础之上，即所谓血弱气尽，邪正相搏，其病位在半表半里或胸胁。据《伤寒论》和《金匮要略》叙述，本证主要包括：①邪入少阳，症见往来寒热，胸胁苦满，默默不欲饮食，心烦喜呕等（第37条、96条、97条、99条、101条、266条）。②热入血室，为妇人中风伤寒，症见寒热发作有时，如疟状，经水适来适断，或胸胁下满，谵语，如见鬼状（第 144 条）。③阳明里实未甚，兼见少阳，症见发潮热，大便溏，小便自可，胸胁满不去，或胁下硬满，不大便而呕，舌上白苔（第 229 条、230 条、231 条）。④阳微结，症见头汗出，微恶寒，手足冷，心下满，不欲食，大便硬，脉细或沉紧（第 148 条）。⑤产妇郁冒，症见头晕目眩，郁闷不舒，脉微弱，呕不能食，大便反坚，但头汗出（二十一·2）。⑥诸黄，腹痛而呕（《金匮要略》十五·21）。⑦伤寒瘥之后更发热（第 394 条）。⑧木强土弱，阳脉涩，阴脉弦，腹中急痛，先与小建中汤而不差者（第 100 条）。⑨呕而发热（第 379 条、《金匮要略》十七·15）。⑩误下后柴胡证仍在者（第 103 条、104 条、149 条）。⑪小柴胡汤禁例（第 98 条）。

小柴胡汤为和解少阳之主方。少阳位于半表半里，为三阳出入表里之枢纽。邪犯少阳，正邪分争，胆火内郁，枢机不运，经气不利，进而影响脾胃之升降运化，故见口苦，咽干，目眩，往来寒热，胸胁苦满，默默不欲饮食，心烦喜呕，苔白，脉弦细等症。往来寒热是少阳病的热型特点，既不同于太阳病恶寒发热，也不同于阳明病但热不寒。其呕，是胆邪犯胃所致，即《内经》所谓"邪在胆逆在胃"之义。方中柴胡、黄芩同用，一散一清，清透并用，外解半表之邪，内清半里之热，用以和解少阳；半夏、生姜调理胃气，降逆止呕；人参、甘草、大枣益气和中，既扶正以助祛邪，又实里以防邪入；柴胡配半夏，尤能升清降浊；生姜合大枣，更可调和营卫。七药为伍，寒温并用，升降协调，扶正祛邪，有疏利三焦，调达上下，和畅气机的作用。可使枢机畅利，脾胃安和，三焦疏达，内外宣通，则半表半里之邪得解。虽不用汗、吐、下三法，而达到祛邪之目的。

二、张仲景运用小柴胡汤

张仲景运用小柴胡汤范围广泛，故称柴胡证。"太阳病，十日以去，脉浮细而嗜卧者，外已解也。设胸满胁痛者，与小柴胡汤。脉但浮者，与麻黄汤。"（37）太少合并症。"伤寒五六日中风，往来寒热，胸胁苦满，默默不欲饮食，心烦喜呕，或胸中烦而不呕，或渴，或腹中痛，或胁下痞硬，或心下悸、小便不利，或不渴、身有微热，或咳者，小柴胡汤主之。"此条所言是小柴胡汤的典型症候。"伤寒中风，有柴胡证，但见一证便是，不必悉具。"说明张仲景运用小柴胡汤灵活，只要见一主候即可用之。"凡柴胡汤病证而下之，若柴胡证不罢者，复与柴胡汤，必蒸蒸而振，却复发热汗出而解。"

仲景还将小柴胡汤灵活应用于妇科疾病及杂病中，"太阳病，过经十余日，反二三下之，后四五日，柴胡证仍在者，先与小柴胡。妇人中风，七八日续得寒热，发作有时，经水适断者，此为热入血室，其血必结，故使如疟状，发作有时，小柴胡汤主之。"（第144条）"伤寒五六日，头汗出，微恶寒，手足冷，心下满，口不欲食，大便硬，脉细者，此为阳微结，必有表，复有里也。脉沉，亦在里也，汗出为阳微，假令纯阴结，不得复有外证，悉入在里，此为半在里半在外也。脉虽沉紧，不得为少阴病，所以然者，阴不得有汗，今头汗出，故知非少阴也，可与小柴胡汤。设不了了者，得屎而解。"（第148条）其中37、96、97、99、104、229、230、231、266条分别有胸满胁痛、胸胁苦满、结于胁下、胁下满、胸胁满、胸胁满不去、胁下硬满、胁下痛的症状，胸胁乃足少阳经循行所过，故胸胁硬满痛属于少阳经症。其中96、97、144、266条有往来寒热、往来寒热、休作有时、续得寒热、发作有时的症状，此证属于少阳半表半里证。其中96、97、266条有嘿嘿不欲饮食、不能食的症状，此证乃是少阳相火逆冲克及侮土所致。其中96、97、104、230、266、379条有喜呕、呕、干呕的症状，此乃少阳相火逆冲带动阳明胃气上逆所致。足以可见小柴胡汤的应用广泛。

三、后世医家对小柴胡汤的应用

《备急千金要方》云："治妇人在蓐得风，盖四肢苦烦热，皆自发露所为。若头痛，与小柴胡汤，又名黄龙汤，治伤寒瘥后，更头痛壮热烦闷。方，仲景名小柴胡汤。"其证候与伤寒论中稍有不同。

《苏沈良方》云："此药治伤寒虽主数十证，大要其间有五证最的当，服之必愈。一者，身热，心中逆，或呕吐者，可服；若因渴饮水而呕者，不可服；身体不温热者，不可服。二者，寒热往来者可服。三者，发潮热者可服。四者，心烦胁下满，或渴或不渴，皆可服。五者，伤寒已瘥后，更发热者，可服。此五证但有一证，更勿疑，便可服，服之必瘥。若有三两证以上，更得当也。"对小柴胡汤的应用适应证作了详细分析。

《仁斋直指方》云："小柴胡汤，治男女诸热出血，血热蕴隆，于本方加乌梅。"

《伤寒类书活人总括》云："小柴胡非特为表里和解设，其于解血热、消恶血，诚有功焉。一二日间，解撤不去，其热必至于伤血，不问男女皆然。小柴胡汤，内有黄芩柴胡，最行血热，所以屡获奇功。"扩大了该方应用范围。

《世医得效方》云："小柴胡汤，治挟岚嶂溪源蒸毒之气，自岭以南，地毒苦炎，燥湿不常，人多患此状，血乘上焦，病欲来时，令人迷困，甚则发躁狂妄，亦有哑不能言者，皆由败毒瘀心，毒涎聚于脾所致，于此药中加大黄、枳壳各五钱。"又云："柴苓汤治疟，小柴胡汤合五苓散。"

《名医方考》云："疟发时，耳聋、胁痛，寒热往来，口苦喜呕，脉弦者，名曰风疟，小柴胡汤主之。"

金代成无己认为："小柴胡汤为和解表里之剂也。"成氏认为方中以柴胡为君，黄芩为臣，二者配伍则"成彻热发表之剂"，柴胡解少阳在经之表寒，黄芩解少阳在腑之里热。对人参、甘草、半夏三味药物的运用，则认为："里气平正，则邪气不得深入，是以三味佐柴胡以和里。"人参、甘草的运用是由于"邪气传里，则里气不治"，故"甘以缓之，是以甘物为之助，故用人参、甘草为佐，以扶正气而复之也"。对于方中半夏的作用，成氏描述如下："半夏味辛微温，邪初入里，则里气逆，辛以散之，是以辛物为之助，故用半夏为佐，以顺逆气而散邪也。"

清代唐宗海认为："此方乃达表和里、升清降浊之和剂。方人参、大枣、甘草以培养其胃；而用黄芩、半夏降其浊火；柴胡、生姜升其清阳。是以其气和畅，而腠理三焦罔不调治。"可见，唐氏认为小柴胡汤有达表和里、升清降浊、调理三焦等功效。另外，由唐氏之言可知，唐氏认为小柴胡汤证有浊火上扰、清阳不升等特点。

清代柯琴称小柴胡汤："为少阳枢机之剂，和解表里之总方也。"《景岳全书》言："实火宜泻，虚火宜补，固其法也。然虚中有实者，治宜以补为主，而不得不兼乎清。"故治当以清热益气养阴，用黄芩清热，人参、大枣益气养阴；在表有外邪侵袭，故以柴胡解表。柯氏从少阳病的角度阐明了小柴胡汤的功效。

汤本求真认为："小柴胡汤虽非心脏衰弱的特效药，然能于其病原处发生作用，故不治心力，而自能恢复，此予所以云古医道中虽无强心剂之名，而有其实者也。大小柴胡汤既为解热剂，又可做健胃剂，既为通便催进剂，又为止泻剂，既为镇咳祛痰药，又可做镇呕利尿药，其他难以枚举，此古方之所以微妙也。"汤本氏概括了小柴胡汤具有解热、健胃、镇咳祛痰、镇呕利尿、强心以及促进通便与止泻的双向调节等一方多用的功能。

刘渡舟教授认为，小柴胡汤能够"和解少阳之邪，又治疗脾胃，和中扶正"。对小柴胡汤的配伍及功效，刘教授作了全面而详尽的分析。刘教授言："柴胡、黄芩清少阳之热，柴胡解经热，黄芩清腑热，柴胡又能够疏解少阳之气郁。"据（《神农本草经》）中柴胡"治肠胃中结气，饮食积聚"之言，刘教授认为柴胡："可以促进六腑的新陈代谢，有消积化食的作用，因而也就能够推动少阳的枢机而有和表调里的功效。"可见，在刘教授看来，方中柴胡的作用不单单只是清热解郁，而且还有促进人体新陈代谢的功能。

对于柴胡的用量，刘教授认为："柴胡的剂量应该大于人参、甘草一倍以上，方能发挥治疗作用。"方中半夏与生姜，刘教授认为："二药治呕健胃用意良深。"方中人参、甘草、大枣，刘教授认为是"用以扶正祛邪，以帮助柴胡、黄芩，更能预先实脾，以杜少阳之传，实有治未病的意思。"

　　综合以上医家的论述可知，古今医家一般认为小柴胡汤是和解之剂，或和解少阳，或和解表里。对方中药物或药物组合的功效，不同医家有不同的阐释。

从气化理论探讨仲景经方痰饮水气病的治疗思想

河南中医药大学第一附属医院脾胃肝胆科　刘光伟　郭敏

河南中医药大学　朱金霞

气化学说是中医的核心思想之一，也是认识人体病理生理重要的方法论。"气化"简指气的运动产生的变化，广义指人体各种生命活动所产生的变化，狭义指正常人体气、血、津、精、液各种物质的新陈代谢及其相互转化的过程。气化学说的核心观点是：气的升降出入运动是人体保持生理状态的根本，人体正常的生理功能有赖于（阳）气的化生和推动，气化失常是病理变化的根本原因。仲景采用六经辨治痰饮水气病，灵活运用气化理论以调理气机、恢复气化功能，主要见于太阳病、阳明病、少阴病、湿病、痰饮、水气病中，并论述了痰饮水气病的发病机理与证治方药，内容丰富，条理清楚，用药严谨，为后世治疗痰饮水气病提供了范本。

一、痰饮水气病的成因

《素问·至真要大论篇第七十四》云："诸病水液，澄澈清冷，皆属于寒。"水饮为阴寒之邪，阻遏阳气的生化布散，聚而成饮，发为水气病。"水气"既是致病因素又是病理产物，本质为正常之水气化失常形成机体内滞之水，亦为"邪水"。痰饮、水肿、湿邪都是水气为患，其发病机制为阳气亏虚、气化失常。仲景关于痰饮病的治疗原则，提出"病痰饮者，当以温药和之"。水饮得温则行，通过振奋阳气，温化水饮，使阳气得复，水饮乃化。本文重点对《伤寒论》水气病中涉及的六经辨治特点进行论述。

二、仲景痰饮水气病六经气化证治纲要

（一）太阳水气病治在辛温通阳化气

机体在太阳经、腑间的正邪斗争发为太阳病，气化和水液代谢在太阳腑证尤为

显著，因其腑证之肺、膀胱以及体表的营卫系统皆与水液代谢密切相关。《伤寒论》《金匮要略》太阳水气病之条文共有 35 条，涉及方剂 22 首。可分为以下几类：

1. 化气解表

第一类为小青龙汤类方。小青龙汤（40、41 条）主治外寒内饮证，其病机为外感寒邪，太阳经气不利，水液停滞于肺，是太阳水饮内停伤寒表实无汗的代表方；大青龙汤（38、39 条）主治经气不利，外寒内热，水饮内停之证，通过发汗解表、宣发阳气以驱逐水饮。第二类方为麻黄加术汤类方，发汗解表以散寒除湿，祛除水气。第三类方为麻杏薏甘汤类方，主在祛湿解表化气。防己黄芪汤治疗太阳中风兼表虚之风水证，发挥利水除湿、益气固表的功效，使风水从毛孔而出。

由以上可总结出太阳水气病的主要病机为表气郁闭，可用加强气化的药物如麻黄、桂枝以祛水解表，苍术、薏苡仁、防己行气化湿。太阳水湿病，根据具体情况灵活治之，可在发汗解表祛水之上应用清热、健脾、化湿之法。

2. 化气行水

仲景《伤寒论》小便不利，化气行水类方，涉及方药以苓桂术甘汤为代表。桂枝去桂加茯苓白术汤适用于伤寒医用桂枝汤或下法后，表证仍在而水饮内停之心下满痛、小便不利之症，饮除而后表解；苓桂甘枣汤适用于太阳病误发汗后，素体阳虚而致水气上冲之奔豚的病证，方中茯苓攻伐肾邪，利尿逐饮，桂枝泄奔豚气，加强气化；苓桂术甘汤为太阳伤寒误用汗吐下法而致表未解，水饮上逆之头眩、脉沉紧，故用茯苓、白术以利水。

五苓散主治膀胱气化不利之蓄水证，太阳表邪未解，传入膀胱，而致膀胱蓄水，以化气行水而通调膀胱；茯苓甘草汤用于水停胃中，以茯苓、生姜温胃化气利水；泽泻汤用于脾虚而水饮停滞。由此太阳经气不利抑或膀胱气化无权，用桂枝温阳化饮，白术、茯苓行气利水，通过健脾利湿、化气行水、淡渗升提之药，以温助阳气、运化水邪。

3. 攻逐以促气化

仲景大陷胸为代表的汤丸剂以攻逐为主。水聚过多形成结胸及支饮等重症，首先应攻逐水邪急则治标。攻逐水饮用于太阳病水热互结，用大剂苦寒逐水药之大黄、芒硝、甘遂、葶苈子以破水逐瘀。葶苈大枣泻肺汤主治支饮停肺之咳嗽憋闷喘促之症；十枣汤主治水饮聚于胸胁，气机升降失常之胸胁疼痛，心下痞硬等症。攻逐水饮使其从大小便而去。胸肺的水饮之邪，宜用攻逐之法，兼固护正气。

因此，纵观仲景太阳水气病之治疗方药，总结其规律可知：无论是祛水解表，化气行水，攻逐水饮，均集中体现了气化理论中的"温""宣""散"的思想，对应于《黄帝内经》："开鬼门、洁净府、去宛陈莝。"且仲景将《内经》的气化理论进一步具体化，随症加减，同时强调固护正气，中病即止。

（二）阳明痰饮水气治在清热化气

阳明有经证、腑证之分。病变于胃、大小肠。阳明水气病指在阳明本病的基础上又有水饮停留，具体临床表现为呕逆、心下痞硬、下利、腹中肠鸣、小便不利等。阳明水气病的治则治法可分以下几类。

1. 和胃化气逐水

《黄帝内经·素问》中云"饮入于胃，游溢精气，上输于脾，脾气散精，上归于肺，通调水道"，强调胃之水饮由肺脾肾三脏共同输布。小半夏汤治寒饮停胃之呕吐，用半夏涤痰化饮，生姜温胃行水，达到散寒逐饮，降逆止呕目的；茯苓泽泻汤主治胃有水饮而呕吐反复，桂枝温阳化气，生姜温胃止呕，茯苓、泽泻健脾利水；己椒苈黄丸主治饮停肠间、水热瘀结腹满，发挥宣上运中逐下之效；甘遂半夏汤主治饮在胃肠，用此方因势利导，驱逐水饮。上述方剂主要在于温阳和胃、化气行水，也是加强脾胃气化功能的具体体现。

2. 利湿以强气化

脾胃湿热之邪是形成水气病的重要因素，因湿热阻遏气机，日久水热互结。茵陈蒿汤为治疗阳明热邪与太阴湿邪形成的湿热并重黄疸之证的代表方，以身目发黄、黄色鲜明为特点，方中茵陈、栀子、大黄清血分、气分、阳明之热，热邪消解，气化则行；麻黄连翘赤小豆汤主治湿热发黄兼有表证，以外散表邪，利湿退黄。猪苓汤用于阳明误下后伤及津液，阴虚水热互结之发热口渴、小便不利等症。

仲景在治疗阳明导致的水湿、湿热、黄疸相关疾病中，强调"瘀热在里"的病理因素，认为湿热影响人体气血津液的气化，故应先治湿热之标，以利气机的升降出入，故而"清湿热"也是"利气化"的间接体现。

3. 少阳水气治在和解枢机

少阳为枢，主疏泄、调畅气机，三焦则是气机水液运行的通道，也是气化的主要场所，少阳的气化不利会导致水热结于少阳三焦等身体的枢机部位，造成胸胁苦满、胸满烦惊、小便不利。少阳水气病以疏泄调达气机，恢复水液代谢为主。小柴胡汤为和解少阳基础方，意在枢机通利，上焦以通、胃气以和、津液以利，汗出而解；柴胡加龙骨牡蛎汤为病入少阳，误用下法而胸胁满闷、小便不利、肢体沉重，主在和解少阳、重镇安神、泻下逐水。

4. 太阴痰饮水气病治在健脾化气

脾主运化，喜燥恶湿，外邪伤脾及内生寒湿，运化失健，聚而成饮，饮停于胃发为水气病。《伤寒论》条文273、278 描述太阴水气病腹满、呕吐、泄利。太阴病篇没有描述水气病的专方，但在他经中有体现，如太阳病的半夏泻心汤证、少阳生姜泻心汤误用下法而致脾虚水饮内停；《金匮要略》附子粳米汤、枳术汤脾虚寒水饮内停胃肠。纵观太阴水气病的治疗方药，则主要体现了仲景健脾化气以治水的思想。

5. 少阴痰饮水气病治在鼓动肾气

少阴病主要涉及心肾两脏及其所属的经脉。心为君主之官，肾为先天之本，阳气之根，故少阴水气病，主要表现为心肾阳虚、水饮内停而致下利、咳或呕、水气上犯于心而心悸等症状，治以温阳化气行水。代表方剂有真武汤、麻黄附子细辛汤、四逆汤、肾气丸等。其中真武汤治疗阳虚水泛证，用大辛大热之附子以温阳化气利水。麻黄附子细辛汤主治少阴病内虚外寒，治以升阳散寒祛湿，化气行水。肾气丸温阳补肾以助气化，利水逐饮。仲景少阴水气病主在温肾助阳，促进少阴肾经的温煦作用以加强下焦的气化。

三、仲景痰饮水气病的遣方用药集中体现了气化特点

从六经病的角度看，太阳水气病代表方剂有19首，具体有祛水解表方、化气行水方、攻逐水饮方。阳明水气病代表方7首，有和胃化气行水方、清热利湿方等。少阳水气病代表方3首，以疏通三焦、和解少阳为旨。太阴水气病代表方6首，主以温补脾阳为主。少阴水气病代表方4首，以温补肾阳、化气行水为主。"五脏水"主要为肺脾肾三焦气化对水液代谢的影响。"水分、气分、血分"强调分经用药对水分、气分、血分的影响。

通过梳理仲景水气病的用药规律，发现无论是体表之水，经络之水，还是内脏之水，均强调气化的作用，通过温阳解表，或化湿、逐水、清热等法以加强气化，运化痰饮水湿。

四、三焦理论对仲景治疗痰饮水气病的影响

三焦为水液运行通道，影响水液气化。统揽上中下三部气机，似沟渠河川，主水液运行；而膀胱主水液汇聚，津液蓄藏，得三焦阳运气化，内布水精，外达水液。总之，气化理论离不开三焦的通行和支撑，三焦着眼于协调人体脏腑阴阳，维持人

体正常气化运行与传变。

五、结语

首先，仲景治疗痰饮水气病的气化思想强调阳气的重要性。"阳不得其阴谓之风，阴不得其阳谓之痰"，因此人体的痰饮及水气病，与阴阳失调，气化不利相关。仲景六经辨证以阴阳为纲，病势由表入里，病邪由浅入深，从六经气化出发，在拟方用药上着眼于阴阳平衡，气化复常，无论何法，或汗、下、清、消、补等，以恢复脏腑气化功能为旨。

其次，仲景强调水气病与三焦气化不利有关，仲景水气病证治意在求"和"，提出"和则愈"，用祛水解表、化气行水、攻逐水饮，抑或和胃利水、养阴利水等，皆为通调水道之举，以通为"和"。从而促进三焦之气鼓动六阳经气化气蒸津，出入孔窍，进入皮毛，通阳化气，运化水湿，进而输布津液。

最后，仲景治疗痰饮水气病强调人的整体观。调理气机，恢复和维持气化功能是生"理"，而气机失调，气化失常，是病"理"。将整体观、气化理论、三焦通行理论融汇的思想，正是仲景治疗水气病药简力宏、取效迅速的关键所在。

仲景辨治心悸病浅谈

河南中医药大学第一附属医院心血管内科二病区　　孙天福

心主血脉而藏神。然人之脉"资始于肾""滋生于胃""总统于心""朝会于肺""约束于肝"，是谓脉关乎五脏。心血的运行，心脉的搏动，必借五脏之相偕，心阳之鼓舞，心神之调节，从而维持着正常的心率、心律和血液循环。一旦五脏阴阳失调，心阳鼓动少力，心神调节失常，使心体失养，心用失运，灵台撼摇，心神失倚，则上浮撼于胸臆，下震动于脐旁，遂感筑筑然动，惕惕然惊而心痛不安乃作矣。由此可知，心悸的发生，本脏在心，也与其他四脏关系密切。

一、心脏自病

心中阳气与阴血是保证心神通明的物质基础和动力源泉。若心中阳气、阴血和谐，则心神如常。若阳气虚弱，阴血亏虚，二者不和，则心神不宁。《丹溪心法》中言："惊悸，人之所主者心，心之所养者血，心血一虚，神气不守，此惊悸之所肇端也。"因此，心脏本是心悸发作的重要因素。

（一）桂枝甘草汤证

在《伤寒论》64条："发汗太多，其人叉手自冒心，心下悸，欲得按者，桂枝甘草汤主之。"这里发汗过多，一方面指误用发汗药物导致汗出过多，另一方面也指具有易出汗体质的患者汗出过多。心下悸，主要指心脏的悸动感。胡希恕曰："夺汗则亡血，发汗过多，则血液亡亦甚，心气不足故悸，汗多出于上体部，上下体液骤然失调，因致心剧的气上冲，其人不得不叉手自冒于心，欲按心抑制其心下的冲且悸，因以桂枝甘草汤主之。"桂枝甘草汤为汗出过多致心阳损伤所设，方中桂枝辛温，甘草甘温，辛甘化阳，二药相配，可温补心阳，养心定悸。现代药理研究表明，桂枝甘草汤在心血管系统方面的药理作用主要表现为抗血栓、抗心肌缺血、抗心律失常等。

（二）桂枝甘草龙骨牡蛎汤证

《伤寒论》第118条云："火逆下之，因烧针烦躁者，桂枝甘草龙骨牡蛎汤主之。"此条文是太阳病，误用火疗，又误用攻下致使心阳受损，神失所养，从而出现心神不宁，注意力不易集中，甚至精神恍惚，惶恐不安的临床表现。方中桂枝配甘草辛甘化阳，温复心阳，龙骨、牡蛎涩可固脱，重可潜镇，二药相伍，可重镇潜阳，收敛浮越之心神。目前，桂枝甘草龙骨牡蛎汤主要宜于治疗轻、中度心律失常，临床表现为心悸、心中空虚欲得按、胸闷气短、形寒肢冷、面色苍白等症状，辨证为心阳虚证者。现代研究表明，单味药物桂枝中含有以桂皮醛、桂皮醇为主的挥发性成分，还含有桂皮酸等有机酸类及鞣质类、糖类、甾体类、香豆素类等成分。其中主要成分桂皮醛及桂皮酸具有明显抗血小板聚集和抗血栓的作用，桂皮醛还具有扩张外周血管的作用。甘草主要化学成分以甘草酸、甘草次酸、甘草黄酮等为主，还包括一些生物碱类及多糖类。研究表明，甘草酸、甘草次酸、甘草黄酮均具有抗心律失常作用，甘草酸还具有抑制血小板聚集、抗血栓的作用。这些作用可能是甘草抗心律失常作用的药理基础。龙骨与牡蛎主要化学成分均为钙盐，并含少量微量元素，牡蛎中还含有少量氨基酸，具有镇静、抗惊厥作用。

（三）炙甘草汤证

《伤寒论》第177条云："伤寒，脉结代，心动悸，炙甘草汤主之。"条文中心动悸为心脏本虚，复感外邪致心阴阳气血俱虚，心阴血虚则血脉不充，脉道不续，心阳虚则鼓动无力所致。治以补阴阳、调气血，则脉可复、悸可定矣。方中炙甘草补益中气，畅经脉，行气血。人参、大枣配合甘草补益中焦，以壮气血生化之源。生地黄、阿胶、麦冬、麻子仁等养阴药物合用，滋心阴、养心血。所谓"孤阴不生，独阳不长"，遂加桂枝、生姜、清酒，通阳气、行血脉，同时促进滋阴养血药物的吸收和运化。全方甘寒养阴，辛温助阳，阴阳气血得补，滋阴养血而不凝滞，通阳行血而不伤阴，阴阳气血复原，则心动悸、脉结代自解。

二、心脾同病

心为火，脾胃为土，火生土，脾胃居心下，脾土赖心阳温煦，方能运化水谷，胃阳得心阳温煦，则能腐熟水谷，而胃纳脾运正常，则气血生化有源，心之气血亦得濡养，故心阳愈壮。若脾胃纳运不及，致津液停于心下为饮，心阳不足，饮邪上逆，饮气相搏，则令心悸；脾胃虚寒，气血生化乏源，令心阳不足，亦可致心悸，例如小建中汤证，需温中补虚，使中气旺，则心气亦旺，即《千金要方》所谓"脾旺则气感于心也"。胃火盛者也可上扰心神而致心悸，如《伤寒论》少阳病篇"伤寒，脉弦细，头痛发热者，属少阳。不可发汗，汗出则谵语，此属胃，胃和则愈，若胃不和，烦而悸"，虽仲景未出治法，拟可予调胃承气汤和胃，即所谓"以承气微溏，则止其谵语"。

（一）小建中汤证

《伤寒论》102 条："伤寒二三日，心中悸而烦者，小建中汤主之。"此条所述为里气先虚，心脾不足，气血双亏，复被邪扰，里虚邪扰，气血不足，心无所主，故而发为心中悸；治以建中补虚，调和营卫。方中芍药、甘草酸甘化阴，补益阴血；桂枝、甘草辛甘化阳，温振心阳；生姜、大枣调中健脾；饴糖甘温益气建中，温养脾胃，从而使气血得养，脾胃得健，则心悸自除。

（二）茯苓甘草汤证

《伤寒论》356 条："伤寒，厥而心下悸，宜先治水，当服茯苓甘草汤。"127 条："太阳病，小便利者，以饮水多，必心下悸；小便少者，必苦里急也。"此处所述心下悸为水饮内停的主症之一。其产生原因本于脾胃阳虚，水停中焦，脾胃运化水湿功能失司，水气上犯于心。方中茯苓利水，桂枝通阳化气，甘草扶中调药，生姜辛温，归胃经以健胃散水饮，水去阳复则心下悸自定。

（三）小半夏加茯苓汤证

《金匮要略·痰饮咳嗽病脉证并治第十二》30 条："卒呕吐，心下痞，膈间有水，眩悸者，小半夏加茯苓汤主之。"本条提及的眩悸，其成因为痰饮停聚于胃，胃气上逆，痹阻胸阳，水凌于心，故致心悸。方中半夏辛温，归肺脾胃经，燥湿化痰，降逆止呕，重用为君；生姜辛温，归肺脾胃经，长于温胃涤饮止呕，合半夏增强止呕降逆之功，是以为臣；茯苓甘淡渗湿，归心脾肺肾经，引水下行，宁心益脾，使水去脾健则痰饮无以由生，为佐使药。三药合用，共奏通阳降逆，利水建中，化湿祛痰之功，脾胃得健，心神得养，痰饮得化，则眩悸自除。

三、心肝同病

《灵枢·本神》载"肝藏血，血舍魂"，又心主血脉，二者之间的关系十分密切。肝藏血，心藏神，神得血养而安，血因气行而达。经络而言，足厥阴肝经上行至胸与手少阴心经、手厥阴心包经相交。以五行论之，肝胆属木，心属火；木生火，母病及子；肝与胆相表里，胆气通于心，肝胆气虚则心气不足，肝血虚则心失濡养，肝失疏泄则心脉不畅，肝郁化热可伤及心阴，化火可致肝火上扰心神。

（一）小柴胡汤证

《伤寒论》96 条："伤寒五六日中风，往来寒热，胸胁苦满，嘿嘿不欲饮食，心烦喜呕，或胸中烦而不呕，或渴，或腹中痛，或胁下痞硬，或心下悸、小便不利，或不渴，身有微热，或咳者，小柴胡汤主之。"此所述病症病因病机总为邪郁少阳，枢机不利。其中心悸或然证的出现，是在少阳邪郁，枢机不利的基础上，又有水气不化，下行不利，逆而凌上，君主之官被扰，故而发为心下悸，并兼有小便不利，故治以小柴胡汤，在和枢机、解郁结的基础上去黄芩，加茯苓，以防伤阳，复除水邪。药后若枢机得利，郁结得解，水邪得祛，则柴胡证和心悸之或然证自消。

（二）柴胡加龙骨牡蛎汤证

《伤寒论》107条："伤寒八九日，下之，胸满烦惊，小便不利，谵语，一身尽重，不可转侧者，柴胡加龙骨牡蛎汤主之。"条文中惊悸谵语是由于邪入少阳，枢机不利，胆火上炎，胃热上蒸，心神被扰，需用小柴胡汤以和解少阳，调理肝胆，加龙骨、牡蛎、铅丹，重镇安神。药后若少阳邪解，心神得安，烦惊便豁然而失。

四、心肾不交

一阴一阳谓之道，万物皆因天地阴阳交感而化生。《素问·六微旨大论》："升已而降，降者为天；降已而升，升者为地。天气下降，气流于地；地气上升，气腾于天。"从宇宙的自然变化可以体会阴阳、水火的升降变化，由此推物及人，在人之一身，心在上属火为阳，肾在下属水为阴，人之生长，也贵乎心肾相交，水火既济。若心肾不交，肾水不能上济心火，心火上炎而不下达，阴虚火旺，邪火扰乱心神，就会出现心悸怔忡、心烦失眠等。肾藏精，为阴阳之宅，为人身之根本。心阴与心阳都根于肾，心阳耗伤，甚则必及于肾阳，如《伤寒论》中桂枝去芍药加附子汤证。肾主水，肾阳不足，则膀胱气化失司，水液泛溢，见于皮肤则为肿，水泛高原则为喘咳不得卧，流于肠胃则为呕而下利，若水邪上逆扰心，则为心悸，故《金匮要略》痰饮咳嗽病篇曰"水在肾，心下悸"，《伤寒论》中也有真武之治。

（一）茯苓桂枝甘草大枣汤证

《金匮要略·奔豚气病脉证并治第八》云："发汗后，其人脐下悸者，欲作奔豚，茯苓桂枝甘草大枣汤主之。"条文中"脐下悸"系由心阳因汗而伤，正常生理状态下，心火得肾水之滋而不炎，肾水得心火之温而不寒，然而过汗伤损心阳，下焦水聚，逆而上冲心胸所致，故运用茯苓桂枝甘草大枣汤以温阳行水定悸。方中桂枝、甘草辛甘化阳，温养君火，心火旺则能镇摄下焦寒水。桂枝还可降逆冲气，即可防奔豚于未发，又可降冲气之已发。茯苓强心利水，配桂枝可畅达三焦，通阳利水，遏制奔豚之将作。大枣补脾益气，培土制水。四药相合，共奏补益心阳、利尿逐水、平冲降逆之功。

（二）真武汤证

《伤寒论》82条："太阳病发汗，汗出不解，其人仍发热，心下悸，头眩，身瞤动，振振欲擗地者，真武汤主之。"此条文中心下悸系由太阳病误汗而致脾肾阳虚，肾阳虚衰不能制水，水气上凌于心所致，本证还具有喘咳、不能平卧，头目眩晕，筋惕肉瞤，小便不利，腹胀身肿，舌淡胖，苔白，脉沉细等临床症状。故运用真武汤以温阳利水定悸。方中附子辛热，壮肾阳，补命火，使水有所主；白术苦温，燥湿健脾，使水有所制，白术、附子同用，温经脉以除寒湿；生姜宣散水邪并可利水；茯苓淡渗利水，佐白术健脾；芍药活血脉，利小便，又可敛阴和营，制附子、生姜燥之性，使之温经散寒而不伤阴。诸药合用，共奏温阳利水之效。现代药理表明，真武汤具有强心、利尿以及保护肾功能的作用。真武汤主要用于治疗脾肾阳虚、水气内停，临床常用于治疗心力衰竭、慢性肾功能衰竭、肾病综合征、慢性肾小球肾炎、糖尿病性肾病等。

五、心肺同病

心肺同居胸中而属阳，"诸气者，皆属于肺，诸血者，皆属于心"，肺主气属卫，心主血属营，心主血与肺主气的关系，实际上是气与血相互依存、相互为用的关系。若气血流通，营卫调和，则百病不生。《素问·灵兰秘典论》曰"肺者，相傅之官，主治节也"，又"肺朝百脉"，故肺主气而有助心行血的功能。气为血之先，气行则血行，气虚则血滞。肺主通调水道，若肺气不足，气化不行，则水液代谢失常，停而为饮，或停于胸中，阻滞气机，使心阳不得布散，则发生胸闷、心悸、喘咳等症。

（一）半夏麻黄丸证

《金匮要略·惊悸病》第13条："心下悸者，半夏麻黄丸主之。"条文中心下悸是由痰饮不化，上不能达肺气以通调，中不能借助脾胃之输转以升降，寒痰搏结，阻遏气机，气滞血瘀所致。故用半夏麻黄丸，麻黄与半夏一宣一降，以蠲饮邪，但阳气不能过发，停饮不易速消，遂用丸剂小量缓缓图之。

六、总结

总而言之，中医治病素来讲求辨证论治，善于从整体观、恒动观、辩证观这三个角度去观察生命的发生发展及疾病的变化转归，《伤寒论》更是中医辨证论治的典范。仲景治疗心悸之病，不仅只关乎心，认为五脏皆可致悸，坚持"不离于心，不止于心"的治疗原则，值得我们深刻探讨和学习，总结仲景辨治经验，将其思想和方法更好地运用到临床工作中（图1）。

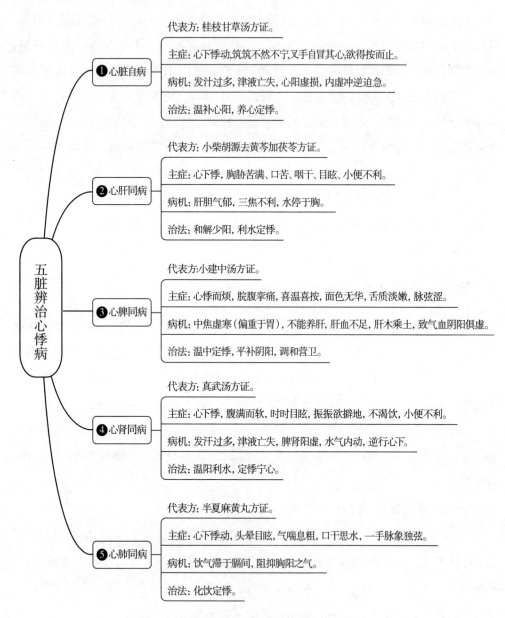

图1 五脏辨治心悸病

寒热并用经方治疗肺癌

河南中医药大学第一附属医院血液肿瘤科　张淑香

八纲辨证是中医辨证论治的理论基础之一，其中寒热辨证是辨别疾病性质的重要纲领，寒证与热证可以反映机体阴阳的偏盛与偏衰，阴盛或阳虚的表现为寒证，阳盛或阴虚的表现为热证，"阳胜则热，阴胜则寒"，因此寒热可作为一种分析疾病性质的辨证方法。临证时首辨寒热病性，"寒者热之，热者寒之"则是中医治疗疾病的大纲之一。肺癌是最常见的恶性肿瘤疾病，单独使用寒法或热法治疗常常不能完全满足临床寒热错杂之病情需要，但寒热药物配位使用得当则可使寒热并存病证得到良好的疗效，故笔者提出寒热并用经方治疗肺癌的思路，并就临床具体运用做出分析和探讨。

一、肺癌的中医理论认识

肺癌是西医学的病名，中医古籍中并无肺癌的名称，疾病以症状来命名是中医理论的特色，中医古籍中有关肺癌的论述散见于"咳嗽""咳血""胸痛"等病证中，肺癌是临床难治性疾病，中医理论认为，肺癌最基本的病机是正气内虚，气滞、血瘀、痰结、湿聚、热毒等邪气相互纠结成积，而中医治疗肺癌有着独特的优势。关于肺癌的病因病机分析和治法各家各有专长。关秋红从病、证、症辨治肺癌，认为扶正祛邪是总的治则；武维屏提出肺癌当从肝论治；侯炜则认为中医药维持治疗是晚期肿瘤患者的有效治疗方法，并提出益气养阴清肺、清热解毒通络的治法。肺癌病机复杂，医者临证时需四诊合参，认真分析，要善于从复杂的表象中抓住病机关键，从而确立正确的治则治法，这样才能取得较好的临床疗效。当代名医姜春华教授认为"所谓疑难杂症，其本质往往是蕴伏着寒与热、虚与实、阴与阳的双向性病理差异"。笔者在学习《金匮要略》的过程中，结合临床实践，常采取"寒热并用"法，以经方治疗肺癌。

二、肺癌的寒热性质

辨证论治是中医的基石，正确的辨证是保障疗效的前提。肺癌的病程是一不断动态变化的过程，肺癌在病程的早、中、晚期邪正力量不同，临床表现也会有很大的差别，亦有学者提出"乏证可辨型肺癌"的概念。中医理论认为肺为娇脏，不耐寒热，肺癌病位在肺，病程长，病势迁延，肺癌的中医病机以虚为本，以实为标，虚可为机体气血阴阳诸不足，实则为痰瘀热毒湿等邪气留滞，故扶正祛邪是中医治疗肿瘤的基本法则。《金匮要略》中有许多关于杂病证治的要领论述，张仲景开创了中医寒热并用治法之先河。就肺癌而言，肺癌寒热症候复杂多变，单纯的寒证或热证易识，寒热错杂时常令人百辨莫清，此时独用寒药则体内之寒加重，独用温热药则体内之热更炽，临证时更需谨慎分析，切中病机，寒热并用。咳嗽、气喘、胸痛、发热为肺癌的四大主症，结合《金匮要略》中联系较密切的"肺痿肺痈咳嗽上气病脉证并治第七""痰饮咳嗽病脉证并治第十二"等篇内容，以整体观和辨证论治为基础，结合临床实践，针对肺癌"寒热失调，虚实夹杂"的病机，提出寒热并用法经方治疗肺癌的思路。

三、寒热并用组方分析

《金匮要略》中体现有"寒热并用"治法的组方，记有半夏泻心汤、生姜泻心汤、甘草泻心汤、桂枝芍药知母汤、乌梅丸、柏叶汤、黄土汤、薏苡附子败酱散、三物备急丸、橘皮竹茹汤、小青龙加石膏汤、苓甘五味加姜辛半杏大黄汤、栝蒌瞿麦丸、黄芩汤、黄芩加半夏生姜汤、大青龙汤、越婢加半夏汤、麻杏甘石汤、白通加猪胆汁汤等，这些体现"寒热并用"治法的经方约占该书总方数量三分之一，目前临床广泛的运用于内科各系统疾病的临床治疗中。

善抓主证，方证互测是仲景重要的治疗特色，在《金匮要略·肺痿肺痈咳嗽上气病脉证并治第七》篇中有"大逆上气，咽喉不利，止逆下气，麦门冬汤主之"，麦门冬汤中君药麦门冬，甘寒养肺阴，善清虚火，半夏辛温燥，善化痰燥湿为臣，甘寒麦门冬数倍于温燥之半夏，半夏燥性减而降逆之性尤存，取其善降肺中虚逆之气，使肺得润以降逆气。麦门冬汤是治疗虚热肺痿之主方，方中麦门冬与半夏的配伍在药性药量上都有鲜明的特色，为寒温并用治法的体现。当肺癌患者放疗后，出现肺部组织放射性损伤，甚至发生肺纤维化、癌性淋巴管炎等并发症时，表现为咳嗽气喘，或呛咳阵阵，刺激性咳嗽，咽喉干燥不利，欲得凉润，舌红少苔等症时，麦门冬汤则是很好的治疗选方。经方组方严谨，效捷力宏，仍适用于现代中医诊疗选方用药。同篇中有"咳而脉浮者，厚朴麻黄汤主之"，《金匮要略》中，本以厚朴麻黄汤治寒饮夹热之咳喘证，有散饮除热、止咳平喘的功效，但当肺癌患者存在胸腔积液，并阻塞性炎症，表现为寒热错杂证时用之尤宜，此时患者可症见咳喘、胸满、烦躁、口渴、倚息不能平卧，脉可见浮数或浮紧，苔黄腻等，治疗时可以寒热分而治之，以辛温药物半夏、干姜、细辛温化寒饮，以寒凉药物石膏清热除烦，则可收效甚佳。临床辨证若想切中病机，贵在细辨寒热，体现中医辨证与西医辨病的有机结合，发挥中医药的治疗优势。类方还有小青龙加石膏汤，治外寒内饮夹热之咳喘，厚朴麻黄汤辛温发散、甘寒清热，治饮邪迫于上而近于表之咳喘，仲景辨咳嗽上气，温化水饮多用半夏、干姜、细辛，郁热烦躁多用石膏，临证需审慎思考。

咳嗽是肺癌的主症之一，饮邪是肺癌常见的病理标实，饮邪于肺，肺宣降失职，可出现咳嗽，饮邪所致的咳嗽亦是支饮的主症之一。当肺癌患者出现胸腔积液、心包积液而出现咳嗽、咯痰、胸闷诸症时，病期已非早期，可参合《金匮要略》中痰饮病的相关论述加以辨证施治，或可取得较好的临床疗效。痰饮病总的治则是"以温药和之"，而《金匮要略·痰饮咳嗽病脉证并治第十二》提出温、汗、利、下等随症应变的法则，文中言"病溢饮者，当发其汗，大青龙汤主之；小青龙汤亦主之"，以方测证，病证结合，同一溢饮，有内有郁热和外感风寒、内停水饮之别，前者用大青龙汤，后者用小青龙汤，体现了同病异治的思想。大青龙汤用辛温之麻黄、杏仁、生姜发汗解表寒；辛温的麻黄配大寒的石膏清泄肺热，石膏又可防麻黄过汗伤正，同时用麻、桂以重镇辛寒之石膏，寒温配伍，变峻汗为微汗是仲景遣方用药之巧妙也，值得我辈认真学习体会。小青龙汤证为水寒相搏于肺，除感受风寒，肺气郁闭，饮溢四肢肌表之溢饮主症外，同时兼有咳喘，痰稀薄量多，胸脘痞闷，其脉弦紧或弦滑等症，治当发汗兼温化里饮。大小青龙汤证同中有异，临证需细辨病机，表里同治为佳。《金匮要略·痰饮咳嗽病脉证并治第十二》论："膈间支饮，其人喘满，心下痞坚，面色黧黑，其脉沉紧得之数十日……木防己汤主之。"膈间支饮是指水饮停于心肺胃脘，肺癌患者出现饮邪上逆迫肺，心阳难运，则见气喘胸满。木防己汤用木防己擅行膈间水饮，桂枝降逆温阳利水，用石膏取其性沉降，可镇上逆之饮邪，桂枝温通与石膏辛寒配伍，加以木防己为君，可使痞坚之水饮邪气因水去气行变得虚软，病势可得以缓解。仲景使用寒热并投法，或变换药味，或增减药量，总以切合病情病机为要点。

正如《素问·至真要大论》所说："谨察阴阳所在而调之，以平为期。"寒热并用可调和阴阳，恢复机体内脏平衡，为医者常用之法。寒热并用并不矛盾，寒热之药物既各达病所，又相互制约发挥更积极的治疗作用，但临证时寒热主次、药物的选择、病位病性分析面临的药物选择甚多，医者常难把握，难以正确得法，难以运用娴熟明确。仲景经方用药独特，组织严谨，化裁灵活，疗效卓著，值得吾辈不断研习，以达到提高临证水平的目的。

浅谈《伤寒论》对疾病预后的判断

河南中医药大学第一附属医院血液肿瘤科　秦善文

恶性肿瘤预后不佳，一直威胁着人类健康，肿瘤预后是一个永恒的话题，它与疾病同在，与医学同在。20 世纪以来，人类已经从多层面、多角度对恶性肿瘤预后进行定量研究，21 世纪人类基因组学的发展、分子医学的进步，将使医学成为预测性的医学，从而早期破译预后信息，预测出肿瘤的发生发展变化。但是，由于肿瘤异质性以及预测指标的复杂性等问题，肿瘤的预后评估体系仍需进一步完善提升。《伤寒论》中关于自愈的论述有 60 余条，占总条文数六分之一，书中通过脉证合参的思想对疾病预后进行判断，能够在一定程度上补充西医学检验检测手段之不足。

一、依据脉象判断肿瘤病预后

《伤寒论》非常重视六经病预后传经规律，书中有很多根据脉象判断预后的内容，第 4 条曰："伤寒一日，太阳受之，脉若静者，为不传。颇欲吐，若躁烦，脉数急者，为传也。"此条文指出外感病初起，脉象平和说明病情稳定，如果出现脉数急等异常脉证，则提示病情进展，欲传其里。肿瘤疾病虽然不属外感病范畴，但其发生、发展及病机演变过程中常常会出现与六经病相应的证候。临床观察，肿瘤患者如果脉象缓和、濡软，常提示病情好转，预后较好。如果脉象弦劲、数疾、洪大，则提示肿瘤发展迅速，转移快，病情恶化，预后不佳。

《伤寒论》第 211 条曰："发汗多，若重发汗者，亡其阳，谵语脉短者死，脉自和者不死。"汗为血之液，如果治不如法，阳亡则阴亦亏，脉短为气血虚，津液竭，故主危后。若脉不短而自和者，则病虽重，而血气尚未竭，仍有生机，故知生可回也。212 条曰："伤寒，若吐、若下后，不解，不大便五六日，上至十余日，日晡所发潮热，不恶寒，独语如见鬼状；若剧者，发则不识人，循衣摸床，惕而不安，微喘直视，脉弦者生，涩者死。"本条文指出，阳明邪热内盛，此时若脉见弦长，为津液未至全竭，阳明胃气仍能积极抗邪，尚有生机，预后良好。若见脉短涩，则是正虚邪实，热极津竭，预后不良。369 条曰："伤寒，下利，日十余行，脉反实者，死。"下利无度脉象应沉而细微，今脉象反实，是胃气已经败绝的征兆，正虚邪盛，所以为死候。从以上3条可以看出，仲景已认识到脉象与疾病预后有密切关系，脉证相应则生，脉证相逆多难治或死。而且仲景在《伤寒论·平脉法》也详细地讲述了五脏主病时的脉象，如果脉象与所病之脏主脉相符，则预后良好，若脉象与所病之脏所主的脉象相反甚至相克，则预后差。在肿瘤患者中可以观察到，如脉证相符则预后大多良好，脉证不符，则病情复杂，攻补难施，则预后差。例如，恶性肿瘤晚期患者，久病正气不足，应见虚脉，若脉反实，多是病进，预后不佳。

二、根据肿瘤所处的部位推测预后

《伤寒论》记载，邪气内传说明疾病从表入里，从阳入阴，提示病情进展；相反，如果正气能拒邪外出则说明疾病有从里出表，从阴转阳的趋势。邪气能通过某种途径脱离人体，则疾病往往有好的转归。

因势利导治疗方法是《伤寒论》的重要学术思想之一，仲景对于六经病证的治疗，例如汗法、吐法、下法是这一学术思想的体现。瓜蒂散治疗"……胸中痞硬，气上冲喉咽，不得息者，此为胸有寒当吐之"，即是"其高者，因而越之"因势利导的治疗方法。五苓散治疗小便不利的太阳蓄水证，大承气汤治疗腹痛便秘的阳明腑实证，则是"其下者，引而竭之"的典型印证。仲景这一学术思想根据病变部位不同，结合病机演变的趋势，顺应机体抗邪趋势，因势利导引邪外出，邪去则正安，从而可以促进人体功能恢复。

恶性肿瘤病情凶险，病机错综复杂，病变多端，非一般辨证所能概括。在肿瘤治疗中，如果能够根据肿瘤病变发生发展的特点，借助人体抗邪趋势，以因势利导的方法，促使病邪排出体外，则能取得较好的疗效，故预后亦佳。例如，在肺癌、膀胱癌、肠癌等肿瘤的治疗，可以采用《伤寒论》因势利导思想，通过治疗使病邪从呼吸道、泌尿道、消化道等排出，则此类肿瘤预后尚可。反之，像肝癌、脑瘤、胰腺癌等肿瘤，其所处部位使病邪无路可排，无外出之路，《伤寒论》因势利导思想无法采用，治疗效果亦差，则预后不佳。因此，可以通过肿瘤所处的部位来推测预后，能使邪有出路的，预后较好；病邪无路排出的，预后较差。

三、通过脾胃功能辨别肿瘤病预后

重脾胃、顾护正气是《伤寒论》的重要学术思想之一，书中始终贯穿着顾护脾胃的思想，其所载的各种诊治方法，十分重视调治胃气。《伤寒论》384条曰："下利后，便当硬，硬则能食者愈。"说明尽管病情深重，如果胃气和而能食则多可自愈。《伤寒论》中"必愈"之词出现多处，皆是胃气旺盛，其病有向愈的可能。

正气旺盛是机体健旺的根本，正气存内，邪不可干，即使患病也容易治愈。例如，病至厥阴本已深重，常常出现四肢厥逆等症，但如果机体正气旺盛则厥后当热，出现341条的热多厥少或336条的厥热相等的自愈征象，提示疾病有向愈的可能，预后较好。

可见，仲景先师不仅重视病邪的致病作用，也非常重视人体的抵抗能力和脾胃功能，这种自愈思想对辨别肿瘤病症的预后是非常有帮助的。如肿瘤患者能食，脾胃功能尚好，正气未衰，则预后也佳。反之，若纳差体衰，脾胃之气已败，则预后极差。

四、心理状态对肿瘤预后的影响

《伤寒论》认为"心、身"之间的关系密切，其中不少条文，通过"心、身"双调进行辨证论治。第107条曰："伤寒八九日，下之，胸满、烦惊、小便不利、谵语、一身尽重，不可转侧者，柴胡加龙骨牡蛎汤主之。"目前研究已证实，柴胡加龙骨牡蛎汤可以用于治疗精神神经系统疾病，也是健脑良方，适用于肿瘤患者体质尚可，而精神神经症状突出者，表现为失眠、抑郁、意欲低下，胸闷、心慌等。这种重视心理状态调治的指导思想对肿瘤患者尤其适用，肿瘤患者的心理状态对疾病预后有着不容忽视的作用，抑郁、恐惧、情绪低落、悲观等不良心理，影响患者的治疗和康复，容易加重病情，因而预后较差。

五、舌象对肿瘤病预后的分析

《伤寒论》应用舌诊诊察六经疾病，根据病情不同而有所侧重，察三阳经病证，观舌苔的变化为其重点；诊三阴经病证，查舌质的形态改变为其重点。因为三阳经病证，常为外邪侵袭所致，病位多表浅，邪正相争，正气尚未虚衰，每易传聚成苔；三阴经病证，多为转化而成，病程较长，每易损伤气血津液，而造成舌体、舌质改变。例如，《伤寒论》第230条云："阳明病，胁下硬满，不大便而呕，舌上白苔者，可与小柴胡汤。"其病邪尚浅，故仅查舌苔的变化。恶性肿瘤患者病情凶险，病邪深入，临床可以通过观察舌象分析预后，凡舌质红绛、干燥、出现剥苔或舌光者，提示病情重，预后较差；舌润、舌质不红、苔薄者，提示病情好转，预后尚可。

浅析《伤寒论》经方辨证的依据

河南中医药大学第一附属医院　张　然　杨　坤　杨国红

经方辨证是通过对疾病的临床症状反应进行综合分析，选择适应病证的方药的一种辨证方法，以探求治病的一般规律。中医认识和治疗疾病是在临床实践中，通过取象思维观察、辨认患病后人体出现的现象，从而形成感性认识，总结和归纳出本质与临床症状反应之间的联系，探索出治疗疾病的一般规律，再把规律反复的论证实证，形成科学的辨证论治理论思维体系。"人法地，地法天，天法道，道法自然"；"随证治之"，皆为通过自然界事物的外在征象，而探知内在生成机制的取象思维方法。经方辨证依据症状反应也体现了这一辨证思维方式。经方大家胡希恕根据长期临床实践及前后对照的研究《伤寒论》主要内容，提出临床症状反应是经方辨证的主要依据。

一、症状是《伤寒论》经方辨证的关键

《伤寒论》提出"随证治之"，即指依据临床症状反应辨证治病。临床症状反应即为取象思维中的象。医者是通过疾病表现出来的临床症状来把握疾病的特征。病邪侵袭人体，与人体正气相互斗争使人体患病，病后出现的征象即为临床症状反应。在《伤寒论》中张仲景就是通过四诊得到症状、脉、证候、方药等象的动态变化去观察疾病变化的特征，体现了运用取象思维进行临床辨证论治的方法。中医辨证而不辨病主要由于历史条件所限制，只能凭借取象思维，通过患病机体的症状反应，探索治病的方法，由此可知《伤寒论》是通过分析疾病演变过程中出现的各种象，总结出疾病的发展规律，再进行反复的临床验证，将归纳出的病变部位、邪正盛衰、表里阴阳的变化，来作为诊断和治疗的依据。

二、对症状认识的进步促进了经方辨证发展

《汉书·艺文志》："经方者，本草石之寒温，量疾病之浅深，假药味之滋，因气感之宜，辨五苦六辛，致水火之齐，以通闭解结，反之于平。及失其宜者，以热

益热，以寒增寒，精气内伤，不见于外，是所独失也。"经方起源于神农时代，当时就以八纲来辨证治病，依据患病人体出现的症状，选择相对应的药物治疗，即有什么样的临床症状反应，就用相对应的药物治疗。

上古神农时代，古人在适应环境、认识自然过程中，发现大自然有日出、日落、寒、热、温、凉、阴阳变化，人体亦有相应变化，人与自然之变化相统一是生存的根本。经过长期与自然相处总结出"人法地，地法天，天法道，道法自然"的道理。生活中遇到恶寒、发热、头项强痛等身体不适的症状，运用生姜、葱白、桂枝等药物发汗后症状则会好转，长期与这类外感疾病斗争，不断积累了治外感疾病的经验；进一步观察到，有些症状用发汗不能治愈，未愈而病入于里，而是应用治里的药物，里热者，用清里热药，如黄芩、石膏、大黄等；里虚寒者，用温补药，如附子、干姜、炙甘草等，即又积累了治里证的经验。依据治疗后人体症状反应，经过长期临床实践，发现了疾病的变化规律，形成科学的治病理论体系。如胡希恕所说的"依据患病机体的临床症状反应，探索治疗疾病的方法"。此时认识疾病，非表即里，半表半里尚未产生。

三、取象思维是《伤寒论》主要辨证思维

《伤寒论》全部内容体现了辨证主要依据临床症状反应，其治法亦是依据临床症状反应，皆体现了取象思维的辨证思维。《伤寒论》中所指的"证"与现代中医理论中的"证"并不对等。门九章指出，《伤寒论》中的"证"有3层含义，即症状之证、规律性症状组合之证、理论之证。症状之证是辨证的依据，有规律的一系列症状反应之证可理解为现今之方证，如桂枝证、柴胡汤证等。

（一）六经证的命名

《伤寒论》的六经是依据临床症状反应命名的证，如"太阳之为病，脉浮，头项强痛而恶寒""少阴之为病，脉微细，但欲寐""少阳之为病，口苦、咽干、目眩也""厥阴之为病，消渴，气上撞心，心中疼热，饥而不欲食，食则吐蛔，下之利不止""阳明之为病，胃家实是也""太阴之为病，腹满而吐，食不下，时腹自痛，自利益甚，若下之，必胸下结硬"。皆体现了六经表里阴阳的辨症状之证。故胡希恕据此提出《伤寒论》的六经来自八纲，即是由《伤寒论》的辨证方法得出。

（二）病的命名

《伤寒论》所举之病证，皆是以临床症状反应而命名，如"太阳病，发热，汗

出，恶风，脉缓者，名为中风""太阳病，或已发热，或未发热，必恶寒体疼呕逆，脉阴阳俱紧者，名为伤寒""太阳病，发热而渴，不恶寒者为温病"等病证论述也是依据症状表现所命名。章太炎对此深有评价："伤寒、中风、温病诸名，以恶寒、恶风、恶热命之，此论其证，非论其因，是仲景所守也。"

（三）方证辨证

《伤寒论》的方证辨证思维体现在有是证则用是方，证以方名、方随证变的特征，重点强调"证与方相应者乃服之"，每首方剂或者每味药物都有其适应病证。方证的组成主要由临床症状反应和相对应治疗的方药。方证辨证在临床使用时既强调方证相应，又强调方随证变，即"观其脉证，知犯何逆，随证治之"。方证辨证与六经辨证共同构成了《伤寒论》辨证论治的核心，辨证论治是理、法、方、药的有机结合，证即理与法，方即方与药，证变则方、药、量皆变。太阳病如头痛发热，身疼，腰痛，骨节疼痛，恶风，无汗而喘，用麻黄汤；太阳病，若项背强几几，恶风，则用葛根汤，太阳病，若发热、汗出、恶风、脉缓，则用桂枝汤；若脉浮紧、发热、恶寒、身疼痛、不汗出而烦躁者，则用大青龙汤。方证是指方药的适应证，如柴胡汤证、桂枝汤证、麻黄汤证、葛根汤证、承气汤证、白虎汤证等等。方证是六经辨证的终极辨证，治病疗效关键在于方证是否辨的正确。经方治病最终要落实到方证上，而方证辨证主要依据临床症状反应。

（四）疾病转归

《伤寒论》中临床症状反应的变化是判断疾病的好转及加重，如第60条："大下之后，复发汗，小便不利者，亡津液故也，勿治之，得小便利，必自愈。"第61条："下之后，复发汗，必振寒，脉微细，所以然者，以内外俱虚故也。"第175条："病胁下素有痞，连在脐旁，痛引少腹，入阴筋者，此名脏结。死。"第214条："阳明病，口燥，但欲漱水不欲咽者，此必衄。"第309条："少阴病，恶寒身蜷而利，手足逆冷者，不治。"第379条："下利清谷，不可攻表，汗出，必胀满。"

四、小结

《汉书·艺文志》有"医经者……经方者"记载，是说中医有两大理论体系，主要不同是治病方式方法不同。《伤寒论》乃为经方者，是在长期临床实践中总结出科学的理论体系，这就是六经辨证和经方辨证理论体系。分析《伤寒论》条文，我们认识到经方辨证的基础是对临床症状反应的准确把握，"方"与"证"不是孤立存在的，临床具体实施是先辨六经，继辨方证，做到方证对应治愈疾病。

总之，经方是由取象思维产生的临床医学，辨证依据临床症状反应是经方学术的一大特色，是经方重大理论之一。探讨《伤寒论》经方辨证的依据及辨证思维有助于医者明伤寒之理，学仲景之法，这样才会读懂《伤寒论》，对指导临床运用经方有重大的作用。

探析寒热并用之经方辨治肿瘤思路

河南中医药大学第一附属医院肿瘤科　邹善思　王涛

肿瘤之病因病机复杂，治疗之中，病情演变之下，亦会出现寒热转化、寒热并存。因此，在临证诊治当中，决不可一味攻清或温补，损耗正气，应同中求异，合而治之。寒热并用之经方以其相反相逆之配伍，可应对各种疑难错杂之证，在病机为寒热并存、虚实兼夹的肿瘤病中大有可为。

一、寒热并用的内涵

在《伤寒论》112方中寒热并用之经方共53首，占47.32%。其所谓寒热并用，不单指温清两法合用以治疗寒热错杂之证，还包括药物配伍上的舍性取用和反佐用药的特点。本文所讨论的寒热并用主要针对寒热相反药性的合并使用，此分属八法中温、清二法，故又名温清合法。《素问·至真要大论》曰："寒者热之，热者寒之。"虽不少病证单属热证或寒证，但寒热错杂、寒热真假以及寒热格拒更为常见，尤其在肿瘤病中较多。若单清热虑助寒，则热不去或热更重；单温寒恐增热，则寒不退或寒更重；皆非所宜，唯有寒热并用、两者兼顾，方可并治。如《医碥》中所言："因其人有寒热之邪夹杂于内，不得不用寒热夹杂之剂。"

二、肿瘤的病因病机

肿瘤又名癌病，归属于中医学"积聚""岩""癥瘕"等范畴，其病因病机复杂多变。《医宗必读》载"积之成也，正气不足而后邪气踞之"，肿瘤之病变以正虚为本，气血痰毒瘀结为标。《素问·阴阳应象大论》云："阳化气，阴成形。"阳气亏虚则邪气无所制，故"阳虚而阴走"，致使人体阴阳失和，脏腑功能失调，病程日久，病情反复，渐成寒热错杂、阴阳失和、虚实兼夹的状态，表现为肿瘤局部血供丰富、生长迅速、侵袭能力强；而整体肢冷畏寒，消瘦乏力，呈现一派虚寒之象。因其症状表现错综复杂，故应寒热同调，攻补兼施，使阴阳调和，邪去正固。

三、寒热并用之经方在肿瘤辨治中的应用

自经方问世之后，后代医家对其继承发展，尤其是寒热并用之方在肿瘤辨治中发挥了重要作用。如《金匮要略·妇人妊娠病脉证并治》中："血不止者，其癥不去故也，当下其癥，桂枝茯苓丸主之。"此方可用于妇科肿瘤的治疗，以及配合放化疗增其疗效。现代药理研究显示，桂枝茯苓丸可以影响肿瘤细胞的增殖周期，以达到抗癌作用。有"伤寒金匮中第一大方"之称的鳖甲煎丸可用于肝癌的治疗，或配合放化疗提高其治疗敏感性，减轻不良反应。据药理研究显示，鳖甲煎丸可以上调促凋亡基因 p53 的表达促进细胞凋亡，下调癌基因 Bcl-2 的表达，抑制肝癌细胞生长繁殖。此外，其他寒热并用、攻补兼施的经方虽不是专为肿瘤而设，但根据辨证施治的原则，同样在肿瘤辨治中发挥重要的作用。

（一）和解中焦之寒热——泻心汤

《伤寒论》中所载泻心汤类方包含半夏泻心汤、甘草泻心汤、附子泻心汤等，此类方是治疗半表半里、寒热交错的消化道肿瘤及减轻西医学肿瘤治疗过程中恶心、呕吐、腹泻等不良反应的效方。其中以清热散寒、扶中消痞之半夏泻心汤最具代表性，辛苦并进以调其升降，寒热互用以和其阴阳，补泻兼施以顾其虚实，使得寒热和解，升降如常。中医言脾胃为后天之本，易受化疗药毒损伤，若脾胃之气亏虚，则湿浊内停，痰浊阻塞可见恶心呕吐、脘腹胀满不舒等症状，这些临床表现类似中医之"痞证"，故可选用半夏泻心汤来治疗。此方证为中焦气机升降不利以致痞塞不通，故见心下痞满、呕吐、肠鸣下利，或大便不调等症状。胃气不降则生热，选用苦寒之黄芩、黄连以清热降气；脾气不升则生寒，故用辛热之干姜以温胃和中；痰饮停胃，胃气上逆欲呕，故重用半夏降逆和胃以止呕；中焦虚弱，不能顾护沟通上下二焦，故配伍人参、甘草、大枣以补脾胃之正气。"法于阴阳，和于四时"，以"和"为纲，肿瘤治疗重视纠正"太过"与"不及"，谨求脏腑气血阴阳的协调。本方辛开苦降、清上温下、寒热共用，可调理脾胃功能，治中焦寒热错杂之痞证，达到养正目的，养正则积自消。《类聚方广义》中选用本方以治疗癥瘕、积聚、痛侵心胸、心下痞硬、恶心呕吐、肠鸣、下利者。现代药理研究表明半夏泻心汤能够通过靶向线粒体引导，抑制肿瘤细胞增殖，促进其凋亡达到抗癌目的。

（二）寒热并用疗血证——黄土汤

《金匮要略》云："下血，先便后血，此远血也，黄土汤主之。"张仲景所创黄

土汤最早用于治疗因脾气虚寒、中阳不足、统摄无权使血溢脉外所致出血症状，多年来倍受历代医家的推崇，并以黄土汤为基础，辨证加减施治，疗效甚好。方中甘寒滋润之生地黄合甘平之阿胶滋阴养血止血，用附子辛热以祛阴寒，配伍灶心土、白术温脾阳补中气，用苦寒黄芩以制约术、附的温燥之性，防其滋腻呆滞，此方"甘苦合用，刚柔互济"，寒热并用，标本兼治，温阳而不伤阴，滋阴而不碍阳。加人参、三七增其补气止血之力，炮姜温阳止血，栀子炭、荆芥炭以利湿止血。诸药合用，脾阳健，虚寒除，养血止血俱获效验。现代常以黄土汤加减治疗消化道出血、慢性溃疡性结肠炎、肿瘤等，临床研究或实验研究均有多方报道。恶性肿瘤后期出血症往往为危险征兆，患者久病正气已亏，阳气虚衰，血失温煦统摄，气不摄血，且气随血脱，正气越虚越易出血，出血愈多则气愈虚，故易出现难以控制的出血症。临床癌症出血病人运用黄土汤可迅速止血，缓解贫血，提升人体正气，对抗癌治疗起到辅助作用。故临床运用黄土汤不应局限于脾阳不足所致的大便下血或妇女崩漏等出血性疾病，其寒热并用的配伍使其适用于肿瘤中晚期其他血证，例如阳虚毒聚型之肺癌咯血、肠癌便血、胃癌出血等，尤适宜治疗大肠癌晚期出血。血为阴，出血过多阴损及阳，故见寒热错杂，此时黄土汤中黄芩、生地黄与附子、白术寒热并用，刚柔相济以达到标本兼治的效果。

（三）寒热错杂厥阴病——乌梅丸

《伤寒论·辨厥阴病脉证并治》："厥阴之为病，消渴，气上撞心，心中疼热，饥而不欲食，食则吐蛔，下之利不止。"指出乌梅丸擅蛔厥和久利，但随后《伤寒来苏集》提出"乌梅丸为厥阴主方，非只为蛔厥专剂矣"；叶天士视乌梅丸为疑难杂症的验方，运用范围涵盖各科疾病；现代蒲辅周认为："外感陷入厥阴，七情伤及厥阴，虽临床表现不一，谨守病机，皆可用乌梅丸或循其法而达异病同治。"故临床应用此方不应只拘泥于"病"，凡六经辨证属厥阴病，脏腑辨证属肝旺脾虚，八纲辨证属寒热错杂，发病时间于夜间加重的疾病，皆可考虑应用乌梅丸。有医者言肿瘤病在厥阴，邪至此经，阴阳之气不相顺接，易气机阻滞，病情胶着，虚实混淆，故阴证、阳证并见，寒热混杂，此与肿瘤临床复杂的表现相似。寒热胶结往往是在寒热错杂、寒热并见的基础上，与有形之邪相合，局部热毒凝结，又有整体之虚，日积月累而积块成，故选寒温并用、补泻兼施、通调阴阳为治疗肿瘤的大法。乌梅丸方中大量使用乌梅，并用苦酒浸渍，同气相求以益其阴和阳；苦寒黄连、黄柏以清热降火，蜀椒、桂枝以辛温之性以通阳破阴，旺心君而下交于肾；附子镇浮阳，细辛通脉络，人参益脾土，干姜补脾阳，当归养肝血；共奏和中补虚之功，全方清上温下，刚柔并济，使寒热邪去，阴阳协调。故肿瘤病见表里兼夹、寒热错杂的疑难病症均可考虑运用清上温下、攻补兼施之乌梅丸。

肿瘤病因病机复杂，症状表现多样，经方虽大多有其方小效优之优势，但临床遣方用药应灵活变通，随证加减，若正虚明显可配伍人参、黄芪等药；邪盛应追根溯源，如肺癌常配伍半夏、胆南星等；肝癌常配伍菝葜、八月札、白花蛇舌草等；乳腺癌常配伍蒲公英、夏枯草、路路通等；前列腺癌常配伍半枝莲、女贞子等；胃癌、肠癌及胰腺癌，常配伍猕猴梨根、大血藤等。

四、讨论

寒热并用之经方是张仲景的一大创举，利用药物间相反药性的激发、碰撞从而起到药性平和之方所不具备的复合疗效，对证属寒热并存、虚实兼夹的肿瘤辨治颇为适宜，具有重要的临床意义。

《黄帝内经》化气概述与
大、小青龙汤证病机探讨

浙江大学医学院附属第一医院老年科　肖党生

　　《黄帝内经》和《伤寒论》是中医理论和实践的源头，至今还指导着临床实践。《黄帝内经》汇集了从春秋战国时期到南北朝期间诸多医家的观点，唐代王冰注解后形成现行的《黄帝内经》版本。《伤寒论杂病》是东汉末年张仲景的著作，宋代林亿等对《伤寒杂病论》进行了整理修订，形成了《伤寒论》和《金匮要略》两部书，并刊刻发行。现在能看到最早版本是明代赵开美翻刻宋版书后形成的《仲景全书》。历代医家非常重视《黄帝内经》和《伤寒论》在理论和实践中的内涵，提出许多有意义的见解。大、小青龙汤是《伤寒论》中的方剂，小青龙汤衍生出多个变方。现今仍有很多学者探讨大、小青龙汤证候病机。在此笔者基于《黄帝内经》中化气概述探讨《伤寒论》大、小青龙汤的证候机理。

一、《黄帝内经》中对化气过程的概述

　　阴阳五行学说、气一元论是《黄帝内经》和《伤寒论》理论体系的核心。"阴阳者，天地之道也，万物之纲纪，变化之父母，生杀之本始，神明之府也，治病必求于本。故积阳为天，积阴为地。阴静阳躁，阳生阴长，阳杀阴藏。阳化气，阴成形。"这是《黄帝内经·阴阳应象大论》中对阴阳概念的原则性概述，这些概述遗留很多疑问：阳如何化气？阴如何成形？化气、成形出现异常后如何影响疾病的形成和发展？

　　《素问·经脉别论》中对阳化气的过程有论述："饮入于胃，游溢精气，上输于脾。脾气散精，上归于肺，通调水道，下输膀胱。水精四布，五经并行，合于四时五藏阴阳，揆度以为常也。"这段文字蕴含着以下内容。

　　第一，在化气通路中，水谷精微是起点。"饮入于胃，游溢精气"是食物消化过程。消化后的水谷精微则"上输于脾"，即吸收的过程。水谷精微以外的糟粕则

形成粪便进行排泄，这是文中未提到的内容。"土曰稼穑"，脾脏既需要收纳游溢出来的水谷精微，又需要将这些水谷精微疏散各个脏腑，疏散的过程是肝木克化脾土。肺朝百脉，水谷精微最终需要"上归于肺"。肺"通调水道，下输膀胱"，膀胱的气化功能是整个气化过程的终末端，这里的膀胱包括了膀胱腑和膀胱经。

第二，在化气通路中，水谷精微将从阳明经走向太阳经。这一通路在俯卧位时体现最明显。俯卧位时，阳明经处于人体的最低端，胃腑和大肠腑更接近于腹面。太阳经走行于人体的最高端，肾脏（归属于膀胱腑的解剖基础）紧贴于腹后壁，相对位置也较高。解剖分布预示着，在化气过程中，水谷精微存在由腹面向背面运行趋势。少阳经走行于腹面和背面之间，即夹在太阳经和阳明经之间，体现了少阳为枢的生理特征。

第三，在化气通路中，水谷精微存在形态的变化。在胃肠道，水谷精微以有形的物质存在；在膀胱腑中则转变成为尿液；在太阳经中则转变成为水和热。化气过程中水谷精微的形态变化规律可以结合西医学进行详细阐述。水谷精微在化气过程还将化火生热，即心火克肺金。"火曰炎上，水曰润下"，水火既相克，又既济。火推水上行改变了水的润下特征，这是水克火。火推水上行至膀胱经后化汗、化尿散失，这是水热排泄通路，也是气化过程的最后步骤；最后步骤的顺畅保障水液携带水谷精微进行全身分布，实现化气，这是水火既济的体现。水火之间的关系使得机体化气过程中生火而不炎热，有水而不至于寒。

《黄帝内经》缺乏对化血通路的概述和"阴成形"表述。《黄帝内经》和《伤寒论》内涵结合临床后将化血通路归结如下："饮入于胃，游溢精气，上输于脾，脾气散精，下合肾精，入肝化血濡养五脏六腑、四肢百骸，复归阳明。"肾精合水谷精微化血濡养脏腑，这是机体内化血成形、由阳转阴的基础，体现水木刑土的现象。"复归阳明"源于《伤寒论》中"阳明居中，主土也，万物所归，无所复传"。复归阳明的过程是死血入阳明转变成为水谷精微后再入化气通路，是由阴化阳的过程。

化血通路的补充和完善使得机体内化气化血过程形成了一个既相对封闭又与外界联系的模型，这一模型就有利于探讨大、小青龙汤的证候基础。

二、大、小青龙汤证候病机

《伤寒论》中38条和39条是关于大青龙汤的条文；40条和41条是小青龙汤的条文。《伤寒论》中与青龙汤命名方式类似的方剂是真武汤和白虎汤，这两个方剂没有大小之分。笔者结合《黄帝内经》中对化气过程的概述探讨大小青龙汤证之间的联系和差异。

（一）大青龙汤证的病机在于化气通路的最后一环出现障碍

水谷精微由腹面的阳明经向背部太阳经运行过程中化火生热，蒸腾水液成汗后离开机体。太阳经水热化汗散失的过程出现障碍是大青龙汤证候的基础。导致这一证候因素包括伤寒和中风。38 条条文："太阳中风。脉浮紧。发热恶寒。身疼痛。不汗出而烦躁者。大青龙汤主之。"条文描述了太阳伤寒的证候。太阳经受寒，水液化汗通路受阻，出现"不汗出"的现象；化汗通路受阻，热难以通过发汗散失而形成郁热，导致发热、恶寒和烦躁等症状（发热并不意味着体温升高，这是中西医之间的差异）；紧脉和疼痛是太阳伤寒提纲证。条文中的"太阳中风"让人感到困惑。太阳伤寒、水热瘀阻于化气通路末端是病机；通过发汗畅通水热排泄是治疗原则；大青龙汤是主要方剂。方中麻黄、桂枝、生姜等辛温发汗；炙甘草和大枣补气；杏仁开肺窍。方中石膏是重要的佐使药，也是中药中大寒之品。水热瘀阻于化气通路末端，郁热最重；石膏清解阳明经热，从化气的起始端减少郁热的形成。

39 条描述太阳中风导致的大青龙汤证。风气上行，推动水热流向太阳经，水热滞留于太阳经后形成"但重，乍有轻时"的表现，浮缓脉是中风典型脉象。此时的大青龙汤治疗目的在于推动太阳经上水热排泄，石膏目的一方面在于防止郁热加重，另一方面通过生津避免水液散失太过。

38 条提出"脉微弱"不可用大青龙汤；39 条指出少阴证候不可用大青龙汤。这些表明，旺盛的化血过程是使用大青龙汤的前提条件，否则需要避免使用大青龙汤，而要考虑小青龙汤。

（二）小青龙汤证的病机中存在气血两虚的现象

水谷精微进入人体是化气化血过程的起始阶段，即"上输于脾，脾气散精"。"脾气散精"存在两个方向，一是"上归于肺"直接化气生热；一是"下合肾精"先化血再化气。化血过程受到抑制就会形成血虚，并由此形成化气障碍（"上归于肺"出现异常），气血两虚，生热能力减弱，水液不能被热推向太阳经而沿化气通路逆向停滞，影响"脾气散精"。此时外感寒邪后就形成"伤寒表不解。心下有水气"的现象，诱发各种症状，如"干呕发热而咳，或渴，或利，或噎，或小便不利，少腹满，或喘"。这些症状排列方式显示化气生热的衰弱程度由上焦向下焦延伸。"干呕发热而咳，或渴"为上焦症状；"或利，或噎"为中焦症状；"或小便不利，少腹满，或喘"为下焦症状。总体而言，外感伤寒为标，为新病；气血亏虚为本，为旧病；水湿停滞是关键，且影响到了人体化气化血的初始阶段。治疗就需要外散表寒，内温脾肾，并依据病情轻重有所侧重。这是小青龙汤的治疗基本准则和变方形成的原因。

小青龙汤中有温补脾肾的干姜、细辛和益阴养血的芍药、五味子，这些药物通过温补化血通路间接支持化气通路，提高麻黄、桂枝的温阳散寒和半夏的化痰功效。小青龙汤的证候涉及上中下三焦，也形成了相应的变方。出现"微利"时表明水液停滞逆向化气通路侵袭至大肠腑，需要采用芫花峻下逐水，减轻水液停滞，使得化气所生热推动水液上行化汗。喘证提示肾阳虚衰、肾不纳气；麻黄虽治喘，但药性走表，此时使用就不太适合，故去麻黄而选杏仁。选择杏仁另一个原因可能在于患者此时伴有大便不畅。

三、总结

化气过程是人体生命现象运行的核心之一，整个化气通路类似于青龙，水热进入太阳经并最终散失的过程是龙头，水谷精微进入机体并开始进行化气化血生热的过程就是龙尾。化气过程形成的水和热都需要通过太阳经进行散失，太阳经上水热最重，这一过程出现障碍所使用方剂称为大青龙汤也是实至名归。在机体内化气过程初始阶段，产热非常少，机体水湿停聚后极易造成热郁水中、热蒸腾水液乏力的现象，此时所用方剂称为小青龙汤也是理所当然。大、小青龙汤的命名、使用和变方体现了张仲景学术思想的严谨和细致，值得细心品味。

当归在经方中的应用探析

河北省中医院脾胃病一科　杨森

刘建平传承工作室　刘建平

《伤寒杂病论》是一部经验总结性的临床医学著作，是"医圣"张仲景所著。其中记载的 375 种药方，被后世称为经方。当归在经方中应用广泛，《伤寒杂病论》所用当归的方剂有 18 首，其中《伤寒论》中 5 首，《金匮要略》中 13 首，故探讨当归在经方中的性味功效及配伍规律，以期对研习经方及临床应用有所助益。

一、当归性味功效源流

早在《神农本草经》中就有当归的记载："味甘，温。主咳逆上气，温疟，寒热，洗在皮肤中。妇人漏下绝子，诸恶创疡金创。"南朝时期陶弘景在《本草经集注》中言："味甘、辛，温、大温，无毒。主治咳逆上气，温疟寒热，洗在皮肤中，妇人漏下绝子，诸恶疮疡，金疮，煮饮之。温中止痛，除客血内塞，中风痉，汗不出，湿痹，中恶，客气虚冷，补五脏，生肌肉。"至明末时期《雷公炮制药性论》解释当归药物名称的由来，并提出当归不同入药部位功效具有差异："味甘辛，性温无毒，入心、肝、肺三经。头，止血而上行。身，养血而中守。梢，破血而下流。全，活血而不走。气血昏乱，服之而定，各归所当归，故名。酒浸用。"清代黄元御《长沙药解》提出当归可通利产妇二便："味苦、辛，微温，入足厥阴肝经。养血滋肝，清风润木，起经脉之细微，回肢节之逆冷，缓里急而安腹痛，调产后而保胎前，能通妊娠之小便，善滑产妇之大肠，奔豚须用，吐蛔宜加，寒疝甚良，温经最效。"综合以上各代医家所载可以看出当归甘辛温，归肝心经。功效为补血活血，调经止痛，润肠通便，主治月经不调，经闭腹痛，症瘕结聚，崩漏；四肢冷，寒疝腹痛，痿痹；肠燥便难，赤痢后重；痈疽疮疡，跌扑损伤。与现代《中国药典》当归记载相似。

二、配伍桂枝温经通脉

南朝时期陶弘景在《本草经集注》中言当归"味甘、辛，温、大温，无毒"，辛味能行能散，加大温之特性，故能温经通脉，治疗手足厥逆。此功效在仲景方中以下四条皆有体现：第 338 条乌梅丸证中"伤寒，脉微而厥……蛔厥者，乌梅丸主之。又主久利"；第 351 条当归四逆汤证"手足厥寒，脉细欲绝者，当归四逆汤主之"；当归四逆加吴茱萸生姜汤证"若其人内有久寒者，宜当归四逆加吴茱萸生姜汤主之"；以及第 357 条麻黄升麻汤证"伤寒六七日，大下后，寸脉沉而迟，手足厥逆，下部脉不至，咽喉不利，唾脓血，泄利不止者，为难治。麻黄升麻汤主之"。此《伤寒论》四条方证皆有厥逆（四肢厥冷），然其病机却不尽相同。乌梅丸证为蛔虫窜扰导致的四肢厥冷，当归于此方中温经通脉治疗手足厥冷，并配伍人参、白蜜等养血益气，以制约苦寒之药黄连、黄柏，使其祛邪而不伤正气，扶正又有益于祛邪。当归四逆汤证大多因平素血虚，外感寒邪，气血被寒邪阻滞，流行不畅，不达四末，当归辛温，于本方之中有温经通脉之用，然又主血虚之寒厥，当归亦可养血和营以除血虚宿疾。当归四逆加吴茱萸生姜汤于上方同理。麻黄升麻汤治因邪陷阳郁，阳气不能外达四末，所以手足逆冷。当归于本方证中温经通脉使内郁之阳气达于四肢末端，同时用于麻黄发汗后养血以滋汗源。综上，气血不能达于四末为四证共同病机，且四方证同见当归配伍桂枝，不难发现当归的温通之性可加强桂枝温经通脉的功效。正如《长沙药解》言："养血滋肝，清风润木，起经脉之细微，回肢节之逆冷。"该功效的发挥可能与现代药理研究发现当归能够改善心脏凝血功能、改善局部血液循环的作用有关。

三、配伍川芎养血活血

（一）养血

在《神农本草经》中就有当归"味甘，温。主咳逆上气，温疟，寒热，洗在皮肤中。妇人漏下绝子，诸恶创疡金创"的记载，妇人漏下与诸恶创疡金创皆与失血有关，加之甘味可补五脏之不足，故当归可补五脏血虚。此功效在以下几条皆有体现。《金匮要略》中侯氏黑散："治大风，四肢烦重，心中恶寒不足者。《外台》治风癫。"探其病机，风邪中于经络，引起四肢沉重，《素问·评热病论》云："邪之所凑，其气必虚。"所以气血不足为病之本，正如《医林纂要探源》言："此为风淫人经络四肢烦重，而势且趋脏腑者醵。其荣卫皆已亏矣，故心君亦无以主神明心中恶求不足，以气血皆不足故。"《素问·阴阳应象大论》云"风气通于肝"，当归用于本方之中补养肝血。如《雷公炮制药性解》曰："当归，血药也，心主血，肝藏血，脾裹血，故均入之。用分为四，亦亲上亲下之道也。"附方《古今录验》续命汤证"治中风痱，身体不能自收持，口不能言，冒昧不知痛处，或拘急不得转侧"。仲景在《金匮要略方论·中风历节病篇》所述："寸口脉浮而紧，紧则为寒，浮则为虚，寒虚相搏，邪在皮肤。浮者血虚，络脉空虚，贼邪不泻，或左或右，邪气反缓，正气即急，正气引邪，㖞僻不遂。"本段以脉象阐述中风病机，较为详尽。因此本证乃气血不足又外感寒邪导致的中风后肢体不遂证，当归于本方中亦为养血补血之功。薯蓣丸证"虚劳诸不足，风气百疾，薯蓣丸主之""虚劳诸不足"指人的气血阴阳诸不足，而"风气百疾"为风邪侵犯人体引起的疾病，风邪侵犯人体，亦因人体的正气虚弱。综合来看薯蓣丸证的病机为人体的气血阴阳不足，当归于本方之中养血补血的功效便显而易见。奔豚汤证"奔豚气上冲胸，腹痛，往来寒热，奔豚汤主之"。本证为因肝郁气滞，气机逆乱，火热上扰而致的气机逆乱。火热之邪易伤津液，且情志不遂亦可致肝血不足，当归于本方中配伍芍药、川芎可达养血调气之功。当归散证"妇人妊娠，宜常服当归散主之"与当归贝母苦参丸证"妊娠，小便难，饮食如故，当归贝母苦参丸主之"二者病机相同。妇女怀孕期间，要靠母体血液以养胎，常导致血虚，所以妊娠时妇人特点往往是"不足于血"，因此当归在此二证中以养血补血为主要功效。此六方证中除却当归贝母苦参丸证皆为当归与川芎配伍，综上，川芎配伍当归以助其养血之功。张梦思等把大鼠作为实验对象，用当归的多糖注入大鼠的腹腔中，结果显示，当归的多糖能够增强大鼠的骨髓造血功能，并且抑制大鼠的血小板，红细胞和白细胞的数量降低，最终逐渐修复衰老大鼠的造血功能。此研究从现代药理方面说明了当归的养血功效。

（二）活血化瘀

《金匮要略》中升麻鳖甲汤证"阳毒之为病，面赤斑斑如锦纹，咽喉痛，唾脓血。五日可治，七日不可治。升麻鳖甲汤主之"与升麻鳖甲汤去雄黄、蜀椒证"阴毒之为病，面目青，身痛如被杖，咽喉痛。五日可治，七日不可治，升麻鳖甲汤去雄黄、蜀椒主之"，二者病机为血分有热，兼有血脉凝滞，阴阳毒之分在于热毒于血相结的深浅程度不同。其中主药升麻清阳明胃经之热毒，鳖甲清热软坚散瘀，而当归于此二方之中可助鳖甲增强活血化瘀之力。赤豆当归散证有两条原文，一条是"病者脉数，无热，微烦，默默但欲卧，汗出。初得之三四日，目赤如鸠眼，七八日，目四眦（一本此有黄字）黑，若能食者，脓已成也。赤豆当归散主之"。另一条"下血，先血后便，此近血也，赤豆当归散主之"。二者皆为湿热蕴毒成脓的狐惑证候，症见先下血后大便的出血，肛门溃烂化脓，本方以赤小豆清热渗湿、排痈脓解蕴毒为主，当归于此方中活血通络、祛瘀生新，最后用浆水清凉解热、调和脏腑，共奏渗湿清热、活血排脓之功。

（三）活血调经

《金匮要略》温经汤证"问曰：妇人年五十所，病下利数十日不止，暮即发热，少腹里急，腹满，手掌烦热，唇口干燥，何也？师曰：此病属带下。何以故？曾经半产，瘀血在少腹不去，何以知之？其证唇口干燥，故知之。当以温经汤主之"。本方证因冲任虚寒，瘀血阻滞所致。冲为血海，任主胞胎，二脉皆起于胞宫，循行于少腹，与经、产关系密切。吴茱萸、桂枝温经散寒，通利血脉，共为君药，当归于本方证中与川芎配伍共达活血祛瘀，养血调经之效。

综合分析以上四方，当归配伍川芎在升麻鳖甲汤、升麻鳖甲汤去雄黄、蜀椒汤以及温经汤中均有体现，其中当归以养血为主，川芎以行气为要，两者气血兼顾，相须为用，共收补血活血之功，因此当归具有良好的活血作用。袁子文等研究表明当归可以调节血瘀证大鼠的氨基酸、脂质代谢，并且缩短凝血时间（TT）、凝血酶原时间（PT）及活化部分凝血活酶时间（APTT），降低血液黏稠度，防止瘀血的形成。

四、配伍芍药止妇人诸痛

李时珍曰当归："治头痛，心腹诸痛。"《长沙药解》又云："缓里急而安腹痛。"当归除能治疗血虚疼痛与血瘀疼痛，自身也具有止痛作用。

《金匮要略》中当归生姜羊肉汤方证"产后腹中疗痛"，芎归胶艾汤方证"假令妊娠腹中痛，为胞阻"，当归芍药散证"妇人怀妊，腹中疗痛"与"妇人腹中诸疾痛"以及附方中内补当归建中汤证"治妇人产后虚羸不足，腹中刺痛不止"，综合以上四证，其中当归配伍芍药在芎归胶艾汤方、当归芍药散、内补当归建中汤方中均有体现，无论下血漏血产后抑或是肝脾不和引起的血虚所导致的疼痛，皆可用当归配伍芍药，当归助芍药加强养血缓急止痛的功效，当归善于止痛，亦可补血，为妇科调经要药。现代药理研究表明，当归对子宫具有兴奋和抑制两种作用，受平滑肌松弛的藁本内酯的影响，在游离子宫内，当归注射液具有抑制作用，而在离体状态下，有机酸能促进组织胺受体兴奋。所以妇产科常用当归进行催产和止痛。

综上所述，当归在经方中的应用较为广泛，当归味辛温入心肝经，有温经通脉、补血、活血、止痛之功，且在经方中常作为妇科月经病要药。当归辛散温通，可达四肢末端，故治疗手足厥逆；入心肝经，心主血，肝藏血，故当归与血息息相关，具有养血、活血的功效。当归具有止痛作用，并在血虚血瘀引起的疼痛中有较好的疗效，所以常作为妇科杂病的常用之药。总结当归在经方中的应用，对于研习者更好地理解当归的性味与功效，学习与使用经方有着重要的指导意义。

仲景寒热并用法在治疗脾胃病中的应用

河北省中医院脾胃病一科　董紫薇

刘建平传承工作室　刘建平

所谓寒热并用法，是指针对某些病因造成脏腑功能紊乱，出现阴阳失调、升降失常、寒热错杂的症候，在遵循"疗寒以热药，疗热以寒药"的原则上，将寒性药物与热性药物相配伍，从而起到相反相成的作用，以此来达到治疗效果。脾阴升而化阳，阳升于左则为肝，升上则为心阳；胃阳降而化阴，阴降于右则为肺，降下则为肾阴，故脾胃上承阳而下联阴，脾胃一脏一腑，一阴一阳，易虚易实，脾气虚则寒证居多，胃气实则热证居多，故其重要病机为寒热错杂，核心病机为脾寒胃热；现对几个常见的脾胃疾病如痞证、痢疾、呕吐、泄泻、便秘等做简要辨证分析。

一、寒热并用法治疗痞满

痞证常见的临床表现有心下痞满、干呕或干噫食臭、腹中雷鸣下利、脉多沉而濡或沉细、舌苔黄腻而厚、或边黄中黑腻、舌苔湿润、口感黏腻。病机多为误治或不经误治，脾胃虚弱，邪热内陷，寒热互结中焦，脾胃升降失常，气机痞塞。治法则宜寒热平调，消痞散结。下有四泻心汤为例做具体辨证论治。

《伤寒论》第 149 条"伤寒五六日，呕而发热者，柴胡汤证具，而以他药下之，但满而不痛者，此为痞，柴胡不中与之，宜半夏泻心汤。"此证乃因伤寒病误用下法，致寒热交结于中焦，脾胃升降失司而症见呕吐、肠鸣、心下痞满等。仲景选用辛温的半夏、干姜，治中焦之寒；黄芩、黄连苦寒降泄，清中焦之热；人参、大枣、甘草甘温疗中焦之虚，全方寒热并调，辛开苦降，使脾升胃降，痞气自除。

生姜泻心汤载于《伤寒论》第 157 条："伤寒汗出解之后，胃不中和，心下痞硬，干噫食臭，胁下有水气，腹中雷鸣，下利者，生姜泻心汤主之。"此证为水热互结，是由于脾胃虚弱，水气内停后与里邪互结而致，由于土虚不能制水，水气从胁入肠胃，所以在症状表现上除了心下痞满、下利外还兼有腹中雷鸣，因中焦虚弱不能腐熟食物故又见干噫食臭；生姜泻心汤是在半夏泻心汤基础上减干姜二两，加生姜四两，生姜、半夏合用黄芩、黄连辛开苦降，调理脾胃，使水寒散、邪热去，脾胃复健，则下利止而干噫除。

《伤寒论》第 158 条："伤寒中风，医反下之，其人下利日数十行，谷不化，腹中雷鸣，心下痞硬而满，干呕，心烦不得安……此非结热，但以胃中虚，客气上逆，故使硬也，甘草泻心汤主之。"此方因脾胃虚弱的程度要比前两方更重，故其痞益甚，且下利完谷表现也较为突出。本方为半夏泻心汤重用炙甘草至四两，意在健脾胃、增强了补中益气之功，干姜、半夏辛温开结，温中散寒，降逆止呕；黄连、黄芩苦寒降泄。诸药配伍寒热并用以和其阴阳，辛开苦降以复其升降，补泻兼施以调其虚实，标本兼治。

附子泻心汤症见于《伤寒论》第 155 条："心下痞，而复恶寒汗出者，附子泻心汤主之。"本证表现为痞满伴有肾阳虚，故用附子配三黄，寒热并用，补泄共建其功；方用大黄二两，苦寒泄热攻邪；芩连各一两，苦寒燥湿，清热泻火消痞；附子一枚，大辛大热，补火助阳固表。四药相合，攻补兼施，泻热消痞，温中回阳。

综上可见，仲景治疗寒热交结中焦之痞证，常以芩、连之苦寒配姜、夏之辛温，有寒有温，有升有降，有开有泄，其药性与作用相反相约，又相互协同、相互依赖，斡旋于中焦以调理气机，升清降浊而收辛开苦降、散结消痞之功效。其法虽相同，但病之属性部位不同、寒热有别，药之性味归经各异而配方之功效亦异，宜随证选用，如见干噫食臭等食滞较甚者，治以生姜泻心汤；痞利俱盛者，治以甘草泻心汤；心下痞兼见阳虚者，治以附子泻心汤。

二、寒热并用法治疗下利

痢疾是以腹痛、里急后重、下痢赤白、脓血为主症，多发于夏秋季节；本病多由于外受湿热、疫毒之气，内伤饮食生冷，损伤脾胃与阳腑而形成，其发病多与季节有关；治法宜热痢清之，寒痢温之，寒热交错则温清并用；而乌梅丸是治疗缓解期痢疾寒热错杂证型的首选方剂。"乌梅丸"以乌梅为主药，味酸涩性平入脾、大肠经，有涩肠收敛而止泻的作用，西医学研究证实，乌梅对痢疾杆菌、大肠杆菌有抑制作用。川椒、细辛治脏寒，黄连、黄柏清热治痢；干姜、熟附子、桂皮温脏祛寒；人参、当归补养气血。诸药配伍寒热并用，酸苦辛并进，攻补兼顾，能起到补虚温肾，调和胃肠，涩肠止泻的功效。

麻黄升麻汤见于《伤寒论·辨厥阴病脉证并治第十二》："伤寒六七日，大下后，寸脉沉而迟，手足厥逆，下部脉不至，喉咽不利，唾脓血，泄利不止者，为难治，麻黄升麻汤主之。"为太阳病误用下法，损伤脾阳，运化失司，清阳下陷，故出现泄利不止之症。本方以麻黄用量最大，作为君药，既可发越郁火，又可提升阳气；升麻一方面作为臣药助麻黄升提阳气，发越郁阳，另一方面有"解百毒"之功，乃是针对咽喉不利及吐脓血而设。茯苓、桂枝、白术、甘草、干姜相伍，复大下所伤之阳，使阳气得复，清气上达而泄利、厥逆自止。黄芩、知母、石膏性寒沉降，可治上炎之火；天冬、芍药、知母、葳蕤等可补不足之阴，当归入血分，有和血之功。麻黄升麻汤功用以宣发气机、透解阳郁为主，从一定程度上来说，其调节肺脾之气且又有滋液温中之功，可称为寒热平调之和解剂。

三、寒热并用法治疗呕吐

呕吐是指胃失和降，气逆于上，胃内容物经食道、口腔吐出的一种病症，病因多由外邪、饮食、情志、脾胃虚弱所致胃失和降、气逆于上，治法则应和胃降逆，而对于素有胃热脾寒误下后导致的食入即吐，应选方干姜黄芩黄连人参汤。《伤寒论》第 359 条："伤寒，本自寒下，医复吐、下之，寒格，更逆吐、下，若食入口即吐者，干姜黄芩黄连汤主之。"方中，黄芩、黄连苦寒清胃热，干姜温脾寒，人参补脾扶正；帅泻心汤之法，辛开苦降，寒热平调，为使寒邪解、热气降，上下得以交通，则吐利可止。

《伤寒论》第 173 条："伤寒，胸中有热，胃下有邪气，腹中痛，欲呕吐者，黄连汤主之。"与干姜黄芩黄连汤不同的是，黄连汤证重在下寒而表现为腹中痛，且部位更为广泛，应包括脾胃及肠，上热轻，仅为欲呕吐，故治疗时温热重于寒凉，黄连苦寒清上热，兼降逆止呕，干姜辛热温下寒，兼以止痛，为方中主药；桂枝温通，宣达上下阳气，和表里，以消除寒热格拒；半夏辛开散结，降逆止呕；人参、大枣、甘草补益脾胃，以和升降之机；此方亦有泻心汤之意。

四、寒热并用法治疗腹痛

腹痛因感受外邪，饮食所伤，情志失调以及素体阳虚等使脏腑气机阻滞，气血运行不畅，经脉痹阻或失养所致，以胃脘下，耻骨毛际以上部位发生疼痛为主的病症，以"通"字立法；《伤寒论》279 条云："本太阳病，医反下之，因而腹满时痛者，属太阴也，桂枝加芍药汤主之；大实痛者，桂枝加大黄汤主之。"此方中桂枝辛温通阳，暖脾胃，行气血，通经络，大黄苦寒，气味垂浊，直降下行，走而不守，能通积滞，攻下结热，活血消癥，二味合用，寒热并投，调和胃肠，疏导结滞；白芍、甘草和里缓急止痛，生姜、大枣调和诸药，合而用之，有导滞通便、缓急止痛之功，治疗急慢性腹痛有特殊疗效。此方寒温并用，表里兼治，若能权衡药量，加减得宜，则可广泛运用于寒热虚实表里夹杂之证。

五、寒热并用法治疗吞酸

吞酸在西医学属于胃食管反流病的范畴，临床上以胃灼热、反酸、疼痛、嗳气为主要表现，其病机多为外邪侵袭、食积肝郁等原因，导致胃气郁滞，日久化热，中焦运化不灵，水湿内停，胃气上逆而为病；或因肝失疏泄，横逆犯胃；或因脾虚湿盛，肝木侮之；或肝脾失和，中焦壅滞等，最终导致气机升降失常和脏腑功能失调，主要涉及脾胃肝胆等脏器；治疗大法均是以调和为法，或平调寒热，或调和气血，或调理阴阳等。

针对肝胃郁热型吞酸，采用寒热并用法最适宜不过，《伤寒论》第138条"小结胸病，与正在心下，按之则痛，脉浮滑者，小陷胸汤主之"，此证乃伤寒表邪入里，邪热内陷痰热互结而致。仲景所云心下者，正胃之谓也，即"心下"指的是"胃"，其涉及部位可见于胃脘部，其疼痛感可见于胆汁、胰液等成分的十二指肠内容物，向胃内反，进而对胃黏膜造成损伤而引起的胃炎症状。半夏辛温涤痰化饮，消痞散结；黄连苦寒泄热降火，除心下之痞结；瓜蒌甘寒滑润，既助黄连清热泻火，又助半夏化痰开结。三药合用，则使本方具有辛开苦降，涤痰开结的功效。

六、总结

人体脏腑的生理功能各不相同，或以升为主，或以降为要；或阳刚，或阴柔，多种相反相成的关系维系着人的生命机能，而疾病状态正是这种协调关系失衡的结果。因此，形成的病理证候性质就难以划一，不可能单纯为阳证，或单纯为阴证、寒证、热证等。而这种病理状态在脾胃病中尤为明显，病理状态下脾胃内部会现出阴阳失调、寒热错杂等复杂的病机，因此在治疗脾胃疾病时应顺应其生理病理特点，采用两种性质相对，功用不同的治法，如寒热并用，此法能适应脾胃临床病理变化的特性，具有调节脾胃两种截然相反状态的作用，可产生整体调节的综合疗效，使主症和兼症同时解除。

大柴胡汤方证化裁
在脾胃肝胆疾病的临床应用

河北省中医院脾胃病一科　李培通

刘建平传承工作室　刘建平

　　大柴胡汤出自张仲景的《伤寒论》，因其疗效显著，方药精简，被广泛应用于内、外、妇、儿等各科疾病，其在脾胃肝胆疾病中尤为重要，如在慢性胃炎、反流性食管炎、急慢性胆囊炎、急慢性胰腺炎、急慢性肝炎等中都有极大的用武之地。方证是后世医家对《伤寒论》蕴含理法的高度概括，近代经方实战家胡希恕先生说《伤寒论》与《黄帝内经》原为两种不同的医学体系，而方证是本书的核心体现。可见学好伤寒论重在方证的研究，并在方证的基础上适度化裁，合方运用才能灵活自如的处理临床上的诸多问题。

一、大柴胡汤方证

（一）大柴胡汤方

　　大柴胡汤首见于《伤寒论》第103条，原方：柴胡八两、黄芩三两、芍药三两、半夏半升、生姜五两、枳实四枚、大枣十二枚、大黄二两。上七味，以水一斗二升，煮取六升，去滓再煎，温服一升，日三服，一方加大黄二两，若不加，恐不为大柴胡汤。与小柴胡汤一样，本方也重用柴胡为君药，柴胡半斤以清少阳之邪，配伍黄芩以和解清热，少用大黄枳实有清泻阳明、宽胸下气之功，又能行气除痞，与黄芩共为臣药。芍药可缓急止痛，能除邪气腹痛，芍药与大黄都有泻下的作用，芍药微苦寒其缓下，不及大黄峻烈，与大黄相配可治腹中实痛。半夏配伍生姜和胃降逆，以治呕不止。胃腑以通为用，半夏能祛除胃中水饮，生姜亦能健胃除水，与黄芩配伍，使少阳湿热得化。生姜大枣相配，能调和营卫，顾护脾胃功兼佐使。

（二）大柴胡汤方证

　　"太阳病，过经十余日，反二三下之，后四五日，柴胡证仍在者，先于小柴胡。

呕不止，心下急，郁郁微烦者，为未解也，与大柴胡汤，下之则愈。"大柴胡汤方首现于此，用几个字总结方证要点为"呕不止，心下急，郁郁微烦"。165 条"伤寒发热，汗出不解，心中痞硬，呕吐而下利者，大柴胡汤主之"。《金匮要略》腹满寒疝宿食病脉证治篇"按之心下满痛者，此为实也，当下之，宜大柴胡汤"。上述三条可见大柴胡汤的病机都属实，六经辨证来说是少阳阳明合病，八纲辨证属实热阳证。《医宗金鉴》中论述大柴胡汤"柴胡证在，又复有里，故立少阳两解之法也。以小柴胡汤加枳实、芍药者，仍解其外和其内也。去参、草者，以里不虚；少加大黄，以泻结热；倍生姜者，因呕不止也。斯方也，柴胡得生姜之倍，解半表之功捷，枳、芍得大黄之少，攻半里之效徐，虽云下之，亦下中之和剂也"。可见大柴胡汤是从小柴胡汤加减而来，二者同属少阳经病，与小柴胡汤相比增加了通下之功。张锡纯《医学衷中参西录》中"大柴胡汤，少阳兼阳明之方也。阳明胃腑有热，少阳之邪又复挟之上升，是以呕不止，心下急，郁郁微烦。欲用小柴胡汤提出少阳之邪，使之透膈上出，恐其补胃助热而减去人参，更加大黄以降其热"，其中提出了其治法，透邪外出又泻热。长沙方歌括中"治太阳病未解便传入阳明，大便不通，热实心烦，或寒热往来，其脉沉实者，以此方下之"与小柴胡汤作以鉴别：小柴胡汤病位胁下、大柴胡汤在心下胃肠，小柴胡汤喜呕、大柴胡汤呕不止。

二、大柴胡汤加减化裁

后世医家的诸多方剂都是从经方演变过来的，可以单用时方治疗，也可通过加减化裁后用于治疗，在治疗中会出现多种方证同时出现，如大柴胡汤合小陷胸汤、大柴胡合茵陈蒿及大黄牡丹汤、大柴胡汤合四金散、大柴胡加乌梅汤等。方证的精髓就是在准确进行六经辨证的基础上，辨别是单纯的一经病还是合病并病或者三经合病兼加诸多病理产物，同时辨别八纲表里寒热虚实阴阳。只有辨证准确，方证选取精当，疗效才有保障。例如蒿芩清胆汤，同为和解少阳良方，少阳三焦受湿遏热郁，气机升降失常，少阳胆火炽盛，必犯胃而生痰饮，故方中以青蒿、黄芩、竹茹为君清泻胆火，二陈汤、枳壳同用有温胆汤之意，意在治湿痰凝聚，然治湿痰水湿，必开达三焦，宣上焦，清中土，渗湿于下，又佐以碧玉散、赤茯苓使湿热从小便而去。青蒿与柴胡功用颇近，青蒿清热透络之用强，虽疏达腠理较柴胡力缓，而辟秽宣络之功比柴胡尤胜。在胡希恕医案中大柴胡汤合小陷胸汤治黄疸痞满一例，一病人患慢性肝炎，经某医院治疗已一年余，仍有轻度黄疸不退，谷丙转氨酶高达 1570 单位，于 1971 年 6 月 15 日会诊。诊查：切其脉左关浮弦，右脉滑大，望其舌中部有干黄苔。自诉胁微痛，心下痞满。辨证：综合脉舌证候，是少阳阳明并病而阳明证重。治法：选用大柴胡汤，治少阳蕴热之黄疸与阳明痞结之胀满，更辅以涤热散结专开心下苦闷之小陷胸汤。有其证用其方，方证相应，方随法出，法随证立，才能掌握其精髓。

三、大柴胡汤的现代研究

在脾胃肝胆领域有着众多针对大柴胡汤的临床研究。大柴胡汤加减治疗胆胃郁热型胆汁反流性胃炎，试验组用大柴胡汤加减，对照组以多潘立酮、铝碳酸镁，结果可见试验组总有效率、症状积分均优于对照组。大柴胡汤联合穴位贴敷治疗腹腔镜胆囊切除术后的患者，试验组在对照组基础上加用大柴胡汤联合穴位贴敷治疗，对照组予以术后常规治疗，观察可见患者术后肠鸣音恢复，首次排气、排便时间及住院天数均较对照组缩短。大柴胡汤加减联合 ERCP 治疗肝胆湿热证胆总管结石急性发作的疗效分析中，试验组在对照组的基础上给予大柴胡汤加减治疗，对照组予以常规对症治疗及 ERCP 内镜微创治疗，结果试验组中医证候积分、肝功能主要指标（血清丙氨酸氨基转移酶、天门冬氨酸氨基转移酶、总胆红素、碱性磷酸酶、γ－谷氨酰基转移酶）均优于对照组。大柴胡汤合左金丸联合针刺治疗肝胃郁热型难治性胃食管反流病 36 例，试验组在对照组基础上加用大柴胡汤合左金丸加减联合针刺治疗，对照组予以口服枸橼酸莫沙必利片、艾司奥美拉唑镁肠溶片，结果试验组中西医症状积分、内镜积分均优于对照组。可见大柴胡汤在急性消化系统疾病中应用广泛，还能延缓胆囊手术等术后并发症的发生，加快恢复时间，临床疗效显而易见。

四、总结

大柴胡汤证的病机可归纳为邪在少阳经脉，少阳经气不利，则出现胸胁满闷、往来寒热；胆热犯胃，胃气上逆则呕；日晡潮热，热结在里，则是阳明里实的典型证候；邪入少阳胆腑化热，胆热伤津耗液，邪热与精汁相结，使胆腑精汁浓缩成实，从而形成少阳胆腑的实热证。其主治可以总结为，其一少阳不和兼有阳明里实，其二少阳胆腑实热证。因其方证总不离少阳经，故其临床颇多，半表半里乃邪气最易稽留之所，或居胸中，或邪犯脾胃肝胆，或充斥三焦，都可归纳为少阳病证。我们在应用大柴胡汤时，首先要领会仲景组方的原则，其次要活用经方，加以加减变化，才能达到以六经钤百病的效果。

理中汤类方在脾胃病中应用浅识

河北省中医院脾胃病一科河北石家庄　　赵微

刘建平传承工作室　　刘建平

　　理中丸（汤）是《伤寒论》太阴病篇记载的方剂，具有温中散寒，补益脾胃的功效，通过后世医家的努力和医疗实践，其临床应用范围不断拓展，并加减衍化成多种温补的方剂，形成了理中汤类方，其中包括附子理中汤、附桂理中汤、枳实理中丸、治中汤、连理汤、桂枝人参汤等。理中类方在消化系统疾病的治疗中应用广泛，灵活化裁原方药味，或配合中医外治，采用中西医结合疗法，对发挥中医药控制病情发展、预防疾病复发具有一定的优势。

一、理中丸（汤）的溯源

　　理中丸首载于《伤寒论》，为治疗太阴脾经虚寒的经典方。《伤寒论·辨霍乱病脉证并治》第 385 条："霍乱，头痛发热，身疼痛，热多欲饮水者，五苓散主之；寒多不用水者，理中丸主之。"《伤寒论·辨阴阳易差后劳复病脉证并治》第 396 条："大病瘥后，喜唾，久不了了，胸上有寒，当以丸药温之，宜理中丸。"丸剂变成汤剂者为理中汤。《金匮要略·胸痹心痛短气病脉证并治第九》："胸痹，心中痞气，气结在胸，胸满，胁下逆抢心，枳实薤白桂枝汤主之；人参汤亦主之。"理中汤又名人参汤。理中汤原方是由干姜、人参、白术、炙甘草各三两组成，方中干姜大辛大热，温中散寒、扶阳抑阴为君；人参性味甘温，健脾益气为臣，白术甘温苦燥，健脾祛湿、扶助脾运为佐药；炙甘草益气和中，缓解止痛，调和诸药为使药。诸药相合，使中焦得辛热而寒除，脾胃得甘温而阳复，清阳升，浊阴降，脾胃健运，诸症可除。方有执曾于《伤寒论条辨·辨霍乱病脉证并治第十》云："理，治也，料理之谓。中，里也，里阴之谓。参术之甘，温里也，甘草甘平和中也，干姜辛热，散寒也。"所谓"理中者，理中焦"，故凡脾胃虚寒、中焦升降失调之证，均可用之。理中汤是温中散寒、健脾燥湿的名方，其疗效显著，被历代医家广泛应用，并且在其基础上根据临床的需要加减化裁，衍生出许多理中汤的类方，扩大了其应用范围。

二、理中类方概述

（一）温中补虚，升阳驱寒

附子理中汤首载于《阎氏小儿方论》，是由理中汤的基础上加用一两辛热的附子而成，《太平惠民和剂局方》记载其主治脾胃冷弱，心腹绞痛，呕吐泄利，霍乱转筋，体冷微汗，手足厥寒，心下逆满，腹中雷鸣，呕哕不止，饮食不进及一切沉寒痼冷。郑钦安《医理真传》中曾云："非附子不能挽救欲绝之真阳，非姜术不能培中宫之土气。"其温阳散寒作用强于理中汤，且能温肾散寒，具有温补中下二焦之功，多用于五脏中寒，四肢强直，失声不语；下焦虚寒，火不生土，脘腹冷痛，呕逆泄泻等脾肾阳虚之阴寒轻证。桂附理中汤选自《三因方—病证方论》，是由附子理中汤的基础上加肉桂而成。《饲鹤亭集方》曰："治脾胃虚寒，痰饮内停，中焦失运，呕吐食少，腹痛便溏，脉来迟细者。"其回阳祛寒救逆之力强于附子理中汤，多用于脉微肢厥，阴寒腹痛或寒中内脏之霍乱呕吐停食、转筋、口噤、噎膈、四肢强直等脾肾阳虚之阴寒重证。

（二）温中健脾，理气止痛

枳实理中丸首载于《太平惠民和剂局方》，是由理中丸的基础上加用枳实、茯苓而成，其书曰："理中焦，除痞满，逐痰饮，止腹痛。大治伤寒结胸欲绝，心膈高起，实满近。"崔行功曾云："此是下后虚逆，气已不理，而毒复上攻，气毒相搏结于胸者，用此丸先理其气，次疗诸疾，用之如神。"其健脾理气作用强于理中汤，且能治疗实寒结胸，胸膈高起，痰饮腹痛，用大陷胸汤治疗效果不佳者。治中汤首载于《证治准绳》，是由理中汤的基础上加用青皮、陈皮而成，《太平惠民和剂局方》曰："治脾胃不和，饮食减少，短气虚羸而复呕逆，霍乱吐泻，胸痹心痛，逆气短气，中满虚痞，膈塞不通，或大病瘥后，胸中有寒，时加咳唾，并宜服之。"其治疗冷食积滞方面作用强于理中汤，多用于中焦虚寒，冷食积滞引起的腹满痞闷，兼有气滞者。

（三）温中健脾，清热化湿

连理汤首载于《证治要诀类方》，是由理中汤的基础上加用茯苓、黄连而成。《要诀》曰："连理汤，治伤暑泻而渴，加黄连、茯苓。"黄连清火专解膈间之热，茯苓健脾渗湿，热化寒消，脾胃健旺，纳化有权，清阳自奉，格食心烦自解。其主治外受暑邪，内伤生冷，泄泻次数甚多，心烦口渴，肛门灼热，小便赤涩。其治疗外感盛暑，内伤生冷者作用强于理中汤，多用于治疗伤暑而兼湿者。

（四）温补脾土，解表散寒

桂枝人参汤首载于《伤寒论·辨太阳病脉证并治下》，是由理中汤的基础上加用四两桂枝，倍量的甘草而成。其书163条曰："太阳病，外证未除，而数下之，遂协热而利，利下不止，心下痞硬，表里不解者，桂枝人参汤主之。"其主治腹痛下利，大便稀溏，恶寒发热，头身疼痛，口不渴，舌淡苔白滑，脉浮虚。桂枝人参汤为表里同治之剂，其外解风寒表证之效强于理中汤，多用于脾胃虚寒，复感风寒者。

三、在脾胃病中的应用

（一）慢性胃炎

慢性胃炎是一种常见的消化道疾病，是由多种不同病因引起的慢性胃黏膜炎症性疾病。部分患者在后期可出现胃黏膜固有层腺体萎缩、化生，继而出现上皮内瘤变，与胃癌发生密切相关。临床治疗多以抗幽门螺杆菌、抑制胃酸为主，但因本病易反复，对药物易耐受，疗效欠佳。因此，多数学者将注意力转向中医治疗慢性胃炎。本病可归属于中医学"胃脘痛""痞满""吐酸""嘈杂"等范畴。中医学认为慢性胃炎的发生多由于外邪犯胃、饮食不节、脾胃素虚、情志不畅、禀赋不足或年老精衰体弱，或久病迁延不愈耗伤人体正气等因素引起。而脾胃虚弱易受外淫、饮食、七情所伤，故合而发病。刘宪华通过文献检索结合人工评阅构建并优化慢性胃炎中医证型及症状条目库，发现本病中医辨证素多与虚寒有关。《医碥·五脏配五行八卦说》曰："脾胃居中，为上下升降之枢纽。"脾主升清，胃主降浊，一脏一腑，一阴一阳，脏腑经络互为表里、功能相互配合，促进机体的协调运转。若寒气犯胃，或肆食生冷之品，寒凝胃络，不通则痛；脾胃阳虚，阳气不振，气血生化乏源，运行失畅，不荣则痛。理中类汤以温中散寒止痛为治疗大法，随证加减治疗慢性胃炎之脾胃虚寒证疗效显著。袁寿荣通过临床观察发现加减附子理中汤治疗慢性胃炎，能有效改善患者的临床症状，且不良反应少。申珊用理中汤联合西药治疗脾胃虚寒型慢性胃炎疗效明显优于单纯应用西药组。姚春和、李伟发现理中汤加味联合替普瑞酮胶囊治疗慢性萎缩性胃炎可改善血浆生长抑素、胃泌素含量水平。赵志宏通过实验观察发现枳实理中丸（汤）能明显改善脾虚型慢性胃炎模型大鼠的临床症状。王艳菊、齐峰用桂枝人参汤加减方改善患者胃黏膜病变情况，发现对虚寒型慢性非萎缩性胃炎患者效果明显优于单纯应用西药组。

（二）肠易激综合征

肠易激综合征是一种功能性肠病，主要表现为腹胀腹痛、恶心呕吐、大便性状的改变等症状。临床上可分为腹泻型和便秘型。西医学认为其是由多因素引起的疾病，病因和发病机理未完全阐明，主要与肠道动力及肠道平滑肌功能障碍、脑－肠轴机制、内脏感觉异常、全肠道感染、小肠细菌过度生长或小肠细菌移位、消化道激素分泌、精神心理等因素有关。本病可归属于中医学"腹痛""泄泻""便秘"等范畴。中医学认为发生肠易激综合征多由于饮食不节、脾胃虚弱、感受外邪、情志失调、久病脏腑虚弱等因素致病。张介宾《景岳全书》中曰："泄泻之本，无不由于脾胃。"王婷等认为，腹泻型肠易激综合征的生理病理过程体现了脾的生理特性改变，脾失健运，水谷精微不化而滞，日久成湿，湿浊混下，则生泄泻，阴盛则损阳。由此可见，脾胃虚寒是其发作的重要病因。武志娟等认为附子理中方对改善脾肾阳虚型肠易激综合征患者的临床症状、生存质量有良好的作用。赵梅梅、许鹏连理汤加味能调整肠运动、抗腹泻，对脾虚湿热内蕴型肠易激综合征腹泻型效果显著。

综上所述，理中汤四味中药组合配伍具有温中散寒、健脾燥湿之功，其病机关键在于中焦脾胃虚寒，寒湿内盛。后世加减使用的类方，也是在温补中焦脾胃的基础上所进行的。因此了解理中汤的病因病机，对更好的使用理中汤类方的使用提供了参考，拓展了思路。

姚魁武教授运用经方"气血同调、升清降浊"辨治"双心疾病"的思路与方法

中国中医科学院广安门医院　张笑霄　王擎擎　姚魁武

姚魁武教授是中国中医科学院广安门医院心血管科主任医师，曾先后师从国医大师陈可冀院士和薛伯寿教授、全国岐黄学者王阶教授和李建生教授，深刻体悟陈老"活血化瘀"理论，薛老"和合"思想，将和法中"气血同调、升清降浊"之法应用于临床双心疾病的诊疗中，以经方辨治，疗效确切。本文就笔者跟师所悟，对姚魁武教授辨治双心疾病的治疗思路及经方应用经验总结如下，文中"经方"专指《伤寒论》和《金匮要略》所载方剂。

一、双心疾病

华佗《青囊秘录》载："善医者先医其心，而后医其身，其次则医其病。"在现代"生物－心理－社会"新型医学模式下，有学者提出"双心医学（psycho cardiology）"的概念，其作为心身医学的一个重要分支，主要研究心理障碍与心血管疾病之间的关联、相互影响和转归，强调在心脏病的治疗中加入心理疾病的诊治。双心疾病作为双心医学的研究对象，包括具有相关性的两个层面，其一为心血管疾病，包括冠心病、高血压、心律失常等，其二为心理疾病，临床常表现为焦虑抑郁障碍、睡眠障碍等。

国际心身医学会曾宣告："世界心身医学应向中医学寻找智慧。"双心医学与祖国医学藏象学说之"心"十分契合，《黄帝内经·素问》载"心主身之血脉""心者，君主之官，神明出焉"，中医学认为心的主要生理功能为主血脉与主神志。双心疾病中心脏疾病、心理疾病可归于中医"血脉之心"与"神明之心"的功能失常。在辨治方面，导师姚魁武教授提出"气血同调、升清降浊"大法，针对双心疾病血脉不利、神明受扰的病机，活用经方，妙用时方，现笔者将其"以经方为基，时方从辅，经时结合"辨治双心疾病的相关理论和临证经验总结介绍如下。

二、"气血同调、升清降浊"的理论依据

双心疾病常由情志异常、药食不节、体虚久病等所致，病位在心，与肝、脾、肾密切相关，病性总属本虚标实，其本为气血不足、阴阳亏损，其标为气滞、血瘀、痰火、湿阻，临床上多为虚实夹杂之证；本病以"双心同治"为治则，辨病与辨证相结合，据症情之虚实缓急异治。姚师深刻传承领悟薛伯寿国医大师"和合思想"，临证以和合立法，一脉相承中医泰斗蒲辅周老先生"畅气血、重升降"的诊疗经验，提出"气血同调、升清降浊"的治疗大法，双心同治利血脉以和、复神明之主，辨治中注重培顾先后天之本，调肝养心。

（一）气血同调利血脉以和

"气血不和，百病乃变化而生"（《素问·调经论》），气血是构成人体和维持生命活动的基本物质，双心疾病中尤易出现心主血脉功能的异常，而表现为西医学的心血管疾病，归属于中医学则为"胸痹心痛短气、惊悸、血痹虚劳、痰饮、水气、厥证、风眩"等疾病范畴，治当"疏其气血，令其调达，而致和平"（《素问·至真要大论》）。蒲老曾言"气以通为补，血以和为补"，气血同调中尤需注意通脉和血，切勿见"心肌缺血"就一味投补，反致壅塞。总言之，治疗"血脉之心"疾病的目标就是疏调脏腑经络，所调之处则在气血。

（二）升清降浊复神明之主

《灵枢》载"两精相搏谓之神""神者，水谷之精气也"，表明神的形成与充养离不开肾脾先后天之本的培顾。心系疾病往往病程较长、病情复杂多变，久病重病易损肾脾，中焦脾胃运化不及浊邪乃生，清气不升则神不得养，浊邪不泻则神不得宁。表现为西医学的心理精神疾病，可归属于中医学的"郁证、百合病、奔豚气、脏躁、癫狂、不寐"等范畴。以痰湿、痰热、痰瘀浊邪多见，易蒙蔽心神，郁阻中焦，气机升降之枢更斡旋不利。治当补虚泻实，以脾胃为中心调其升降，如《四圣心源》所言"脾升则肝肾亦升……胃降则心肺亦降……以中气之善运也"，升清降浊有序则"四维之病，涣然冰释"。

除此之外，现代生活节奏快、压力大，肝郁而魂神不安者多见，当注重调肝养心，合《成方便读·卷二》言："凡有夜卧魂梦不安之证，无不皆以治肝为主。"总之，"神明之心"疾病的治疗当从虚实二端论治，虚则从先后天肾脾培补升清，实则抓住痰瘀火热之邪，运转脾胃之枢，气机斡旋以泻浊，还需注意调肝养心。

综上，当以血脉不利为主要病机时，常出现心悸、胸痛、胸闷、短气等心之本脏、本经症状，治以气血同调为主，兼以升清降浊；当以神明受扰为主要病机时，常出现情绪异常、不寐、多寐、眩晕、健忘等症状，治当以升清降浊为主，兼以气血同调；《灵枢·营卫生会》有言"血者，神气也"，血气失和则神失所倚，或神明受扰而驭形失职，若以上两种病机同时存在，不分伯仲，此时当二法并重。

三、经方辨治双心疾病

唐容川《中西汇通》有言："复方即两证并见，则两方合用，数证相杂，则化合数方为一方也。"合方之法源于张仲景，其核心为方证对应，方随证出。姚师临证善用合方，针对临床上病机较为复杂的双心疾病辨治，据"血脉之心"与"神明之心"证情的虚实缓急，紧扣气血同调、升清降浊的治疗大法，主次分明地合方而治，针对性应用药简效宏之经方直切主要病机，以时方灵活从辅，详述如下。

（一）气血同调，治从营卫

《难经》载"损其心者，调其营卫"，气血是构成营卫的基础物质，气血同调，治从营卫乃浑然天成之法。仲景和营卫以调气血之法颇为多见，其中以桂枝汤"外证得之，解肌和营卫；内证得之，化气调阴阳"最为著称，《伤寒论》53、54条应用桂枝汤和营卫愈杂病自汗也理顺法活，可见桂枝汤可应用于多种营卫不调所致的病证。

姚师治疗双心疾病时亦法仲景，认为谨养气血，营卫为先，临床常以经方中桂枝剂、柴胡剂为基，时方为辅。据营卫不和之证机，方证对应处以桂枝甘草汤、桂枝甘草龙骨牡蛎汤、小柴胡汤、四逆散、炙甘草汤、百合地黄汤、当归芍药散、桂枝茯苓丸等，常合黄芪赤风汤（《医林改错》）、丹参饮（《时方歌括》）、交泰丸（《韩氏医通》）等加减。若少阳枢机不利、肝木郁滞，常出现胸胁苦满、心烦喜呕、口苦咽干等症，为正邪纷争"血弱气尽"，营卫不和之机，予柴胡剂使"上焦得通，津液得下，胃气因和……"三焦疏利、内外宣通，则气血和合；若气血郁滞较重或兼有气虚易感者可合黄芪赤风汤使"周身之气通而不滞，血活而不瘀"，且考虑到双心疾病郁象较重，方中黄芪的用量一般不沿袭原方二两之多，常使用 10～20g 即可助赤芍活血和血，亦有益气实卫之功；若瘀象更重者可合用丹参饮、桃红四物汤等。

以心悸病为例，当证属心之气营亏虚，心主血脉无力而动悸不宁，兼有虚乏少气、烘热汗出、舌红少苔、脉结代或虚细时，姚师常处炙甘草汤，如《伤寒论》述："伤寒脉结代，心动悸，炙甘草汤主之。"《金匮要略》："治虚劳不足，汗出而闷，脉结悸，行动如常。"若患者症见动悸更甚不能自主，烦躁、坐卧不安或伴有善忘、眩晕、耳鸣如潮时，常合桂枝甘草龙骨牡蛎汤加减化裁而成"养阴定悸汤"，主要组成为炙甘草、大枣、生地黄、麦门冬、桂枝、煅龙骨、煅牡蛎、黄精，治疗阴虚型室性早搏效验颇丰。姚师指出仲景组方，凡治惊悸者，方中多有辛温宣散之桂枝，长于通心阳、和营卫，于一派养阴滋柔剂中，可使大气运转，心阳复位，脉通血和，如山西名医李翰卿所言"心阳复则液可回，中气和而气自平"，继而气血同调，以致和合。

（二）升清降浊，治从脾胃

《症因脉治》云："饮食不节……脾弱不能运化，停滞中脘，有火则灼炼成痰，无火者凝结为饮。中州积聚，清明之气窒塞不通，而为恶心眩晕矣。"痰饮浊邪易蒙蔽清窍，且常与风、火相合，变化多端，尤其在双心疾病中所致病证往往错综复杂。《金匮要略》设"胸痹心痛短气"专篇论治，正虚邪实的基本病机贯穿全篇，以瓜蒌薤白白酒汤方证为代表，通阳散结，行气化痰，急则治其标，泻浊祛邪。

姚师辨治双心疾病时痰浊为主者多用瓜蒌薤白三方，痰热者合小陷胸汤，阳虚者合苓桂术甘汤、真武汤，食滞者多合用越鞠丸；且治本不离脾胃，一则中焦脾胃燥湿相济，运化水湿浊邪，二则升降相因，为气机之枢，升清降浊；遂中焦虚寒常用理中汤温健，寒热错杂证以半夏泻心汤辛开苦降，合山楂、麦芽、鸡内金等加强脾胃运化。

然神明之心受扰时，常出现顽固性不寐、自觉胆怯、恐惧、焦虑、抑郁，或伴有纳食不馨、喜太息等症，甚至患者诉之"发作欲死"，无法正常生活工作，此时解决患者最基本的睡眠吃饭问题是关键，所以姚师临证时常注意患者的纳寐情况，常用酸枣仁汤、百合地黄汤为基解郁养血，肝之阴血冲和，方能使魂归神藏，此所谓养肝调心。睡眠障碍常合交泰丸交通心肾，以龙骨、牡蛎、珍珠母、代赭石等重镇之物定惊宁神，山楂、佛手开胃助运。

四、小结

综上，本文通过对双心疾病中医"血脉之心"与"神明之心"的认识，阐述了气血同调利血脉以和，升清降浊复神明之主的辨治思路，据双心疾病中心之本脏、本经症状和神明受扰证情之虚实缓急，在方证对应的原则下将进行经方选方、合方的应用，以经方为基，时方从辅，充分契合临床双心疾病错综复杂的病机，并且在气血同调、升清降浊中抓住调营卫、和脾胃的关键点，同时养肝调心，以期达到《灵枢·平人绝谷》言"血脉和利，精神乃居"，将中医药治疗双心疾病中的独特优势充分发挥，在其他身心疾病中亦有广阔的应用前景。

常用经方治疗皮肤病研究进展

河南中医药大学第一附属医院皮肤科　王顺喜　王子雯　刘学伟

仲景学说是中医药理论体系的重要基石，经方更是经典中的精髓，中医临床离不开对经典的传承，扎根经典是现代中医皮肤科临床发展的必然要求，在临床皮肤病的治疗中辨证运用经方疗效显著。笔者从目前临床上常用的经方入手，阐述其在皮肤病治疗方面的适应证与具体应用并作出展望，以期起到抛砖引玉的效果，为更多临床医生与学者进行该方面的研究提供垫脚之石。

一、麻黄连翘赤小豆汤

《伤寒论》："伤寒瘀热在里，身必发黄，麻黄连翘赤小豆汤主之。"方中麻黄、杏仁、甘草发表开肺，桑白皮、赤小豆、连翘清热利湿，大枣、生姜悦脾和中，全方共奏解表散邪、清热利湿之功，适用于内有湿热而外兼表证者。

荨麻疹是一种常见的过敏性皮肤病，以骤起骤消、消后无痕的局限性风团样损害并伴有剧烈瘙痒、烧灼感为主要临床表现。王敏等用麻黄连翘赤小豆汤灵活加减治疗外寒内热证、积热伤血证、热盛动风证以及阳明湿热证均取得了很好的疗效。湿疹多因饮食不节，伤及脾胃，脾失健运，以致湿热内蕴，复感风、湿、热邪，内外两邪相搏于腠理所发。麻黄连翘赤小豆汤可以内清湿热，外散表邪，可用于治疗湿疹湿热蕴肤者。现代药理学研究发现，氧化应激是湿疹重要的发病机制之一，麻黄连翘赤小豆汤中含有槲皮素、木犀草素、汉黄芩素、山奈酚等具有抗炎、抗氧化应激、抗感染作用的活性成分，对于湿疹的治疗意义重大。熊湘平等治老年湿疹湿热证者41例，予以麻黄连翘赤小豆汤加味口服，以42例同样证型老年湿疹为对照组，予以口服氯雷他定片治疗，治疗组有效率为87.8%，明显高于对照组的76.2%，差异具有统计学意义。现代实验表明，麻黄连翘赤小豆汤能有效治疗特应性皮炎模型小鼠的皮损以及改善瘙痒的症状，其治疗机制可能与影响 PAR－2 和 TRPA1 的基因与蛋白表达，从而调控非组胺依赖性神经的信号传导有关。

麻黄连翘赤小豆汤也见于环形红斑、银屑病、带状疱疹、痒疹、皮肤瘙痒症、血管神经性水肿等皮肤病的治疗，收效显著。

二、桂枝茯苓丸

桂枝茯苓丸是《金匮要略》中主治妇人癥瘕积聚之证的代表方。桂枝能下气利水、利关节，和营通脉，行瘀补中，桃仁、芍药、丹皮能凉血活血、破瘀消癥，茯苓健脾扶正，可以利水消痰，以治癥瘕之痰瘀胶结，诸药合用可得活血化瘀消癥之功。在临床上，病程长久、迁延难愈的皮肤病多有血瘀、痰浊之病机，选用桂枝茯苓丸活血化瘀往往收效显著。

重度痤疮后期往往会产生结节、囊肿、瘢痕疙瘩、色素沉着等皮损表现，这是体内痰瘀互结形之于外的表现，可选用桂枝茯苓丸随证加减治疗。陈桂铭用加减桂枝茯苓丸治疗湿热夹瘀型粉刺 100 例，以 80 例外用维 A 酸乳膏、口服米诺环素为对照组，总有效率 92.7%，对照组总有效率 72.5%，二者差异明显且具有统计学意义。黄褐斑中医称之为"黧黑斑"，其发病与肝郁、血瘀、痰浊、肾虚等多种因素有关。《难经本义》有云："手少阴气绝，则脉不通；脉不通，则血不流；血不流则色泽去，故面黑如黧，此血先死。"意为心气虚衰，经脉不通，则阻碍血行，进而导致面部肌肤失养而黧黑无泽。桂枝茯苓丸既能活血，又能通脉，适用于黄褐斑之血瘀证。

此外，凡皮肤病属瘀证者，如寻常疣、结节性痒疹、结节性红斑、过敏性紫癜、黄褐斑、银屑病等，皆可用桂枝茯苓丸随证加减治疗。

三、小柴胡汤

小柴胡汤是和解少阳的主要方剂，柴胡专主少阳，疏利气机，透解半表半里之邪，黄芩清泄少阳肝胆之热，二者清散共收；生姜、半夏化痰湿降逆；人参、炙甘草和大枣可以补益中气以求"正气存内，邪不可干"，起到扶正祛邪的作用。此方适用于邪在半表半里的少阳证，症见寒热往来，胸胁苦满，心中烦呕，咽干口苦，目眩，舌苔薄白，脉弦。

带状疱疹后遗神经痛多由于肝胆二经受湿热毒邪瘀滞日久，气血不通，不通则痛。用小柴胡汤治疗带状疱疹，一是取柴胡、黄芩清疏肝胆郁热，二是半夏、人参等健脾扶正以绝湿毒之源，全方共收疏利肝胆、和解少阳之功，使得郁邪得疏、正气得扶，三焦通畅而湿热自除。何湘用小柴胡汤加减联合西药内服外用治疗 82 例带状疱疹，有效率 95.12%，而对照组只用西药未用中药的 82 例有效率为 77.9%，二者差异明显，具有统计学意义。李腾龙等用小柴胡汤联合刺络拔罐治急性荨麻疹伴发热者 47 例，以口服地氯雷他定片和维 C 片的 47 例为对照组，经治疗，观察组总有效率为 95.74%，西药对照组为 80.85%，二者差异明显且具有统计学意义。

也有文献记载小柴胡汤用于神经性皮炎、黄褐斑、斑秃、痤疮、病毒疹、口腔溃疡、外阴瘙痒症、皮肤瘙痒、荨麻疹、湿疹、白癜风、玫瑰糠疹等皮肤疾病的治疗，疗效显著。

四、甘草泻心汤

甘草泻心汤出自《金匮要略》，其中炙甘草、生姜、大枣温补中焦，调和脾胃，半夏和胃燥湿化痰，黄芩、黄连清心肺二经之郁热。甘草泻心汤原本为狐惑病专设，常用于皮肤病证属脾虚湿热证者。

白塞病相当于中医学的"狐惑病"，多认为此病与湿热有关，为湿热酿生虫毒，侵蚀肌肤所致。赫军等治白塞病 30 例，予以甘草泻心汤加味，总有效率 86.7%。生殖器疱疹是一种慢性复发性病毒感染性皮肤病，相当于中医的阴部热疮，高向国认为此病为脾胃气虚，湿热毒邪循经下注，发于前后二阴所致，用甘草泻心汤治 44 例脾虚湿蕴型复发性生殖器疱疹，总有效率 81.81%。脾虚是酿生湿毒的内在因素，湿热易入肝经，循行下注至阴部外发为疱疹，炙甘草、干姜可温补中焦绝湿毒之源，黄连、黄芩可清热燥湿祛湿热之标，以甘草泻心汤治之可标本皆治。《黄帝内经》云："诸痛痒疮，皆属于心。"又因心之华在面，所以颜面诸病疮疡者，应多考虑从心来论治。甘草泻心汤有黄连、黄芩，专泻心肺二经之火，又有炙甘草、干姜等温补中焦，寒热同调，对于治疗寒热错杂型的痤疮有着很好的效果。张宛秋等用甘草泻心汤治疗中焦虚弱、寒热错杂之痤疮疗效甚佳。吴积华等运用甘草泻心汤治疗慢性湿疹 90 例，总有效率 93.33%，对照组有效率 81.12%，两组有效率差异明显，具有临床意义。

甘草泻心还用治银屑病、面部激素依赖性皮炎、酒渣鼻、脂溢性脱发等皮肤病。

五、黄芪桂枝五物汤

《金匮要略》："血痹，阴阳俱微，寸口关上微，尺中小紧，外证身体不仁，如风痹状，黄芪桂枝五物汤主之。"关脉微，尺脉小紧是营卫气血不足兼有表寒轻症的表现，原文中又提到血痹是由于"夫尊荣人，骨弱肌肤盛，重因疲劳汗出，卧不时动摇，加被微风，遂得之"，即体型肥胖缺乏运动之人汗出受风所致，这类人因其活动较少，往往有气血瘀滞的表现，加之又有表证，舌质多暗淡。方中桂枝、芍药、生姜、大枣温通营卫、养血和营，黄芪补气行血，全方共收补气和血、温阳通痹之功，可用于治疗皮肤病属营卫气血虚弱，血脉不畅，兼有表寒者。

耿立东认为风寒型荨麻疹当通阳益气，调和营卫，予以黄芪桂枝五物汤加味治疗63例，总有效率95.3%。程晓春等认为老年皮肤瘙痒症与老年人脏腑气血不足，化燥生风，又外受风寒之邪所致，用黄芪桂枝五物汤治60例气血亏虚，风寒外袭型老年皮肤瘙痒症患者，其中49例治愈，11例有效，总有效率100%。现代实验研究发现，黄芪桂枝五物汤可以显著降低瘙痒模型小鼠异常升高的组胺，起到止痒的作用。许经纶等认为中老年带状疱疹后遗神经痛多因久病血虚不荣所致，治当以益气活血，通络止痛，以黄芪桂枝五物汤合瓜红散加用西药甲钴胺胶囊治疗的44例为治疗组，口服西药加巴喷丁片和甲钴胺胶囊治疗的36例为对照组，其中治疗组有效率为84.1%，对照组为63.9%，二者差异明显且具有统计学意义。

黄芪桂枝五物汤还见用于治疗冻疮、结节性红斑、皮肤瘀斑等皮肤病，取效显著。

六、茵陈蒿汤

茵陈蒿汤主要功效为清热利湿解毒，为治疗黄疸阳黄经方，可用于各种皮肤病属湿热实证者。宁娟等以茵陈蒿汤加减治湿热型湿疹56例，其中痊愈35例，显效5例，有效10例，无效6例，总有效率89.28%。谢泽初等运用茵陈蒿汤贴脐疗法治31例胃肠湿热型寻常性痤疮，以外用克林霉素磷酸酯治疗的31例为对照组，其中治疗组和对照组总有效率分别为90.3%与93.5%，两组总有效率无明显差异，但在停药一个月后的疗效追踪评定，治疗组和对照组总有效率分别为87.1%和77.4%，说明在有效率相差无几的情况下，其抗复发效果明显优于对照组。李会申等认为激素为阳热之物，激素依赖性皮炎为阳热之毒侵犯营血所致，治当以清热解毒利湿，用茵陈蒿汤加减治疗湿热毒蕴证面部激素依赖性皮炎96例，总有效率97.92%。

文献报道茵陈蒿汤用于治疗药疹、接触性皮炎、荨麻疹、皮肤瘙痒症、手足口病、带状疱疹、酒渣样皮炎、黄褐斑等皮肤病，收效显著。

七、五苓散

五苓散在《伤寒论》中太阳蓄水证是关键指征，主要病机为膀胱气化失司，津液代谢失常，水饮停聚三焦。全方由茯苓、猪苓、泽泻、白术四味淡渗利水的药物加上温阳化气的桂枝组成，在皮肤科临床中，主要用于伴有水肿、渗液较多等水液代谢失常表现的皮肤病。

王丽等认为慢性湿疹多因脾虚湿盛所致，运用五苓散加减联合蜈黛软膏治疗慢性湿疹 80 例为观察组，以同样证型的 80 例予以盐酸左西替利嗪胶囊口服联合蜈黛软膏外用为对照组，其中观察组总有效率 93.3%，对照组为 77.9%，观察组随访 3 个月总复发率为 6.7%，明显低于对照组的 16.9%，且两组差异具有临床意义。湿性重浊黏滞，蕴阻肌肤则发为风团、水肿，荨麻疹水湿夹风型多因膀胱气化失司，水液代谢失常，外泛肌肤，兼受风邪所致，治当以五苓散加减温阳化气，健脾除湿。

有文献报道用五苓散治疗痤疮、丹毒、接触性皮炎伴淋巴水肿、结节性血管炎、红皮病型银屑病伴红皮病低蛋白血症水肿、带状疱疹、生殖道衣原体感染后尿路综合征、结节性痒疹等皮肤病取得较好的疗效。

八、桂枝加龙骨牡蛎汤

《金匮要略》："夫失精家，少腹弦急，阴头寒，目眩，发落，脉极虚芤迟，为清谷、亡血、失精。脉得诸芤动微紧，男子失精，女子梦交，桂枝加龙骨牡蛎汤主之。"《金匮要略论注》云："桂枝汤外证得之，能解肌去邪气；内证得之，能补虚调阴阳；加龙骨、牡蛎者，以失精梦交为神精间病，非此不足以收敛其浮越也。"龙骨、牡蛎重镇收摄，敛阴潜阳；桂枝汤内可补虚调和阴阳，外又能解肌祛邪，调和营卫，全方共收调和阴阳、协调营卫、固摄精微之功，可用于治疗各类皮肤病证属阴阳两虚、营卫不和者。

谭丽丽用桂枝加龙骨牡蛎汤加味联合口服西药氯雷他定片治慢性荨麻疹 36 例，以单口服氯雷他定片治疗的 36 例为对照组，总有效率 94.44%，远高于对照组的 77.78%。江一帆等认为气阴耗伤，阴损及阳是脂溢性脱发的主要病理基础，以桂枝加龙骨牡蛎汤原方联合米诺地尔外用治疗脂溢性脱发 30 例，并以单用米诺地尔的 26 例为对照组，治疗 3 个月后，总有效率 87%，对照组总有效率 46%，具有显著差异。

桂枝加龙骨牡蛎汤还可用于痤疮、带状疱疹等皮肤病的治疗，疗效显著。

九、总结与展望

皮肤病虽为体表之疾病，但其病因病机之复杂程度不亚于内科杂病，中医外科历来讲究外科必本于内，知乎内，而求于外"有诸内者，必形诸外"，司外揣内是中医的重要原理之一，医者要透过皮损来看清皮肤病发病的真正病因与核心病机，抓住主证。辨证论治是中医治疗疾病的特色，在运用经方时，重在方证对应，又不拘于诸证齐备，要揣摩仲景"但见一证便是"的深刻含义；同时要随证灵活加减，因人制宜。经方药简而力宏，各个有其精当独到之处，除以上所列方外，其他如四逆散、葛根汤、桂枝麻黄各半汤、麻黄附子细辛汤、柴胡龙骨牡蛎汤、温经汤等经方也用于皮肤病的治疗，但目前经方治疗皮肤疾病的文献多为个案举隅和医家经验总结，缺乏多中心、大样本、随机双盲的临床观察和系统的实验研究。随着临床和科学研究的不断深入，越来越多的经方将会更多地运用于临床皮肤病治疗中，为中医药辨证治疗皮肤病提供思路和方法。

浅谈《伤寒杂病论》外治法在皮肤科的运用

河南中医药大学第六临床医学院皮肤科　刘天骥　甘宁　程旭阳

本文对《伤寒杂病论》中的外治法进行了梳理，首先，该书记载了针灸、导引、吐纳等外治法，其次，孔窍给药，如搐鼻、吹鼻、塞鼻、灌耳、舌下含药、暖脐、坐药、润导、灌肠等；其三，体表给药，如熏洗、浸足、扑粉、头风摩顶等。内容丰富，有证有方，临床实用价值较高。作者近十余年将该书部分外治法应用于皮肤科临床，取效甚捷，本文列举了原著外治法的应用，如苦参汤外洗或湿敷治疗急性湿疹；百合洗方合苦参汤洗方治疗慢性湿疹；黄连粉治疗疮疖、脓疱疮、丹毒、足湿气等；改革剂型，将黄连制为溶液、面膜、软膏等治疗粉刺、婴幼儿湿疹、痱子等。清·外治大师吴师机云："变汤剂外用，实开后人无限法门。"文中运用治疗百合病的内服方百合地黄汤，变内服为外用，熏洗治疗老年皮肤瘙痒症，取得了显著疗效。治法后附病例，以验证该法应用之临床实际。外治法应用前景可观，应继承发扬之。

一、《伤寒杂病论》外治法简介

该书记载了众多的外治疗法，诸如针灸按摩、孔窍给药、体表用药及一些特殊的外治疗法等。现择其要者简述如下。

（一）针灸、导引、吐纳、膏摩等

《金匮要略·脏腑经络先后病脉证第一》云："四肢才觉重滞，即导引、吐纳、针灸、膏摩，勿令九窍闭塞。"这是医圣张仲景提出的"治未病"方法。意即四肢刚刚感到沉重不适，就及时采取自我按摩，或吐浊纳新的呼吸运动，或针或灸，或用药膏熨摩体表等外治法，使人体气血流动，九窍畅通，则可预防疾病的发生。此"未病先防"也。

（二）孔窍给药

如搐鼻、吹鼻、塞鼻、灌耳、舌下含药、暖脐、坐药、润导、灌肠等。如《金匮要略·痉湿暍病脉证治第二》第十九条记载："湿家病身疼发热，面黄而喘，头痛鼻塞而烦……病在头中寒湿，故鼻塞，内药鼻中愈。"这是张仲景搐鼻或塞鼻的孔窍给药法。盖鼻为肺窍，肺气受湿则鼻塞，故纳药鼻中，以宣泄上焦寒湿，使肺气通利，邪散而病愈。原文未指明纳何药，后世医家多主张用瓜蒂散（瓜蒂一味研末）搐鼻，或以绵裹塞鼻中。又《金匮要略·杂疗方第二十三》记有："救卒死而目闭方，捣薤汁灌耳中，吹皂荚末鼻中，立效。""治尸厥方，桂屑着舌下。"这是灌耳、吹鼻和舌下含药的例子。还有《金匮要略·妇人杂病脉证并治第二十二》第十四条言："妇人经水闭不利，脏坚癖不止，中有干血，下白物，矾石丸主之。"第十九条："蛇床子散方，温阴中坐药。"均是将药物纳入前阴的坐药。《伤寒论》阳明病篇第二百三十三条："阳明病，自汗出，若发汗，小便自利者，此为津液内竭，虽硬不可攻下之，当须自欲大便，宜蜜煎导而通之；若土瓜根及大猪胆汁，皆可为导。"此即蜂蜜作挺塞肛，土瓜根或猪胆汁灌肠，以治大便秘结的外治法。又如《金匮要略·杂疗方第二十三》中的薤捣汁灌鼻中救治猝死，相当于现在的"鼻饲法"。还有猪脂苦酒灌喉中等都为孔窍给药。

（三）体表给药

如熏洗、浸足、扑粉、头风摩顶等。《金匮要略·百合狐惑阴阳毒病脉证治第三》第六条："百合病，一月不解，变成渴者，百合洗方主之。百合洗方，上以百合一升，以水一斗，渍之一宿，以洗身。洗已，食煮饼，勿以盐豉也。"百合病迁延失治，阴虚内热伤津，故口渴。盖肺与皮毛相应，其气相通，洗其外而通其内，取百合清润心肺之功，收滋阴清热，润肺止渴之效。煮饼即面条，取小麦甘寒，养心益肾，除烦止渴之作用，以达养胃生津之目的。这是张仲景把外治法与食疗相结合的典范。又上篇第十一条："蚀于下部则咽干，苦参汤洗之。""苦参汤方，苦参一升，以水一斗，煎取七升，熏洗，日三。"狐惑病湿热下注前阴，前阴糜烂，热毒循经上冲则咽干。苦参清热燥湿，解毒杀虫，治疗诸多湿热蕴结于肌肤之瘙痒性皮肤病，疗效甚佳。现代药理研究认为，苦参抑真菌、抗滴虫，故治疗真菌性阴道炎或滴虫性阴道炎，均疗效可靠。紧接上篇第十二条："蚀于肛者，雄黄熏之。"雄黄燥湿解毒杀虫，烧烟熏之可止痛痒，故治疗湿热邪毒下注肛门之溃疡（雄黄有毒，应掌握剂量，中病即止）。狐惑病蚀于前阴，用苦参汤熏洗；蚀于肛门，用雄黄烟熏。若配合内服甘草泻心汤，内外合治，疗效更佳。

《金匮要略·杂疗方第二十三》第六条指出："救卒死而壮热者方，矾石半斤，以水一斗半，煮消，以渍脚，令没踝。"此乃猝死而壮热的急救方法，猝死之因为血气并走于上，其用酸涩之矾石温汤没踝浸足，收敛逆气，引热下行也。《金匮要略·中风历节病脉证并治第五》亦有矾石煎汤浸足治脚气冲心的记载。

《伤寒论》第三十八条，服用大青龙汤后，汗出多者，温粉粉之。熊曼琪《伤寒论》用炒温米粉止汗。《金匮要略·中风历节病脉证并治第五》第三条记有："头风摩散方，大附子一枚（炮），盐等分，右二味为散，沐了，以方寸匕，已摩疾上，令药力行。"方中附子辛热，散经络之风寒，盐味咸而微辛，去皮肤之风毒。两药合用，散风寒而止疼痛。这是头风病的外治疗法。《金匮要略·杂疗方第二十三》中的救自缢死，实乃人工呼吸的急救技术等等，都是《伤寒杂病论》外治法的内容。

二、临证应用

笔者通过文献学习，对《伤寒杂病论》的外治法进行了初步探讨和临证应用。下面从两个方面简述之。

（一）原著外治法的应用

根据中医学"异病同治"法则，扩大了原著外治法的应用范围。临证时只要病机相同，均可拓宽思路而用于不同的疾病。

1. 苦参汤外洗或湿敷，治疗急性湿疹

急性湿疹皮损色红、渗液、糜烂、瘙痒，为湿热蕴结肌肤，与狐惑病湿热下注的病机相同，故用苦参汤洗方稍事加味外洗或湿敷，取清热燥湿，解毒止痒之效，以治疗急性湿疹。

（1）方药组成及用法

苦参120g，地肤子、白鲜皮各60g，水煎取汁2000～4000mL（或者用中药配方颗粒，开水冲泡亦可）外洗或湿敷，每日2～3次，药液可加热重复使用。1剂药可用2～3天。

（2）方义分析

经云："诸痛痒疮，皆属于心。"急性湿疹属中医学浸淫疮范畴，《外科大成》云："浸淫疮者，转广有汁，多起于心。"故急性湿疹责之于"心火""脾湿"。方中苦参大苦大寒，清热燥湿，杀虫止痒，专治心经之火，可清心火，燥脾湿，止瘙痒，量大力专。地肤子辛苦寒，清热利湿，祛风止痒，治湿疹湿疮，风疹瘙痒。白鲜皮苦寒，具有清热燥湿，泻火解毒，祛风止痒之功效，为治湿热疮毒、风疹湿疹、疥癣瘙痒之要药。三药合用，清热燥湿，祛风止痒，强强联合，其功大矣！又外洗药，直达病所，发挥药疗、水疗和热疗的综合作用，能迅速控制急性湿疹渗水瘙痒等症状，取效较捷。

（3）病例

李某，男，50岁，2017年7月8日。

初诊：述其双下肢红斑丘疹瘙痒1月余，经用西药（不详）内服外涂，时轻时重，终未能愈。刻诊：双下肢散在绿豆至黄豆大红丘疹，瘙痒，以小腿为甚，内足踝上方各有约3cm×2cm的皮损糜烂、流黏黄水，伴心烦口渴，大便稍干，每日1次，小便短赤。舌质红，苔薄黄腻，脉滑数。诊为湿疹（湿热蕴肤证），证属湿热下注，蕴结肌肤。方用前苦参汤加味方外洗（糜烂处湿敷），3剂，两日1剂。嘱忌食辛辣刺激食物，不熬夜。7月14日复诊，红斑丘疹大部分消退，瘙痒基本消失，足踝糜烂处已无渗液，守上方继用。至7月20日，共用药6剂，皮损全消，糜烂处愈合而告愈。1年后随访无复发。

按语：本例患者为湿热蕴结肌肤所致之急性湿疹，与狐惑病湿热下注的病机相同。根据中医学"异病同治"法则，运用治湿热下注前阴溃疡的苦参汤，稍事加味，外洗而获效。

2. 百合洗方合苦参汤外洗治疗慢性湿疹

慢性湿疹皮损肥厚，粗糙，瘙痒剧烈，为血虚风燥，肌肤失养所致，与百合病津伤口渴的病机契合，故借用治疗百合病的百合洗方，以治慢性湿疹。然慢性湿疹虽津液阴血耗伤，而湿邪仍然逗留，故合用清热燥湿的苦参汤方。两方合用，既清热燥湿止痒，又滋阴生津润肤。因皮损肥厚，临证可加用既活血又止痒的丹参、凌霄花，以助皮损消散。方用百合120g，苦参100g，丹参60g，凌霄花30g。洗用方法同前。

3. 黄连粉治疗疮疖、脓疱疮、丹毒、足湿气等

《金匮要略·疮痈肠痈浸淫疮脉证并治第十八》第八条："浸淫疮，黄连粉主之。"浸淫疮以皮肤瘙痒，抓破流水，蔓延成片为特征。《诸病源候论·浸淫疮候》指出："浸淫疮是心家有风热……先痒后痛而生疮，汁出浸渍肌肤，浸淫渐阔，乃遍体。"此乃《黄帝内经》"诸痛痒疮，皆属于心"也。上述疮疖等皆由心火、湿热而成，与浸淫疮病机相符。故可用治疗浸淫疮的黄连粉治疗。黄连粉原文未见方，根据桂林古本《伤寒杂病论·辨痢血吐衄下血疮痈病脉证并治第十五》补入：黄连10g，甘草10g，共为细末，顿服3g，其余粉末撒其疮上。盖黄连苦寒入心，清泄心经火热，燥湿解毒；甘草清热解毒，二者合用，其力更宏。然黄连味极苦，故临证

只作外用，根据皮损大小，取药粉适量，凉开水或香油调糊涂之，每日 2~3 次。一般用药 3~5 天，渗水减少而渐愈。若渗水多者，亦可湿敷。

4. 临床也可将黄连制为溶液、面膜、软膏等外用

如 10%黄连液搽患处治疗丹毒、脓疱疮、足湿气。黄连粉倒膜治粉刺。10%黄连膏治婴幼儿湿疹、痱毒等。其应用之广，正如《本草正义》所云："苦先入心，清涤血热，故血家诸病……及痈疡斑疹丹毒，并皆仰给于此。"

（二）原著变内服为外用

临证时凡遇不愿服药之人，或服药困难之病，可把内服汤剂变为外用，亦殊途同归而取效。

百合地黄汤加味外洗治疗风瘙痒。百合地黄汤系《金匮要略·百合狐惑阴阳毒病脉证治第三》治疗百合病的内服方，今变内服为外用，正如清代外治大师吴师机在《理瀹骈文》中所云："变汤剂为外用，实开后人无限法门。"且本方含有多个经方元素，如本篇第六条的百合洗方，第十一条的苦参汤洗方。百合病的病机为心肺阴虚，内热伤津，与风瘙痒血虚风燥，肌肤失养的病机契合，根据中医学"异病同治"法则，移花接木，稍事加味，变内服为外用而治疗风瘙痒，取效甚捷。

1. 药物组成及用法

百合 120g，地黄 100g，苦参 60g，当归 60g，白鲜皮 60g。3 剂，每剂水煎取汁 3000~4000mL，熏洗，每次 15~20 分钟，每日 1~2 次，1 剂药可用两天，下次再用时加热。注意控制水温，与平时洗浴时温度一样即可，既要防止烫伤，又要注意勿受凉感冒。并嘱其忌食辛辣刺激食物。

2. 方药简析

方中百合甘寒，养阴润肺，清心安神，肺主皮毛，洗其外而通其内，收到滋阴清热，润肤止痒之功。地黄清热凉血，养阴润肤。《本经逢原》云："干地黄，内专凉血滋阴，外润皮肤荣泽。"当归甘温多脂，既补血活血，又益津润肤。《景岳全书·本草正》指出："当归，其味甘而重，故专能补血，其气轻而辛，故又能行血……能养营养血，补气生精。"苦参苦寒，清热燥湿，解毒止痒，为治阴痒、风疹、疥癣、皮肤瘙痒之要药。白鲜皮清热燥湿，祛风止痒，以皮走皮，治湿热疥癣、湿疹瘙痒功胜。诸药滋阴、养血、祛风、润肤、止痒，同时外洗使药物直达病所，发挥药疗和热疗的双重治疗作用，使阴亏得滋，血虚得补，郁热得清，风邪得祛，肌肤得润，瘙痒得止，而顽疾除。

3. 病例

张某，男，78 岁，2018 年 12 月 9 日。

初诊：全身皮肤瘙痒一月余，经用氯雷他定片及炉甘石洗剂外涂一时好转，移时又痒。刻诊：全身皮肤瘙痒，抓痕累累，以四肢为重，白天尚可忍受，夜间痒甚，心烦急躁，夜不能寐。舌质红苔少，脉细数。诊为风瘙痒（老年皮肤瘙痒症），证属血虚风燥，肌肤失养。治宜养血祛风、润燥止痒。处方：百合 120g，地黄 100g，苦参 60g，当归 60g，白鲜皮 60g。3 剂，每剂水煎取汁 3000 ~ 4000mL，熏洗，每次 15 ~ 20 分钟，日 1 ~ 2 次，1 剂药可用 2 天，下次再用时加热，注意控制水温，在与平时洗浴时温度一样即可，既要防止烫伤，又要注意勿受凉感冒。并嘱其忌食辛辣刺激食物。

复诊（2018 年 12 月 16 日）：药后瘙痒减轻，守法守方继用。至 12 月 31 日共用药 9 剂，瘙痒全效，皮肤润泽而痊愈。一年后随访未复发。

体会：中医外治法是中医学的重要组成部分，历史悠久，源远流长。根据文献记载，外治早于内治。《周礼》《山海经》《五十二病方》中都有外治法的记载。《黄帝内经》提出"内者内治，外者外治""桂心渍酒以熨寒痹"，为外治法的形成奠定了理论基础。《伤寒杂病论》丰富和发展了外治法的内容，所列举诸法有证有法，方药齐备。其中，很多方法在此之前的古籍中未见记载。故清代外治大师吴师机将其誉为"外治之祖"。

目前药物的毒副作用愈来愈显，药源性疾病与日俱增，人类要求安全有效的养生保健、防病治病的方法。故外治法应运而生，受到医者和患者的欢迎。尤其是近几年的"冬病夏治"和各种"贴敷"疗法非常火爆，上至三甲医院，下至各类诊所，都广泛开展。有关外治法的临床报道众多，理论研究不断深入，外治方法多种多样，剂型改革不断翻新。外治著作层出不穷。有鉴于此，笔者在对《伤寒杂病论》内服方法研究的同时，应大力开展对其外治法的挖掘、整理和应用，使其发扬光大，造福人类。

《伤寒论》胃气上逆条文病机证治分析

郑州市中医院科教科　寇冠军

呕吐之名首见于《黄帝内经》，如《素问·厥论》载"太阴之厥……食则呕"，《素问·五常政大论》"岁木太过……胁痛而吐甚"等，病位在胃，而多涉及肝胆脾等脏腑。从六经的角度分析，六经病均可出现呕吐哕逆，辨证求因论治是关键，本文根据病性辨证结合病位来重新审视原文，简述如下。

一、表里不和

因手太阴肺起于中焦，下络大肠，环循胃口。肺系病症可以影响及胃。当外感风寒时，风寒外束、肺气郁闭，不能正常宣发肃降；里气上逆犯胃均可致呕，治疗采用宣降肺气之麻黄汤、桂枝汤、葛根加半夏汤等。《伤寒论》第3条"……呕逆，脉阴阳俱紧者，名为伤寒"是风寒束表，卫郁不宣而致里气不和，影响胃气升降。第12条"……鼻鸣干呕者，桂枝汤主之"，风壅气逆，太阳表气不和致肺气不利而胃气上逆。第33条葛根加半夏汤证，系太阳阳明合病，未出现下利，里气上逆而不下，但呕，这属于表实无汗而呕。

二、寒邪犯胃

寒邪易伤人阳气，其性凝滞收引。寒邪在里，或有虚，或夹浊阴上逆均可犯胃。既然胃寒，则会出现胃脘部疼痛，虚寒体质亦可见胃部喜温喜按，喜热饮，得暖则舒，遇寒加重等。可用理中汤、吴茱萸汤等温胃散寒，或合用后世温里的方药加减。

（一）阴阳两虚，虚寒致呕

第29条采用先复阳后复阴的甘草干姜汤证，其病机为伤寒阴阳两虚证，误用桂枝汤而致咽中干，烦躁吐逆的阴阳相格。第140条太阳表证，误用下法的变证，若脉沉紧，脉沉主病在里，紧为寒脉，邪入里则内为格拒，故必欲呕。

（二） 阴寒内盛，浊阴上逆

如第 243 条、第 309 条和第 378 条均提及吴茱萸汤。不论是"食谷欲呕，属阳明"，还是"少阴病，吐利，手足逆冷，烦躁欲死"或"干呕吐涎沫，头痛者"均有阴寒内盛，浊阴上逆的病机，故仲景均用吴茱萸汤温胃散寒降逆。第 194 条论述阳明中寒，误用攻下致哕的变证。而《伤寒论》中的霍乱属于寒湿霍乱的范畴，霍乱及霍乱亡阳条文均出现吐利并见。如第 382 条指出霍乱的证候特点，呕吐与下利同时并见，系清浊相干，阴阳乖隔。389 条为霍乱亡阳，里寒外热见吐利交作。

三、内有郁热

（一） 热邪致呕吐

热邪致呕吐临床中很常见，常有声音响亮，可伴有反酸烧心口苦等症状。《素问·至真要大论》曰："诸呕吐酸，暴注下迫，皆属于热。""少阳之胜，热客于胃，呕酸善饥。"如原文中"伤寒中风，有柴胡证，但见一证便是，不必悉具"的少阳胆热之柴胡证。第 17 条论述桂枝汤禁例提及本有蕴热，素体湿热之人不宜服桂枝汤，因桂枝汤易助热。第 76 条论及采用汗、吐、下法后有形之邪已去，余热未尽的栀子豉汤证，属于热扰胸膈致呕。第 185 条"呕不能食"表明邪已离太阳之表而入阳明，是胃热气逆的表征。胃热津伤也可致呕，如第 397 条病后胃热未尽，气液两伤，虚气上逆欲吐的竹叶石膏汤证。

（二） 少阳胆热

第 96 条"……心烦喜呕；或胸中烦而不呕……"系少阳胆热犯胃，胃失和降而致呕吐，方用小柴胡汤和解少阳，调达枢机。第 103 条"服小柴胡汤后，呕不止，心下急，郁郁微烦"，是少阳病兼里气壅实，气郁里热，治以大柴胡汤和解通下并行。第 104 条"伤寒十三日不解，胸胁满而呕"系少阳、阳明两经同病。第 110 条中太阳病兼里热，误用熨法，致火邪内壅，阳气上逆而不得下达。第 379 条中呕而发热者，可能是厥阴阳气来复，邪出少阳，亦可能是外邪侵入少阳。病机仍为少阳枢机不利，胆火内郁，故亦可用小柴胡汤。

（三） 少阳胆热兼证

少阳可兼见表证，亦可兼阳明热邪。如第 146 条邪入少阳而太阳表证未罢，出现发热、微恶寒的表证，兼肢解烦疼微呕，治用柴胡桂枝汤。第 165 条少阳阳明热郁气滞，升降失常，出现心中痞硬，呕吐而下利的大柴胡汤证。第 172 条太少合病出现呕吐，用黄芩加半夏生姜汤清热益阴。

（四）寒热错杂

因部位不同，寒热错杂的胃热脾寒、胃热肠寒均可出现"呕"。如第 173 条因上热下寒而出现腹痛欲呕吐，实为胃热脾寒的寒热错杂证，可用黄连汤。第 338 条属上热下寒，蛔虫内扰，由于胃热肠寒，蛔虫上窜而出现"时静复时烦，得食而呕又烦"的乌梅丸证。第 359 条伤寒病本因虚寒而腹泻，医用吐下致中焦虚寒更甚。食入即吐者，是有火也，格热于上吐泻更剧，选苦寒重于辛温的干姜黄芩黄连人参汤治疗。

四、水湿痰饮

《素问·经脉别论》云："饮入于胃，游溢精气，上输于脾，脾气散精，上归于肺，通调水道，下输膀胱，水精四布，五经并行。"以上环节异常可出现水饮停滞。水饮为阴邪，最易泛滥中焦阻碍气机，进而影响胃腑和降，导致因饮致呕或哕逆。临床水饮致呕较多，多见舌质淡嫩苔白滑，脉沉弦滑。如第 40 条小青龙汤证中心下有水气，干呕，系外有寒邪束表，寒饮内停，水饮中阻，胃气不降。第 74 条五苓散证，系太阳中风经腑同病，水蓄膀胱气化不利，水饮上逆于胃，故出现水入则吐的水逆证。第 152 条下热逐饮十枣汤证，系外感表邪兼胸胁悬饮，饮溢于肾，上泛于胃的干呕。第 166 条论述痰饮停滞胸膈而痞硬，气上冲喉咽而有上越之势，因势利导用"吐法"，瓜蒂散涌吐痰涎。第 319 条少阴阴虚有热，水气不利，上逆犯胃致呕吐的猪苓汤证。

五、气机郁滞

少阳主枢，位于半表半里。阳明和少阳同病，可治少阳，小柴胡和解枢机，胃气和则一身之气皆和，上焦得通，津液能布。正如成无己所言："上焦得通则呕自止，津液得下则胃气因和，汗出而解。"如第 230 条胁下硬满的少阳气滞津结，出现不大便而呕且舌上苔白，仲景用小柴胡汤和解枢机，使上焦得通，津液得下，胃气因和，身濈然汗出而解。

六、食滞内停

经云："脾胃者，仓廪之官，五味出焉。"胃中水食不消，不能运化水谷精微，痰饮中阻，消化不良则嗳腐。如第 157 条胃中水食不化，导致干噫食臭，伴腹中雷鸣的生姜泻心汤证即此类情况。实证腹满，如第 381 条为伤寒实证哕逆的证治，因实证的腑气不通出现哕而腹满的表现。

七、脾胃气虚

脾胃为后天之本，气血生化之源；"内伤脾胃，百病由生"。脾气虚则腹部胀满，神疲乏力，食少便溏等；胃虚则纳呆痞满。脾胃气虚进而生水湿痰饮，病理产物阻滞于中焦，故需要运脾化湿兼顾。呕吐的辨证，不可拘泥于少阳致呕。如第98条"……本渴，饮水而呕者，柴胡不中与之也……"系脾虚失运，寒饮内停，气不化津，饮邪犯胃，胃气上逆而呕；倘若误以为寒饮之呕为少阳胆木横逆犯胃之呕，妄投小柴胡汤，则可出现"食谷则哕"。伤寒误用吐、下之法伤脾胃之气而生痰，出现胃虚痰阻气逆的噫气症状，如原文第161条的旋覆代赭汤证。

八、阳气亏虚

阴平阳秘，精神乃治，而阳气又起主导作用。气化失常，则生病理产物。且水湿痰饮本为阴邪，易伤阳气，真武汤证系气化失常，水饮致病。四逆属阳虚的重症，非但小便不利，且常有阴盛格阳的热厥。此类病症辨证需准确，否则可能出偏差。如第89条系阳虚中寒误用汗法，致中阳更虚，肠中若有蛔虫者，可随呕吐而出。第316条属少阴阳虚水泛伴胃气上逆致呕吐的真武汤证。第377条属胃阳衰败，寒气上逆致呕，并伴有小便清长而复利，身厥热，系阴盛格阳，用四逆汤，阳回阴除病自止。

九、诊断、鉴别诊断、治疗及预后的判断

呕吐可能是少阳胆火上炎的表现。如61条"昼日烦躁不得眠，夜而安静，不呕、不渴、无表证……"排除了三阳病证。同样第174条"不呕、不渴，脉浮虚而涩……"鉴别诊断，排除少阳、阳明病。但亦不尽然，如第98条"……本渴，饮水而呕者，柴胡不中与之也……"系脾虚失运，寒饮内停，气不化津，饮邪犯胃，胃气上逆则呕；倘若误以为寒饮之呕为少阳胆木横逆犯胃之呕，妄投小柴胡汤，则可以出现"食谷则哕"。同时呕吐是驱邪外出的表现，如第376条指出凡因内部痈脓而引起的呕吐，不可强制其呕，痈脓出尽则呕吐止。

治法方面，第204条伤寒呕多，亦不可用下法，治疗中勿逆邪气上越之势。

呕吐也可以来判断阳气与邪气盛衰。如第296条少阴病吐利烦躁的证治，属少阴病阳气衰亡的死候。第309条吴茱萸汤证颇相似，吴茱萸汤证是先见手足逆冷，后见烦躁，且以烦躁为主，邪虽盛，阳气尚能与之争。本条先见吐利烦躁，后见四

逆，阳虚虽勉强与弱阳相争，但争而不胜。

综上，呕吐的病机复杂，常见的原因有寒、热、虚、实、蓄水、蓄脓等不同，呕吐物也有涎沫、脓血、蛔虫、食物、清水等。呕吐、哕逆的方式表现出轻重缓急各异。临床中需要审证求因。同时，呕吐的方式有异，常见的有呕吐、干呕、口渴欲饮水而水入即吐、欲吐、朝食暮吐、呕不止、腹满而吐、吐利并作、食入即吐、呕多、微呕等。哕证重在辨虚实，嗳气即饱食之息，多为肝胃不和。通过分析伤寒论原文，可以看出仲景辨证之精，紧抓病机灵活处理，对后世学者启迪很大。

小建中汤与补中益气汤辨析

河南中医药大学第一附属医院脾胃肝胆科　郝尧坤　马素平

小建中汤、补中益气汤，一曰建中，一曰补中，一字之别，证治不同。《伤寒论》曰"伤寒，阳脉涩，阴脉弦，法当腹中急痛，先予小建中汤"（100条）；"伤寒二三日，心中悸而烦者，小建中汤主之"（102条）。《脾胃论》曰："脾证始得，则气高而喘，身热而烦，其脉洪大而头痛，或渴不止，其皮肤不任风寒而生寒热。"原著中对两方病证之论述仅此数语，言简意赅。本文试从外感内伤角度辨别两方之病机及脉证要点，以期有益于临床。

一、营卫出脾胃

两方皆主中宫之变，何为中宫？中宫即中焦脾胃。《素问·太阴阳明论》曰："脾者土也，治中央……脾脏者，常著胃土之精，土者生万物而发天地。"《素问·阴阳应象大论》曰："中央生湿，湿生土，土生甘，甘生脾。"《素问·五脏生成论》曰："脾、胃、大肠、小肠、三焦、膀胱者，仓廪之本，营之居也，名曰器。"《素问·五脏别论》曰："胃者，水谷之海，六腑之大源也。五味入于口，藏于胃，以养五脏气。"从上述条文可知，所谓中宫者，即中焦脾胃。脾胃有似大地，载纳万物，长养四方，是营卫血气化生之本源。

二、外感内伤辨病机

《素问·太阴阳明论》曰："犯贼风虚邪者，阳受之；饮食不节，起居不时者，阴受之。阳受之则入六腑，阴受之则入五脏。"阳受之即外感病，阴受之即内伤病。

（一）小建中汤主正虚外感证

凡犯贼风虚邪者，阳受之病入于经腑。外感类病证以感受寒邪伤人最多见，常由表及里，循经传变，仲景《伤寒论》论之最详。寒自表入必于营卫相争。因营卫虚实不同，或相争于卫表而现太阳中寒或中风证，或相争于表里之间而见半表半里之少阳证，或相争于阳经之里而现阳明热证或腑实证。若营卫虚馁也可循经入腑，甚至直中三阴。那么，小建中汤逐外邪于何地呢？

《伤寒论》中涉及小建中汤条文，首先强调"伤寒""伤寒二三日"。毫无疑问，后面所述病证就是外受寒邪之后的病变。论中曰"阳脉涩，阴脉弦"，这是仲景常用的以脉阐述病机的方法。然而，何为阳脉，何为阴脉，何为涩，何为弦？我们依然要从仲景书中寻找答案。《伤寒论·平脉法》曰："假令寸口脉微，名曰阳不足……尺脉弱，名曰阴不足。"由此可知，此处仲景脉法中阳脉即寸脉，阴脉即尺脉。阳脉涩即寸脉涩，阴脉弦即尺脉弦。又《伤寒论·辨脉法》曰："寸口脉微而涩，微者卫气衰，涩者荣气不足。"所谓寸脉涩提示上焦营血不足。《伤寒论·平脉法》曰："脉浮而紧者，名曰弦也。弦者，状如弓弦，按之不移动也。""寸口脉浮而紧，浮则为风，紧则为寒，风则伤卫，寒则伤荣，荣卫俱病，骨节烦疼，当发其汗也。"由此脉法可知，所谓尺脉弦者，即尺部脉浮而紧。众所周知，风寒卫表初起，以寸脉浮最为常见。此处，尺脉浮而紧，是营阴虚馁风寒入里之表现。同时，正因为尺部脉浮紧（即阴脉弦），而不是沉紧，说明寒邪尚未入中三阴。

从症状方面仲景又言"法当腹中急痛"。脘腹者，脾土之地。急痛者，呈突发性持续性疼痛。不似太阴病中的"时腹自痛"，更没有"自利益甚"的表现。故知此证寒邪虽循经内传，但未达太阴。因此，该病证仍有外解之机括。此时，寸脉涩营血已虚，不堪麻、桂辛温刚燥之剂。然则如何以治之？桂枝汤倍芍药加饴糖以治之。方中芍药配饴糖酸甘化阴，以养营阴之不足兼可缓急止痛；桂枝配饴糖辛甘化阳，俾使卫气缓缓内生以排挞入里之寒邪，全方共奏扶正祛邪之功。因芍药量倍于桂枝，故养营阴功大于兴卫阳。中宫者脾胃也，乃水谷之海，营卫气血生化之源泉。所谓建中者，以饴糖之甘缓燮理桂芍之辛散酸敛，达养营血兼助卫阳之功效。

气主煦之，血主濡之。营阴亏虚，心失濡养，阴不敛阳，则可见心中悸动而烦。寸脉涩，上焦心营不足。感寒数日，外邪引动内虚，故可见心中悸而烦者。小建中汤养营血而上奉心肺，兴卫气而达散表寒，则悸可平烦可除。总之，小建中汤主营阴亏虚寒邪内陷之正虚外感证。

（二）补中益气汤主内伤虚劳证

饮食失节、劳倦过度、七情内伤，则阴受之入于五脏，内伤病所由生。元好问于《脾胃论》序言讲："往者，遭壬辰之变（公元 1232 年元军围攻汴京），五六十日之间，为饮食劳倦所伤而殁者，将百万人。"东垣先生亲眼目睹汴京被围攻半月，因金主求和，蒙军缓攻，但围而不打，汴京三个月之内有百万人死亡。经此人事巨变，东垣先生对此类内伤劳役疾病证治规律认识更加深刻。《金史纪事本末》载："辛卯（阴历五月），大寒如冬，城中大疫，凡五十日，诸门出死者九十余万人，贫不能葬者不在是数。"史书认为当年是风寒疫病导致百万人死亡。东垣先生独不以为然，他在《内外伤辨惑论》中疾呼："此百万人岂俱感风寒外伤者耶？大抵人在围城中，饮食不节，及劳役所伤，不待言而知。由其朝饥暮饱，起居不时，寒温失所，动经两三月，胃气亏之久矣。一旦饱食太过，感而伤人，而又调治失宜，其死也无疑矣。"壬辰北渡后，东垣先生寓居山东东平、聊城达 12 年之久，期间专事于医，完成了脾胃学派的理论跃迁。

由上可知，补中益气汤专主脾胃气伤，恒见于辛苦劳役饥饱失常之人。其人气高而喘，身热而烦，脉洪大而头痛，口渴，兼有恶寒发热等症。饮食失节、劳倦过度、寒温不适，脾胃乃伤，元气不足，心火独盛。一方面，脾胃气虚，谷气下流于肾，心火得以乘其土位，见气高而喘，身热而烦，脉洪而渴等假阳明（热中）证。另一方面，脾胃之气下流，谷气不得升浮，无阳以护其荣卫，则不任风寒而生寒热等假伤寒（表虚）证。其兼夹寒热等症貌似外感风寒，实则大不相同。总之，脾胃气伤，阴火上盛，元气下流，既现假阳明之热中证，又现假表寒之表虚证，终归是内伤虚劳之病证。治之奈何？不足者补之，劳者温之，损者益之，以辛甘温剂，补其中而升其阳，甘寒泻其火则愈。甘温者芪、参、术是也，辛温者柴胡、橘皮、当归是也。

另一方面，补中益气汤"甘温除热"，所主劳倦内伤早期的热中证（虚火证）与外感热证大相径庭。《素问·调经论》曰："有所劳倦，形气衰少，谷气不盛，上焦不行，下脘不通，胃气热，热气熏胸中，故内热。"《脾胃论·饮食劳倦所伤始为热中论》曰："上一方（即补中益气汤）是饮食劳倦，喜怒不节，始病热中，则可用之。"究其根本，所谓热中即为虚火，虚火可补而收之。明·王绮石《理虚元鉴》曰："火者，虚火也。谓动于气而未着于形。其见于症，易升易降，倏有倏无。其发也，尽有燎原之势，或面红颊赤，或眩晕厥冒，种种不同。"我们再读原文"脾证始得，则气高而喘，身热而烦，其脉洪大而头痛，或渴不止"，乍一看，这是阳明经气分热证，其实不然。病人喘、热、烦等症忽发忽止，烦劳加剧，休养或下午可缓解，或燥热亢盛导致不能安卧休息。东垣先生在《内外伤辨惑论·辨证与中热颇相似》中也强调这一点，"始受病之时，特与中热外得有余之证相似，若误予白虎汤，旬日必死。此证脾胃大虚，元气不足，口鼻中气皆短促而上喘。至日转以后，是阳明得时之际，病必少减。若是外中热之病，必到日晡之际，大作谵语，其热增加，大渴饮水，烦闷不止；其劳役不足者，皆无此证"。东垣先生言之谆谆，补中益气汤主劳伤脾胃之热中证，即脾胃元气下陷，阴火上冲之虚火证，且不可误作阳明实热证。

三、辨脉证要点

（一）小建中汤脉证要点

由上可知，小建中汤主营阴内虚，寒邪内侵之正虚外感证，本方证常见于消化系统和心血管系统疾病，例如胃炎、胃溃疡、肠易激综合征、心律失常、房颤、心肌缺血等病。临床着力辨别有无营阴内虚和外感寒邪证。脉诊特点除了上述寸脉虚涩，尺脉浮紧之外，还可以表现为尺部脉软紧而迟。《伤寒论》曰："脉浮紧，法当身疼痛，宜以汗解之。假令尺中迟者，不可发汗。何以知然？以荣气不足，血少故也。"（50条）仲景只言尺脉迟，提示营血不足，不可以用桂枝汤辛温散邪，没有给出治疗方剂。后世医家庞安时明确提出荣血不足，感受外寒，当以小建中汤治之。《伤寒总病论》记载："前阳明病脉迟汗出多，微恶寒，宜桂枝汤，不责荣不足，盖尺脉长大而迟也。此若软紧而迟，不可汗，宜小建中汤。"又言"凡脉紧，病必无汗，唯濡而紧，病必自汗，勿误行桂枝，宜建中汤也""诸脉动数微弱，不可发汗，以上并宜建中汤"。庞安时将小建中汤脉诊概括为诸脉动数微弱兼有紧象，提示营阴内虚，荣血不足兼有外寒。小建中汤外证当形寒，面色灰白，或腹中拘急疼痛，或心中惊悸而烦等。细究之，其腹痛得热则减，遇寒加重，呈拘急挛缩样疼痛；其惊悸时发时止，虽烦而不燥，且气息短促；其舌色淡红或暗淡，苔薄白。总之，形色脉证合参均提示营血内虚，外受寒邪，方为使用小建中汤之证。

（二）补中益气汤脉证要点

补中益气汤临床运用需把握如下几方面。首先病人要有辛苦劳倦内伤脾胃的病史或诱因。此类病人往往生活艰辛，风餐露宿，朝不保夕，形体多瘦弱；或者素来体质羸弱，饮食衰少。脉诊往往呈现左手关脉或关前盛大而滑，但重按无力而空虚的脉象。这一点是与阳明气分实热证的辨证要点，不任重按提示元气虚于里，盛大而滑提示阴火上冲，气耗于外。补中益气汤甘温升提元气，方中人参大补元气，挽大厦之将倾；黄芪有镇浮定乱，返本还元，统气摄血，实表充里，种种固本收功之用；白术苦温化湿而助脾运化。以上诸药大补脾胃元气，使阴火自降，浮大之脉自可收敛而充实。外证特点虽曰气高喘，但一定是喘促而短气，言语低弱而断续，或语声前高而后低；虽身热而烦，多为燥热不宁，或低热，劳作热发，静卧热减，或下午热减而安卧；虽口渴不止，但一定不欲饮冷水，或不多饮，其舌必淡，种种病象均提示虚火之证。又有周身畏风恶寒，得厚衣被可缓解，均是中气不足，卫表不固之征象。如果气虚兼有表寒证，则可见憎寒壮热，下午及入夜热甚，脉多细弱兼有紧象，此为人参败毒散证，当补气托里透散寒邪，临床尤当留意。

三、小结

小建中汤、补中益气汤两方为临床调补中焦的常用方剂，一方养营血而透散寒邪，一方补脾气而降阴火。一方主营血虚，寒邪内侵，兼主血虚惊悸；一方主脾气虚，虚火上犯，兼主表虚寒热。临床中着重从色脉症几方面详细辨识，抓住两方外感、内伤的病机本质，可灵活运用。

从《伤寒论》方后加减总结仲景用药规律

河南中医药大学第一附属医院脾胃肝胆病科　郭敏　刘光伟

河南中医药大学第一附属国资科　史东萍

《伤寒论》为医林之祖张仲景所著，仲景立三百九十七法，一百一十三方，言简刚中，从临证加减中可窥一斑，有研究认为《伤寒杂病论》的药物学内容，极有可能参考《神农本草经》。在《伤寒论》中共涉及 10 个条文 8 个方剂后注示药物加减：桂枝加厚朴杏子汤、小青龙汤、小柴胡汤、白散、真武汤、通脉四逆汤、四逆散、理中丸，所以本文研究结合《神农本草经》（下文简称《本经》），与《伤寒论》的条文互参，阐释其常用的几种药物的作用，以期窥探医圣用药之奥妙。

一、杏子、厚朴降肺气以治喘满

在《伤寒论》第 43 条"太阳病，下之微喘者，表未解故也。桂枝加厚朴杏子汤主之"，第 18 条"若喘家作，桂枝汤加厚朴、杏子佳"。说明厚朴与杏仁皆为治喘之要药。《本经》载杏子"味甘，温。主咳逆上气……"，厚朴"味苦，温。主中风，伤寒，头痛，寒热，惊悸……"。杏仁下气，降肺逆气，故可治肺气上逆之喘；然厚朴之治喘，从黄元御《长沙药解》谓厚朴"入足阳明胃经，降冲逆而止嗽破壅阻而定喘，善止疼痛，最消胀满"为佐证，可知厚朴味苦，为降逆平喘之要药。且厚朴、杏仁两者均性温，故更适合治疗因寒邪闭肺导致的肺气不降，上逆作喘之证。

二、栝楼根清热生津止渴

《伤寒论》第 40 条的小青龙汤证后附有"若渴，去半夏加栝楼根三两"。96 及 266 条的小柴胡汤后"若渴，去半夏，加人参，合前成四两半，栝楼根四两"。渴者，病因多为津少或痰饮阻遏等津液不能上承所致，结合这三处条文，均有去性燥之半夏，可知此处的口渴多为津伤所致，栝楼根又名天花粉，《本经》曰："味苦，寒。主消渴，身热，烦满，大热，补虚安中，续绝伤。"栝楼根性寒，入足少阴肾经、足太阳寒水膀胱经、手少阴心经，膀胱者，为州都之官，主津液，如火热之邪盛，则津液枯而病渴，栝楼根以清热除烦止渴，因此临床中见诸如火盛伤津导致的口渴、心烦等症，均可用栝楼根。

三、栝蒌实清热祛痰去胸中烦

同样在96、266条的小柴胡汤后注有"……小柴胡汤主之……若胸中烦而不呕者，去半夏、人参，加栝蒌实一枚"。栝蒌实与栝楼根属于同一种植物的不同部位，中医的象形思维下，栝蒌实切开后其形象肺，故其入肺经，如《长沙药解》谓其"味甘、微苦，微寒，入手太阴肺经。清心润肺，洗垢除烦，开胸膈之痹结，涤涎沫之胶黏，最洗瘀浊，善解懊恼"，又陶弘景的《本草经集注》中记载其有"主胸痹，悦泽人面"的作用。日常中常用于洗涤污渍，故其具有清除体内污浊、垢秽痰浊的作用，栝蒌实清热涤痰，泻火除烦，适用于痰火内扰之胸中烦。

四、半夏燥湿化痰以止呕

《本经》谓半夏"味辛，平。主伤寒，寒热，心下坚，下气，喉咽肿痛，头眩胸胀，咳逆肠鸣，止汗"，结合96、266条的小柴胡汤后注有"……小柴胡汤主之……若胸中烦而不呕者，去半夏、人参……"，在少阳证篇，明确提出若不呕者可去半夏，因半夏为祛痰之要药，呕者说明体内有痰饮可用半夏，不呕则体内无痰则无需用半夏；96、266、40条"若渴，去半夏"，上述三个条文提出，说明半夏之性燥伤津，故津伤时避免应用。

五、干姜温阳以治咳

在《伤寒论》书中所载113方中，24方用干姜，39方用生姜。但是《本经》并未将干姜与生姜细分，而是统将其功用总结为"辛，温。主胸满咳逆上气，温中止血，出汗，逐风，湿痹，肠癖，下利。生者尤良，久服去臭气，通神明"。至《伤寒论》的方中生姜、干姜同用，或是在或然证中去生姜加干姜者，可知干姜与生姜作用有异。干姜非生姜晒干之谓也，普遍认为采用老姜制作的为干姜。在《伤寒论》第96、266条小柴胡汤后所载"若咳者，去人参、大枣、生姜，加五味子半升，干姜二两"，316条真武汤后"若咳者，加五味子半升，细辛一两，干姜一两……，若下利者，去芍药，加干姜二两"，可见《伤寒论》中干姜治疗咳、下利；从病机分析来看，小柴胡汤中若咳者，为寒邪入少阳，导致寒热往来，寒多热少时，寒邪影响肺之宣发肃降，故见咳，此时加干姜以温肺，合五味子敛肺止咳；真武汤本为治肾阳虚水泛而设，此时见咳为阳虚，不能化气行水，导致水邪犯肺，上逆作咳，加干姜以温阳化饮止咳；肾阳虚则脾阳亦不足，故见脾虚寒而下利，此时取干姜温阳健脾之功，且在《伤寒论》中多用干姜与附子配伍治疗四逆证亦为干姜通过温脾阳以助附子温肾阳。又《伤寒论》第 306 条"少阴病，下利，便脓血者，桃花汤主之"，其中所用为干姜，亦取其温中焦，使脾脏恢复统血之功。因此临床运用干姜，只要抓住中阳不足、寒饮停胸的病机，不论出现咳逆、下利、出血等，都可采用干姜。

六、生姜外散风寒内止呕

63 个用姜的方剂中生姜占 39 个。生姜常与他药配伍发挥作用，如《伤寒论》中生姜与桂枝的配伍共有 25 次之多，且主要集中在太阳病篇，与桂枝的配伍不仅解表散寒，还可温通阳气。生姜另一个重要作用为止呕，孙思邈首推"姜为呕家圣药"，如 316 条在真武汤方后"若呕者，去附子，加生姜，足前为半斤"；317 条通脉四逆汤后"呕者，加生姜二两"；386 条理中丸后"吐多者，去术，加生姜三两"；这三个方所主的一个共同的病机为寒多，《伤寒论》中尚有寒邪犯胃、浊邪上犯导致的干呕吐涎沫的吴茱萸汤中重用生姜，故温中止呕必用生姜。另生姜亦有宣散水邪、醒脾开胃等作用。如真武汤为阳虚水泛之证，用生姜以辛温散水，故《长沙方歌括》提出"倘无水气，必不用半夏、生姜之辛散"；厚朴生姜半夏甘草人参汤主证为因过汗伤及脾阳，导致脾胃失于运，中虚气滞，方中所用生姜达半斤，与厚朴同量，具有辛窜醒脾的作用，配合厚朴等达到醒脾开胃，行气消胀之目的。

七、茯苓通利小便

《本经》载："味甘平，主胸胁逆气，优患，惊邪，恐悸，心下结痛，寒热烦满，咳逆，口焦，舌干，利小便。久服安魂，养神，不饥。延年。"386 理中丸方后"悸者加茯苓"，第 99 和 266 条小柴胡汤后"若心下悸，小便不利者，去黄芩，加茯苓四两"，318 条四逆散后"小便不利者，加茯苓五分"，均说明了茯苓通利小便，以治疗因水邪内停上凌心主导致的心悸；在 316 条真武汤方后的"小便利者，去茯苓"也反证了茯苓利水通利小便的作用。

八、白术健脾祛湿升清止渴利

《本经》记载白术"味苦，温。主风寒湿痹死肌，痉疸，止汗，除热，消食，作煎饵"。有人统计在《伤寒论》和《金匮要略》全部方剂中出现频次最高的即为白术，多达 30 次，其中在《伤寒论》中涉及的条文有 12 条，足以说明白术的重要性。结合 386 条理中丸后所记载的关于白术的加减应用，可以一窥仲景对于白术的运用宜忌情况："若脐上筑者，肾气动也，去术加桂四两。吐多者，去术，加生姜三两。下多者，还用术；……渴欲得水者，加术，足前成四两半。……腹满者，去术，加附子一枚。"从上述条文可看出，在理中丸的基础上去掉白术的有脐上筑者、吐多者及腹满者；需要加白术的有下多者、渴欲饮水者。可见在口渴及下利中可用白术，白术治渴主要利用升脾、增强太阴脾主升清、运化水湿以布散津液的功用，同时也有止汗之功，治疗因汗出过多导致的口渴，结合《本经疏证》"用术治渴，为呕吐者言之耳……伤寒汗出而渴者，用五苓散，风湿风水身重汗出恶风者，用防己黄芪汤，风湿相搏，骨节疼烦，汗出短气者，用甘草附子汤。方中皆有术，是白术止汗除热之明验也""下者还用术"。结合理中丸方证，此时为寒湿偏盛，以湿邪为主，"湿盛则濡泻"，故加健脾祛湿之白术。因此凡遇到因脾不升清、湿邪偏重导致的口渴下利等均为白术的适应证。从腹满及脐上筑时去白术，可考虑白术性壅滞；结合理中丸的方证，脐上筑者，为脾虚寒及肾阳不足，由太阴脾转为少阴肾病，肾气虚不能蒸腾津液，气化不行，故水气动而上冲，则见脐上筑筑跳动，此时再用白术则会壅滞气机，故去白术加桂枝以温阳化气，平冲降逆；腹满者，此时为寒邪凝滞导致的腹满，去壅滞之白术，加附子以扶阳散寒除满。从以上及《伤寒论》诸多条文可总结出，因白术性壅滞，在腹满、水气上冲脐上筑动时则不宜使用；在脾虚湿盛时则为白术的适应证。

九、白芍腹痛常用药

《本经》谓："芍药，生川谷，味苦平。治邪气腹痛，除血痹，破坚积，寒热，疝瘕，止痛，利小便，益气。"第 96、266 条小柴胡汤后"若腹中痛，去黄芩，加芍药三两"。141 条"假令汗出已，腹中痛，与芍药三两如上法"。317 条通脉四逆汤"腹中痛者，去葱，加芍药二两"。316 条原文中"少阴病，二三日不已，至四五日，腹痛，小便不利，四肢沉重疼痛，自下利者，此为有水气，……若下利者，去芍药"。以上条文均说明芍药在治疗腹痛方面的重要性，但真武汤方后也给出了芍药的用药注意事项，即下利者去芍药，说明芍药有利下作用，因此在治疗腹痛如合并下利时应注意。

十、牡蛎降胆气消胸痞满

《本经》曰："牡蛎味咸，平。主伤寒寒热，温疟洒洒，惊、恚、怒气，除拘缓，鼠瘘，女子带下赤白。"在《伤寒论》单用牡蛎者较少，有柴胡桂枝干姜汤、牡蛎泽泻散，以及小柴胡汤的加减应用中，96、266条小柴胡汤方后"若胁下痞硬，去大枣，加牡蛎四两"，该条文中特别强调了胁下痞硬时用牡蛎，考虑此种胁下痞硬非有形之物之积聚，为少阳经气不利所致，结合其余两个方剂的相应条文，均有胸满、胁下硬满等描述，故临床见两胁满痞硬不舒均可应用，诚如黄元御《长沙药解》曰"入手少阴心、足少阴肾经。降胆气而消痞，敛心神而止惊"。

十一、五味子酸收肺气以止咳

《本经》记载五味子"味酸，温。主益气，咳逆上气，劳伤羸瘦，补不足，强阴，益男子精"。五味子非化痰止咳类药，其发挥止咳作用是通过酸收之力，常与干姜合用，通过两者剂量的调整治疗各种咳嗽。在《伤寒论》中五味子常与干姜合用以止咳，分别为小青龙汤、小柴胡汤（若咳者，去人参、大枣、生姜，加五味子半升，干姜二两）、四逆散（咳者，加五味子、干姜各五分，并主下利）、真武汤（若咳者，加五味子半升，细辛一两，干姜一两）。因其味酸以收之，温以行之，不会因过于酸敛而有闭门留寇之弊，所以也有单用止咳，诚如《医学衷中参西录》中云："盖五味之皮虽酸其仁则含有辛味，以仁之辛济皮之酸，自不至因过酸生弊。"因此在出现咳嗽时，若偏于肺寒停饮者，五味子量小于干姜为宜，以发挥干姜温肺化饮的功效；若久咳肺气虚者，五味子之量宜大于干姜，主要用五味子来益肺止咳。《伤寒论》在治疗咳嗽、咳痰、喘满等症时，不论表里、寒热、虚实，尤其在方后加减应用时，五味子应用特点尤为明显，往往直接是若咳者，加五味子，也体现了仲景"病皆与方相应者，乃服之"。

十二、桔梗升提利咽喉

《本经》记载桔梗"味辛，微温"。317条通脉四逆汤后文"咽痛者，去芍药，加桔梗一两"。结合清代王子接《绛雪园古方选注》："桔梗味苦辛，苦主于降，辛主于散，功专开提足少阴之热邪。佐以甘草，载之于上，则能从肾上入肺中，循喉咙而清利咽嗌。"可见桔梗除升提之外尚有利咽之功。

十三、人参益气生津

《本经》中将人参列为上品，"味甘，微寒。主补五脏，安精神，定魂魄，止惊悸，除邪气，明目，开心益智。久服，轻身延年"。《伤寒论》中涉及人参的条文有29条，其中方后加减涉及的有317条通脉四逆汤"利止脉不出者，去桔梗，加人参二两"。386条理中丸方后"腹中痛者，加人参，足前成四两半"。96及266条小柴胡汤后"若渴，去半夏，加人参，合前成四两半，栝蒌根四两"。说明利止脉不出者为气随津脱，气津两伤之表现；渴者在小柴胡汤后为邪热伤津所致，故两种情况下均用人参益气生津；理中丸主治中焦虚寒所致霍乱，此时腹痛为吐泻津伤，不能濡养脏腑，不荣则痛，故增加人参以益气养津。

小柴胡汤后还提及了哪些情况下去掉人参"若不渴，外有微热者，去人参，加桂枝三两，温覆取微汗愈。若咳者，去人参、大枣、生姜，加五味子半升，干姜二两。""若胸中烦而不呕者，去半夏、人参，加栝蒌实一枚。"不渴，外有微热说明津液未伤，加桂枝等说明仍有表证，咳者为肺为邪气所伤，失于肃降，胸中烦而不呕为邪热内扰之象，此三种用人参均有闭门留寇之弊，故弃之不用。因此临床上主要将人参用于呕吐、腹泻等体液大量丢失的气津两伤之证。

十四、葱以通阳

《本经》记载葱"可作汤，主伤寒，寒热，出汗，中风，面目肿"。又《雷公炮制药性解》曰"又主通中"，结合 317 条通脉四逆汤后"面色赤者，加葱九茎"。此时面色赤指的是下焦阴盛格阳所表现出的虚阳外越的面赤，而不是实热，故加葱以通阳。

小结

清代柯韵伯："仲景之道，至平至易；仲景之门，人人可入。"仲景用药精炼刚正，在每一个方后的加减中蕴藏着的病机，后学者必得细细揣摩，反复实践，尚能与仲景之意合，如不见其后病机，单纯见症治症，必违医圣之旨，如此药证对应在临床运用中方能得心应手。

浅析《傅青主女科》之血崩

杭州市临平区中西医结合医院妇产科　朱燕

傅山是明末清初著名的医家，其著作颇丰，流传数百年的《傅青主女科》是我国中医妇科学史上传世之作，该书在医界享有盛誉，遵古籍理法，重脏腑虚实，辨气血虚衰，继前人经验，创传世之验方，诚如顾炎武颂其"是集精于方药，理明词简，即令不知医之人读之，亦了如指掌，诚医林不可不有之书也。"崩漏是指经血非时而下，或量多如注，或淋沥不净，前者称为崩中，后者称为漏下，血崩属妇产科常见病，重者危及生命，《竹林寺女科》记载"崩乃经脉错乱，实系冲任伤损，不能约束经血而然"。《素问》记载"阴虚阳博谓之崩"，认为崩是由阳盛阴虚而致病。该书上卷血崩治疗共有七篇，用药严谨，疗效显著，给后世留下丰富的经验。本文就对《傅青主女科》血崩证的特点分析如下。

一、审证求因，随证用药

《傅青主女科》血崩证分为七篇，傅山认为治疗血崩时需了解疾病发病的原因、发展及结局，如《素问·阴阳应象大论》指出"治病必求于本"。如血崩昏暗篇"人莫不谓火盛动血也，然此火非实火，乃虚火耳"，指出其病因病机为虚火，所以加大熟地补阴药于止崩之法，配伍当归养血。如年老血崩篇"天葵匮乏及不慎房帏"，以当归、黄芪、五味子、熟地、山茱萸养阴增液。郁结血崩篇"妇人怀抱甚郁，口干舌渴，呕吐吞酸"，指出患者血崩因平素肝气郁结，以柴胡、炒白芍平肝开郁。闪跌血崩篇"妇人有升高坠落，或闪跌受伤，以致恶血下流"，指出血崩因有外伤所致，致瘀血不畅，血行不畅而血崩。

二、重脏腑

脾气具有调控统摄血液正常运行的功能，脾气旺盛，则血液正常运行于血脉内；脾气虚衰，则血失统摄以致血溢脉外。《金匮要略编注·下血》："五脏六腑之血，全赖脾气统摄。"脾为后天之本，为气血生化之源，主运化水谷精微以输送至全身，营养全身各脏腑，脾气旺则百病难生，如《脾胃论·脾胃盛衰论》："百病皆由脾胃衰而生也。"肾为天癸之源，肾气充盛，天癸按时到来，若肾气渐衰，天癸亦渐竭，月经紊乱乃至断绝。肾为冲任之本，肾气盛则冲任盛。肾精育肾气及阴阳，为五脏阴阳之本，《傅青主女科》"精本于肾"及"经水出诸肾"。肝主疏泄并具有藏血功能，肝气的疏泄作用调畅气血运行，若肝气郁结，则血行障碍。肝藏血，调节血量，若肝气亏虚，统摄无力，则血液妄行；若肝阴亏虚，则出血不止；若肝火偏旺，灼伤血脉，则迫血妄行。如《血证论·脏腑病机论》："肝属木，木气冲和条达，不致郁遏，则血脉通畅。"肾为先天之本，脾为后天之本，两者互促互助，肝为女子之先天，肝脾肾三脏又互相影响。如血崩昏暗篇固本止崩汤，滋补肝脾肾三脏，熟地黄补肝血养肾阴，当归补血，黄芪、炒白术健脾益气。如年老血崩篇加减当归补血汤，巧用桑叶滋肾阴。少妇血崩篇固气汤以人参、黄芪补气健脾，熟地黄、山萸肉滋肾养阴。郁结血崩篇重用肝经药，柴胡、炒白芍平肝开郁，生地黄、牡丹皮清肝热、养肝体。

三、调气血

气为血之帅，血为气之母。气血互根互用。血崩时大量出血，气亦随血液消耗。如血崩昏暗篇"盖血崩而至于黑暗昏晕，则血已尽去，仅存一线之气，以为护持。若不急补其气以生血，而先补其血而遗气"，固本止崩汤重用黄芪、人参补气生血。少妇血崩篇用当归补血活血，重用人参补气，两者合用补气生血，熟地黄与白术相伍，熟地补血，白术补气，气血相生，傅山用固气汤补气摄血。如其所述："已去之血，可以速生，将脱之血，可以尽摄，其最妙者，不去止血，而止血之味，含于补气之中也。"

四、用药精纯

血崩篇共立治崩7方，约30余味药。方中组方精简，配伍严谨，主次分明，用药纯和，药味精良。当归是傅山用药较频的一味药，补血行血，补血者重用，行血者少用。傅山善于运用药对，提高了治疗效果，如固本止崩汤方中，当归配黄芪补气，黄芪主补气，当归补血，配伍使用补气生血。人参配黄芪，补气益肺，人参配白术，益气健脾，熟地配山萸肉，滋肾益精，熟地配当归，养血调经。傅山对引经药运用巧妙，血崩昏暗篇，黑姜引血归经，补中又有收敛之妙。交感血出篇，黄柏、荆芥穗为引，黄柏引凤精出于血管之外，荆芥穗引败血出于血管之内，黑姜以止血管之口。傅山喜用炭类止血，如用荆芥炭，血热者加用贯众炭等。傅山善用炮制药，血崩七篇中药物几乎都经过严格的炮制，如炒、蒸、研末、去皮、酒洗等。当归酒洗，增强其活血之力；白术经过炒焦后则可增强其健脾益气的作用；山茱萸、熟地经过蒸制后可增其养血滋肾之功效；白芍经过醋炒后既可当引经药入肝经，又可增强其疏肝解郁之功效；生姜经过炒制成黑姜，可引血归经。傅山亦善用车前子，认为"利水与窍，水利则血管亦利"。

综上所述，《傅青主女科》治疗血崩遵古而不泥古，以其独特的见解辨证论治，如祁尔诚为《傅青主女科》序："谈症不落古人窠臼。"傅山治疗血崩强调辨证求因，重视肝脾肾三脏的生理功能，重视气血调和，遣方用药精准，药味量少精专，力专效宏。《傅青主女科》治疗崩漏理论精辟，以其独特的见解，药方精良，用药精简，疗效显著，备受医家推崇，被称为妇科之经典。

谈经方性味归经的方性量化

郑州市中医院科教科　寇冠军　杨宁

上海市中医医院药物临床试验机构办公室　吕祥

狭义经方指《伤寒杂病论》中的方剂，经方药少而精、药专力宏，被后世尊称为"方书之祖"。有报道《伤寒论》中经方用药共计 82 味，平均单剂药味数 4.18 味。经方药味和药量亦十分考究，因此，临证中使用经方多合方。有学者提出经方也存在"剂量阈"和"治疗窗"的概念。考虑患者的体质因素，经方的 1 两等于 3~15.6g，这样一个宽泛的范围内都能产生明显疗效。但单味药物与复方的剂量阈和治疗窗可能有所不同，这促使我们思考临证中运用经方时，如何根据病情精确药物剂量达到最佳疗效。

一、经方的性味和归经

药物的性味归经是决定药物功效的基础，处方离不开单味药物（除一味药物的方），临证中处方是药物按最佳配比共同针对病机治疗的方法。《黄帝内经》中方剂传统配伍原则，可分为四类：①根据汗、下、补、泻等法来制缓、急、奇、偶方，执法以制方、以法统方；②以病证为依据的方证对应；③根据药味多少衍生的君臣佐使配伍理论；④性味配伍，包括五脏苦欲配伍、六气淫胜配伍等。目前临证中，经方配伍使用较多的是辨病辨证后确立治则和治法，进而遣方用药。该方法多用治法功效而忽略处方的整体性味，使用中存在药物多而相互牵制，分量减而药味渐多的现象。

有文献记载中药目前有 6008 味，而经方中用药不过一二百味。经方寒热药物并用的处方煎煮后是协同还是牵制，则完全依靠配伍后起效活性成分的相互作用，以衡量处方的整体性质。从单味药到经方药对、整体处方分析，进而深入探讨经方使用中可能的方剂结构，或许可作为方性分析的切入点。如桂枝剂、柴胡剂、附子剂等，仅《伤寒论》中桂枝汤类就有 21 个方，多为桂枝汤为底方进行加减或合方；

再如柴胡汤类有大小柴胡汤、柴胡加芒硝汤、柴胡桂枝汤、柴胡桂枝干姜汤、柴胡加龙骨牡蛎汤、四逆散等 7 个方，均为基础方上的化裁，但又蕴含着经方性味归经配伍的方剂结构思想。

二、经方的五味即方性

经方本质特征在于气化理论，《素问·阴阳应象大论》云："气味辛甘发散为阳，酸苦涌泄为阴"。太阳病篇的麻黄汤、桂枝汤、小青龙汤以辛甘温药为主体，阳明病篇三承气汤以大黄为主药起到酸苦涌泄的作用。小建中汤之甘补脾，酸枣仁汤之酸入肝安眠。治疗上焦的经方中多有辛味；治疗中焦的经方以脾胃升降为主，多有半夏、生姜、炙甘草、人参四味，如半夏汤类方；治疗下焦的经方多以苦酸为主，如黄芩汤、承气汤等。从单味药到经方药对和药组、经方合方，可以逐步明晰方性研究。经方中的方剂也像药物一样，有相对固定的偏性和功效主治，使用经方一般需要多个处方加减化裁，笔者认为经方方性至少要包括作用的部位、温凉程度、润燥程度等维度。经方处方性质或偏性可以参考中药理论，从温、凉、补、泻、升、降、收、散、润、燥等维度进行分解考察，赋予一定的值量化处方整体的情况，这样明确经方方性可以使临床组方更加精确恰当。

三、借助计算明确方性

要精确分析经方的方性，可借助计算机作为辅助工具，但这与计算中药学不尽相同。临床上以经方处方整体性质为着眼点，以整体寒热温凉、升降浮沉、收散润燥等为最终考量。

目前中医药研究的计算机平台使用包括贝叶斯网关联规则、聚类分析、关联规则、熵聚类、隐结构模型、中医传承辅助系统等算法或软件，聚焦症候因子分析、核心药组、药物组合、创制新方等数据挖掘方法。人工智能（artificial intelligence，AI）已成为我国的国家战略，新一代 AI 在智能医疗装备等领域得到广泛应用，并在各方面影响中医药的发展。在人工智能时代运用经方可能会遇到挑战，集中体现在选方用药的合理规范性、药证合拍的程度等。因考虑经方配伍严谨，强调原方、原量（或原比例），组方严密。故尝试研发综合人工智能网络（artificial neural network，ANN）、蒙特卡洛搜索树、策略神经网的经方方性软件平台，对运用经方治病给出决策。其核心思想是深度机器学习，智能算法给出最优解，从海量经方数据库中形成契合病症用方的逻辑思维过程，根据病情给出最佳方性的经方处方。简而言之，借助计算机人机交互实现有最佳方性的经方方药。

四、名医验案佐证理论

如刘渡舟医案：魏生诊治一妇女，嗳气频作而心下痞闷，脉来弦滑，按之无力。辨为脾虚肝逆、痰气上攻之证。旋覆花 9g，党参 9g，半夏 9g，生姜 8 片，代赭石 30g，炙甘草 9g，大枣 3 枚。服三剂效果不显，请刘老会诊，视方证无误，将生姜剂量增至 15g，代赭石减至 6g，嘱再服三剂病竟大减。刘老分析认为饮与气搏于心下，非重用生姜不能开散。代赭石能镇肝逆，使气下降，但用至 30g 则直驱下焦，反掣生姜、半夏之肘，而于中焦之痞则无功，故减其剂量则获效。旋覆代赭汤方性分析：该方有温、凉、补、升、降、收、散等因素。药对分析可知：旋覆花合代赭石，辛咸苦寒配伍降逆止呕；半夏合生姜，辛温配伍化痰止呕相畏相使；生姜合大枣，辛温甘温配伍养脾胃和营卫，该方的结构包括小半夏汤、甘草干姜汤。整体看虽然处方的方性为辛温，但代赭石苦寒使方性辛温属性降低，药力沉降，升减降增导致药过病所。刘老调整姜赭用量，方性偏温，化饮治本，不但可降逆且温性增加，处方药物归经入中焦脾胃故获效。若借助智能软件根据患者病情量化计算，或可首诊取效。

综上，经方方性是以经方药性配伍为基础，需借助计算机量化而实现的初步构想。因经方药专力宏，组方严谨，使得临证中根据病情量化方性有了可能，借助人工智能数据平台模拟运算，给出最佳治疗使方性与病症相契合。以经方为基础的方性研究，也可以为中医方剂的量化研究提供参考。

天癸"四至"理论在溃疡性结肠炎分阶段辨证使用经方探讨

河南中医药大学第一附属医院　韩捷　吴雪华　王文倩

天癸"四至"理论在溃疡性结肠炎分阶段的辨证使用经方可明显提高治疗本病的疗效。湿热蕴结大肠可归属于至液天癸，临床中采用经方白头翁汤加减内服联合七炭方（由于是采用七位药的炭制品配伍，因此又称七炭方）灌肠，有效克服了原药物在使用中的不足，可明显缓解患者的临床症状，以进一步促进溃疡的修复。临床应用葛根芩连汤加减内服具有健脾止泻、清热化湿的功效，针对湿热留恋阶段，清肠化湿，扶正健脾；健脾栓具有健脾止泻、清热止血之功能，使用方便、疗效好，脾肾亏虚归属于至气虚弱天癸，采用山前汤合类四神丸。至神天癸贯穿于整个溃疡性结肠炎发展始终。

溃疡性结肠炎（UC）是以大肠黏膜和黏膜下层炎症为特征的病因不明的慢性常见疾病，特点为持续性或反复发作的黏液脓血便、腹痛、腹泻和里急后重，该病具有病程漫长、反复发作的特点，目前西医治疗主要采用氨基水杨酸制剂、糖皮质激素或者免疫抑制剂和生物制剂，虽能暂时缓解，但患者长期大量应用上述药物副作用较大，减量或撤除易致病情复发，治疗困难，效果不佳。近年来运用中医理论指导溃疡性结肠炎的治疗取得良好疗效。笔者基于"天癸四至"理论分阶段治疗溃疡性结肠炎效如桴鼓，现阐述如下。

一、天癸四至理论的概念

（一）天癸的传统概念

天癸为生殖功能盛衰的决定因素，为中医学生殖生理、病理以及疾病的诊断、治疗奠定了理论基础。

天癸的生理问题，一是决定生殖功能的强弱；二是人的第二性征都和天癸有关系，都和肾气有关系。天癸是肾脏之精髓所化，叫天一之癸水，所以与肾精关系最密切。同时，冲为血海，任主胞胎，对妇女的生殖功能至关重要。因此，妇女的生殖功能尤其与冲脉、任脉有密切关系。而冲脉、任脉能够发挥其在生殖方面的作用，取决于天癸。

（二）天癸四至理论的提出

人体除五脏六腑、气血精津液之外，必还有其他特殊物质，担负着独特的调控和激发人体的作用，而《内经》提出的"天癸"就是一个例子。

《素问·上古天真论》虽提出了天癸，但"言而未尽"，而历代医家对天癸的诠注，"总不离乎肾中精气，囿于生殖之精"。

著名老中医陆拯教授深入探讨天癸的来源、种类、分布部位、具体功用，系统阐述天癸病证的特殊主症、临床表现、证候特点、治疗方法、专门药物等，从而创立了天癸四至理论体系。

（三）天癸"四至"理论包括至神天癸、至气天癸、至液天癸、至精天癸

四至天癸分别化生于不同脏腑，各自具有独特的功用，共同组成了完整的天癸体系。至神天癸为诸天癸的"总领"，既能主宰多种天癸的化生和调节，又能协调五脏六腑、气血百脉，具有调控情志、思维、记忆、睡眠、生长发育等生命活动的功能。至气天癸善于升发，性偏于刚，能促进五脏六腑、四肢百骸、筋骨血脉保持健壮。至液天癸性偏柔和，善于促进气血不断化生，保持津液输布有序。至精天癸分阳精天癸与阴精天癸，分别促进男、女的生长发育，并相互制约保持阴阳平衡。

二、溃疡性结肠炎分阶段治疗

（一）中医"分阶段"理论的提出

笔者在长期的实践中认为，溃疡性结肠炎病机演变过程主要有 3 个典型时期，即湿热蕴积大肠（湿热证）；慢性间歇发作期，为脾虚湿热并存（虚实夹杂）；慢性持续严重期，为脾肾气血俱亏（虚证）。

溃疡性结肠炎湿热蕴结大肠阶段，湿热阻滞气机，形成气滞、湿阻、湿热互结，日久必有"瘀"的存在。《丹溪心法》指出："血受湿热，久必凝浊。"湿热从燥化火，湿郁不化，热遏不宣，湿热内蕴，由气伤血，血分郁热，热伤血络，离经之血不去而成瘀，或湿热化燥深入营血，血败肉腐成瘀，遂发为痢疾。

在脾虚湿热共存阶段，随着病程的延长，脾虚逐渐占据主导地位。脾虚是本病的发病之本，湿热是发病之标。湿热之为患，其性黏腻，湿热相搏，迁久不愈。

《诸病源候论》："凡痢皆由荣卫不足，肠胃虚弱，冷热之气乘虚客于肠间，虚则泄，故为痢也。"

溃疡性结肠炎患者久病不愈，进入脾肾气血俱亏阶段。泄泻日久，阳气耗伤，脾胃运化水谷精微不足，肾失所充，则导致肾虚发生，即"痢久则伤肾"。肾阳不足，命门火衰，火不生土，大便不固。

（二）"序贯治疗"理论的提出

笔者认为活动期湿热蕴积大肠阶段宜采用"清利肠间湿热，佐以活血化瘀"。西医学所谓的炎症表现与中医学"湿热""血瘀"有密切联系，故而治疗上可以互通。

临床治疗4周后，病情大抵可进入脾虚湿热阶段，在此阶段可序贯采用"健脾以胜湿，举陷以降浊"。脏腑之间存在相互依存、相互资生、相互影响的关系，它们之间如有一脏腑发生病变，也会影响其他脏腑。溃疡性结肠炎发病日久，清气不升，浊气不降，最关键在于清升而后浊降，盖欲降而先升。

脾肾气血俱亏阶段采用"温脏清腑，寒热并用"。叶天士《临证指南医案·滞下门》中云："脏阴有寒，腑阳有热。"脏之寒与热，有孰轻孰重之殊。而前者是在脾抑或在肾，或是脾肾通病。后者是湿热、血瘀、食积等何者偏重，须审慎辨别。

三、天癸"四至"理论在溃疡性结肠炎分阶段的辨证经方使用

（一）湿热蕴结大肠可归属于至液天癸

至液阻滞致脾虚湿阻，多由素体肥胖，至液阻滞，至气失和，致脾胃运化受损，湿邪内阻，湿从寒化，则寒湿内停，湿从热化，则湿热内滞，均可引起大便泄泻。症见大便泄泻，粪便溏薄，兼或脘腹不适，按之濡软，纳食减少，舌苔薄白腻，脉象多濡。

笔者在临床中采用经方白头翁汤加减内服联合七炭方灌肠有效克服了原药物在使用中的不足，可明显缓解患者的临床症状，以进一步促进溃疡的修复。其中白头翁汤清热解毒、凉血止痢，对于溃疡性结肠炎伴有腹痛，里急后重，下利脓血，赤白相兼，赤多白少等症状有明显的缓解作用。现代药理研究表明，白头翁汤能不同程度地增强机体免疫力，增强网状内皮系统的吞噬功能，对细菌毒素具有解毒效应。此外能够保护肠道黏膜，并对大肠杆菌、痢疾杆菌有明显的抑制作用，并经临床试验验证，白头翁汤安全有效。七炭方因制炭可止血，用于各种血证，中医学认为

"红见黑则止"，所以止血药物制成炭，可增强其止血效果。一些难以煎出有效成分的药物，制炭后一半炭化，另一半所谓"存性"，这样药物变得松而脆，有效成分容易煎出。此外止血药物制炭后固涩力更强，用于赤白痢疾的疗效优于生用；并且利于患者保留，并经临床试验证明，七炭方使用安全，疗效好，是治疗溃疡性结肠炎的有效药物。综上，白头翁汤加减内服联合七炭方灌肠针对湿热蕴积大肠阶段的溃疡性结肠炎，不仅能够清热化湿，凉血止血解毒，又可内外兼治，气血同调。

（二）脾虚湿热期归属于至气天癸

至气不畅致肝脾失调，多因情志郁结，至气不畅，至神不和，致肝失条达，气机不调，脾受其侮，运化失常，遂致大便泄泻。症见泄泻腹痛时缓时剧，随情志变化而改变，兼有胸胁胀闷，嗳气频作，饮食少思，夜常少眠，舌淡红，脉多弦。

笔者认为由于溃疡性结肠炎缓解期脾虚湿热阶段据其临床表现与"久泻""久痢""休息痢"类似，且现代研究表明溃结时发生的结肠黏膜上皮的基本病变如黏膜水肿、黏膜出血及黏膜溃疡均与脾的功能失调密切相关，故脾虚是溃结的基本病机所在。《景岳全书》："若饮食不节，起居不时，致脾胃受伤，则水反为湿，谷反为滞，精华之气不能输化，乃致合污下降而泻痢作矣。"因此运用健脾清肠法不仅能使脾气得复，运化有权，分清别浊而泄泻渐止；而且溃疡性结肠炎作为一种自身免疫性疾病，多与自体免疫反应有关。现代药理证实，无论是健脾益气的药物，还是清热化湿的药物，皆能抑制致炎因子与炎症细胞分泌，清除自由基，保护胃黏膜，且具有抗乙酰胆碱及抗组胺作用，还能促进细胞合成代谢，改善微循环。

笔者从中医理论出发，结合张景岳"其病本不在广肠，而在脾也"及李用粹"恶血不行，侵入肠间而成痢疾，当祛瘀"等理论，从中医辨证出发，抓住脾虚、湿热等病理因素，临床应用葛根芩连汤加减内服具有健脾止泻，清热化湿的功效，针对湿热留恋阶段，清肠化湿，扶正健脾；健脾栓具有健脾止泻、清热止血之功能，使用方便、疗效好，该栓剂还能附于溃疡表面使局部黏膜免于再损伤；另外通过肠道对药物有效成分的吸收，起到调整机体免疫平衡及肠道内菌群平衡等功能，从而起到全面整体的预防治疗作用。综上，葛根芩连汤内服联合健脾栓针对脾虚湿热阶段，可起到清肠化湿，扶正祛邪的作用。针对脾虚的发病根本，补益脾胃，健运脾土，顾护大肠，同时清除肠道的湿热邪气，能够促进受损肠道黏膜的修复和结肠溃疡的愈合；此外清肠化湿的治疗方法针对湿热的发病之标，能够有效抑制肠道炎症反应，促进肠黏膜的修复，恢复肠道功能，是治疗溃疡性结肠炎脾虚湿热阶段行之有效的治法。

（三）脾肾亏虚归属于至气虚弱天癸

至气虚弱致脾肾亏虚，多为禀赋不足，或久病体弱，或年老体衰，至气虚弱，致脾肾亏损，肾虚不能温脾，运化无权，大肠虚滑，而成大便泄泻。症见大便时溏时泻，经久不愈，或黎明前腹痛泄泻，泻后则安，兼有畏寒肢冷，腰膝酸软，舌淡苔白，脉象沉细。

溃疡性结肠炎患者久病不愈，进入脾肾气血俱亏阶段。泄泻日久，阳气耗伤，脾胃运化水谷精微不足，肾失所充，则导致肾虚发生，即"痢久则伤肾"。肾阳不足，命门火衰，火不生土，大便不固。"劳者温之，损者益之"，运用温肾固涩法治疗往往起到较好的效果。研究表明，溃结的发病可能是感染、食物过敏等因素作用于宿主的免疫系统，由于遗传的易感性，使免疫应答调节异常，反馈机制失调，从而导致持续和明显的损伤。而遗传素质和免疫失调均与中医"肾"的关系十分密切。肾主藏精，主生殖，先天禀赋差异主要归于"肾"，而"肾"特别是"肾阳"与神经内分泌关系密切，通过长期补肾，可以影响神经内分泌免疫网络，调节激素、神经递质、细胞因子的变化与基因的表达，从而影响活性物质的释放，改善机体的免疫失衡状态。

针对脾肾气血俱亏阶段，笔者采用山前汤合类四神丸治疗。山前汤由生山药、熟山药、生山楂、熟山楂、生车前子、熟车前子组成，具有健脾补肾、涩肠止泻之功。笔者根据久病溃疡性结肠炎脾肾阳虚的病机，若使用传统的"四神丸"，用之过久则有滋腻之弊，故使用导师独创的"类四神丸"。方药组成主要有煨肉豆蔻、丁香、木香、木瓜。其中煨肉豆蔻为君药，具有温脾肾、涩肠止泻之效；丁香温中助阳散寒；木香理气和胃，调中止痛；木瓜疏肝化湿和胃。治疗上既能起到健脾补肾的作用，又防滋腻碍胃之弊。其配伍之妙，温补同用，脾肾同治，温涩并用。

（四）至神天癸贯穿于整个溃疡性结肠炎发展始终

至神失和致寒热错杂，多因情志不舒，至神失和，至液不调，致寒热错杂，脾胃气机升降失常，大肠气化不利，传导失司，而成泄泻、便秘交替出现，或肝旺乘脾，肝脾失和致泄泻，或肝气郁滞，久郁化火，致肠失濡润，或脾虚不能为胃行津，久则津伤肠燥致便秘。症见腹泻、便秘交作，或便下黏液，或夹泡沫，或解而不爽，便前腹痛，得便即缓，兼有腹胀肠鸣，口苦，舌暗红，苔白腻，脉弦细或弦滑。

四、天癸"四至"理论对溃疡性结肠炎的意义

在天癸"四至"理论指导下认识溃疡性结肠炎的发病，可以在病机认识上深化对本病的认识。首先，需认识到天癸是一种与气血精津液不同的物质，其具有很强很独特的作用，除生殖作用外，人体的生长发育、体质的强弱和生命的长短均与天癸有着密切的关系。从天癸辨治并不局限于某一疾病，运用天癸理论指导治疗溃疡性结肠炎具有重要实用价值。其次，需认清"四至"天癸与引起本病的各脏腑生理病理之间的关系。至神天癸源于脑系，对脏腑功能具有统领作用，包括脾主运化、肝主疏泄、肾主摄纳等均与至神天癸密切相关，至气天癸、至液天癸主要产生于脑系和肾系，能维持和激发脏腑的正常功能，促进气血津液的正常输布。

经典名方在动脉硬化性心血管疾病中的应用

首都医科大学附属北京中医医院心血管科　苏醒　尚菊菊

　　动脉粥样硬化性心血管疾病因其高发病率、高致残率及高病死率已成为全球重大公共卫生问题。近年来，作为中医学术与临证精华的经典名方治疗动脉硬化性心血管病备受关注。本病病机重在虚、痰、瘀。痰浊是动脉粥样硬化早期致病因素，瘀血是动脉粥样硬化中晚期重要病理产物，虚证贯穿本病的始终，肾虚是始动因素。本病常见瓜蒌薤白半夏汤证、血府逐瘀汤证、大柴胡汤证、肾气丸证等，临床只要抓住方证的关键指征，就可用经典名方有效防治动脉硬化性心血管疾病。

　　随着社会经济发展，现代社会生活方式及饮食结构的改变，心血管疾病因其高发病率、高致残率及高病死率已成为全球重大公共卫生问题。根据 WHO 调查，由动脉粥样硬化引起的心脑血管疾病，其发病率与死亡率已居全球首位。根据《中国心血管健康与疾病报告 2020》，心血管病发病率仍持续增高，心血管病仍是我国城乡居民死亡原因的首位。近年来，西医学在心血管疾病的治疗理念与手段上取得进步，部分患者虽然理化指标达标，但心悸、气短、失眠、活动耐力下降等影响生活质量的症状仍未得到改善等问题，严重影响了患者治疗的依从性。经典名方是经过历代医家反复临床应用并验之有效的方剂，是中医药治疗疾病的重要组成部分。经典名方具有病证同治，多组分，多靶点，整体综合调节优势，在心血管病的治疗中具有改善临床症状、延缓疾病演变、改善预后的独特优势。本文将动脉硬化性心血管疾病的中医认识及其常用经典名方防治策略阐述如下。

一、中医学对动脉硬化性心血管疾病的认识

　　动脉粥样硬化（atherosclerosis，AS）是心血管疾病发生的最根本病理改变之一，是由脂质代谢异常导致的以血管内皮细胞损伤、氧化应激、炎症反应为主的动脉系统复杂的病理过程。在中医学中，虽然没有"动脉粥样硬化"之病名，但其表现和临床特点在中医古籍中早有描述，如"脉痹""胸痹""真心痛"等病证。中医学认为导致动脉硬化性心血管病的病因多为饮食失宜、七情内伤、年老体衰等，

辨病机重在虚、瘀、痰，且三者交互为病。根据高铸烨等人进行的前瞻性研究，焦阳、李四维等人进行的队列研究，王传池等人进行的横断面研究以及文献综述均提示瘀、痰、虚为中医证候占比前三，以瘀为主，占比可达 60%～80%，虚证占比50%～55%，痰证可占 35%～40%。

（一）瘀血

瘀血是动脉粥样硬化中晚期重要的病理产物，气滞、寒凝、痰阻、气血虚等各种致病因素均可致瘀阻脉中，不通则痛。气为血帅，气行则血行，气滞则血瘀。《灵枢·贼风》云："卒然喜怒不节……则血气凝结。"《沈氏尊生书》所言："气运于血，血随气以周流，气凝血亦凝矣，气凝在何处，血亦凝在何处。"寒为阴邪，其性凝滞，侵入人体后血液凝滞，或引起经脉收缩牵引，导致血行缓慢而形成瘀血，正如《灵枢·痈疽》："寒气客于经脉之中，则血泣，血泣则脉不通。"《灵枢·刺节真邪》："寒气积于胸中而不泻，不泻则温气去，寒独留，则血凝泣，凝则脉不通。"年老气血亏虚，鼓动无力，血液运行欠畅，发为心痛。《灵枢·营卫生会》曰："老者之气血衰，其肌肉枯，气道涩。"《素问·痹论》曰："病久入深，营卫之行涩，经络时疏，故不通。"动脉粥样硬化动态演变过程中，血小板黏附聚集、管腔狭窄及血液流变学等病理改变均属于中医学"瘀血"的范畴。研究表明，冠状动脉造影显示以瘀血痹阻证为主要证型的冠心病患者，冠状动脉均有器质性病变，且以三支病变为主。冠心病患者中均有不同程度的血瘀表现，冠状动脉血管病变支数越多，狭窄程度越重。

（二）痰浊

痰浊是动脉粥样硬化早期病理产物。当今社会，人们的生活方式和生活观念已发生转变，过食、少动使谷气难消，日久损伤脾胃，脾胃虚弱或脾胃损伤，运化失常，水停中焦，郁而化热，炼液为痰，痰阻气滞，瘀血内停。正所谓："饮食自倍，脾胃乃伤。"王孟英亦云："盖太饱则脾阻，过逸则脾滞，脾气困滞而少健运，则饮停湿聚也。"此外，脂质代谢失调是导致动脉粥样硬化的重要致病因素，高脂血症属于中医学"血浊"范畴。《灵枢·卫气失常论》云："人有脂，膏，有肉。"膏脂与津液同源，为津液之稠浊者，并能化入血中。若摄入过多，利用、排泄失常后损伤脾胃，均可导致血脂升高而为痰浊，进而凝结为致病的血浊。研究表明，冠状动脉粥样硬化性心脏病痰浊型患者，血清总胆固醇（TC）、甘油三酯（TG），低密度脂蛋白（LDL-C）等含量均明显高于高密度脂蛋白（HDL-C），明显低于非痰浊型患者和正常人（$P < 0.01$），而且动脉粥样硬化性指数与痰浊型呈显著正相关。

（三）虚证

虚证贯穿本病的始终，肾虚是始动因素。随着冠心病等心血管疾病年轻化及西药的普遍应用，动脉粥样硬化的病机已发生变化，更多的研究提示心肾两虚是其发病的病理基础。心肾关系密切，早在《素问·脏气法时论》中记载"肾病者……虚则胸中痛"。胸阳依赖肾阴滋养和肾阳温煦，人年过四十而阴气自半，因此冠心病等心血管疾病多发于40岁以上人群，且随着年龄的增长发病率逐渐增高。国际动脉粥样硬化学会（international atherosclerosis society，IAS）2003年发布的《预防AS性心血管疾病临床指南》将年龄列为AS的主要独立危险因素，并指出"AS斑块的负荷随着年龄的增长而进行性加重"，更加说明动脉粥样硬化发病与人体衰老密切相关。此外，水谷入于胃，五味各走其脏，肾属水，咸味入于肾，心属火，血脉为心所主，饮食偏嗜，咸味过度，可伤及血脉导致血瘀。《素问·五脏生成》："是故多食咸，则脉凝泣而变色。"《灵枢·五味论》："血与咸相得，则凝。"故咸味过度，克伐"所胜"，累及血脉，而致"脉凝泣"。大量基础实验及临床研究发现，肾虚患者血清中自由基增多，超氧化物歧化酶（SOD）活性降低，脂质过氧化物（LPO）含量增高，而二者均与冠心病、动脉硬化的发生有密切关系。中老年男性冠心病患者下丘脑-垂体-性腺轴激素分泌功能紊乱，促卵泡激素（FSH）、促黄体生成素（LH）、睾酮（T）水平降低，雌二醇（E2）、雌二醇与睾酮比值（E2/T）增高，表现为头晕耳鸣、失眠健忘、腰膝酸软、遗精早泄、阳痿不举等肾阳虚衰证候；且下丘脑-垂体-性腺轴激素分泌功能紊乱可以引起脂质代谢紊乱，导致动脉硬化。

二、经典名方在动脉硬化性心血管疾病中的应用

"方证对应"是中医辨证论治最基础的方法，是中医学执简驭繁的关键。方证用药丝丝入扣，根据"有是证，用是方"的治疗原则，效如桴鼓。动脉硬化性心血管病临床最常应用及最具有代表性的方证有瓜蒌薤白半夏汤证、血府逐瘀汤证、补阳还五汤证、肾气丸证等。

瓜蒌薤白半夏汤出自《金匮要略·胸痹心痛短气病篇》，具有通阳散结，行气豁痰之效，主治痰盛瘀阻胸痹证，原文主治"胸痹不得卧，心痛彻背者"。以药测证，本方证应伴见短气，或痰多黏而白，纳呆腹胀，舌质紫暗或有暗点，苔厚或腻，脉迟。现代临床药理发现，瓜蒌具有扩张冠状动脉、增加冠脉流量、抑制缺血心肌细胞坏死、降低胆固醇和降血糖等多种药理作用。瓜蒌皮还能够降低大鼠丙二醛（MDA）浓度，清除氧自由基，减少一氧化氮（NO）灭活，减弱低密度脂蛋白

（LDL－C）诱导的血管内皮损伤。薤白有提高前列环素含量、抑制血栓素 A_2 和血小板聚集、减低血液高凝状态、改善微循环障碍、降低氧化脂质的作用。半夏可阻止或延缓食饵性高血脂的形成，具有抗炎、抗氧化和防治高血压等作用。

血府逐瘀汤出自王清任的《医林改错》，原文主治血府瘀滞之证，具有行气活血之效，现多用于气滞血瘀证。以药测证，方中用破血行滞的桃仁，活血祛瘀以止痛的红花，以助君药活血祛瘀的川芎及赤芍，引血下行的牛膝，养血益阴的当归、生地黄，可见头痛、胸胁疼痛，位置固定，舌质紫暗，面色晦暗；用疏肝解郁的柴胡，可见精神不安，烦躁，甚至发狂；方中用宽胸行气的桔梗、枳壳可见胸痛痞满，烦闷，或伴有腹痛。黄煌教授认为本方证为柴胡证加瘀血证，可见面色发青、情绪起伏、胸闷痛、两胁下按之硬、脉弦等证。临床及实验研究证实，血府逐瘀汤可显著降低全血黏度、血细胞比容和红细胞聚集，改善血液流变学高聚、高黏、高凝的病理状态；调节血管内皮细胞内分泌功能及扩张血管；抑制血小板聚集和血栓形成；调节脂质代谢紊乱；保护心肌细胞及增加缺血性心脏疾病的心功能等作用。现代临床发现，由血府逐瘀汤化裁的中成药血府逐瘀口服液及血府逐瘀胶囊对冠心病心绞痛及高血压等多种心血管疾病均具有良好治疗作用。

补阳还五汤出自王清任的《医林改错》，是针对中风半身不遂的方剂，现多用于气虚血瘀证。以药测证，方中补气的黄芪用量较大，可见自汗而浮肿，肢体麻木不仁，或身体痛；小剂量当归、赤芍、川芎、地龙、红花、桃仁等活血化瘀药，可见舌质多紫暗而胖，或有瘀点瘀斑，或临床血液流变学出现血液黏度增高。研究发现，补阳还五汤对冠心病患者进行治疗，可以明显改善心绞痛症状和中医证候，改善心电图疗效，降低血脂、全血黏滞度指标，并有实验证实补阳还五汤有明确的血管内皮保护作用。

肾气丸出自《金匮要略》，可以温阳补肾，主治肾阳不足证。临床当以头晕耳鸣，畏寒肢冷，腰酸腰痛，下肢酸软无力，或水肿，小便不利或小便反多，舌体胖大，脉沉迟为本方证的关键指征。现代实验研究发现，金匮肾气口服液能改善垂体后叶素所致大鼠急性心肌缺血，延长乌头碱诱发大鼠心律失常出现的时间，抑制大鼠血小板的聚集功能；冠心病中晚期亦可出现心痛憋闷，心悸盗汗或五心烦热，失眠多梦，腰膝酸软，头晕耳鸣，舌红少苔，脉细数等肾阴虚表现，治宜滋阴补肾，方选用六味地黄丸加减。近年来，越来越多的证据表明，"血管老化""心脏老化"与 AS 关系密切，抗血管细胞老化正逐渐成为动脉粥样硬化治疗的新策略。大量实验研究发现，无论从病理形态学角度，还是在降脂、清除自由基、保护血管内皮细胞方面，补肾中药均具有改善衰老症状、延缓血管老化和抑制 AS 形成的显著疗效。

三、重视动脉硬化性心血管疾病合并症状治疗

随着西医学的发展，化学药物治疗、介入治疗及冠状动脉旁路移植术的广泛应用，冠心病患者生存期延长，但远不能满足患者需求，难以达到生物-心理-社会医学模式的要求。部分患者依然存在胸闷、倦怠乏力、气短等症状，且多伴有睡眠障碍、消化系统症状、情志障碍等多系统合并症状，严重降低了患者生活质量。采用 MOSSF-36 量表中文版对冠心病患者进行测定，共包括生理功能、生理职能、身体疼痛、总体健康、活力、社会功能、情感职能、精神健康 8 个方面，结果表明冠心病患者在多个维度上生存质量显著低于普通人群。故临床上治疗动脉硬化性心血管疾病重视其自身症状的同时，还应加强合并症状的治疗。

（一）双心同调

临床上冠心病合并焦虑、抑郁、烦躁、失眠等现象屡见不鲜，心血管疾病合并精神心理障碍的"双心"异常问题日渐突出，显著影响着冠心病的发病率和死亡率。近期流行病学调查，心绞痛频繁发作的患者合并抑郁达 64%，合并焦虑达 44%，且冠心病患者焦虑、抑郁易独立引起频繁的心绞痛。2013 年 ESC 指南提出，在关注冠脉造影所呈现的大血管堵塞的同时，还要关注由精神心理等因素所影响的微循环问题。有研究证实，患者精神压力引起的心肌缺血发生率达到 40%。同时多项权威调查和研究均表明，心脏疾病患者存在焦虑和抑郁的比例可达 10%～40%。因此，"双心同调"刻不容缓。中医学认为其病机与心肝火旺、肝郁血瘀、肝气郁结、胆虚痰扰、心肾阴虚、心肝血虚等有关。临床上女性冠心病患者伴焦虑抑郁偏肝火旺者，常用丹栀逍遥散疏肝解郁清热；冠心病伴有严重惊恐惊悸发作，明显躯体症状，大便不正常，便秘或腹泻，脉多弦者常用柴胡加龙骨牡蛎汤；失眠多梦、恶心呕吐、口苦口黏、心惊胆怯、苔滑腻者用温胆汤；失眠伴有上腹压痛且连及胸胁，手冰凉，或泄利，可用四逆散；失眠心烦，心悸易惊，多梦，肤黄，月经量少，舌尖红、少苔，脉细数等选用黄连阿胶汤；虚劳虚烦不得眠，伴有神情恍惚、多虑多愁、心悸、头痛头晕、口干选用酸枣仁汤。

（二）重视脾胃

中医学认为心与脾胃有着密不可分的关联，在生理上两者相互依赖，在病理上两者相互影响。心主血脉，气血的充足有赖于脾胃后天之本的生化，脾胃受损，运化失健，中焦气机升降失常，产生水湿、痰浊、瘀血等病理产物，使血运失畅，心脉痹阻，胸阳不展，出现各种心脏功能失常的病理表现。临床上冠心病患者除心前

区不适感外，多伴有消化道症状，如吐酸水、嗳气、恶心、腹胀、腹泻、腹痛等。因此，重视消化道症状是关键。临床上冠心病合并上腹部满闷不适，烦躁、失眠、多梦、恶心、呕吐、腹泻等消化道症状，舌苔薄腻或黄腻常选用半夏泻心汤；腹痛呈阵发性痉挛性绞痛，伴有心悸、烦热、多梦、舌嫩、苔少，可选用小建中汤；身热有汗、大便干燥如栗、腹痛、腹部硬满或脐周可扪及粪块，可选用调胃承气汤或小承气汤；若为中青年患者口干、口苦、呕吐、便秘或下利、腹胀、腹痛，伴有抑郁、烦躁等精神症状，可用大柴胡汤和解少阳，清泻阳明；老年人面黄肌瘦、全身倦怠、腹泻或便秘、腹痛，或头痛头晕、舌淡红、质嫩、苔薄白，可选用补中益气汤。

四、总结

正是由于中医药在改善动脉硬化性心血管疾病患者临床症状、提高冠脉介入及搭桥术后生活质量、改善微循环障碍方面的优势导致了越来越多的心血管疾病患者选择中西医结合诊疗。而经典名方作为传统中医学最有特色的组成部分，已经证实了多组分、多靶点的综合调治作用。但由于研究方法的局限性，关于经典名方在心血管疾病临床应用的证据等级较低，目前仅限于临床个案的报道、病例系列有效性的观察，因此有待进一步加强经典名方治疗动脉硬化性心血管病的循证医学研究，分别从整体、器官、组织、细胞、蛋白、基因等层面对经典名方进行系统研究，通过开展严格的大规模、多中心、大样本的随机、双盲、对照研究、动物及细胞实验研究以进行全方位探索。

经方在治疗心系疾病上的研究

浙江省绍兴市中心医院医共体钱清分院　吴建明

《辞海》中解释经方是中医学名词，古代方书的统称。经方者，一指汉代以前的方剂，如《汉书·艺文志》的经方11家。一指东汉张仲景《伤寒论》和《金匮要略》的方剂。今所谓"经方"是指后者，与时方相对。经方是中药药方的经，是最具有科学性，最易传承，也最应传承的部分。其"辨方证，抓主症，定方剂"，组方之法简、变、效，剂量准确，方证对应，功效卓著。为天地之化机，圣人之妙用，是中医学宝库中的一颗明珠。

一、经方治疗冠心病心绞痛和心肌梗死

"心病者，胸中痛，胁支满，胁下痛，膺背肩甲间痛，两臂内痛。""真心痛，手足青至节，心痛甚，旦发夕死，夕发旦死。"急性心肌梗死，上、中、下三焦，阴、阳状态平衡被打破，出现阴太过、阳不及的局面，"阳微阴弦"起于心继之整体。极似《伤寒论》少阴病的寒化证，主要病机是心阳虚衰，本虚标实。除了心阳虚衰外，寒凝、痰阻、气滞、血瘀是重要诱发因素。寒凝：故心痛"得炅则痛立止"，张仲景用乌头赤石脂丸，乌头、附子、花椒、干姜峻攻阴寒以定痛。痰阻：患者多年老久病，心阳虚衰，脾失升清，肺失肃降，以致痰浊内阻。故瓜蒌薤白半夏汤常用于治疗冠心病心绞痛和急性心肌梗死痰浊内阻证者，可通阳散结下气、豁痰涤饮降逆。血瘀：心胸疼痛刺痛时发时止，痛引肩背内侧臂，按之益痛。常用《医林改错》的血府逐瘀汤治疗，方含柴胡、枳壳，暗含仲景四逆散意。

（一）心阳虚衰

心气脱，心阳外越，则突发胸痛，冷汗淋漓，脉象微细。治则为补气通阳，方用生脉饮加减，使气阴得复，心脉通利。心阳脱，阴不敛阳，故胸痛欲死，畏寒肢冷，大汗淋漓。治则为振奋心阳，温经固脱，方用参附汤加减，补气温阳、降低氧

耗、改善供血、清除自由基、减轻心肌缺血。

心阳暴脱，水气凌心，则咳吐痰涎，不能平卧。治则为温阳化饮，方用真武汤加减，提高心衰的心肌收缩力，改善缺血心肌的血氧供应，促进血液循环。缓解期可依据胸痹心痛辨证，继续巩固治疗。

（二）心血痹阻

心血痹阻型，治宜行气活血，通痹止痛，方用血府逐瘀汤加减；痰浊壅塞型，治宜涤痰化湿，开痹止痛，方用温胆汤加减；寒凝心脉型，治宜辛温开通，宣痹散寒，方用当归四逆汤加减；心肾阳虚型，治宜温补心肾，活血利水，方选真武汤合瓜蒌薤白半夏汤加减；心脾两虚型，治宜益气补血，健脾养心，方选归脾汤合生脉散加减。

（三）气虚血瘀

气虚血瘀型胸痹证心痛病与补阳还五汤证同属一个病机，可异病同治。黄芪、党参补养；桃仁、红花活血通络；川芎行血中之气。丹参扩冠增血流降血脂。痹阻脉络，不通则痛，补中益气汤衍变方可益元气而补三焦，可调营卫，补胸中大气，可峻补心气，温补心阳。脉不通而热毒蕴结、损伤心络以小陷胸汤加减，以清热解毒、通络散结而诸症皆除。

（四）寒凝痰阻

饮食不当、寒邪内侵、情志失调属于中医学络病范畴，可用益气活血化瘀药治疗，起到扩张冠脉，缩小梗死范围，加强纤溶作用，改善微循环。芪归汤补气活血，重用黄芪补气固表，助当归以生血，血得气而速生；辅以地龙、川芎、红花、桃仁，奏补气升血、活血化瘀之功。以瓜蒌薤白为基本组成加减治疗心肌梗死。

瓜蒌薤白桂枝汤和瓜蒌薤白半夏汤是治疗胸痹的经典方。痰浊痹阻、痰热郁阻，以化痰为主，在温胆汤、二陈汤、瓜蒌薤白半夏汤等经方上加减，根据不同的变证配以清热、温阳、祛瘀等药物。

痰浊闭阻型，选方二陈汤、温胆汤、瓜蒌薤白白酒汤、瓜蒌薤白半夏汤。兼痰热者用黄连温胆汤或小陷胸汤加味。痰湿从阳化热，阻塞气机，表现为痰热壅盛与阳明腑实俱急的急性心肌梗死，小陷胸汤泻浊豁痰，小承气汤理气泄热，并佐以活血化瘀之品以通络止痛。脂质代谢紊乱引起者方用血府逐瘀汤合瓜蒌薤白半夏汤加减。

本病因虚致实，继为因实致虚，终为本虚标实，应循少阴病寒化证的治疗思路，由于心阳虚衰，又寒、痰、瘀各为阴邪，应慎用阴柔滋腻之药。

二、扩张型心肌病

心肌病（DDM）是一种由于心脏下部分腔室（即心室）的结构改变和心肌壁功能受损所导致心脏功能进行性障碍的病变。分为扩张型心肌病、肥厚型心肌病和限制型心肌病等。扩张型心肌病是以心腔球形扩大、心肌收缩功能障碍为特征性改变，以心律失常、渐进性心力衰竭为主要临床表现。

本病分早、中、晚3期，早期以邪毒入侵为主，治以清泄邪毒，佐以扶正祛邪；中期以正虚邪恋为主，治宜虚实兼顾，着重补气化瘀、宁心复脉；晚期正气虚衰，标实加重，治宜调整脏腑功能，祛除病理产物为主。热毒侵心型方用竹叶石膏汤加减。阳虚气脱水泛型方用四逆汤、参附汤、桂枝汤。气阴两虚型用炙甘草汤、生脉散。气虚血瘀型多采用补阳还五汤。

三、心律失常

心律失常指心律起源部位、心搏频率与节律以及冲动传导等任一项异常。属于中医学心悸、怔忡的范畴，运用中医药经方是临床治疗缓慢性心律失常的趋势之一。室性心律失常指起源于心室的心律失常，是常见的心律失常，室性早搏的病机分为气阴两虚、痰瘀痹阻、心虚胆怯。

单用：炙甘草汤用于治疗气阴两虚之心悸。炙甘草汤是医圣张仲景提出的首个治疗心律失常的名方。加味炙甘草汤有抗室性早搏的作用，与莫雷西嗪相当，长期应用比较安全。温胆汤用于治疗痰火扰心之心悸。天王补心丹用于治疗顽固性室性早搏。

合用：生脉散合丹参饮加减治疗冠心病心律失常。参附合桂甘龙牡汤治疗由于心阳虚衰，脉络淤阻，心血不足，神失所养而致的频发室早。炙甘草汤、桂枝甘草龙骨牡蛎汤、酸枣仁汤三方合用治疗室性早搏。稳心颗粒是临床上治疗心律失常等心血管疾病的常用中成药。甘松中含有"缬草酮"，可抑制钠离子内流，促进钾离子外流，降低心肌细胞的自律性，并阻断折返激动，可有效地控制心律失常，可以长期服用。

四、中药的剂量

药物的剂量是经方的构成要素。中医治疗首先要辨证准确，然后要选药恰当，还要剂量合适。经方作为万方之祖，尤当重视临床上的药物剂量。当代部分学者认为东汉时存在"大小两制"，医药用量用的是"小两"。东汉时一两合 13.75 ～

15.60g。近年来有部分民间中医，推崇用经方汉代剂量，认为用经方大剂量疗效更显著。很多医生也认为，现代人工种植中药疗效比古代野生中药差，为了提高疗效而加大剂量。汉代计量大，主要是由于煮服方法古今不同的缘故。汉代经方汤剂只煮1次，分3次服，每次仅服全方药量的1/3。汉唐时期皆采用一次煮药法，用水量约为7倍，药物成分提取率约为55%，明清以来的汤剂多采用二次煮药，总提取率可以达到约80%。而且现代饮片加工更加细致，切得非常薄，有效成分更容易析出。

中医之不传之秘在于量，明所治为主，剂量用药一般针对危急重症中病即止。而在考虑方剂中药物剂量时，度量之法一定要审因论治、三因制宜。不迷路径，注意方剂的整体治疗作用。学经方之方，更学经方之法。灵活思路，以便更好地继承仲景之学。

综上所述，经方其"辨方证，抓主症，定方剂"，组方之法简、变、效，剂量准确，方证对应，功效卓著，是中药药方的经典，是最具有科学性，最易传承，也最应传承的部分。中医药诊疗心系疾病具有特色，且疗效确切，结合临床应用，深受临床医师喜爱，应得到广泛推广。

基于脾阴虚探讨小儿慢性咳嗽

河南中医药大学研究生处　张题培　张若楠

河南中医药大学第一附属医院　宋桂华

脾阴虚是中医藏象学说的一个重要组成部分，而小儿慢性咳嗽与脾阴虚关系密切。本篇文章将从三个方面展开论述，探讨脾阴之生理功能，脾阴虚与小儿慢性咳嗽之间的关系以及临床治疗。益气滋阴汤乃吾师宋桂华教授之经验方，基于慎柔养真汤加减化裁，治疗小儿慢性咳嗽，临床多获良效。

一、脾阴历史源流远，诸代医家皆述之

谈及脾脏，多数医家以脾气、脾阳论之，脾阴一词，临床较少提及。然"善诊者，察色按脉，先别阴阳"，诸脏皆分阴阳，脾亦如此。观脾阴之理论，前贤早有论述。它萌芽于《黄帝内经》之时，应用于《伤寒杂病论》之中，发展于唐宋金元之期，鼎盛于明清两朝。其既有滋润濡养之作用，又有主运化、主统血之功能。《血证论》载："脾阴虚又不能滋生血脉。"《内经》亦载："其性兼静，其德为濡。"即是关于脾阴滋润濡养功能之记载。正所谓"阳化气，阴成形"，有形之阴为无形之阳提供物质基础，并协助脾阳共同完成脾脏之生理机能。《血证论》云"脾阳不足，水谷固不化，脾阴不足，水谷仍不化也""脾之统血，功于脾气，也功于脾阴"。前贤字字珠玑、句句箴言，诸多记载，阐述了脾阴之重要性。徐伟超等人亦提出，脾阳是不能单独完成脾脏生理功能的，脾阴脾阳缺一不可。

二、小儿慢咳病常见，脾阴亏虚贯其中

（一）慢性咳嗽常迁延，脾阴亏虚可致之

临床上，小儿慢性咳嗽一般指的是非特异性咳嗽，其病程超过四周，以咳嗽为主要或唯一表现，胸部 X 线片未见明显异常，相当于中医学之中的"久咳"。久咳病因复杂，病证繁多，"不止于肺而亦不离于肺也"，笔者临床观察，肺脾阴虚，脾

虚肝旺两证，临床较为常见，虽为两证，亦可一证俱见。多表现为咳嗽时间长，夜间或晨起咳嗽明显，干咳无痰或痰少而黏，大便干结，舌红少苔或剥落苔，脉细数等肺脾阴虚火旺之症状。

咳嗽乃肺失宣降、肺气上逆所致。小儿久咳不愈，病程缠绵，耗气伤阴，日久而为阴虚咳嗽。《薛案辨疏》载："素阴虚患咳嗽者，非肾阴虚而相火上烁肺金，即脾阴虚而燥土不能生肺金也。"脾阴受损，其滋润濡养功能不足，肺金失其濡养，化燥伤阴，形成肺脾阴虚之证。正如《内科通论》所载："脾阴虚又不能滋生血脉，血虚津少，则肺不得润养，是为土不生金。盖土之生金，全在津液以润之。"又因脾阴亏虚，运化失常，气机阻滞，滋生痰饮之邪，且胶痰量少，上贮于肺难以咳出。《柳选四家医案》载"脾阴因滞而生痰"，又有《医述》所说"脾阴干燥而液化为胶"。故小儿久咳肺脾阴虚之证多见。西医学之中，过敏性咳嗽是小儿慢性咳嗽的一种常见病因，有研究显示，过敏性咳嗽患儿中医体质主要体现为特禀质及肺脾阴虚质。故肺脾阴虚之体质也是小儿久咳的原因之一，此类患儿早期反复咳嗽，日久演变为咳嗽变异性哮喘，部分患儿后期有典型哮喘的症状，故须引起重视。

肝主疏泄，有调畅气机之功能，与肺共主人体气机升降之调节，与脾疏泄运化相互为用。若脾阴亏虚，其滋润濡养功能减退。肝脏体阴而用阳，肝体失脾阴之濡养，肝用失常，肝主疏泄失职，而致肝气郁滞，因小儿体质"阳常有余"，郁而化火而肝火旺盛，肺金不能克之，上扰肺脏而咳。故脾虚肝旺一证乃生。《伤寒经解》云："脾阴虚而肝火炎，故关上脉现细数也。"肝火旺盛，既可乘伤脾土之阴，又可反侮肺金而生燥，致肺脾阴虚。故虽为两证，亦可一证俱见。

（二）病证独至或错杂，脾阴亏虚贯穿中

临床上小儿慢性咳嗽者，多伴有便秘的症状。一方面肺与大肠相表里，肺气肃降功能失常，致大肠传导功能失职而便秘。另一方面则因为脾阴亏虚，运化功能失常，肠腑失其濡养而致大便干结难下。《医学指要》载："脾阴愈耗，欲不口干大渴，便秘烦躁。"徐霞亦认为小儿便秘多因脾阴虚所致。

三、益气养阴为总纲，随脏随症而治之

《症因脉治》曰："脾虚有阴阳之分。"外感六淫、饮食不节、用药偏颇、诸虚劳损、五脏阴伤等均会导致脾阴亏虚。故在临床之中，不可只辨脾气、脾阳亏虚，亦有脾阴虚一证。缪希雍创资生丸、张锡纯亦有一资生汤、胡慎柔有养真汤、吴澄之中和理阴汤、景岳理脾煎等，以甘淡养阴之法治之，均为滋养脾阴之名方。

明代缪希雍在《先醒斋医学广笔记》载："脾阴亏则不能消，世人徒知香燥温补为治脾虚之法，而不知甘凉滋润益阴之有益于脾也。阴虚火旺之证，当滋养阴血，扶持脾土，脾阴血渐生，虚火下降。"观前人经验，合今日之病证，临床治疗之时，以益气滋阴为主，方以吾师益气滋阴方加减。益气滋阴方乃吾师经验方，基于慎柔养真汤加减化裁，以党参、白术、茯苓、山药、南沙参、北沙参、玉竹、麦冬、白芍、炒山楂、炒麦芽、甘草组成，功以益气滋阴，故名此。

四、典型病案

案例 郭某，男，7岁。

初诊：2021年2月16日。患儿主诉：反复咳嗽、咳痰2月余。半年前无明显诱因出现咳嗽、咳痰。家长曾携患儿辗转多处就诊，效果欠佳，或可见一时好转，但停药症状易反复。症状日久，家长深困其扰，后慕名就诊于我院，现病史：晨起、夜间咳嗽较为明显，日间偶咳，运动后可见咳嗽加重，喉间有黄色黏痰，量少，咽干。平素纳差，嗜食辛辣肥甘之物，喜饮凉水，睡眠一般，小便略黄，大便干，2日1次，舌质红，舌苔薄黄有裂纹，脉细数。查体双肺呼吸音粗，血常规、肺CT均未见异常。观患儿前诊用药，多为抗炎、镇咳、化痰类药物，如头孢、易坦净、糖皮质激素等，中药处方多为泻白散、凉膈散、泻黄散等清肺脾伏火之方药，效亦不明显。

诊断：慢性咳嗽，证属肺脾气阴两虚。

处方：太子参10g，白术10g，茯苓10g，炙甘草6g，山药15g，莲子10g，白芍10g，五味子6g，麦冬10g，黄芪10g，南沙参10g，半夏10g。7剂，日1剂，水煎服。嘱少服辛辣油腻之品。

二诊：2021年3月15日。患儿服上方药后见明显好转，咳嗽程度减轻、频次减少，咳少量淡黄色稀薄痰，患儿仍纳差，大便稍干，舌红少苔，脉细数。患儿服上方效果明显，宋师用药恰合病机，方症对应，效不更方，加炒山楂10g，炒麦芽10g，炒枳壳6g，莱菔子10g。再予7剂，日1剂，水煎服。后未再见患儿复诊，电话随访，症状皆平，无不适。

按语：主方益气滋阴汤，益气养阴效力强。此方基于慎柔养真汤加减，慎柔养真汤乃人参、白术、茯苓、甘草、山药、莲子、白芍、五味子、麦冬、黄芪10味药组成。盖脾阴虚之时，脾气之物质基础不足，多伴有脾气虚之症状，故以四君子汤为基础。路志正亦提出滋补脾阴应同时顾及脾气。且汤中之茯苓有补益脾阴之功，《医学衷中参西录》中有"茯苓，气味俱淡，性平……味淡能养脾阴"之记载。临床之时，多以性平之太子参易性温之人参，不仅更符合小儿"阳常有余"之生理特点，且太子参亦有补益脾阴之功。山药、白芍、麦冬养脾阴。《周慎斋遗书》载"茯苓、山药固其脾阴""白芍补脾阴"。麦冬有滋养肺胃之阴的功能。因脾为肺之母，脾阴不足之时多累及肺阴，且脾与胃一脏一腑，互为表里，常相兼为病，故用之甚妙。脾阴虚而运化功能减退，饮食水谷积聚而腹胀，纳差，便秘。《中西会通医经精义》载："脾阴不足则中焦不能受盛，膈食便结。"患儿纳差、便秘，加用炒山楂、炒麦芽，健脾开胃消食，莱菔子、枳壳行气通便等。辨脏腑而化裁，随诸症而加减。

五、小结

小儿为纯阳之体，生机蓬勃，发育迅速，代谢旺盛，需大量脾阴供养，故脾阴虚一证在儿科较为常见，需引起同仁之重视。对于小儿慢性咳嗽一病，治疗较为复杂，战丽彬等人提出脾阴虚所致病种涉及临床各科，对于久治不愈的疾病，从脾阴虚立法，或能收到奇效。吾不揣谫陋，就此与同道共探之，以期扩宽临床思路，提高疗效。

柴胡加龙骨牡蛎汤在脑系疾病中的运用

河南中医药大学第一临床医学院　董紫琲

河南中医药大学第一临床医学院　赵敏

河南中医药大学第一附属医院　蒋亚楠

柴胡加龙骨牡蛎汤出自东汉名医张仲景所著《伤寒论》，曰："伤寒八九日，下之，胸满烦惊，小便不利，谵语，一身尽重，不可转侧者，柴胡加龙骨牡蛎汤主之。"柴胡加龙骨牡蛎汤原方由柴胡、龙骨、黄芩、生姜、铅丹、人参、桂枝、茯苓、半夏、大黄、牡蛎、大枣共12味中药组成。全方有和解少阳、通阳泄热、重镇安神之功，临床常用于治疗脑系疾病。本研究通过对近年应用柴胡加龙骨牡蛎汤治疗以失眠、抑郁、焦虑、眩晕为主的脑系疾病进行总结，体现中医学"异病同治"的思想，为中国传统医药的研究提供新的思路。

头为诸阳之会，百脉之宗，《灵枢·海论》曰："脑为髓之海，其输上在于其盖，下在风府。"脑易受邪而致清窍蒙蔽、阴阳失调，故治脑病应以和为法、调和阴阳。柴胡加龙骨牡蛎汤出自东汉名医张仲景所著《伤寒论》，由小柴胡汤加减而成，是典型的和方，具有调和表里阴阳，升清降浊之效，可通过调节"神机"与"气立"的关系，使紊乱的神机得以平复，失衡的阴阳得以归常，达到治疗脑病的目的。本文主要围绕柴胡加龙骨牡蛎汤治疗以失眠、抑郁、焦虑、眩晕为主的脑系疾病的研究概况进行综述。

一、柴胡加龙骨牡蛎汤来源、组成、功用

柴胡加龙骨牡蛎汤出自东汉名医张仲景所著《伤寒论》，曰："伤寒八九日，下之，胸满烦惊，小便不利，谵语，一身尽重，不可转侧者，柴胡加龙骨牡蛎汤主之。"柴胡加龙骨牡蛎汤原方由柴胡、龙骨、黄芩、生姜、铅丹、人参、桂枝（去皮）、茯苓、半夏（洗）、大黄、牡蛎、大枣共12味中药组成。方中柴胡疏解少阳郁滞，使少阳气郁得达；黄芩清泄少阳邪热，使少阳火郁得清；大黄清解郁热；人

参、大枣益气和中，甘温除热，扶正祛邪；半夏、生姜和胃降逆，燥湿祛痰；桂枝调和营卫，通阳化气；茯苓利水安神；铅丹重镇安神；龙骨、牡蛎镇静安神，震慑浮阳，除烦祛躁。诸药合用，共奏和解少阳、通阳泄热、重镇安神之功，在临床广泛应用于脑系疾病的治疗。

二、柴胡加龙骨牡蛎汤治疗失眠

（一）中医对失眠的认识

失眠是以频繁而持续的入睡困难或睡眠维持困难并导致睡眠满意度不足为特征的睡眠障碍，这些睡眠问题往往伴随着困扰或者伴随着家庭、社会、职业、学业和其他重要功能的损害，甚至可导致抑郁症的发生。失眠是高血压、糖尿病、心血管疾病、慢性疼痛等疾病的独立危险因素，严重影响患者的正常工作及生活。失眠在中医学中属于"不寐""目不瞑""不得眠""不得卧"，中医学认为，失眠的病因主要有情志失常、饮食不节、劳逸失调、病后体虚等，其主要病机是阴阳失调、气血失和，以致神明被扰，神不安舍。柴胡加龙骨牡蛎汤本为治疗三阳合病所设，《类聚方广义》称"本方治狂证，腹胸动甚，惊惧逼人，兀坐独语，日夜不眠，或多猜疑，或欲自死。又治痛症，时寒热交作，郁悲愁，多梦不寐，或恶接人，屏居暗室"，可通过调和阴阳、宣畅化郁、助阳入阴来治疗失眠。

（二）临床运用柴胡加龙骨牡蛎汤治疗失眠

失眠案

患者，女，57岁，主诉：入睡困难7月余。现服用佐匹克隆片，每晚1片。刻诊：入睡困难，每晚可睡约4小时，伴多梦，白天精神差，急躁易怒，口渴欲饮，但饮不解渴，口干，纳少，二便调。舌暗红，边有芒点，脉滑数。方用柴胡加龙骨牡蛎汤加减。

按语：患者气机不畅，肝气郁结而发为失眠，肝郁化火，炼津为痰，故口干口渴，肝木横克脾土，故纳少。方用柴胡加龙骨牡蛎汤宣畅化郁，加连翘以清热，玉竹以滋阴生津，焦三仙以健脾开胃。

三、柴胡加龙骨牡蛎汤治疗抑郁

（一）中医对抑郁的认识

抑郁又称抑郁障碍，是以持久而显著的情绪低落等为临床特征的慢性情感性精神障碍类疾病，临床表现主要包括注意力不集中、无快感体验、失眠、反复自杀念头等，具有高发病率、高致残率、高复发率等特点。近年来，抑郁症发病率呈逐年上升趋势。抑郁症在中医学中属于"郁证"，病因有情志所伤、体质因素两方面，肝气郁结，导致肝失疏泄、脾失健运、心失所养，脏腑阴阳气血失调而成郁证。《素问·六元正纪大论》曰"木郁达之，火郁发之，土郁夺之，金郁泄之，水郁折之"，郁证的治疗多以理气开郁、调畅气机为基本原则，柴胡加龙骨牡蛎汤是在小柴胡汤的基础上加减化裁而来，全方共奏和解少阳、理气解热之功。

（二）临床运用柴胡加龙骨牡蛎汤治疗抑郁

抑郁案

患者，女，35岁，主诉：情绪低落伴入睡困难半年余。刻诊：情绪低落，入睡困难，多梦，晨起觉精神疲惫，头晕，心慌，全身乏力，纳少，小便频数，色黄，大便可。舌暗红，苔白厚，脉沉细数。方用柴胡加龙骨牡蛎汤加减。

按语：《黄帝内经》云："女子五七，阳明脉衰，面始焦，发始堕。"患者肝气郁结，肝失疏泄而成郁证，脾失健运则乏力、纳差，心失所养则心慌、多梦，方用柴胡加龙骨牡蛎汤以调和阴阳，理气解郁，加当归、川芎以补血活血，炒酸枣仁以养心补肝，宁心安神。

四、柴胡加龙骨牡蛎汤治疗焦虑

（一）中医对焦虑的认识

焦虑症又称为焦虑性神经症，是以广泛、持续性焦虑或反复发作的惊恐不安为主要特征的常见的临床疾病，常伴有自主神经症状和运动性紧张。西医临床上主要应用苯二氮䓬类、氨甲酸酯类、二苯甲烷类等药物。但其服药时间长，副作用明显，严重影响患者及其家属的生活质量。中国古代医籍中无此病名的记载，与中医学"惊证""悸证""恐病"等相关，该病主要归属于中医情志病的范畴，与肝关系最为密切，其次是心、肾、胆、脾等脏腑。本病为不良情绪刺激，感情不顺，导致肝气郁结，肝失疏泄，进而扰动心神、神志所致，肝郁气滞是病机的关键，疏肝解郁是治疗的基本原则。柴胡加龙骨牡蛎汤有疏肝解郁、调畅气机之功。

（二）临床运用柴胡加龙骨牡蛎汤治疗焦虑

焦虑案

患者，女，67岁，主诉：自觉恐惧伴心悸1年余。刻诊：自觉恐惧，心悸心慌，四肢乏力，头晕，口干口苦，纳差，眠可，二便调。舌体胖质暗，舌体颤动，苔浊腻，脉沉数。方用柴胡加龙骨牡蛎汤加减。

按语：患者年老体虚，自觉恐惧，肝失疏泄，扰动心神，心胆气虚则恐惧心悸，气血失和则头晕乏力，方用柴胡加龙骨牡蛎汤以疏肝解郁，调和阴阳，加当归以补血养血，巴戟天、淫羊藿以温补肾阳。

五、柴胡加龙骨牡蛎汤治疗眩晕

（一）中医对眩晕的认识

慢性主观性头晕是一种以慢性非旋转性头晕或主观不平衡感，对运动刺激高度敏感，对复杂视觉刺激或精细视觉任务耐受差为特点的临床综合征，属于中医学"眩晕"等范畴，临床上是以头晕为主要表现，常常还伴见焦虑不安、郁郁寡欢、头痛、耳鸣、烦躁易怒、失眠多梦、心慌心悸等。中医学认为，诸风掉眩，皆属于肝，其病位主要在肝，与心、脾、肾密切相关。与精神情志密切相关，情志不畅极易伤肝，肝伤失于疏泄，则肝气郁结，清阳上达不能，头目脑髓失养，或肝阳上亢，扰动清窍，从而发为眩晕，柴胡加龙骨牡蛎汤可潜浮阳，敛真阴，具有平肝潜阳敛阴，息风清火之功。

（二）临床运用柴胡加龙骨牡蛎汤治疗眩晕

眩晕案

患者，女，50岁，主诉：持续性头晕3月余。刻诊：站立及行走时自觉头晕，行走不稳，无视物旋转，伴耳胀闷感，躺下休息后缓解，易急躁，烘热汗出，喜饮冷水，纳眠可，二便调。舌质暗，苔白。脉弦数。方用柴胡加龙骨牡蛎汤加减。

按语：患者平素情绪易怒，暴怒伤肝则肝失疏泄，肝阳上亢扰动清窍则发为眩晕，方用柴胡加龙骨牡蛎汤以平肝潜阳敛阴，息风清火，加用天麻以助平肝之功。

六、总结

《伤寒论》为东汉张仲景所著，该书总结了前人的医学成就和丰富的实践经验，集汉代以前医学之大成，并结合自己的临床经验，系统地阐述了多种外感疾病及杂病的辨证论治，理法方药俱全，在中医发展史上具有划时代的意义和承前启后的作用，对中医学的发展做出了重要贡献。书中记载的方剂，切合临床实际，一千多年来经历代医家的反复应用，屡试有效。"伤寒八九日，下之，胸满烦惊，小便不利，谵语，一身尽重，不可转侧者，柴胡加龙骨牡蛎汤主之。"黄煌教授曾称柴胡加龙骨牡蛎汤为"古代的精神神经心理病用方，传统的安神定惊解郁方，具有抗抑郁、改善焦虑情绪、镇静、安眠、抗癫痫等作用……"该方在临床治疗脑系疾病确有特殊疗效，但要抓住其"胸满烦惊"之主证，做到"观其脉证，知犯何逆，随证治之"，才能充分展现出经方的魅力，发挥中医药的临床优势及疗效。

第二篇

临证实录篇

从几个验案谈谈我的经方思路

广州市越秀区中医院　黄仕沛

"方证对应"是学好经方的敲门砖；"知经方，明药证"是用好经方的基础；以仲景剂量为标杆，把握剂量是临床取效的保证。

一、"方证对应"是学好经方的敲门砖

（一）特征方证，非所主方莫属

案例一　刘某，女，年四十余，平素人尚开朗，2013 年 7 月~8 月开始，常不自禁地悲伤流泪，看情感电视剧或独处办公室时更易哭泣，有不如意事更甚，且苦于不寐。2013 年 11 月来诊，除上述外，余无特殊不适，六脉和平。

案例二　高某，女，27 岁，2015 年 9 月 8 日初诊。半年前因与男友分手，受感情打击，开始频发噩梦，常喜悲伤欲哭，呵欠频频。现虽与男友复合，但上述症状不减。口苦口干，小便黄。

案例三　李某，女，50 岁，素有抑郁症，2015 年 8 月 7 日初诊。自诉心慌胸闷，不寐，口苦干涩。予柴胡加龙骨牡蛎汤三剂。8 月 10 日复诊，诸症改善不大，家属代诉其常喜悲伤欲哭，发作时双手捏拳，烦躁。因家中人较多，甚至不愿回家，已半年余。自诉心悸，潮热，头胀痛。遂改投甘麦大枣汤合百合地黄汤，处方组成：小麦 60g，甘草 30g，大枣 30g，生地黄 60g，干百合 30g，鲜百合一个。4 剂。8 月 14 日复诊，自诉几天来情绪稳定，已无欲哭现象，是半年来最轻松的状态。效不更方，小麦加至 90g。守方治之到 8 月底，"喜悲伤欲哭"已不复再，仍余心悸，予柴胡加龙骨牡蛎汤善后。

案例四　王某，女，39 岁。三个月前产下第二胎（与第一胎相隔 18 年），产后至今自汗不已，2018 年 11 月 18 日来诊。背上垫一厚厚的毛巾，其夫说在来的路上已换了一次，现又湿透了，汗后畏寒。两个多月来，服了浮小麦、酸枣仁、远志、茯苓、北黄芪等多味方药，未效。自诉常不自禁，悲伤流泪，口稍干，便溏。欲处

以二加龙骨汤。已书龙骨牡蛎两味。后听她有"喜悲伤欲哭",遂处甘麦大枣汤加百合龙骨牡蛎,即浮小麦60g,小麦60g,大枣20g,甘草20g,百合60g,鲜百合3枚,龙骨30g,牡蛎30g。25日复诊:一周来只哭过一次,垫背的毛巾不用了,只自汗过一次,心情也好转了。患者问为什么药方中都是食物,能治好这病吗? 我只好出示《金匮要略》条文给她看。她恍然大悟说难怪以往的中医治不好,方不对证嘛! 仍拟原方七剂。从上述症状描述,恐怕都不难得出结论,这是"脏躁"证。这么简单、一目了然的白描,其实是仲景书的一大特色。这类"特异性方证"是仲景书的精华。仲景已经直截了当地出了方,就是甘麦大枣汤。我的处方是甘麦大枣汤合百合地黄汤。许叔微《普济本事方》载其医案一则,可与本案相映成趣。兹录于后:"乡里有一妇人数欠伸,无故悲泣不止,或谓之有祟,祈禳请祷备至,终不应。予忽忆《金匮》有一症云:妇人脏躁喜悲伤欲哭,象如神灵所作,数欠伸者,甘麦大枣汤。予急令治此药,尽剂而愈。古人识病制方,种种妙绝如此,试而后知。"

按语:甘麦大枣汤药仅三味,"喜悲伤欲哭"是本方特征性症状。许氏径投此方,别无他顾,方证相应,尽剂而愈。笔者所治的刘案、高案,均有口干不寐,故合百合地黄汤。百合地黄汤《金匮要略》治"百合病"。所谓百合病者,仲景的描述是"意欲食复不能食,常默默,欲卧不能卧,欲行不能行,饮食或有美时,或有不欲闻食臭时,如寒无寒,如热无热,口苦,小便赤,诸药不能治,得药则剧吐利,如有神灵者,身形如和,其脉微数。"这些病状,好像大病却又无病,"身形如和"。病以百合为名,正是百合所主,所以说"诸药不能治"。如桂枝证、柴胡证,以桂枝汤、柴胡汤所主也。尝见有人治"喜悲伤欲哭",认为是郁证,从肝气治,妄加柴胡、郁金。则与仲景意大异矣。或有不明仲景识病制方,种种妙绝如此者,诚如许学士云:"试而后知也。"徐灵胎云:"今则以古圣之法为卑鄙不足道,又不能指出病名,惟以阳虚、阴虚、肝气、肾弱等套语概之。""自宋以还,无非阴阳气血,寒热补泻,诸肤廓笼统之谈,其一病之主,方主药茫然不晓。"

黄连阿胶汤是一首很简单的方,其方证描述也很简单。303条:"少阴病,得之二三日以上,心中烦,不得卧,黄连阿胶汤主之。"76条:"发汗后,水药不得入口,为逆,若更发汗,必吐下不止。发汗吐下后,虚烦不得眠,若剧,必反复颠倒,心中懊恼,栀子豉汤主之;若少气者,栀子甘草豉汤主之;若呕者,栀子生姜豉汤主之。"221条:"阳明病,脉浮而紧,咽燥口苦,腹满而喘,发热汗出,不恶寒,反恶热,身重。若发汗则躁,心愦愦反谵语,若加温针,必怵惕,烦躁不得眠,若下之,则胃中空虚,客气动膈,心中懊恼。舌上胎者。栀子豉汤主之。"228条:

"阳明病下之,其外有热,手足温,不结胸(康平本做'小结胸'),心中懊恼,饥不能食,但头汗出者,栀子豉汤主之。"102条:"伤寒二三日,心中悸而烦者,小建中汤主之。"107条:"伤寒八九日,下之,胸满烦惊,小便不利,谵语,一身尽重,不可转侧者,柴胡加龙骨牡蛎汤主之。"血痹虚劳,虚劳虚烦不得眠,酸枣仁汤主之。黄连阿胶汤之神奇,除了治失眠效果很好,还有就是表面上此方没有一味是宁心安神药,但治疗失眠,不必随便加减,加入安神药效反不显。曾有一个病人,十多年的失眠,口干舌燥,舌红,烦躁不安,七剂未完,睡眠即明显改善。复诊时另一同业在我原方基础上加入枣仁、柏子仁、远志、合欢皮等,结果又无效。该同业打电话问我:"怎么你那方无用安神药有效,而我加了这么多安神药反而无效?"刘渡舟晚年(1997年)写过一篇文章《方证相应论》,他说:"《伤寒论》这堵墙很厚,怎样才能穿入,这是一个至关重要的问题……要想穿入《伤寒论》这堵墙,必须从方证的大门而入。"看了上述"脏躁"医案,有些人会产生一个感觉,错误认为"方证对应"就是简单的"对号入座","套方"而已。其实不然,"方证"是要"辨"的,要把握好"辨"这就是"功夫"所在,就是胡希恕先生所说的"尖端"。

(二) 重病机更重方证

案例1 侧

罗某,男性,77岁,每日凌晨5点多开始恶寒,盖厚被穿衣不减,恶寒时手碰到玻璃杯等也感觉寒冷。持续半小时到1小时大汗出后,恶寒随之消失。上述症状持续5个月,辗转多处就诊,中西医并治。曾到广东省人民医院住院,未能寻找到病因,予抗病毒治疗,治疗后症状未见好转。刻诊见口苦口干,喉咙稍干,舌苔厚白腻,并诉头痛,胃部不适,脉弦。

恶寒属何方证?属表证?属里证?《黄帝内经》曰:"善诊者,察色按脉,先别阴阳。"此证以恶寒汗出为主诉。首先要排除是否阳虚恶寒。恶寒、畏寒本无严格的区别,后世书为表述的方便,阳虚的都写作"畏寒",表证的都写成"恶寒"。《伤寒论》六经皆有恶寒,表、里皆有恶寒,因此,临床上区分表里阴阳至为重要。阳虚者得衣被,近火取暖,其寒可缓解或消失,一般不与发热并见。表证的恶寒,患者得衣被,近火取暖,其寒不解,多与发热并见。《伤寒论》第3条:"太阳病,或已发热,或未发热,必恶寒。"这是表证的恶寒。所以后世有"有一分恶寒,就有一分表证"之说。因此,第7条又说:"病有发热恶寒者,发于阳也。无热恶寒者,发于阴也。"

此患者有恶寒，没有发热。每于凌晨发作，又有汗出。甚似阳虚恶寒。然而，我不诊为阳虚恶寒，认为是表证恶寒。其根据是什么？是根据汗出，这病人凌晨五点恶寒，最终随汗出而解。若是阳虚恶寒，汗出应在前，或汗出后恶寒加重，不会是汗出后，恶寒便罢。正如230条："身濈然汗出而解。"101条："必蒸蒸而振，却复发热汗出而解。"辨清阴阳表里，便要辨"方证"，对症下药。我用了柴胡桂枝汤。三剂便解决了患者五个月未解决的问题。麻黄汤、大青龙汤、桂枝汤、葛根汤、小柴胡汤都属三阳表证范畴，那就要运用"排除法"遴选了。很明显，患者汗出而解，乃正气荣卫不和，定时而作；舌上白苔，胃部不适，脉弦。以上是我选方的依据。

二、"知组方、明药证"是用好经方的基础

案例1 例

容某，女性，86岁。2011年中秋节前，因上腹部疼痛，大便不通，住进广州市第一人民医院。最后诊断为①淋巴肿瘤；②小肠梗阻。十月中旬，行小肠部分切除手术。因患者是我老领导，10月30日往医院探望她，手术创口未全愈合，仍置引流。术后因真菌性肠炎曾腹泻，后愈。当时待在空调病房，虽然不断扇风，仍呼闷热，舌干红无苔，唇红焦干裂，口干渴。因患者平时不爱服中药，故只告知她现气阴两伤，可饮些花旗参水以益气养阴。岂料11月1日下午，患者突然胸闷气促，血压升高。经请内科会诊：急性心衰，心房纤颤，频发室性早搏，经抢救渡过。11月4日家属来诉，经此次发病后，每况愈下，几天来精神萎靡，不欲饮食，不欲言语。希望我前往诊治予以中药。遂于11月5日早晨前往探视。平素人颇乐观，爱讲幽默笑话，现声音低微，闭目懒言，口唇干焦开裂，舌光无苔干红，舌中央仅偏豆大一小片焦干白苔。脉散乱至数难辨，参伍不调，频发结代。即电告其女儿，此真阴亏损，元气涣散，不可大意。处炙甘草汤。处方：生地黄60g，麦冬30g，高丽参10g（另炖，兑药），桂枝10g，大枣10g，麻仁15g，炙甘草30g，生姜3片，阿胶15g（溶化）。以水七碗，煎至三碗，放半斤花雕酒入内，再煎至大半碗，温服。复渣放三碗水再煎至大半碗。早晚各服一次。

有学者认为，用仲景方，有三步，即重复、加减、化裁，最高境界是"化裁"。我不反对，但达到最高境界又何其难哉！很多学者认为叶天士是将仲景方加减化裁运用得最好的一人。我觉得他的化裁加减是否得当，具体问题必须具体分析，不可盲目附从。笔者认为，宜脚踏实地，心无旁骛；忌未学行，先学走。我们中医界目前因受到主流观点的影响，出现了几个现象，如守其法而不泥其方；随证处方，自

出心裁等等。

（二）守其法，不泥其方

《伤寒论》是我们学习方剂的经典。有人说学《伤寒论》要守其法而不泥其方，他们以为这是灵活，其实就是盲目，这是不对的。经方是经过历代的总结，历经千锤百炼得来的，经过了历代反复的临床验证，疗效可以重复，有这么好的成方不用，说什么守其法呢？原则上是先有方才有法，但现在我们的思路是先有法后有方，我觉得这有点问题。法不能代表方，但方里面包括法，离开了方来说法，是错误的。现在我们是有方不循，随意组方，这个问题张仲景已经批评过了，"相对斯须，便处汤药"。广东经方大家陈伯坛看病的时候摸脉"手如探汤"，病人一进来就知道要开什么药，这是望而知之。但是有些人并非望而知之，却"便处汤药"，自己组方，现在很多医生是自己组方，那就离开了经方。有成方不用，用自己的方，但思考十几分钟，便能出一首严谨的方么？不能的话，倒不如遵循仲景的原方。仲景原方的道理多到说不完，也说不清。

所以我曾经说，经方是不可理喻的，不能用我们现在固有的思维去理解这些方，能理解当然好，理解不了我们还是依照古人的成方。

王清任："古人立方之本，效与不效，原有两途。其方效者，必是亲治其症，屡验之方；其不效者，多半病由议论，方从揣度。"陈修园《新方八阵砭》："景岳开章第一方即杂沓模糊，以启庸医混补之渐，据云气血大坏，精神失守。自非泛泛之药可以模棱幸中，景岳未读《本草经》，竟臆创臆说：补气补阳以人参为主，少则用一二钱，多则用二三两。自此说一开，市医俱得捷径，不知神农明人参之性，通共二十七字，以补五脏为提纲，谓五脏属阴，此物专于补阴也。仲景于汗吐下后用之，以救阴存液，如四逆汤，白通汤，通脉四逆汤等，皆回阳大剂，俱不加此阴柔之品，致阳药反掣肘而不行，自唐宋以后，少明其理，无怪景岳一人也。"

（三）随意加减，自出心裁

现在中医学者们经常说经方的加减，仲景方的加减是有法的，不能自出心裁。因为每个人理解的经方的组成是不一样的，看你用什么思维。关于炙甘草汤的问题，它的主药是什么？有人说当然是炙甘草了。但里面用量最重的是地黄，所以有的人认为地黄是主药。从临床来说，炙甘草汤是治什么呢？"脉结代，心动悸。"从这个角度来说，我认为主药应该是桂枝，离开了桂枝怎么治心悸？所以只讲理论没用，补血、气血双补，都可以说，但是离开了桂枝就不成炙甘草汤了，便不能复脉了。而后世对这个方的理解是不同的。加减复脉汤是一派养阴药的堆砌（炙甘草、干地黄、白芍、麦冬、阿胶、麻仁），何以治之？"心中震震""脉结代，甚者脉两至者""脉细促，心中憺憺大动，甚则心中痛"。其实，仲景以复脉汤治"脉结代，心动悸"，已考虑阴液不足，故方中配以大量养液之品。仍然用桂枝以复脉定悸，正如《经方实验录》载："若疑生地为厚腻，桂枝为大热，因而不敢重用，斯不足与谈经方矣。"

仲景凡是治疗心悸则必用桂枝，其列举了很多治疗心悸的方子，比如需要气血双补者，就用炙甘草汤；内有水饮者，苓桂术甘汤、苓桂枣甘汤等，但是都离不开桂枝。所以没有了桂枝的话，《温病条辨》这个加减复脉汤还能治"心中憺憺大动"吗？经过临床观察，我觉得这个方是不行的。

三、以仲景剂量为标杆，把握剂量是临床取效的保证

中医不传之秘在于剂量，而仲景用药剂量从不秘而不宣，这在仲景书中是有规律可循的；历代对于剂量，出于个人经验加揣测者多，参考仲景的经验少；汉今的药量折算也是出于揣测，致有"古之一两今之三钱""仲景一两，今之一钱"等说。医家们较少参考考古学者的研究，因而众说纷纭，莫衷一是。近代的考证已经很明确，汉代的一两约等于如今的 15.6g。当然，我不是说现代医者临床一定要按仲景的剂量行事。但通过仲景的药用剂量通常可以启发我们掌握什么时候用重剂，什么时候用轻剂。哪些药宜重用，哪些药宜轻用。仲景用药很重视"量效关系"，大抵病急、重者用大量，病轻、缓者宜轻（表 1 ~ 表 3）。

举例一：

表 1　桂枝类方

桂枝类方	桂枝用量
桂枝加桂汤	五两
桂枝甘草汤、苓桂枣甘汤、桂枝人参汤、桂枝附子汤、桂枝芍药知母汤	四两
桂枝汤、桂枝加厚朴杏子汤、桂枝加附子汤、新加汤、桂枝加芍药汤、桂枝加大黄汤、桂枝加龙骨牡蛎汤、桂枝加黄芪汤、桂枝去芍药加附子汤、桂枝去芍药加蜀漆牡蛎龙骨救逆汤、小建中汤、黄芪建中汤、当归建中汤、苓桂术甘汤、栝楼桂枝汤、黄芪桂枝五物汤、桂枝去芍药加皂荚汤、桂枝生姜枳实汤、黄芪芍药桂枝苦酒汤、当归四逆汤、当归四逆加吴茱萸生姜汤、炙甘草汤	三两
桂枝加葛根汤、温经汤	二两
桂枝甘草龙骨牡蛎汤、枳实薤白桂枝汤	一两
桂枝茯苓丸	各药等分

表2 麻黄类方

麻黄类方	麻黄用量
大青龙汤、越婢加术汤	六两
甘草麻黄汤、麻杏石甘汤、葛根汤、射干麻黄汤、厚朴麻黄汤	四两
麻黄汤、小青龙汤、麻黄加术汤、麻黄附子汤、麻黄醇酒汤、麻黄附子甘草汤、麻黄附子细辛汤、桂枝去芍药加麻黄附子细辛汤、麻黄连翘赤小豆汤	二两
麻黄升麻汤	二两半
桂麻各半汤	一两
麻杏薏甘汤	半两
桂枝二越婢一汤	十八株
桂枝二麻黄一汤	十六株
阳和汤	五分
半夏麻黄丸	各药等分

举例二：

表3 泽泻治眩方

泽泻治眩方	泽泻用量
五苓散	十八株
泽泻汤	五两

仲景用泽泻治眩的两首方中，泽泻的用量差异颇大。《金匮要略·痰饮咳嗽》："心下有支饮，其人苦冒眩，泽泻汤主之。泽泻五两，白术二两，右二味，以水二升，煮取一升，分温再服。"《金匮要略》说："咳逆倚息，短气不得卧，其形如肿，谓之支饮。"《药性赋》云："泽泻利水通淋而补阴不足。"此品利水而不伤阴。可见泽泻是一味中性、平和的药。用好经方的三点提示"仲景书，跳出旁门可读"；抓住"方证辨证"不放松；需谨记经方的特点是"组方严谨，用药精纯"。

从几则病例谈辨病与辨证及方证辨证的临床应用

河南中医药大学第三附属医院　李发枝

众所周知，中医学以"辨证论治"为其特点之一，强调"证"的辨析和确立，再据"证"遣方用药，施以治疗。然而"辨病论治"自古以来就是中医学不可或缺的诊疗方法。中医学理论体系构建之初，尚无"证"的概念，当时就是以"病"作为辨析对象，治疗也据"病"而施治。如《黄帝内经》十三方见于"风论""疟论""咳论""痹论""痿论"等篇，《伤寒论》中"辨某病脉证并治"，《金匮要略》以"病"作为篇名，温病学派的"春温""湿温""暑温"等，都是以"病"作为辨析对象。因此，临证时首先要辨中医学的"病"，然后根据不同的"病"辨证施治。一般来说，中医学的"病"，其内涵外延相对稳定，有一定的规律性和特异性，如"肺痈病"的咳吐脓血；"历节病"的诸肢节疼痛；"中风病"的口眼喝斜，半身不遂；"水肿病"的全身或肢体浮肿；"黄疸病"的身目发黄等。但因古代历史条件和认知方法的局限，中医学的有些"病"名，尚不够具体、准确。如"咳嗽"，既可见于"痰饮病"，也可见于"肺痈病"等，而且某些"病"就是以症状命名的，如咳嗽、腰痛等。因此，辨中医学的"病"时，既可依据病名辨，也可根据症状辨。西医学的"病"如肝癌、肺癌等，或"征"如雷诺氏综合征等，一般都能较为准确地反映疾病的病因、病位、病变器官的病理变化、整体功能的反应状态等。人们可以通过病名基本了解病情轻重、病程演变、预后转归等。作为现代中医工作者，每天都会面临患者带来的西医学诊断或检查结果，而这些结果，大多能基本反映疾病的微观本质。借鉴西医学的有关知识和理论，一方面有助于与患者沟通，另一方面也可从中得到某些对中医辨证施治有益的启发或发现，因此，辨西医学的"病（征）"也非常重要，正如李克绍先生在《谈谈辨证与辨病的体会》一文中所说："提到辨病，最好是与西医相结合，而且这种结合，有时还是必要的。"在应用中医药治疗时，又必须落实到辨证施治上。故临床时通过四诊之后，首先要辨中医的"病"或"症状"、西医的"病"或"征"，然后再按不同的病证辨证施治。

一、方证辨证

方证辨证，又称"方证相应"或"方证对应"。辨证论治是中医诊疗疾病的基本方法和原则，在辨证论治的理法方药这个体系中，方药占据着核心地位。因为"辨证"的目的，是为了"施治"，而"施治"的手段之一就是"方药"，如何使"方药"的治疗作用（即疗效）得到提高，方证辨证的准确与否是关键。方证辨证的"方"，包含该方组成的药物，方证辨证的"证"，则是对患者的症状、体征、体质、时间、病因、病机、病证、病性、病位等的分析和归纳。因此，方证辨证或方证对应中的"证"，不仅仅是一组症状群，还包括舌脉变化、体征特点、体质因素、环境因素、气候因素、发病因素、遗传因素、传播途径等中医基本理念指导下的各种辨证因素。正如经方大家胡希恕先生所说："以八纲为基础理论之方证，既涵方药，亦涵相适应的证，既有理，亦有法；每一个方证都是经过几代、几十代反复实践验证取得的经验总结。方证对应长期应用的经验，产生了六经辨证理论体系，而六经辨证理论的形成，则更能正确指导辨方证，求得方证对应。方证对应不是简单的方和证的"对号"，而是涵盖了方与证、药与病情的严格对应，即寒、热、虚、实、表、里等的对应。中医所有的辨证方法和理论，最终都要落实到方证对应；方证对应是中医所有辨证方法的尖端。"

二、方证辨证的运用

（一）熟读原条文，据症以选方

张仲景的著作《伤寒论》《金匮要略》，对有方有症的条文而言，其所述的脉症，多为该方所治的典型脉症，是古人通过长期临床实践，从该方所治的众多症状中筛选出来的典型脉症。如《伤寒论》"太阳病，头痛，发热，汗出，恶风，桂枝汤主之""伤寒五六日，中风，往来寒热，胸胁苦满，默默不欲饮食，心烦喜呕，或胸中烦而不呕，或渴，或腹中痛，或胁下痞硬，或心下悸、小便不利，或不渴，身有微热，或咳者，小柴胡汤主之"；《金匮要略》"虚劳虚烦不得眠，酸枣仁汤主之""咳而上气，喉中有水鸡声，射干麻黄汤主之"等。因此，临床时只要患者的主要症状与相应条文的脉症相吻合，即可考虑选用该方治疗。这种选方方法，即所谓的"方证相应"法，往往能取得较好疗效。

（二）掌握方证病机，熟悉方剂功效

每首方剂所治病症，无论原条文论述的详略，都可通过分析概括出它的病机，这种将某方所治的病症经分析而概括出的病机，称之为"方证病机"。临床时，即便患者的主要症状与某方所治的主症不尽相同，或完全不同，但只要在病机上与某方的"方证病机"相同，就可选用该方以治疗，这就是所谓的"异病同治"。

三、验案五则

（一）尿道综合征

案例一 邵某，女，77 岁，郑州市人。

初诊：2018 年 5 月 7 日。尿频、尿痛，小腹不适下坠反复发作 10 年，伴双下肢浮肿，曾做泌尿系彩超、肾功、尿常规等检查无阳性发现。刻诊：双下肢凹陷性浮肿，尿频、尿痛，小腹下坠不适，口不渴，舌淡红，苔薄白，脉沉。

中医辨证：栝楼瞿麦丸证。

西医诊断：尿道综合征。

处方：生山药 60g，瞿麦 20g，茯苓 15g，天花粉 12g，制附子 10g，黄芪 50g，防风 10g，赤芍 10g，升麻 10g。7 剂，每日 1 剂，每剂煎 2 次，每次 1 小时。

二诊：2018 年 5 月 21 日，诸症均减，再服上方 14 剂。

三诊：2018 年 6 月 7 日，下肢浮肿稍减，尿频尿痛大减，续服上方 14 剂。此后以上方服至 2018 年 8 月 21 日，除下肢稍浮肿外，尿频、尿痛，小腹下坠不适均消失，继服上方 14 剂巩固之。

按语：尿道综合征（urethral syndrome，US），又称"无菌性尿频——排尿不适综合征"，是一组没有感染和器质性病变的下尿路刺激症候群（尿频、尿急、尿痛、排尿不畅等），占膀胱刺激征的 45% ~ 50%。本病临床主要表现为尿频，每次尿量不多，常伴尿急，在妇女中常见。因此，临床上常称尿道综合征为女性尿道综合征（female urethral syndrome，FUS）。本病易反复发作，影响患者的正常生活，容易造成患者精神紧张、焦虑。临床上，由于对此病认识不足，患者容易被误诊为尿路感染而长期使用抗生素治疗，不但无效，反而会因抗生素引起一些副作用，也给患者造成不必要的经济损失和精神痛苦。

用栝楼瞿麦丸合黄芪赤风汤治疗该病，是余在临床实践中摸索出的经验。此类病人，余早年曾投之以八正散、清心莲子饮、补中益气汤、六味地黄丸、金匮肾气丸等，疗效均不满意，直至 20 世纪 80 年代试用栝楼瞿麦丸合黄芪赤风汤成功治愈

1 例 85 岁尿频、尿急、尿痛、小腹下坠 40 年的女性患者，此后凡遇该病症就用该合方，均能取得满意疗效。尿道综合征可归属于中医学"劳淋"范畴，《诸病源候论·卷十四·劳淋候》："劳淋者，谓劳伤肾气而生热成淋也。肾气通于阴，其状尿留茎内，数起不出，引小腹痛，小便不利，劳倦即发也。"方中重用山药补益脾肺肾之气、阴精（《神农本草经》：山药，味甘，温。主治伤中，补虚羸，除寒热邪气，补中，益气力，长肌肉），近代名医张锡纯《衷中参西录·奇效验方·劳淋汤》就是用山药一两为主药，并说"阴虚小便不利者，服山药可利小便；气虚小便不摄者，服山药可摄小便。盖山药为滋阴之良药，又为固肾之良药，以治淋证之淋涩频数，诚为有一无二之妙品"；瞿麦、茯苓通淋利水以治淋证之标；栝楼根苦寒色白，能入肺滋阴清热生津，肺为水之上源，上源清则小便利矣；妙在用辛温之附子，温阳化气，蒸腾津液，津液下行则小便利，津液上腾则口渴止。栝楼瞿麦丸温补而不燥，滋阴而不腻，诚为治疗劳淋之效方。对于病久小腹或前阴下坠者，乃气虚下陷，盆腔静脉瘀滞之候，故合清·王清任的黄芪赤风汤以益气升清化瘀。

（二）发热

案例二 白某，女，57 岁，市民，郑州市人。

初诊：2019 年 4 月 2 日，发热 20 天。刻诊：发热午后重，发热前微恶寒，无汗，体温 38.9℃，便溏，每日 3 次，空腹血糖 8.01mmol/L（未服降糖西药），平时有复发性口腔溃疡（1 年 10 余次），舌淡红，苔薄白，脉弦数。

中医诊断：狐惑病，甘草泻心汤证。

处方：清半夏 20g，黄芩 10g，黄连 10g，干姜 12g，人参 12g，柴胡 30g，甘草 20g，大枣 5 枚。2 剂。

二诊：2019 年 4 月 4 日，发热减（体温 37.9℃），便溏，每日 2 次。上方加地骨皮 30g。4 剂。

三诊：2019 年 4 月 8 日，未再发热（体温 36.9℃），大便成形，每日 1 次，今查血糖 7.71mmol/L。再服上方 7 剂。

四诊：2019 年 4 月 12 日，无不适，继服上方 7 剂巩固之。嘱其多运动，控制饮食，尤其是忌生冷甜食，注意血糖变化。

按语：本例发热为何诊断为狐惑病？第一，《金匮要略》："狐惑之为病，状如伤寒……甘草泻心汤主之。"而伤寒的症状之一就会有发热。（《伤寒论》："太阳病，或已发热，或未发热，必恶寒，体痛，呕逆，脉阴阳俱紧者，名曰伤寒。"）②复发性口腔溃疡即狐惑病"蚀于喉为惑"的特异性症状之一。而她平时就有复发性口腔溃疡。发热 20 天，发热前微恶寒，无汗，便溏 3 次/日，但无鼻塞、头痛等太阳症候，按《金匮》辨病诊为狐惑病，方用甘草泻心汤加柴胡，2 剂而热减，再 4 剂而热退，二诊加地骨皮者，取其能降血糖而非治其虚热也。其方看似小柴胡而实非小柴胡，因其方药用意不同，所治病症有别也。

(三) 糖尿病腹泻

案例三 赵某，男，35 岁，私有企业主，河南尉氏人。

初诊：2018 年 5 月 8 日，腹痛泄泻反复发作 12 年，饮酒或受凉或吃辛辣均会发作或加重。刻诊：腹痛则泻每日 2 次，饮食可，舌红，苔薄黄，脉弦滑。

中医诊断：泄泻，葛根芩连汤合痛泻要方证。

处方：葛根 20g，黄芩 10g，黄连 3g，白术 12g，白芍 10g，防风 10g，陈皮 6g，炙甘草 12g。7 剂。

二诊：2018 年 5 月 16 日，服上方症不减，右胁下痛，今查彩超示：①肝实质回声弥漫性改变（脂肪样变）；②胆囊壁毛糙。舌脉同前。辨病：少阳阳明太阴合病。辨证：大柴胡汤加味证。

处方：柴胡 18g，黄芩 10g，清半夏 12g，炒枳实 12g，白芍 20g，乌梅 20g，干姜 9g，炙甘草 12g。7 剂。

三诊：2018 年 5 月 29 日，胁痛愈，腹痛泄泻稍减，每日 1 次。再服上方 7 剂。其后间断服用中药，曾用过柴胡桂枝干姜汤、升阳益胃汤、痛泻要方等，但仍时轻时重。至 2019 年 4 月 24 日体检时发现血糖 6.5mmol/L。

四诊：2019 年 4 月 24 日，调整治疗方案，中医辨病为糖尿病腹泻；中医辨证为四神丸合理中汤证。

处方：人参 15g，白术 18g，干姜 12g，煨肉豆蔻 12g，五味子 12g，淡吴萸 9g，甘草 12g。10 剂。嘱其多运动，节饮食，忌甜食，暂不服降糖药。

五诊：2019 年 7 月 13 日，服上方后，大便正常每日 1 次，加大运动量，控制饮食，血糖 5.0mmol/L。继服上方 20 剂巩固之。

按语：糖尿病腹泻由 Bargen 于 1936 年首次提出，起先被认为是一种不常见的糖尿病并发症，但最近的研究显示糖尿病患者腹泻的患病率为 4%～22%。糖尿病腹泻的发病与多种因素有关，包括胃肠道自主神经病变、肠道菌群失调、胆汁酸代谢障碍、胰腺外分泌不足、肛门括约肌功能障碍以及胃肠道激素改变等。就中医辨证而言，因其病机的特异性，故按一般辨证施治往往效果欠佳，如案例二、案例三均是在不知有糖尿病的情况下辨证施治的，一旦明确其为糖尿病腹泻（暂不考虑其舌脉），改用四神丸合理中丸合方后就效如桴鼓，提示该合方对糖尿病腹泻有其特异性。当然这是余的临床经验，仍需继续探索。

（四）胸痹

案例四　南某，女，71岁，郑州市人，退休教师。

初诊：2016年9月7日，病史：患冠心病、心绞痛15年，于2001年及2011年两次植入支架3个，但胸闷或痛仍时有发作，尤其在劳累、生气、夜间、精神紧张时更易发作。刻诊：胸闷或痛，夜间较白天重，口苦，便秘，右上腹压痛，舌质红，苔薄白，脉弦。今日在本院做彩超示：脂肪肝、胆囊壁毛糙。

中医诊断：胸痹，大柴胡汤加减证。

西医诊断：冠心病，支架植入术后。

处方：柴胡24g，黄芩10g，清半夏18g，炒枳实12g，白芍20g，乌梅20g，大黄6g，茯苓20g，甘草9g，生姜9g，大枣20g。7剂。

二诊：2016年9月14日，胸闷痛大减，但后背稍痛，上方加威灵仙20g，14剂。

三诊：2016年9月28日，服上方后，胸闷疼痛未再发作，背痛消失，但夜间觉咽中有少许白痰，头稍晕。

处方：柴胡24g，黄芩10g，清半夏18g，炒枳实12g，白芍20g，乌梅20g，大黄6g，茯苓20g，葛根20g，泽泻20g，干姜6g，甘草9g，生姜9g，大枣20g。14剂。其后电话随访诸症未再发作。

按语：胸痹心痛病，往往是本虚标实，正如《金匮·胸痹心痛短气病》篇所云："阳微阴弦，即胸痹而痛，所以然者，责其极虚也。今阳虚知在上焦，所以胸痹心痛者，以其阴弦故也。"上焦阳虚，阴邪（包括痰饮水湿、气滞血瘀等）内盛是其基本病机。一般情况下，胸闷心痛突然发作、或饭后或夜间发作、或生气或大怒发作、或活动后缓解者，多属实证，而实证也有痰饮水湿、气滞血瘀之不同，需详而辨之；若胸闷心痛活动加重，或劳累加重者，则属虚证。大柴胡汤加减方证所治之胸痹心痛，属特殊类型者。本例患者虽然做过支架植入术，但胸闷心痛仍然发作，其症状为夜间加重，白天活动后减轻，且伴右上腹压痛、口苦便秘等，以及胆囊疾患，故辨为大柴胡汤证而疗效颇佳。

（五）严重骨质疏松

案例五　朱某，女，77岁，退休工人，河南驻马店人。

初诊：2019年1月22日，患者胸背热，下肢冷，便秘（7~10天1次），腰腿痛 1 年，查骨密度：严重骨质疏松，舌红苔薄白，脉弦。

诊断：中医辨证：龟鹿二仙汤证。

西医诊断：严重骨质疏松症。

处方：鹿角胶 20g，龟甲胶 20g。14 剂，每日 1 剂，烊化顿服。

二诊：2019 年 2 月 15 日，服上方后，胸背热大减，下肢冷稍减，大便 5 天 1 次。20 剂。

三诊：2019 年 3 月 6 日，诸症基本消失，大便 2 天 1 次。再服上方 20 剂。

按语：若单从证候特点来辨证，似乎像上热下寒证。对于老年女性患者，首先应当想到的是严重骨质疏松及胸腰椎压缩性骨折，这就要做必要的辅助检查，如骨密度检测、胸腰椎 X 光片、CT 片等，若确是该病症，可用龟鹿二仙汤治之。

西医学认为脊椎与内脏是由与脊髓神经相连的交感神经和副交感神经控制调整的，它们分别通过几个内脏神经节对内脏的生理活动起支配与调节作用。故若骨质疏松和脊椎压缩椎体导致局部充血水肿，压迫内脏神经，就会出现相应症状。但从中医药学理论分析，督任二脉皆起于胞中，督脉起于胞中，下出会阴，后行于腰背正中，循脊柱上行，上至风府，入属于脑。任脉则下出会阴毛部，经阴阜，沿腹部正中线向上经过关元等穴，到达咽喉部（天突穴），再上行到达下唇内，环绕口唇，交会于督脉之龈交穴。督脉督一身之阳，为阳脉之海，任脉任一身之阴，为阴脉之海。五脏六腑皆有腧穴行于背脊，如《难经正义》六十七难注："五脏之俞皆在背，肺俞在第三椎之下，心俞在五椎之下，肝俞在九椎之下，脾俞在十一椎之下，肾俞在十四椎之下，又有膈俞者，在七椎之下，皆挟脊两旁，各同身寸之一寸五分……胃俞在十二锥之间，大肠俞在十六锥之间，小肠俞在十八椎之间，胆之俞在十椎之间，膀胱俞在十九椎之间，三焦俞在十三椎之间，又有心包俞在四椎之间，亦俱挟脊两旁，各同身寸之一寸五分。"由此可见，中西医理论在这方面是基本相通的。肾藏精，主骨，生髓，髓通于脑。龟鹿二仙汤用鹿角胶补肾壮骨填髓，用龟甲胶填补阴精以助督脉之生髓壮骨（督任二脉交汇于龈交穴），以血肉有情之品，填补有形之骨髓，故效果较好。

马融教授应用经方治疗癫痫举隅

国家中医针灸临床医学研究中心/天津中医药大学

马融 戎萍 张喜莲

马融教授从事小儿癫痫诊疗 40 余年，有丰富的临床经验，并熟读经典，深知诸病有形于外必诸于内，把握疾病发生之苗窍，详审疾病发展之机理，手持经方之重锤，临床疗效可谓立竿见影，效若桴鼓。本文选用《伤寒杂病论》中桂枝加桂汤和柴胡加龙骨牡蛎汤加减治疗癫痫验案二则，供大家参考。

痫病是儿童常见的发作性疾病，临床以突然昏倒，不省人事，口吐白沫，喉中异声，两目上视，肢体抽搐，片刻即醒，醒后如常人为主要表现。中医学称为痫病，属西医学癫痫中的强直—阵挛性发作。马融教授将癫痫核心病机归结为痰伏脑络，气机逆乱，窍闭风动，即归于痰、气、风。认为西医抗癫痫药主要是治风，可从症状上控制癫痫发作，然而临床工作发现单纯西药控制癫痫发作疗效不佳。马融教授还认为痰伏脑络是疾病的病因基础，气机逆乱是疾病的启动因素。故消除启动因素，消灭病因，才能从根本上控制癫痫发作。

一、桂枝加桂汤案

（一）经方原文

《金匮要略·奔豚气病脉证》："奔豚病，从少腹起，上冲咽喉，发作欲死，复还止，皆从惊恐得之。"

《伤寒杂病论》："烧针令其汗，针处被寒，核起而赤者，必发奔豚，气从少腹上冲心者，灸其核上各一壮，与桂枝加桂汤，更加桂二两也。"

（二）药物组成

桂枝五两（去皮），芍药三两，炙甘草二两，生姜三两（切），大枣十二枚（擘）。

（三）病案举例

季某，女，11 岁。

初诊：2016 年 11 月 3 日初诊。间断抽搐 11 年。患儿出生 4 个月时，无明显诱因出现右侧肢体抽搐，伴右目上视，神志不清，口吐白沫，发作持续 5～10 分钟。1 岁以内每日发作 3～4 次，1 岁以后，1～2 周发作一次。发作前自觉有气从少腹上冲致胸或头，随后出现神志不清，右手上举，持物坠落。具体诊疗记录不详，曾服用丙戊酸钠、氯氮卓、拉莫三嗪片、左乙拉西坦、托吡酯、奥卡西平、中药百合汤、固真汤、涤痰汤、柴桂龙牡汤等，疗效欠佳；舌淡红，苔白，脉沉细，咽（－）。查脑电图（＋）；脑 MRI（－）。否认过敏史，否认家族史。

中医诊断：奔豚气病，肾寒气逆证。

西医诊断：癫痫。

治则：温通心肾，降逆平冲。

处方：桂枝加桂汤加减。组成为桂枝 30g，芍药 10g，炙甘草 6g，生姜 2 片，大枣 3 枚，沉香 5g，全蝎 5g。水煎 150 毫升，分次服，每日 1 剂。服用 7 剂，前症基本消失，发作性病症悉除，复查 24 小时动态脑电图未见明显异常，守方 8 个月，随访未复发。

按语：本例患儿每次发作前自觉有气从少腹上冲致胸或头后，与仲景所论奔豚气病之"从少腹起，上冲咽喉，发作欲死，复还止"的临床特点甚为相符。然仲景记载的奔豚气一病性质有寒热之分，《金匮要略·奔豚气病脉证治第八》"奔豚气上冲胸，腹痛，往来寒热，奔豚汤主之"所论述的为肝郁化热上逆所致奔豚，治之以奔豚汤。而"发汗后，烧针令其汗，针处被寒，核起而赤者，必发奔豚，气从少腹上冲心者，灸其核上各一壮，与桂枝加桂汤主之"所述奔豚气病为肾阳不足、寒气上冲所致，治以桂枝加桂汤。本例患儿发作时除自觉有气从少腹上冲致胸或头外，还兼舌淡、苔白、脉沉细等阳气不足的表现，故可按寒性奔豚气辨治，施以桂枝加桂汤。桂枝加桂汤本系仲景《伤寒论》为太阳病误汗伤阳而发奔豚气而设，现根据气上冲胸这一主要症状，应用异病同治的原理以桂枝加桂汤治疗阳虚之癫痫，治以温通心肾，平冲降逆。关于方中加桂，是加桂枝还是肉桂的问题，历代注家见解不一，至今未有定论。笔者认为这个问题要从病机和桂枝及肉桂的作用来看。导致奔豚的直接病机可以是肾阳虚，由于肾水失温，寒水之气才得以上逆；反过来由于心阳虚，心阳不能下降于肾，而加重肾阳虚，也正是由于心阳虚，寒水之气才可上冲，由此可见心肾阳虚是导致奔豚的主要原因。从治法上看，加桂枝重温心阳，心阳复则可下温肾阳，以制寒水。古之桂枝既可调和营卫、温通心阳，又可温肾阳。由此可见，仲景桂枝加桂汤即是加桂枝。再加沉香以补火壮阳、下气坠痰，全蝎以息风止痉。共奏温通心肾、降逆平冲之功。药证相符，直达病所，效若桴鼓。

二、柴胡加龙骨牡蛎汤案

（一）经方原文

《伤寒杂病论》："伤寒八九日，下之，胸满烦惊，小便不利，谵语，一身尽重，不可转侧者，柴胡加龙骨牡蛎汤主之。"

（二）药物组成

柴胡四两，龙骨、黄芩、生姜（切）、铅丹、人参、桂枝（去皮）、茯苓各一两半，半夏二合半（洗），大黄二两，牡蛎一两半（熬），大枣六枚（擘）。

上十二味，以水八升，煮取四升，内大黄，切如棋子，更煮一两沸，去滓，温服一升。

（三）病案举例

徐某，男，4岁。

初诊：2019年10月14日初诊。频发痉挛性抽搐3年余。患儿于3年前无明显诱因出现意识不清，双目直视，双腿强直，左手上举持续2秒，自行缓解后哭闹不已，单次发作，每日8～10次，严重时每日20～30次，睡眠及清醒状态下均有发作，常有恐惧感。间断就诊于福州医科大学某医院、北京大学某医院，查脑电图（＋）；脑MRI（＋）。诊断为"婴儿痉挛症"。期间曾静滴促肾上腺素、口服丙戊酸钠缓释片、左乙拉西坦片、氨己烯酸片，涤痰汤、地黄饮子等，未见明显好转。诊时神志清，表情淡漠，智力发育较正常迟缓，枕骨凹陷，胆小易受惊，脾气可，纳可，寐欠安，易醒，二便调，舌淡红，苔薄白，脉平，咽（－）。既往围生期脑损伤、新生儿惊厥、精神发育迟滞病史。猕猴桃过敏史，否认其他药物及接触物过敏史。

中医诊断：胎痫（惊痫），证属胆病多惊，惊则气乱，神不内守。

西医诊断：婴儿痉挛症。

治则：和解少阳，镇惊安神。

处方：柴胡加龙骨牡蛎汤加减。组成为柴胡10g，桂枝10g，生龙骨15g（先煎），生牡蛎15g（先煎），党参10g，黄芩10g，白芍30g，干姜3g，煅磁石15g（先煎），清半夏6g，全蝎3g，炒酸枣仁10g，蜈蚣1条，浮小麦30g，大枣3枚，甘草6g。水煎150毫升，分次服，每日1剂。

复诊：服汤药28剂复诊，发作频率较前明显减少。西药继用丙戊酸钠缓释片5mg，每日两次，继服汤药21剂复诊，诉患儿近半月未见发作，认知功能较前明显进步，说话意识较强，运动功能稍有进步。肝肾功能检查（-），随访3个月未见复发。继服上述中西药。

按语：本例患儿平素胆小易惊，发作后常常伴有恐惧感，乃因惊恐等情志因素导致癫痫。陈修园言"烦惊"乃"逆少阳之气"所致。患儿平素心胆气虚，"惊则气乱"，故每遇惊恐，气机逆乱，痰浊随气上逆，蒙闭心神，则发为痫证，治以和解少阳、重镇安神为主。柴胡加龙骨牡蛎汤本系张仲景为治疗"伤寒八九日，下之，胸满烦惊，小便不利，谵语，一身尽重，不可转侧者"而设，徐灵胎在《伤寒论类方》中言："此方能下肝胆之惊痰，以之治癫痫必效。"故予柴胡加龙骨牡蛎汤加减治疗，以小柴胡汤和解少阳，疏调肝胆；以龙骨、牡蛎、磁石镇惊安神；白芍养血敛阴，平抑肝阳；全蝎、蜈蚣息风止痉；酸枣仁、甘麦大枣汤养心调肝，安神敛阴。诸药合用，共奏和解少阳、镇惊安神之功。临床施治常获奇效。

三、总结

临床发现难治性癫痫患儿越来越多，本病对患儿及其家庭造成严重的影响。诊疗中发现各种原因导致脏气不平、阴阳不相顺接，以致气机逆乱，痰瘀阻窍，神乱风动，均可引起癫痫发作。因此马融教授刻苦求证，探究经方治疗癫痫的方证辨治规律，治以调节脏腑，平衡阴阳，顺气降逆，豁痰开窍，活血化瘀。最终以平为期，控制癫痫发作，对癫痫诊治具有十分重要的现实意义。

柴胡类方在脑病临床中的应用

河南中医药大学第一附属医院　张怀亮

小柴胡汤为和解少阳代表方，虽有"少阳八症"，但仲景亦有"但见一证便是，不必悉具"的明述。余从事临床多年，认为小柴胡汤临证变化空间虽大，但均提示枢机不利为其核心病机。少阳主春升之气，春气升则万化安。胆依附于肝，内寄相火，又胆为中正之官，中精之腑，主宁谧，因此，胆腑"非清不宁"。胆火宜降不宜升，降者为顺，升者为逆，降者为生理之火，升者为病理之火，大柴胡汤用枳实即为降其胆火，理气宽肠。胆、三焦同属少阳，无非手足。三焦为水火之道，需要气机的宣畅和通达，郁则为病，阻碍水火之运行；反之，水不行则气不行，火不降则气不降，终则血运不达，变证丛生。

余临证常用柴胡类方治疗脑系疾病，尤喜用小柴胡汤合方治疗多病因、多病位、多病机的神经内科杂证。

一、柴胡类方释义

柴胡类方以《伤寒论》中治疗少阳病本证的小柴胡汤为代表，包括以柴胡、黄芩为主要药物化裁的柴胡桂枝汤、大柴胡汤、柴胡桂枝干姜汤、柴胡加龙骨牡蛎汤等一类方剂。大柴胡汤为小柴胡汤、小承气汤合方，可导引枢机，荡涤通腑，主治少阳病郁热兼阳明里实之证；柴胡加芒硝汤为小柴胡汤加芒硝而成，可运转枢机，泻热去实，主治少阳病兼阳明里实，正气已伤之证；柴胡桂枝干姜汤为小柴胡汤去人参、半夏、大枣、生姜，加桂枝、干姜、瓜蒌根、牡蛎而成，可融通枢机，宣化寒饮，主治少阳病兼水饮内结之证；柴胡加龙骨牡蛎汤为小柴胡汤去甘草，加桂枝、茯苓、龙骨、牡蛎、铅丹、大黄而成，可清利枢机，泄热安神，主治少阳病兼郁火扰神之证。

小柴胡汤为和解之剂的代表方，药物寒温并用、攻补兼施、升降同调，既能对外和解少阳、疏散邪热，又能对内疏理三焦、宣通上下、运转枢机、调达内外，因而能广泛应用于外感及内伤杂病。《景岳全书》有云："和方之制，和其不和者也。

凡病兼虚者，补而和之。兼滞者，行而和之。兼寒者，温而和之。兼热者，凉而和之，和之为义广矣。"柴胡类方和法具有和其内外、和其上下、和其寒热、和其虚实、和其气血、和其阴阳的作用。

二、柴胡类方应用于脑病的理论依据

（一）少阳为枢

《黄帝内经》："太阳为开，阳明为阖，少阳为枢。"张景岳在注解"少阳为枢"时提出"少阳为枢，谓阳气在表里之间，可出可入，如枢机也"。伤寒大家刘渡舟认为："少阳经脉行于身侧，居于太阳阳明两经之间，外则从太阳之开，内则从阳明之合，从而起到枢机的作用""少阳主枢，除主表里之枢外，亦主阴阳之枢。"

少阳一系，包括手少阳三焦经和足少阳胆经，分别内属三焦与胆。余认为，虽足少阳胆经也循身侧，但毕竟经脉在外，部位表浅，不足以胜任内外转枢之职，唯有六腑之一的三焦，位居躯壳之内，脏器之外，一腔之大脏，其外应腠理，内邻诸脏，为脏腑之间空隙相互连通所形成的通道，故离表未远，入里未深，正当表里出入之地带，具有内外转枢之功能。少阳三焦的生理功能是转运枢机、通行元气、运行水液、游行相火，为气化的场所。人体气机的升降出入、津液的输布排泄，均赖三焦的通利，且三焦可协调诸脏腑的功能，正如《医学入门》对三焦联系脏腑功能进行了总结性概括："观三焦妙用，而后知脏腑异而同，同而异，分之则为十二，合之则为三焦。"

少阳功能失常主要表现为气、水、火之郁滞不布。三焦枢机不运，若气机升降失常，则清阳之气无以上奉清窍；若三焦水道失畅，则水液代谢障碍，易形成水饮、痰浊、瘀血等病理产物，上蒙清窍；相火敷布不畅，郁则生内热，气机升降失常，风从内生，亦上干清窍。上述种种，皆可导致脑系疾病。

（二）经络循行

少阳经脉介于表里之间，连接表里经气，为经络循行之枢，沟通表里，络通脏腑，因而有"凡十一脏皆取决于胆"之说。《伤寒论》中确有一些方剂能治疗经脉循行路线上的疾病，余认为从经络循行路线着眼也是六经辨证的一种方法，是运用经方的一种思路。如柴胡类方可以治疗少阳经（足少阳胆经和手少阳三焦经）循行路线上的疾病。

手少阳三焦经与足少阳胆经在头部交汇。《灵枢·经脉》："三焦，手少阳之脉……上项，系耳后，直上出耳上角，从屈下颊至頔；其支者，从耳后入耳中，出走耳前，过客主人前，交颊，至目锐眦。"《灵枢·经脉》："胆足少阳之脉，起于目锐眦，上抵头角，下耳后，循颈，行手少阳之前……其支者，从耳后入耳中，出走耳前，至目锐眦后；其支者，别锐眦，下大迎，合手少阳，抵于䪼，下加颊车，下颈，合缺盆……"足少阳胆经与足厥阴肝经相表里。"肝足厥阴之脉……循喉咙之后，上入颃颡，连目系，上出额，与督脉会于颠；其支者，从目系下颊里，环唇内。"《灵枢·经别》："足少阳之正，绕髀入毛际，合于厥阴……循胸里属胆，散之上肝，贯心以上挟咽，出颐颔中，散于面，系目系，合少阳于外眦也。"手少阳三焦经、足少阳胆经及其表里经、经别循行经过头面、眼、耳等部位，"经脉所过，主治所及"，因而通利少阳的柴胡类方能治疗脑系疾病。

（三）三焦实质新发现

三焦，中医藏象学说中六腑之一，关于"三焦"的实质自古争论颇多。根据结构决定功能这个自然界的普遍法则，三焦应是"有名有形"的实体。三焦之名最早见于《黄帝内经》，《素问·灵兰秘典论》中载："三焦者，决渎之官，水道出焉。"《灵枢·本输》中说："少阳属肾，肾上连肺，故将两脏，三焦者，中渎之府也，水道出焉，属膀胱，是孤之府也，是六府之所与合者。"由此可以看出，三焦是一种上连肺系，下出肾系，六腑与合的组织。明代虞抟在《医学正传》中说："三焦者指腔子而言……其体有脂膜在腔子之内，包罗乎五脏六腑之外也。"清代唐容川在《血证论》中则述："三焦，古作膲，即人身上下内外相联之油膜也。"唐容川还在《中西汇通医经精义》中描述道："肾中有油膜一条，贯于脊骨，是为肾系，此系下连网膜；又有气管由肺而下，附脊循行，以下入肾系，而透入网膜，达于丹田。两肾属水，中间肾系属火，即命门也。命门为三焦膜油发源之所。故命门相火，布于三焦。焦即油膜也。"又云："肾靠脊而生，有膏油遮掩。附肾有薄膜包裹，西医名为肾衣。此衣发于肾系，乃三焦之源也。"又云："三焦之根出于肾中，两肾之间有油膜一条，贯与脊骨，名曰命门，是为焦原。从此系发生板油……从板油连及网油，后连大肠，前连膀胱，中为胞室，其外出为臀胫少腹之腠理，是为下焦。"张锡纯在《医学衷中参西录》中曰："三焦为手少阳之腑。既名为腑，则实有其物可知……至唐容川独会心，谓三焦即油网，其根蒂连于命门，诚为确当之论……三焦亦是膜，发源于命门，下焦为包肾络肠之膜，中焦为包脾连胃之膜，上焦为心下膈膜及心肺一系相连之膜。"至此，三焦的形态得以解释，并细化到了具体的组织上。

2018 年美国病理学家 Neil Theise 等宣布发现人体内一个未知的器官——人体间

质组织，其几乎满足对器官定义的所有标准，遍布全身组织间隙，被称为流体"高速公路"。这项发现成功发表在《Nature》杂志上，报告中科学家建议将人体内的间质组织归为一个完整的器官。Theise 推测，身体中的每个组织都被这个充满流体的间质网络所包围，这些间质组织事实上形成了一个器官，它遍布全身。该团队初步推测该器官具有"减震"等作用，组成了人体组织液的循环通路；也可能涉及水肿及其他炎症疾病等。国内有学者认为该间质器官与中医古人对三焦形态的描述如出一辙，且三焦作为六腑之一，有疏通水道，运行水液的作用，与西医学里描述间质的"流动液体高速公路"的特质相似。

目前，该团队对这个间质器官的细胞组成及功能还处于研究阶段。现代生物医学认为，生命活动离不开细胞，一切生物的生命活动都是在细胞内或在细胞参与下完成的。有学者认为，三焦通行元气的作用与细胞的跨膜信号转导有关，其作用的发挥在于基因信息的调控与表达；运化水谷与细胞膜的物质转运相关，营气的转化和运行，以及糟粕在人体内的传化，实际上便是一种能量转化的过程；运化水液与细胞膜上的水通道蛋白相关，水分子通过细胞膜上水孔蛋白的作用进出细胞，促使细胞内外水分子的交流。侯翠敏等研究表明长期失眠患者存在免疫调节功能失调，通利三焦法可调节失眠患者 T 细胞亚群及 NK 细胞，进而调整免疫失衡现象。另外，有动物研究发现偏头痛发作可能与大鼠脑干组织 G 蛋白信号转导系统功能障碍有关，针刺三焦经穴治疗偏头痛可能是通过介导 G 蛋白信号传导通路而实现的。因此，通利三焦经的柴胡类方能治疗失眠、偏头痛等脑病。

三、柴胡类方在脑病中的临床应用

（一）脑梗死

案例一 王某，男，61 岁。

初诊：2007 年 3 月 2 日初诊。主诉：右侧肢体无力 2 月。现病史：2 月前无明显原因出现右侧肢体无力，伴言语不清，至郑州大学第一附属医院就诊，诊断为脑梗死，经治好转，现仍表现为右侧肢体无力，双手活动不灵活，右下肢行走力弱，需家人搀扶，为求中医进一步治疗，特来就诊。现症见：右侧肢体无力，心前区阵发性闷痛，体力可，心不烦，口稍干苦，纳眠可，足心发热，喜凉饮，二便调，舌红，苔黄腻，脉细。

中医诊断：中风之中经络，痰瘀阻络、气虚夹热证。

西医诊断：脑梗死。

处方：予柴芩温胆汤合活络效灵丹加减：柴胡9g，黄芩12g，半夏15g，陈皮10g，枳实10g，竹茹15g，苍术10g，丝瓜络15g，当归15g，丹参15g，制乳香9g，川牛膝30g，黄芪60g。7剂，水煎服，日1剂。

二诊：右侧肢体无力明显好转，可自行行走，但较对侧肢体力量稍弱。守上方加减，14剂，水煎服，日1剂。

三诊：服上方14剂后，右下肢无力继续好转，现可自行行走2里路，双手亦可自行穿衣、持筷进食。

按语：中风病多由平素脏腑亏虚，气血阴阳失调，加之某些诱因，致风、火、痰、虚、瘀等因素交错为患，而形成中风各症。《丹溪手镜·中风十八》中曰："半身不遂，大率多痰，在左属死血、瘀血，在右属痰，有热，并气虚。"患者发病已2月，痰热内蕴，瘀阻脑络，发为中风；痰瘀阻滞，筋脉失养，故见肢体无力；痹阻胸阳，则见心前区阵发性闷痛；口苦、苔黄腻乃痰热之征；久病伤正，元气亏虚，加重肢体无力，脉细亦为不足之征。四诊合参，证属痰瘀阻络，气虚夹热。方用柴芩温胆汤合活络效灵丹加减。方中柴胡、黄芩、半夏宣畅少阳，燮理三焦；陈皮、竹茹、枳实合半夏以理气化痰，苍术以燥湿健脾，以杜生痰之源；当归、丹参、乳香、丝瓜络以活血通络；川牛膝补肝肾而活血，可利下肢；黄芪大补元气以使气行血运。全方共奏清热化痰、补气通络之功。

（二）脑出血

案例二 杨某，男，42岁。

初诊：主诉：突发头痛、恶心呕吐3日。现病史：3日前因与人争吵后突然出现头痛、恶心，喷射性呕吐，急查头颅CT示：左侧大脑半球出血，出血量约15mL，家属要求保守治疗，给予"醒脑静、甘露醇"等对症治疗。会诊时症见：头痛，恶心呕吐，情绪烦躁，右侧肢体麻木无力，意识欠清，狂躁詈骂，发热，体温波动于38.5℃左右，腹胀，呃逆，纳眠差，口中黏腻，大便3日未排，前置胃管、尿管，舌红苔黄腻，脉滑数。

中医诊断：中风之中脏腑，痰热腑实证。

西医诊断：脑出血。

处方：方选柴胡加龙骨牡蛎汤合温胆汤加减：柴胡20g，黄芩12g，清半夏30g，陈皮10g，茯苓15g，胆南星10g，桂枝10g，大黄3g，枳实10g，竹茹15g，石菖蒲15g，生龙骨30g，生牡蛎30g，远志15g，珍珠母30g，礞石30g，生姜3片。5剂，水煎服，一日1剂，经鼻饲。

二诊：头痛减轻，恶心消失，情绪逐渐平稳，大便已排，仍有呃逆，舌红苔黄，脉滑，中药调整治法为清热化痰、和胃降逆。方用柴芩温胆汤加减：柴胡10g，黄芩12g，清半夏30g，陈皮10g，茯苓15g，胆南星10g，玉竹15g，土鳖虫15g，枳实10g，竹茹15，炒白术15g，炒莱菔子30g，代赭石30g。7剂，水煎服，一日1剂。

三诊：服上方7剂后，患者头痛基本消失，未再出现恶心，情绪基本正常，呃逆较前明显减少，呃声亦减低。

按语：此案一派症状属中风中脏腑之痰热腑实证，王永炎教授提出中风急性期痰热腑实证常见于肝阳素盛而兼平素饮食不节，脾失健运，聚湿生痰者。《素问·生气通天论》："阳气者，大怒则形气厥，而血菀于上，使人薄厥。"从病因论，患者因情绪过激，导致肝阳暴涨，气机逆上，血随气逆，脑络受损，发为中风；内风夹痰、夹火，上扰清窍，则见意识欠清、狂躁詈骂、情绪烦躁、头痛等；痰热阻滞，腑气不能通降，可致便秘。综合分析，病机属痰热蒙窍，腑实内闭，当清热化痰，通腑开窍。《伤寒论》有云："伤寒八九日，胸满烦惊，小便不利，谵语，一身尽重，不可转侧者，柴胡加龙骨牡蛎汤主之。"故以此方主之，以清热化痰，通腑醒神。然化痰之力不足，故加用温胆汤、胆南星、礞石、石菖蒲、远志、生姜以化痰开窍。患者情绪烦躁，故加用珍珠母，合龙牡以重镇安神。近代医家张锡纯在《医学衷中参西录》中谈及充血性中风时云："其人之血随气而行，气上升不已，血随之上升不已……是以治此证者以通大便为要务。"方中胆南星、大黄皆有通便之功。因有发热之症，故加大柴胡用量，以取其退热之效。药症相合，故患者症状减轻，继以柴芩温胆汤以巩固治疗。

（三）三叉神经痛

案例三 患者，男，41岁。

初诊：左侧颜面及头侧疼痛3年余，每次发作如火烧火燎，刀割针刺，疼痛难忍，言语、进食刺激等均易诱发，心烦急躁，彻夜难眠，每晚需口服2片卡马西平、2片氯硝西泮，始能安睡少时，口苦，舌红，苔薄黄，脉弦数。就诊前上网搜到余治疗三叉神经痛一篇文章，遵方试用，自感有效，始来就诊。

中医诊断：头痛。

西医诊断：三叉神经痛。

处方：予小柴胡汤加石膏汤加减：柴胡10g，黄芩15g，半夏12g，夏枯草30g，生石膏30g，生地黄12g，玄参15g，牡丹皮15g，钩藤30g，僵蚕30g，全蝎10g，蜈蚣3条，制川乌15g，生甘草15g。7剂，水煎服，一日1剂。

二诊：服上方 7 剂，其痛十减五、六，心烦急躁明显好转，口已不苦，不服氯硝安定也能入睡。中药守上方去玄参，牡丹皮加白芍 30g，忍冬藤 30g，加减调理近 30 剂而疼痛缓解。

按语：三叉神经痛是神经系统常见病，临床表现为三叉神经分布区突然出现的剧烈性疼痛，持续数秒或数分钟后停止。本病易复发，常数年不愈，严重影响患者的生活质量。余认为三叉神经痛病位主要在少阳、阳明、厥阴。《灵枢·经脉》曰："三焦手少阳之脉，是动则病耳……是主气所生病者，汗出，且锐眦痛，颊痛。""胆足少阳之脉，是主骨所生病者，头痛，颔痛，目锐眦痛。"患者左侧颜面及头侧疼痛，从经络辨证，少阳阳明厥阴火胜，风火相煽，阻滞经气，主要属于手少阳三焦经、足少阳胆经和足阳明胃经为病，口苦、脉弦数乃肝胆火热之象。本病发无定时，突发突止，符合"风性善行而数变"，经云"诸风掉眩，皆属于肝"，此乃肝胆火郁生风所致，风助火势，火借风力，风火相煽，经气不畅，脉络瘀阻，故疼痛剧烈。治疗肝胆郁热之火，不可过用寒凉之药，唯在条达肝胆之气，顺气性而治之，方为得体。《黄帝内经》云："木郁达之，火郁发之。"小柴胡汤为宣畅少阳之主方，擅开肝胆之郁热，故以柴胡、黄芩、半夏清泄少阳，生石膏清泻阳明之火，夏枯草、钩藤清肝火、息肝风；生地黄、玄参、牡丹皮凉血滋阴，以熄火势；本病疼痛剧烈，加用僵蚕、全蝎、蜈蚣息风通络止痛；制川乌散邪止痛，又可防诸药寒凉太过，凝遏气机；生甘草调和诸药，又缓急止痛。患者服药后症状好转，故合芍药甘草汤以缓急止痛，忍冬藤以清热通络，去玄参、生地黄者，恐药味冗杂也。

（四）眩晕

案例四 张某，女，59 岁。

初诊：2013 年 5 月 12 日初诊。主诉：间断性头晕 1 年余，加重 1 周。现病史：患者于 1 年前无诱因出现间断性头晕目眩，1 周前劳累后头晕加重，伴头部胀痛、视物旋转、恶心欲吐、胆怯、脑鸣、耳鸣、口苦口黏，纳差，眠差，梦多，小便黄，大便正常，舌质红，苔黄腻，脉弦滑。

中医诊断：眩晕，肝胆郁热、痰热内盛证。

治则：清肝利胆，理气化痰，平肝息风。

处方：方用柴芩温胆汤加减：柴胡 10g，黄芩 10g，清半夏 30g，陈皮 10g，茯苓 20g，竹茹 15g，炒白芍 15g，天麻 15g，桑叶 15g，石决明 30g，钩藤 30g，枸杞 30g，丹参 40g。服 7 剂，水煎服，一日 1 剂。

二诊：头晕减轻七分，未再出现头痛、恶心欲吐，饮食睡眠可，舌红，苔白腻，脉弦滑。守上方，7剂。

三诊：症状消失，随访半年无复发。

按语：眩晕是一种临床综合征，余认为眩晕辨证首分真假，真性眩晕多实，常伴视物旋转，为风火、痰、瘀上扰清窍而发病；假性眩晕多虚，常见头晕、头昏沉，为气血阴阳不足，清窍失养而病作。患者口苦口黏、舌质红、苔黄腻、脉弦滑，呈一派痰热内蕴之征；痰火内扰，神魂不藏，则见眠差、多梦；痰湿阻滞，胃气不降，可见恶心欲吐；少阳经气不利，故有耳鸣之患；经云"阳气者，烦劳则张"，患者劳累后出现头晕、头部胀满，乃肝阳偏旺之象；痰热上蒙，清窍为之不利，加之烦劳过度，阳气弛张，内风旋作，风痰上逆，眩晕焉能不作？故而头目眩晕，视物旋转。治当清热化痰，息风止眩。以柴芩温胆汤和少阳、祛痰湿，"诸风掉眩，皆属于肝"，以炒白芍、天麻、桑叶、石决明、钩藤、枸杞养肝阴，息内风。痰湿阻滞，少阳经气不利，日久必血行瘀滞，故加丹参以活血通经。

（五）失眠

案例五 张某，女，54岁。

初诊：入睡困难2月余。患者2月前因情绪波动后出现失眠，入睡难，易醒，多梦，心烦甚，全身倦怠乏力，情绪低落，时心悸，善太息，不畏寒，纳可，喜热，口干、苦、黏，时烘热汗出，二便调。舌暗，苔腻，脉沉细。先后服用酸枣仁汤、一贯煎等效果不明显。

中医诊断：不寐，肝胆郁热，营卫失和。

西医诊断：失眠。

处方：柴胡桂枝汤加合欢皮、炒枣仁、生龙骨、生牡蛎、夜交藤、太子参。服7剂，水煎服，一日1剂。效果可。

按语：情志失常是临床中不寐发生的常见病因。情志不遂，常致肝气失疏，胆失条达，少阳鼓动无力，枢机闭塞，导致相火失宣，不能发挥其少火生气的作用，不能温煦激发机体功能，出现善太息、情绪低落、入睡困难；少阳经脉循走胸胁，左右互用，为三焦水火气机升降之通道，而今枢机不运，胆气郁遏，相火内郁，妄动越位，扰乱心神，则出现口苦、心烦、失眠多梦。《灵枢·口问篇》："卫气昼日行于阳，夜半则行于阴。阴者主夜，夜者卧，阳者主上，阴者主下，故阴气积于下，阳气未尽，阳引而上，阴引而下，阴阳相引，故数欠。阳气尽，阴气盛，则目暝；阴气尽而阳气盛，则寤矣。"今患者营卫失和，卫气独行于外，阳不入阴，故不能眠。故本案不寐的主要病机为少阳枢机不利，肝胆郁热，营卫失和。故取柴胡桂枝汤加减，小柴胡汤宣畅少阳、兼清邪热，桂枝汤调和营卫、燮理阴阳，再加解郁安神、益气养阴之品，7 剂而效。

（六）重症肌无力

案例六 毕某（本院职工的母亲），女，53 岁。

初诊：有重症肌无力病史，曾在我科治疗后缓解，误认为痊愈，停药，再加入夏收麦、播种，农活异常繁重而诱发，经治再次缓解，眼睑恢复如常，因有子宫肌瘤病史，近半年来每次来例假，则月经量多，于 2009 年 11 月 4 日行子宫肌瘤切除术，术中出血量多。患者现左侧上睑无力，眼球外展欠充分，左上磨牙疼痛，平卧位易复视，坐位则视物清楚，左目内眦涩，手足不温，左上眼睑有拘紧感，纳眠可，二便调。舌质淡红，苔薄白，脉沉细。

中医诊断：属于"睑废""痿病""虚劳"范畴。

西医诊断：重症肌无力。

处方：柴胡 10g，黄芩 6g，黄连 5g，当归 10g，白芍 15g，桂枝 10g，细辛 12g，通草 15g，黄芪 30g，炙甘草 6g，大枣 3 枚，生姜 3 片。7 剂，水煎服，一日 1 剂。

二诊：服上方 7 剂，牙已不痛，目内眦也不涩，眼睑拘急感消失，双眼视物如常，眼睑闭合无力十减六、七。守上方加减，20 剂。

三诊：已治愈，三年余未再发。

按语：目前重症肌无力尚无特定的中医病名与其相对应，依据本病之临床表现，可将其归入"睑废""痿病""虚劳"范畴。本病常见四肢无力、眼睑下垂等症。余认为脾胃虚弱在重症肌无力的病理演变中至关重要，因脾为后天之本，主运化、升清，其充在肌，脾失运化，清阳不能实四肢，则四肢痿软不能用，胞睑属脾，脾虚升举失用，提睑无力而下垂；清不升则浊不降，升降之机不运，则门户开阖失司，上为吞咽困难，下为便溏泄泻。少阳为表里、阴阳之枢，脾胃为升降之枢，故能枢转气机，使气机出入正常，升降自如，开阖有度。枢机不利，升降失司，清阳不能出上窍，胞睑失荣则下垂，目窍失养则复视斜视，清阳不能实四肢则肢废不用。

此案用脏腑辨证之法，《疡医大全·牙齿门论》："上四门牙属心，下四门牙属肾，上二侧牙属胃，下二侧牙属脾，上左尽牙属胆，下左尽牙属肝，上右尽牙属大肠，下右尽牙属肺。"患者久病，少阳枢机不利，胆失条达，胆火上炎，则见左上磨牙痛。以眼科五轮辨证法，内外眦属血络，由心所主，以眼科八廓辨证法，目内眦属心火也。《医宗金鉴》曰："内眦，大眦也，属离火，震雷之廓也。"眼睛属肉轮，由脾胃所主，左上眼睑拘紧感，乃中焦虚寒，寒主收引之故。女性手足不温多是血虚受寒之故；久病伤正，加之手术失血史，气血不足，精明失养，则见复视。辨证属心胆火旺，中焦虚馁，血亏受寒，治以清泻心胆，温补脾胃，养血散寒；给予小柴胡汤合黄芪建中汤、当归四逆汤加减，其中柴胡、黄芩宣畅少阳，透泄胆火，黄连解木火之扰心，当归四逆汤原方温经散寒，黄芪建中汤补益中焦之虚馁。诸药合用，多脏同调，寒热共治，补泄兼施而达阴平阳秘之境。

（七）抑郁症

《伤寒论》："伤寒五六日，中风，往来寒热，胸胁苦满，默默不欲饮食，心烦喜呕……小柴胡汤主之。"明确指出少阳病中可有神志、行为和消化道异常症状，以今日眼光来看，抑郁症中也常见胸胁苦满、默默不欲饮食、心烦喜呕等症，提示抑郁症和少阳枢机之间有着密切联系。

《灵枢·邪客》曰"心者五脏六腑之大主，精神之所舍也"，故神之主在心；同时心为神明之脏。《素问·灵兰秘典论》曰"心者，君主之官，神明出焉"。心为少阴君火之脏，人的各种生命活动均有赖于血脉的滋养和心阳对血脉的推动作用。心阳能鼓舞人的精神活动，使人精神振奋，神采奕奕，思维敏捷。相火寄于肝肾，根于肾，生于命门，然必借少阳之疏泄，才能释放于三焦，循行于机体内外。相火与君火彼此相互依存，相互协调。而君火处于主导地位，为人体生命活动的主宰，相火虽处从属之位，但职司全身之功能活动，是君火功能的根基，在精神活动中，两者也相互影响。故君相配合，方能调节情志。

据其发病机制和临床表现可分为胆火上炎、少阳郁遏、相火失宣和相火不足，三者正邪虚实有所不同。遵《素问·六元正纪大论》云"木郁达之，火郁发之"之旨，治疗中应以疏达郁滞为关键，取小柴胡汤和解枢机、宣畅少阳，作为治疗抑郁症的主方，并根据正气强弱、邪气深浅随症加减，或直泻其邪，或寒热并用，或补泻兼施。

案例七 患者，男，25岁。

初诊：大学毕业，两年多未找到工作，大多数同学都较满意的去上班，心理落差较大，情绪渐渐低落，兴趣下降，终日安于家中，不欲与人交往，心烦急躁，很难与人沟通，先后服用百忧解、帕罗西汀、氟伏沙明、美舒玉等，效果欠佳。近一月来病情加重，不思进食，时常无故感叹，对生活失去信心，思想斗争激烈，欲采取某种方式了却余生而犹豫不决，饮食偏温，大便溏，小便可。

中医诊断：郁证。

西医诊断：抑郁症。

处方：予小柴胡汤合补中益气汤加减：柴胡 10g，黄芩 12g，半夏 15g，郁金 15g，白芍 15g，炒白术 15g，茯苓 15g，陈皮 10g，远志 10g，升麻 15g，合欢皮 15g，党参 15g，黄芪 30g，炙甘草 10g。7 剂，水煎服，1 日 1 剂。

二诊：服上方 7 剂后效果明显，按上方自行取药 7 剂，二诊时患者精神状态较好，言语之间也看到笑脸，饮食增进，身体较前有力，也愿意出门活动，心烦虽减，但仍难入睡，舌脉同前。守上方去远志，合欢皮加炒酸枣仁 15g，龙眼肉 15g，琥珀 3g（冲服）。30 余剂，水煎服，1 日 1 剂。嘱患者坚持服药，切勿因效而自停中药而致病迁延反复。

三诊：一月余症状平复，守上方第二月两日 1 剂，第三月一周 2 剂中药，而依据病情调治近百日而愈，多年来未再复发。

按语：患者情志不遂，肝失疏泄，胆失条达，少阳郁遏，枢机不利，相火无以敷布，则见情绪低落、兴趣下降。郁遏化火，则致心烦急躁。木郁日久克土，脾失健运，则见纳差、便溏，气血生化乏源。元气亏虚，清阳不升，更致精神委顿。其治疗当以清泄少阳，健脾升清为主，方选小柴胡汤合补中益气汤加减，方中柴胡、黄芩、半夏宣畅少阳枢机，解郁清热；郁金解郁清心，白芍、柴胡养肝体、助肝用；炒白术、茯苓、炙甘草、陈皮健脾助运，远志宁心安神，黄芪、党参益气升清；合欢皮解郁安神。患者服药后症状减轻，二诊更加用炒枣仁、元肉以养心安神，琥珀镇心安神。

（八）面神经麻痹

案例八　高某，男，69 岁。

初诊：原有糖尿病史十余年，于 1 日前出现右侧口眼歪斜，今日加重，眼睑闭合困难，口歪流涎，口淡不渴，舌淡红，苔白，脉弦。

中医诊断：口僻。

西医诊断：糖尿病，面神经麻痹。

处方：选方柴胡桂枝汤、牵正散加减：柴胡 10g，黄芩 9g，半夏 9g，桂枝 10g，炒白芍 10g，葛根 12g，防风 9g，制白附子 9g，僵蚕 15g，全蝎 10g，炙甘草 6g。7 剂，水煎服，1 日 1 剂。

二诊：服 7 剂，其症状十愈七、八。守上方加黄芪 30g，7 剂，水煎服，1 日 1 剂。

三诊：已愈。

按语：患者以"右侧口眼歪斜、眼睑闭合不全"为主诉就诊，属中医学"口

僻"范畴，多因正气不足，风邪入中，气血痹阻所致。《诸病源候论》云："偏风口
喎是体虚受风，风入于夹口之筋也。足阳明之筋，上夹于口，其筋偏虚，而风因乘
之，使其经筋急而不调，故令口喎僻也。"患者年近古稀，消渴十余年，久病正虚，
营卫不和，卫外不固，风邪乘虚入中脉络；经隧不利，筋肉则弛缓不用，故急性起
病。以六经辨证而言，属太阳少阳合病。少阳病的依据有脉弦；头之侧面属少阳；
"血弱气尽，腠理开，邪气因入，与正气相搏"与本病病机类似；少阳主枢，外邪
侵袭，易致少阳枢机不利，气血失和。治当用柴胡桂枝汤加减，以宣畅少阳、调和
营卫；葛根、防风解肌祛风；牵正散乃面部引经方也，白附子善治风痰，入阳明经
而走头面，可防外中于风，引动内蓄之痰浊也，僵蚕、全蝎祛风通络。

复诊果然奏效，取黄芪桂枝五物汤义，再加黄芪 30g。消渴日久，气血阴阳俱
虚，血脉瘀阻，多见身体不仁，如风痹状，与面部口眼歪斜同理。黄芪桂枝五物汤，
为甘温之剂，补益气血，调和营卫，通行血滞，与小柴胡、牵正散综合而治，可取
得满意的疗效。

经方治杂病心得

河南中医药大学第一附属医院　赵坤

经方指汉代以后的经典药方，也特指《伤寒论》的经典方剂。《伤寒杂病论》是中医四大经典之一，分伤寒、杂病两部分，它以《黄帝内经》《难经》为理论基础，总结了汉代以前的医学成就及作者毕生的临床经验，创造性的总结了外感疾病的发生发展变化规律、治疗原则及方药的配伍。该书载方113首，397条治法，创立了六经分类的辨证施治原则，奠定了理、法、方、药的理论基础，是成功运用辨证施治的典范。《伤寒论》从疾病的发展演变中求辨证，三阳证多为表、热、实证，三阴证多为里、虚、寒证。全书把外感疾病演变过程所表现的各种症状进行综合分析归纳，推证病变部位损及的脏腑、寒热趋向，以制定治疗方案，其准确程度至今无人超越，让后人叹为观止。笔者临证40余年，常用伤寒论的经方治疗疾病，现将部分经验与大家分享，仅供参考。

案例　患者，男，50岁。

初诊：一周前因"高热身痛、头疼一周"来诊，症见受凉感冒后发热，寒战，流清涕，伴有头痛，周身酸痛，疼无定处，体温高达39℃，医生诊脉为浮脉，辨证为风寒感冒，用麻黄汤加减治疗，体温未降，头疼身痛加重。再观患者虽发热但伴有寒战，医生又辨为邪入少阳，予以小柴胡汤，药后发热、周身疼痛没有变化，病情似有加重，痛苦不堪。再至西医院就诊，怀疑风湿病，用激素治疗，体温仍然没有变化。因治疗一周无效，至我处就诊。观患者形体偏瘦，高热流清涕，确有外感症状，但患者虽发热，却面色萎黄，脉虽浮数，但关尺沉涩，重按无根，舌质淡，苔薄白腻。患者周身酸疼症状突出，疼无定处，以后背疼重，伴头疼。追问病史平素脾胃虚弱，少食生冷即腹泻，有高血压病史，根据舌、脉、症排除风寒感冒。

中医诊断：周痹，气血亏虚型。

处方：黄芪桂枝五物汤加减：黄芪30g，桂枝12g，生白芍12g，生姜6g，大枣2枚，细辛9g，白芷20g，当归15g，葛根30g，秦艽15g，羌活15g，防风15g，荆芥15g，桔梗15g，牛膝15g，千里光30g，一枝黄花30g，银柴胡15g，甘草6g。

二诊：服药 4 小时后体温下降，1 剂药服完，头痛、周身疼痛缓解，诸症全消，继服 2 剂以善后。

按语：本病看似感冒，实为痹证，痹证有多种类型，分为寒痹、热痹、着痹，这些都指关节炎。《内经》上还讲到众痹、周痹等。什么是周痹？《灵枢·周痹二十七》曰："周痹者，在于血脉之中，随脉以上，随脉以下，不能左右，各当其所，……此内不在藏，而外未发于皮，独居分肉之间，真气不能周，故命曰周痹。""此痛安生？何因而有名？岐伯对曰：风寒湿气，克于外分肉之间，迫切而为沫，得寒则聚，聚则排分肉而分裂也，分裂则痛，痛则神归之，神归之则热，热则痛解，痛解则厥，厥则他痹发，发则如是。"大意为，风寒湿三气从体表侵入，停留在肉块的缝间，风寒湿相互依附而凝滞成为痰沫，痰沫遇到寒邪就凝聚，痰沫凝聚就像劈开肉块使肉块分裂，肉分裂时产生疼痛，疼痛时，调动正气到疼痛的部位，正气到这个部位就有温热感，有温热感疼痛就解除，疼痛解除而气血逆乱仍在，气血逆乱就会导致别处疼痛。

分析本案，患者虽有发热、恶寒、流清涕等表证，以及周身酸痛，背部为主，好像病在太阳经为表证，为什么用麻黄汤无效呢？仔细分析，该患者年 50 有余，平素工作繁忙，气血暗耗，又有高血压病史，为肝肾阴虚，气血不足，再感风寒湿三邪，正气无力抗邪，邪留肌肉，湿阻气机，阳气不能上达致气血逆乱。病因不是单纯的风寒邪气，为风寒湿三邪杂至为病。病不在太阳经，因此用麻黄汤驱散太阳经寒邪无效；虽有寒热往来，但并没有胸胁苦满、默默不欲饮食等少阳经证，因此小柴胡汤也无效；诊脉虽为浮脉，但细诊之，寸脉浮数，关尺脉沉涩，乃知本病不是实证，为虚证。综观之，因风寒湿三气从肌表入侵，入里停留在分肉之间，此时尚有一些表证，以邪留肌肉为主，发热恶寒为表证，头痛、身痛为邪聚分肉，阳气不能升达，气血逆乱。患者面色萎黄，为气血虚弱。《素问·阴阳应象大论》："故天之邪气感则害人五脏，水谷之寒热，感则害于六腑，地之湿气感则害皮肉筋脉。"该患者发热恶寒为感受外邪；阳气不上达则头疼，清阳不发腠理则寒热不止，留于肌肉之间气不运行，痰涎产生，聚集于肌肉而周身疼痛。《素问·阴阳应象大论》："清阳出上窍，浊阴出下窍，清阳发腠理，浊阴走五脏，清阳实四肢，浊阴归六腑。"脉沉为里证，脉涩为血虚。患者内因为气血虚弱，外因为风寒湿三气从肌表入侵，停留在分肉之间，导致气血逆乱。而治疗上一味的发汗解表散寒，此为汗法，乃血虚的大忌，故发热疼痛不可解。本病看似表证、阳热、实证，实为里证、虚证、寒证，为邪入阴经所致而非邪在太阳经。方用黄芪桂枝五物汤补气活血、温通升阳，使痹阻在肌肉之邪温散，而疼痛缓解。配合细辛散无行之寒结，搜涤邪结，当归通十二经脉，在此基础上再加荆芥、防风、秦艽、羌活、葛根等祛除在肌肉之风寒湿邪；一枝黄花、千里光清热解毒，患者素体脾虚，感受风寒湿邪，郁久化热，故用二药即能清热解毒又不伤脾胃，对脾胃虚寒者尤佳，诸药相配，共达立竿见影之效。

总　结

黄芪桂枝五物汤本为治疗血痹之方，《素问·五脏生成》说："卧出而风吹之，血凝于肤者为痹。"人体虚，腠理开，风邪闭阻肌肤而发疾病。《素问·阴阳应象大论》曰："形不足者，温之以气，精不足者，补之以味。"血痹虽属形气不足，血行涩滞，但究其因，是气虚感邪之后导致血行不利。所以用补气法活血，温煦以补虚，在补虚的基础上再加散寒祛湿除风之品方能取效。本案例提示我们疾病征候变化多端，临床必审证求因，晓病性，明病机，定病位，运用经方，变专为通，信然投之，方能获效。

从柴胡加龙骨牡蛎汤应用论异病同治

河南中医药大学第一附属医院脑病三区　王宝亮

柴胡加龙骨牡蛎汤为《伤寒论》中经典名方，有和解少阳、通阳泻热、重镇安神之功效。中医治疗疾病重视从源头寻病机，一方活用，以达到异病同治、事半功倍之效。

一、柴胡龙骨牡蛎汤方证分析

柴胡加龙骨牡蛎汤出自《伤寒论·辨太阳病脉证并治》第 107 条："伤寒八九日，下之，胸满烦惊，小便不利，谵语，一身尽重，不可转侧者，柴胡加龙骨牡蛎汤主之。"全方由柴胡、龙骨、黄芩、生姜、铅丹、人参、桂枝、茯苓、半夏、大黄、牡蛎、大枣组成，为和解少阳，通阳泄热，重镇安神之基本方。柴胡加龙骨牡蛎汤的主治病证颇多，临床应用本方的共同指征是"胸满""烦""惊""谵语""小便不利""一身尽重，不可转侧"等经典方证，临床也不必悉具，但见二三证即可。大抵以思维和精神障碍、心理抑郁、肌肉的僵硬痉挛为特征的慢性病症，均有使用柴胡加龙骨牡蛎汤的可能，这也体现了中医治病异病同治的思想。柴胡加龙骨牡蛎汤药味不多而且平常，但如此配合，疗效非凡，临床每遇佳案，常让人对经方产生无限的崇敬之情。

二、柴胡龙骨牡蛎汤验案三则

（一）不宁腿综合征医案

王某，女，53 岁。

初诊：2019 年 02 月 26 日，主诉：双下肢不适 10 年余。现病史：10 年前无明显诱因出现夜间双下肢不适，难以入睡，间断中西医治疗，效不佳。现症：夜间双下肢蠕动感、虫噬感，无处安放，莫可名状，痛苦难耐，常需按摩、捶打、热敷、外出游走方可稍缓解，伴心烦急躁，夜不能寐，长期服用加巴喷丁胶囊、普拉克索、氯硝西泮片，鲜效，查焦虑面容，舌红，苔黄，脉弦滑。

中医诊断：颤证，肝胆郁热，少阳郁遏证。

西医诊断：不宁腿综合征。

处方：柴胡加龙骨牡蛎汤加减：柴胡 10g，白芍 20g，黄芩 10g，栀子 15g，龙骨 30g，牡蛎 30g，僵蚕 10g，当归 10g，茯苓 20g，黄连 10g，半夏 10g，大黄 10g，麦冬 20g，酸枣仁 20g，首乌藤 30g，煅磁石 30g，钩藤 30g，牛膝 20g，炙甘草 6g。15 剂，水煎，每日 1 剂温服。

复诊：2019 年 03 月 18 日，症状明显缓解，双下肢不适感十去七八，心烦急躁减轻，睡眠改善，时有口干咽燥，小便赤热，舌脉如上。守原方去煅磁石，加生地黄 10g、知母 10g，以此方加减，先后服用 1 月余，双下肢异样感若失，夜寐香甜，患者欣喜。

按语：不宁腿综合征相当于中医学之"颤证""痉病""痹症"范畴，或因风、寒、湿邪由足下入侵，或为痰、瘀内生，厥逆上行，阻滞经络，阳气不得布达通行；或肝肾亏虚，气血不足，筋肉失养而发。临床中多因肝气郁滞，肝血不足，邪入少阳，枢机不利，胆热内郁多见。该病人年至五旬，正值更年期之时，性情急躁，肝气郁滞，枢机不利，久郁化火，邪热内扰，故选柴胡加龙骨牡蛎汤以疏肝泄热，镇静安神；加酸枣仁、首乌藤、煅磁石养血镇心安神；合当归芍药散以舒筋、柔筋、养筋；钩藤、僵蚕潜阳息风解痉；牛膝通利血脉并引血下行。诸药相伍，药契病机，十年痼疾，豁然而愈。

（二）顽固性失眠医案

张某，女，51 岁。

初诊：2019 年 09 月 03 日，主诉：眠差 1 年余。现病史：1 年前因生气、过度思虑后出现失眠，多地屡次求医，疗效欠佳。现症：入睡困难，眠浅，易惊醒，每晚可睡 3~4 小时，每遇情绪刺激或思虑后加重，甚则彻夜难眠，烦躁不安，易怒，惊悸，时时烘热汗出，肩周困痛，纳食一般，小便赤热，大便略干，舌尖红，苔薄黄，脉弦细。

中医诊断：不寐，肝郁化火，热扰心神证。

西医诊断：失眠。

处方：柴胡加龙骨牡蛎汤加减：柴胡 10g，黄芩 10g，半夏 10g，栀子 10g，茯苓 20g，龙骨 30g，牡蛎 30g，百合 20g，酸枣仁 20g，合欢皮 20g，生地黄 10g，龙眼肉 20g，延胡索 30g，五味子 12g，浮小麦 30g，珍珠母 30g。以此方加减服药 20 余剂后，患者肩周得舒，心情舒畅，夜寐香甜。

按语：失眠属中医学"不寐"范畴，临床中多因情志失常、思虑过度导致营卫失调，阳不入阴，心神不宁，神不守舍，不能由动转静而至不寐。王翘楚教授曾提出"五脏皆有不寐"之思想，应从肝论治。《黄帝内经》云："阳气尽，阴气盛，则目瞑；阴气尽而阳气盛，则寤矣。"该病人气郁伤肝，肝气郁结而化火，邪火扰动心神至阳盛阴弱，故失眠；加之患者过度思虑伤及脾胃，脾胃虚弱，运化不健，气血生化乏源，不能上奉于心，以致心神失养而失眠。故选柴胡加龙骨牡蛎汤以疏肝泻热、调和营卫、重镇安神，方中柴胡、黄芩疏肝泄热；茯苓、半夏健脾和胃；加珍珠母增强重镇安神之功；合欢皮以解肝郁而安神；栀子、百合以清心安神；酸枣仁、龙眼肉、浮小麦以养心安神止汗；生地黄、五味子以滋阴敛汗；延胡索以活血止痛。失眠不可一味重镇安神，应注重辨证，同时注意调理肝脾，调和营卫，阴阳合则神安，神安则寐。

（三）癫痫医案

江某，男，7岁。

初诊：2019年7月27日，主诉：发作性意识丧失2年。现病史：2年前饱餐后突然出现意识丧失，四肢抽搐，双眼上视，持续数分钟，醒后神清如常人，全身疲倦。当地诊断为癫痫，长期口服抗癫痫药物，仍因饱餐、劳累、受惊吓后复发，平均每月发作两次，症状基本同前，遂来就诊。现症：流涎较多，腹胀纳差，眠可，大便难，舌红，苔黄腻，脉弦滑。

中医诊断：痫病，风痰闭阻，痰火扰神证。

西医诊断：癫痫。

处方：柴胡龙骨牡蛎汤加减：柴胡6g，生龙骨20g，生牡蛎20g，黄芩6g，姜半夏6g，麸炒枳实10g，生白术10g，茯苓12g，陈皮10g，生栀子8g，大黄3g，胆南星5g，天麻9g，钩藤15g，僵蚕9g，焦麦芽15g，生山楂15g，厚朴10g，甘草3g。15剂，水煎温服，日1剂。

复诊：2019年8月15日，服药期间，癫痫未再发作，腹胀、流涎减轻，纳眠可，舌脉同前。守上方，去生白术、焦麦芽、厚朴，加制远志6g，炒芥子5g。15剂，用法同前。半年后电话随访，癫痫未再发作，休作如常。

按：癫痫大多由七情失调，或从胎气而得之，或因脑部外伤而致脑窍受损、瘀血阻络，神志逆乱而发为痫病，但痫之为病，总以痰为主，每由风火触动，痰瘀内阻，蒙蔽清窍而发病。该患儿首发因饱餐，因小儿生机蓬勃，发育迅速，脾常不足，饮食稍增而致脾失健运，运化失常水液停聚而生痰，日久食积痰郁化热；又小儿脏腑娇嫩，元气未充，神气怯弱，受惊恐易致气机逆乱，肝肾受损，阴不敛阳而生热生风；风火触动痰浊上扰心神而发为本病，方选柴胡加龙骨牡蛎汤合定痫丸以疏肝泻热，息风化痰开窍，茯苓、半夏、白术以健脾，加山楂、麦芽以消食积，加栀子以清食积所生之热，食积得消，脾胃得健，则无生痰之源。

三、小结

《黄帝内经》有云："脑为元神之腑。"脑系疾病多因少阳枢机不利，邪闭脑窍，脉络失养而发病，常伴随有情志异常。陈士铎在《石室秘录》中云："同治者，同是一方而同治数病也。"作为《伤寒论》中经方之代表，柴胡加龙骨牡蛎汤被广泛应用于临床。根据现代药理研究，柴胡加龙骨牡蛎汤参与神经元再生与凋亡、氧化应激、交感神经亢进、炎症反应等过程，有效地改善神经功能缺损，保护脑组织。柴胡龙骨牡蛎汤临床应用较为广泛，活用柴胡加龙骨牡蛎汤辨证施治各种脑系疾病，临证化裁，效果满意，同时也体现了中医理论中的异病同治思想。

柴胡剂治疗双心疾病机制探讨及临证应用举隅

河南中医药大学第一附属医院　朱翠玲　朱明军　闫奎坡

经方因其药少而精、力专效宏，备受历代医家的推崇和青睐，至今历久弥新。刘渡舟教授曾说过张仲景的一大贡献是"发明了很多治疗心脏病的有效方剂"。中国心血管病报告 2017 年发布，据统计我国心血管疾病现患病人数为 2.9 亿，心血管死亡率在城市居民死亡原因占首位；虽然西医学对心血管疾病的研究突飞猛进，但临床中仍然有许多亟待解决的问题。中医药治疗疾病历史悠久，临证中我们深深地体会到经方在心血管疾病中灵活应用能明显提高临床疗效。

一、中西医对双心疾病的认识

双心医学（psychocardiology）又称为心理心脏病学或行为心脏病学，是研究和处理与心脏疾病相关的情绪、社会环境及行为问题的科学，是心身医学的重要分支。研究表明，心理障碍和冠心病之间联系密切，其中抑郁是冠心病发病和死亡的重要危险因素，焦虑是冠心病独立的危险因素；双心疾病导致心血管不良事件增加，严重影响疾病的预后；目前关于双心疾病之间的相互作用机制尚不清楚，临床上常在治疗冠心病的基础上加用常规抗抑郁或抗焦虑药物，但对于临床应用此类药物能否改善患者预后，是否存在心脏毒性，是否增加患者出血风险等方面仍存在较大争议。中医学早在《黄帝内经》中就认识到"心主神明""心主血脉"。《素问》载"喜伤心""人忧愁思虑，即伤心"，《灵枢》载"故悲哀忧愁，则心动，心动则五脏六腑皆摇"，提示心与神志之间存在密切的联系；现代文献亦有关于中医药干预心脏神经症、冠心病合并抑郁的系统评价及 meta 分析证实中医药治疗双心疾病的有效性及安全性；柴胡剂临床应用广泛，目前已有个别文献提出柴胡桂枝汤和柴胡加龙骨牡蛎颗粒能够缓解心绞痛的疼痛程度，减少发作次数，缩短发作持续时间，并且改善其精神心理状态。但柴胡剂治疗心血管疾病的临床报道仍相对较少，临床实践中我们观察到应用柴胡剂治疗双心疾病有较好的疗效，经济且无明显的毒副作用。

二、柴胡剂治疗心血管疾病的中医理论探讨

柴胡剂是指以小柴胡汤为基础方变化而来的系列方，包括小柴胡汤、大柴胡汤、柴胡桂枝汤、柴胡桂枝干姜汤、柴胡加龙骨牡蛎汤和柴胡加芒硝汤。小柴胡汤证是"伤寒五六日中风，往来寒热，胸胁苦满，默默不欲饮食，心烦喜呕，或胸中烦而不呕，或渴，或腹中痛，或胁下痞硬，或心下悸，小便不利，或不渴，身有微热，或咳者，小柴胡汤主之"。仲景曰："伤寒中风，有柴胡证，但见一证便是，不必悉具。"柴胡剂治疗气机郁滞所致的双心疾病不仅病机相符，而且方证相应；可从以下两方面进行中医理论探讨。

（一）心系证候和肝胆息息相关

《素问》："心病者，胸中痛，胁支满，胁下痛，肩背肩胛间痛，两臂内痛……"说明心病疼痛的症状和攻窜部位正是肝胆之经循行之处。《诸病源候论》："手少阳之脉，起小指次指之端，上循入缺盆，布膻中，散络心包……邪气迫于心络，心气不得宣畅，故烦满乍上攻于胸，或下行于胁，故烦满而又胸中痛也。"也阐明了心痛的典型证候和肝胆息息相关，为和解少阳，疏通气机治疗心痛提供了理论依据。

（二）心系病机与三焦胆经相联

少阳经包括手少阳三焦经及足少阳胆经，肝胆相表里，肝胆调节周身气机，三焦经起于无名指末端上行……再向前入缺盆部，分布于胸中，络心包，过膈，从胸至腹，属于上、中、下三焦。三焦为机体气机和津液运行的通道，心系疾病多因气血不畅、三焦气化失司、水液代谢失常所致，小柴胡汤调节少阳枢机则上焦得通、津液得下、胃气因和，则心神得养，可见调整气机是治疗该病的基础与关键。

三、柴胡剂治疗双心疾病的临床应用体会

小柴胡汤是柴胡剂的基础方，下面谈一下以小柴胡汤为主在双心疾病中的应用。

（一）体悟柴胡剂治疗双心疾病的应用背景

柴胡剂临床应用广泛，但治疗心血管疾病的临床报道较少，临证感悟到小柴胡汤胸胁苦满，口苦，咽干，目眩，往来寒热，默默不欲饮食等，无论是发病机制，还是临床症候，都与双心疾病有密切相关之处。现代人们不良的生活习惯及诸多的压力、情志因素等使很多心血管患者变成了小柴胡汤的体质，实践中发现应用柴胡剂治疗心系疾病，常可收到意想不到的疗效。

（二）小柴胡汤治疗双心疾病应用要素

我们临床中体会到准确识别小柴胡汤的辨证要素是提高疗效的关键。以下症状是应用小柴胡汤的辨证要点：①胸痛或胸胁苦满；②口苦；③乏力；④面色萎黄；⑤大便偏稀或正常；⑥舌淡红或淡暗。如符合①②③，再加④或⑤或⑥，即可使用小柴胡汤原方。

（三）柴胡剂治疗双心疾病的临床应用拓展

抑郁或焦虑合并冠心病、高血压、高血脂、动脉硬化、心脏神经官能症、心律失常等疾病，只要病证相合即可应用小柴胡汤的原方或加减，常收到很好的疗效，也可根据情况调整剂量。

（四）柴胡剂治疗双心疾病临床加减应用

冠心病心绞痛，加丹参 20g，姜黄 15g 宽胸开痹、活血通脉。合并心律失常，加甘松 15g，生龙齿 20～30g 安神定志。高血脂、高血压、动脉硬化，加茯苓 20g，丝瓜络 20g，葛根 20g 等化浊通络。失眠者，加炒枣仁 20～30g，珍珠母 20～30g 以宁心、安神。

（五）根据证型的不同进行经方合方治疗

双心疾病多表现为胆热脾寒、肝郁脾虚，对于失眠、口苦的疗效明显，大便不成形者，常合用栀子干姜汤，热明显的重用栀子 20g，待症状好转，及时调整剂量，以防苦寒伤脾；如表现为心脏病兼见焦虑为主者，多属少阳阳明合病，可用大柴胡汤合用小陷胸汤加味；如胸满、烦惊、周身不适者，用柴胡加龙骨牡蛎汤效果佳；湿邪明显夹瘀者合用桂枝茯苓丸等等。临床中首诊患者，我们几乎完全不用抗焦虑抗抑郁的西药，常收到满意的效果。

（六）剂量问题

临床应用中体会到剂量是保证疗效的主要方面，中医之秘在于量变，根据病情的轻重缓急而灵活应用，柴胡的剂量很重要，通常用 20g 左右，症状减轻后减量。临床中发现柴胡量大不宜久用，曾见到过两例患者用药后出现黑眼圈（患者感到服药疗效好就不来就诊，自行在药店继续服用），停药一段时间后消失。

其他未见到明显不良事件。深感小柴胡汤是解决疑难症的良方。小柴胡汤治疗双心疾病疗效好、安全性好，但需今后进一步探讨作用机制。

四、临证验案举隅

张某，男，61 岁，形体偏胖。

初诊：2015 年 5 月 18 日，主诉：间断心前区隐痛 1 年半，伴后背痛 10 天。1 年半前无明显诱因出现心前区疼痛，至某三甲医院住院行冠脉支架植入术，术后常规服药，仍时有胸痛发作。10 天前劳累后，胸痛及后背疼痛，每次持续数分钟或 1 小时不等，每天都发作胸痛，含化硝酸甘油不能缓解。伴见心烦，口苦，腹胀，纳眠可，大便偏干，2～3 天一行，舌质稍红，舌体胖大，苔白厚腻，脉弦细。血压 134/100mmHg。既往史：冠心病，冠脉支架术后一年半，高脂血症，支气管哮喘。

中医诊断：胸痹，肝脾失调，气机郁滞。

西医诊断：①冠心病心绞痛，冠脉支架植入术后；②高脂血症；③支气管哮喘。

处方：北柴胡 20g，黄芩 12g，清半夏 15g，枳实 10g，炒白芍 20g，党参 15g，麸炒苍术 10g，姜厚朴 10g，炒山楂 20g，甘草 10g，醋延胡索 12g。7 剂，水煎服，日 1 剂，早晚饭后服用。

二诊：2015 年 5 月 26 日，胸痛症状好转，纳眠可，大便稀，小便调，血压 127/90mmHg。处方：北柴胡 20g，黄芩 12g，清半夏 15g，炒白芍 20g，麸炒苍术 10g，姜厚朴 10g，人参 6g，醋延胡索 10g，麸炒枳壳 12g，丹参 15g，干姜 10g，甘草 10g。10 剂，水煎服，日 1 剂，早晚饭后服用。

三诊：2015 年 6 月 6 日，胸痛次数明显减少，腹胀消失，继续用药巩固疗效。3 周后随诊主诉症状消失。

按语：该患者为冠心病支架植入术后，术后患者胸前区隐痛症状仍存在，该病属于双心疾病范畴，患者胸前区隐痛，口苦，心烦，腹胀，大便干，脉弦细，故辨证属少阳阳明合病，以大柴胡汤加味治疗收效。

甘草泻心汤临床应用的思考

河南中医药大学第一附属医院脾胃肝胆科二病区　李合国

河南中医药大学第一临床医学院　杨天闯

《伤寒论》示人以动态的辨证论治之道，病症虽变化无穷，然常用核心药物不过三十味，每方之药味数量多为个位数，其本在于精确的细微变化。甘草泻心汤，李发枝教授临床上常用其治疗咳嗽、发热、口腔黏膜白斑、复发性口腔溃疡、干燥脱屑性唇炎、痤疮、普通性脂溢性脱发、白塞病、结节性红斑、干燥综合征、强直性脊柱炎、溃性结肠炎、真菌性食管炎、真菌性发热、手足口病、肿瘤化疗所致消化道反应等。笔者深入研究发现《伤寒杂病论》中甘草泻心汤的君药甘草，有炙用与生用之差别；原方剂量与煎服方法与现下通行之法有所不同，试论如下。

一、甘草泻心汤中甘草的选择

甘草泻心汤中甘草用量为四两。需要注意的是《金匮要略》中甘草并无炙用之小注，《伤寒论》之甘草有炙用之注，笔者以为汉时甘草之炙非为蜜炙，仅为用火炒制。现今炙甘草多伴蜂蜜炒制。然而蜂蜜在《伤寒论》中是作为一味药出现的，观《伤寒论》中用蜜六方，一半剂量详细，分别为蜜煎导方用蜜七合，猪肤汤用蜜一升，大陷胸丸用蜜二合，而麻子仁丸、乌梅丸、理中丸中蜜的用量不详，如若甘草需要蜜炙，应会言及。《神农本草经辑注》言甘草又名"蜜甘"，其意为味道甘甜之意，而非蜂蜜炮制；《雷公炮炙论》中言甘草"炮"至"内外赤黄"用之佳，其中亦记载以"酥"制甘草之法，可见汉时并无用蜂蜜炒制甘草之说。炙甘草之"炙"字当取汉时"烘烤"之意。笔者在患者无下利完谷的前提下，在生用与蜜炙之间常选生用，以《金匮要略》之甘草泻心汤观之，余所用之三泻心汤多为甘草泻心汤。

二、甘草泻心汤的剂量大小

甘草泻心汤、生姜泻心汤与半夏泻心汤（以下简称"三泻心汤"）中均含半夏半升、大枣十二枚。"升"为体积单位，"枚"为计量单位，需要转换为重量单位，一般计数单位与体积单位的质量换算，在无现代栽培技术干扰情况下，或许存在品种差别，但无明显重量差别。柯雪帆教授实测半夏标本半升为四十二克，大枣十二枚为三十克，故三泻心汤半夏均为四十二克。甘草泻心汤中甘草为君药，一两换算为十五克较为合适。临床中可将甘草泻心汤一剂药分三剂，嘱患者一次煎煮一剂，尽服之，密切观察患者变化。

三、甘草泻心汤的煎服方法

在煎服方法上，三泻心汤均为"去滓再煎"，有浓缩药物、柔和药性之意。反观常规煎药方法，先用清水浸泡半小时，药煎两次，每次文火煮四十分钟左右，两次煎得药物混合在一起，早晚两次温服。其与《伤寒论》中甘草泻心汤的煎服方法相差甚远。再观煎、服、护、养较为详细的桂枝汤并无先行浸泡药物、两煎混合分开服用之说。然《伤寒论》煎法中并非无浸泡、混合药物之描绘，如大黄黄连黄芩汤为麻沸汤，热水浸泡后即可服用，大陷胸汤原文亦有混合之说（先煎大黄，次下芒硝，最后下甘遂末），对于药物剂量变动牵涉病机变化的《伤寒论》来说，二次煎得的汤液混合后已打乱了原方的比例关系，私以为不足取。

四、《伤寒论》中甘草泻心汤的方、症条文互参

《伤寒论》甘草泻心汤条文中的病因为伤寒中风误用下法；症状为干呕心烦，肠鸣下利，完谷不化；体征为心下满硬；病机为胃虚兼虚热客气。甘草泻心汤在《伤寒论》中药物味数处于平均水平，需从更为单纯的症状与药物开始分析；譬如《伤寒论》中生姜泻心汤又名"理中人参黄芩汤，去桂枝、术，加黄连并泻肝法"，从理中丸开始分析生姜泻心汤。笔者以为《伤寒论》中半夏泻心汤、甘草泻心汤均应作两部分看，一为黄芩汤，二为半夏干姜人参丸。《伤寒论》第一百七十二条言太阳少阳合病下利当治以黄芩汤，《伤寒论》第三百三十三条载"与黄芩汤彻其热"，可知黄芩汤为除热利之剂。《伤寒论·辨太阴病脉证并治》第二百八十八条言在胃气弱时，虽当用大黄、芍药，亦应减之以顾护胃气；甘草泻心汤条文中病因为误下虚其里，邪气内陷中焦而现下利、干呕、心烦之症；因"胃中虚"伴虚热内生，故以黄连易白芍，既有大黄黄连黄芩汤除热痞之意，又有葛根芩连汤治下利之意。第三百七十五条言"下利后，更烦，按之心下濡者，为虚烦也，宜栀子豉汤"，由方反推病机为脾虚下利，有伤津之意，虚热内生。甘草泻心汤之心下痞硬非为热结，亦当为虚热客气上逆。黄芩汤在本症之上若兼干呕则用黄芩加半夏生姜汤，在《金匮要略》中干姜人参半夏丸

为治妊娠呕吐症，其不仅仅为妊娠之剂，亦蕴"吐逆、吐口涎"之半夏干姜散，两者病机为胃虚。甘草泻心汤病因误下伤中阳，治可用半夏干姜人参丸温胃祛寒。综上所述，甘草泻心汤与黄芩汤演化结果高度相似，方证演变当作如是观。

五、《金匮要略》中甘草泻心汤方、症条文互参

《金匮要略》中甘草泻心汤为狐惑病的内治方药。病因为湿热虫毒内蕴；症状为孔窍黏膜之症、纳眠失常的焦虑状态，如双目、咽喉、二阴之蚀烂，卧寐不安，食欲不振甚至厌食，面色异常，声音改变。病机为脾虚湿蕴，虚热扰神。《金匮要略》中甘草泻心，应从半夏汤、甘草汤、干姜黄芩黄连人参汤看。干姜黄芩黄连人参汤出自《辨厥阴病脉证并治》第三百五十九条，其病因为寒性泄泻，更加误吐、误下，大伤胃气与津液，而致虚热内生，饮食不下，甘草泻心汤治脾虚生热之纳眠失常，不仅用干姜黄芩黄连人参汤，更加大枣以养脾阳，增强了调理中气的效果。《辨少阴病脉证并治》三百一十三条半夏汤治喉痹之湿证，本方中去其桂枝甘草汤以免扰动心阳；《伤寒论》三百一十一条甘草汤治喉痹之热证，两方均疗上部黏膜之病，九窍之疾亦可取。李东垣在《脾胃论》中有脾胃虚致九窍不通的论述，原因在于中焦为营卫之源，化生之清阳走上窍，浊阴出下窍；脾虚则清浊不分，九窍失润，蕴生浊毒，与《金匮要略》中甘草泻心汤之用高度吻合。《经方实验录》作者姜佐景认为甘草泻心汤之病变部位在体内器官黏膜之间，称黏膜分泌体液亢进为中医学之"湿邪"，由体液引发之炎症称之为热邪，推论甘草泻心汤为净化黏腻湿热之剂，余临床用之于消化系统疾病多验；无独有偶，汤本求真根据经验事实推断柴胡汤之癥结为人体淋巴之肿硬。甘草泻心汤在《伤寒论》与《金匮要略》中以不同方剂去演化解释并无不可，如桂枝附子汤既可以从风湿的角度去推演，亦可从伤寒误下气滞阳虚，从桂枝去芍药加附子汤的角度去理解，皆因病机契合。

六、甘草泻心汤在消化系统疾病中的应用

笔者于临床中常用甘草泻心汤治疗复发性口腔溃疡、胃溃疡、十二指肠溃疡、急慢性胃肠炎等属寒热错杂者。在以甘草泻心汤治疗黏膜病变时，除辛开苦降，平调寒热外，常辨证佐以祛腐生肌，调理气机之品。尤以祛腐生肌药，效果颇佳，常用药物及剂量为黄芪15g，白及8g，刺猬皮15g。其中黄芪取内补黄芪汤方意为君药；白及收敛止血，刺猬皮理气止血，两药一走、一守，相互制约；其中刺猬皮为血肉有情之品，存以形补形之意。北京中医医院的赵荣莱教授治疗胃溃疡时，提倡胃镜清除溃疡苔膜，涂敷愈疡生肌药如锡类散、海螵蛸、珍珠粉、三七、黄芪、白

及粉等促进溃疡愈合；民间中医汪庆安治疗溃疡性结肠炎虚证时，以黄芪、白及、三七灌肠愈疡，效果皆佳，与笔者不谋而合。附甘草泻心汤医案一则，以供同道参考。

复发性口腔溃疡医案

刘某，女，28 岁。

初诊：2020 年 5 月 14 日，主诉：间断性口疮 12 年，再发加重 7 天。现病史：患者 12 年来间断性口腔溃疡，1 年超过 3 次以上，内服清热解毒中成药如银翘解毒片、黄连上清片，外用冰硼散，治疗效果不佳。7 天前因饮食辛辣食物诱发口腔溃疡，自行服绿茶、王老吉凉茶等，效果不佳，现症见：舌体两侧及口腔下侧黏膜溃破，进食疼痛，口中异味，胃脘痞满，嗳气，餐后加重，畏寒，纳减，喜热饮，失眠，大便偏干，小便可；舌质淡，齿痕，苔薄黄，脉弦滑。既往史：无特殊。

中医诊断：口疮，甘草泻心汤方证。

西医诊断：复发性口腔溃疡。

处方：甘草 60g，黄连 15g，黄芩 45g，干姜 45g，清半夏 42g（先煎），太子参 45g，麸炒枳壳 15g，厚朴 21g，柿蒂 30g，黄芪 15g，白及 6g，刺猬皮 15g，生姜 12 片，大枣 12 枚（掰开）。7 剂，1 剂药分 3 剂浓煎，1 日 3 次，每次 200mL，温服，不适随诊。

复诊：2020 年 5 月 21 日，患者口腔创面愈合，无痞满、嗳气，纳眠可，二便可，舌质淡，齿痕，苔薄黄。嘱畅情志，忌食寒凉甜腻、辛辣刺激食物，如水果、饮料、蛋糕、辣椒、大蒜、羊肉、狗肉等。随访至今，未再复发。

按语：本案患者病机寒热错杂，气滞气逆，疮溃气虚，治以辛开苦降，健脾益气，佐以行气降气，敛疮生肌之品。以太子参替人参以增液生津，患者齿痕，加生姜助散中焦水饮。

七、总结

甘草泻心汤中所用甘草在无大便溏薄的情况下，应选用生甘草；临床运用守原方比例，一两当以 15g 为准；在煎服方面，甘草泻心汤 1 剂药应当分为 3 剂煎服，无需先行浸泡、翻煎混合服用；在临床应用方面，其可广泛用于消化系统黏膜病证属湿热内蕴、脾胃升降失常者，尤其以合并复发性口腔溃疡患者效果颇为理想，并根据具体病情加减变化。

麻黄连翘赤小豆汤治疗儿科疾病经验总结

河南中医药大学第一附属医院　黄甡

本义总结并介绍了笔者临床应用麻黄连翘赤小豆汤治疗多种儿科常见病，阐其旧旨，发其新用，丰富了该方证内容。笔者认为，"伤寒瘀热在里，身发黄、发痒、发疹、发肿及鼻塞眠鼾者，皆可予麻黄连翘赤小豆汤"。古方今用，切中病机，灵活加减，大放异彩。

一、麻黄连翘赤小豆汤的方证分析

麻黄连翘赤小豆汤出自《伤寒杂病论》，"伤寒瘀热在里，身必黄，麻黄连翘赤小豆汤主之"。本条论述了太阳阳明合病，湿热发表身黄的证治，其中"伤寒瘀热在里"则点明了本方证的病机。"瘀热"何来，《医宗金鉴》中提到"寒邪自外而来，若夹内湿瘀于经络之中，则郁而变热……热瘀于里，里非胃腑，以阳明经居太阳之里，即《尚论》所云躯壳之里是也"，故"本方原为阳明经表证，寒风外受、引动湿热者而设"。

方药组成，"麻黄（去节）二两，连轺二两，杏仁（去皮尖）四十个，赤小豆一升，大枣（擘）十二枚，生梓白皮（切）一升，生姜（切）二两，甘草（炙）二两"。原方中连轺为连翘根，现多以连翘代之；而生梓白皮因难以采取，且有一定催吐作用，因此笔者在临床多以桑白皮代之，亦有用茵陈、白鲜皮代者。麻黄辛温质轻，性散善走，外透太阳肌腠疏风散寒，内走太阳之腑通利小便；杏仁苦降，生姜辛散水气，助卫达表，三者配伍，升降相因；连翘透热转气，可散内蕴之瘀热，善"治十二经血凝气聚"；赤小豆性甘淡，利湿排脓；桑白皮苦微寒，降泻肺热，通利水气，引内生湿邪自下而出，配以麻黄，一散一利，使水湿有分消之途；炙甘草、大枣益气调中，顾护脾胃。诸药相伍，外可散卫分表邪，内可清营分湿热，从而有助于恢复气机升降出入之常。

二、麻黄连翘赤小豆汤的临床应用

麻黄连翘赤小豆汤条文中仅载"身黄"一症，临证若仿此则大大局限了本方的适用范围。笔者在长期中医儿科临床实践中，对该条文稍有体悟，详列病案，试阐述一二。

（一）伤寒瘀热在里，身发痒者，可予麻黄连翘赤小豆汤

患儿，男，2岁，以反复荨麻疹半年为主诉就诊，痒疹遇热加重，皮肤黄，伴阴部湿疹，纳差，夜眠不安，大便头干。舌质红，苔黄。处方：麻黄连翘赤小豆汤加味颗粒剂。药物组成有麻黄6g，连翘10g，赤小豆30g，桑白皮10g，杏仁10g，甘草9g，生姜3g，大枣10g，荆芥10g，牡丹皮12g，赤芍10g，白鲜皮10g，地肤子10g，苦参10g，蝉蜕12g，乌梅10g，徐长卿10g。2剂，1剂分3天服用。复诊时患儿荨麻疹及湿疹均明显缓解，荨麻疹仍时有新出，余症同前，故予麻黄连翘赤小豆汤合消风散数剂继服，巩固治疗。电话随访，患儿痊愈未复发，嘱停药一月内忌食鱼虾海鲜、羊肉、鸡肉等腥膻发物，避免症状反复。

按语：笔者认为，儿童反复发作的荨麻疹、湿疹、接触性皮炎等瘙痒性疾病多与阳明经湿热有关。湿为浊邪，其性黏滞缠绵，阻遏气机，最易留于脏腑经络，这也是湿疹、荨麻疹等疾病缠绵不愈、反复发作的原因。湿源有二，或为外湿，即居处相湿，肌肉濡渍而感；或为内湿，饮食不节，脾虚不运化生。小儿因其生理特点，脾常不足，故内湿为多，又小儿为"纯阳之体"，故湿邪更易于热化，在感受外邪，或食风性菜肴，内外相引，湿热搏结于皮肤而发病。麻黄连翘赤小豆汤属于和解表里寒热之剂，七分清利湿热，三分外散表寒，尤宜于此类病证。然临床单用麻黄连翘赤小豆汤治疗该类疾病稍显势单力薄，临证时多合祛风凉血清营之剂，彻扫所伏之余热，透热出表，并合清热燥湿之品，使热无所恋。但应当注意治疗期间当配合膳食调护，饮食有节、忌食腥膻发物以杜湿热之源，可有效防止疾病反复发作。现代药理研究表明，麻黄连翘赤小豆汤可通过抑制5-HT1a与GPRP的表达进而达到止痒作用。

（二）伤寒瘀热在里，身发疹者，可予麻黄连翘赤小豆汤

患儿，男，13岁，以头面部及背部痤疮反复发作为主诉就诊，痤疮质硬，色红，疼痛，伴喑哑，有痰，无咳嗽，纳眠可，大便不干，日一次，舌质红，苔薄黄腻，脉弦滑稍数。患儿平素有反复扁桃体炎病史，查体可见双侧扁桃体肿大，咽腔轻度充血。因头面部为阳明经所主，背部为太阳经所主，其舌脉均无虚寒见证，且伴有反复外感病史，故本证当属太阳阳明合病，湿热郁结在里。遂处以麻黄连翘赤小豆汤合五味消毒饮颗粒剂。药物组成有麻黄6g，连翘10g，赤小豆30g，桑白皮10g，杏仁10g，金银花20g，野菊花20g，蒲公英30g，紫花地丁15g，甘草9g，生

姜3g，大枣10g。6剂，日1剂，水冲服。复诊时患儿痤疮明显改善，仍有少量新出，效不更方，守上方继服10剂，巩固治疗。

按语：临证当谨守病机，根据经络辨证，结合皮疹分布特点，首先定位在太阳经和阳明经，又参照患儿舌脉及体质，无甚虚寒表现，且伴有反复外感病史，为太阳阳明合病、湿热郁于肌腠之证，故对证予麻黄连翘赤小豆汤。笔者认为，对于儿童及青少年痤疮的治疗，无甚虚寒见证者，无论是否兼有表证，皆可予麻黄连翘赤小豆汤治疗。"诸痛痒疮，皆属于心"，心主火，结合刘河间观点"火热怫郁，水液不能宣行，即停滞而生水湿"，意即火热怫郁导致玄府气闭，进而影响气液运行，湿浊化生，与热互结于肌腠，发为痤疮。由此可见，皮肤病辨证总纲多不离湿热，而麻黄连翘赤小豆汤恰是宣通气液、透发湿热的良方。方中麻黄与连翘相合，使邪热有透转之机，寓"火郁发之"之理；赤小豆有解毒排脓之效；桑白皮入肺经，肺合皮毛，尤宜于湿热郁结肺经所致之痤疮。若痤疮质硬痛甚者，可合用五味消毒饮加强解毒散结之力。此外，临床有应用麻黄连翘赤小豆汤合五味消毒饮治疗儿童寻常型银屑病及过敏性紫癜的报道。

（三）伤寒瘀热在里，身肿，小便不利者，可予麻黄连翘赤小豆汤

患儿，女，1岁，以眼肿5天为主诉就诊。患儿无明显诱因出现晨起眼睑水肿，无下肢水肿，伴时有低热，烦躁，哭闹，纳可，睡觉频繁翻身，大便可，小便黄，次频，量少。查尿常规示：白细胞（+），尿蛋白（-），尿潜血（-）。舌质红，苔黄。诊断为"风水"。处方：麻黄连翘赤小豆汤合猪苓汤加减。麻黄6g，杏仁10g，石膏30g，连翘10g，赤小豆30g，桑白皮10g，茯苓10g，猪苓10g，黄芩10g，泽泻10g，甘草6g，鱼腥草30g，车前草15g，生姜3g，大枣10g。2剂，每剂分3天，水冲服。二诊：患儿眼肿消失，体温正常，小便量较前增多，夜间时有哭闹。舌质红，尖红甚，苔薄黄。复查尿常规示：白细胞（-），尿蛋白（-），尿潜血（-）。处方：守上方加生地黄10g，竹叶10g，木通6g，灯心草6g。2剂，每剂分3天，水冲服。后电话随访，患儿诸症悉愈，停药观察，不适随诊。

按语：麻黄连翘赤小豆汤可用于治疗风水水肿。此类病证多为感受外邪后出现浮肿，以睑胞浮肿、小便不利为首发症状，甚者可累及全身浮肿，或伴有皮肤瘙痒或呼吸道症状，或身痛酸重等症，结合实验室检查可见尿常规异常，患儿无明显体虚症状，即可予本方加减以"开鬼门，洁净府"，兼里热甚者，可合越婢汤、猪苓汤清利水湿。本方亦可用于治疗因感冒、咳嗽发热引起的各种慢性肾病水肿或蛋白尿复发者，2~5剂即可使尿蛋白转阴。

（四）伤寒瘀热在里，眠鼾鼻塞者，可予麻黄连翘赤小豆汤

患儿，男，4 岁，以打鼾 1 年为主诉就诊。症见夜间睡眠张口呼吸，打鼾，时有憋气，鼻塞，无流涕，盗汗，结合影像学检查诊断为腺样体肥大，有过敏性鼻炎及荨麻疹病史。舌质红，苔薄白，查体可见双侧鼻甲红肿肥大、双侧扁桃体肿大。处以麻黄连翘赤小豆汤合苍耳子散加减。药物组成有麻黄 6g，连翘 10g，赤小豆 30g，桑白皮 10g，杏仁 10g，甘草 9g，生姜 3g，大枣 10g，荆芥 10g，牡丹皮 12g，赤芍 10g，紫草 10g，茜草 10g，乌梅 10g，徐长卿 10g，射干 12g，牛蒡子 10g，桔梗 12g，辛夷 6g，苍耳子 10g。3 剂，1 剂分 2 天服用，水冲服。二诊：患儿夜眠较前呼吸顺畅，打鼾明显减轻，荨麻疹改善，仍有少量新出。效不更方，守上方继服 5 剂，服药方法同前。电话随访，患儿诸症明显缓解，因地处偏远，不便复诊，遂嘱其避风寒，清淡饮食，不适随诊。

按语：腺样体位于鼻咽部，其发病与肺脾相关。《素问·经脉别论》："饮入于胃，游溢精气，上输于脾，脾气散精，上归于肺。"当脾虚湿浊内生，泛溢肺窍，肺气不利，则进一步影响津液输布，湿聚成痰，结成痰核，阻于鼻咽部，加之小儿"纯阳"之体，邪聚日久易于从阳化热，湿热郁结于肺经，缠绵难愈，出现鼻窒、眠鼾等症，即所谓腺样体肥大症状。笔者认为，临证时若无甚虚寒见证者，皆可予麻黄连翘赤小豆汤加减治疗。结合本案患儿舌质红，且鼻甲红肿，为内热见证，临证时多借鉴著名中医耳鼻喉专家干祖望教授凉血祛风脱敏法治疗此类过敏性鼻炎，常在麻黄连翘赤小豆汤基础上加荆芥、辛夷、苍耳子之品祛风通窍，并配以牡丹皮、赤芍、紫草、茜草之品凉血祛瘀，令无血热伤阴、津亏痰聚之虞；患儿扁桃体肿大，亦属痰核范畴，对症予桔梗、牛蒡子、射干利咽化痰消肿。现代药理研究表明，乌梅、徐长卿有镇静、抗过敏作用，广泛适用于各种变态反应性疾病的治疗。

除上述病证外，麻黄连翘赤小豆汤亦可用于治疗新生儿黄疸或肝炎，或胸闷不舒、咽喉不利之郁证等多种肝系、肺系病证，尚有待广大中医同仁进一步发掘其应用范围，充分发挥经方的优势。

三、总结

麻黄连翘赤小豆汤乃经方中表里双解之良方，若循规蹈矩，仅用以"身黄"一症未免太过局限。临证当着眼于本方证病机，凡寒留卫表，湿热郁于肌腠而不得出者，皆可予本方外解在表之寒，内清经络肌腠之湿热，临床针对风湿热邪兼夹轻重程度不同，进行药味加减或合方应用。古方今用，切中病机，灵活加减，大放异彩。

浅谈仲景大黄附子汤临证应用体会

河南省人民医院　陈召起

河南中医药大学第三附属医院国医大师张磊传承工作室　高青

河南中医药大学第一附属医院　王永霞

大黄附子汤出自《金匮要略》，是张仲景根据《黄帝内经》"寒者热之""结者散之""留者攻之"的治则组建而成。本方因苦寒攻下与辛热散寒同炉共治而成为开温下先河之名方，但本方的功用不仅仅在于治疗冷积便秘，凡寒实内结，阳气不运所致的多种病症，皆可以此方加减应用。

一、方证浅述

大黄附子汤出自《金匮要略·腹满寒疝宿食病脉证治第十》，文中曰"胁下偏痛，发热，其脉紧弦，此寒也，以温药下之，宜大黄附子汤"。本条是仲景书中为数不多的主要脉症、病机、治法、方药俱全的条文，明确指出了大黄附子汤证的主要脉症是胁下偏痛，发热，脉紧弦，大便不通。病机是寒实内结，治法是辛温通下，方药大黄附子汤（大黄三两，炮附子三枚，细辛二两）。

寒为阴邪，其性收引，寒入于内，阳气失于温通，气血被阻，故见腹痛；寒邪阻于肠道，传导失职，故大便不通；寒邪凝聚于厥阴，则胁下偏痛；积滞留阻，气机被郁，故发热，脉弦紧为寒实之征，故宜大黄附子汤温下。方中附子温通气机，散寒破阴，大黄苦寒泻下，泻下通便，荡涤积滞，共为君药。附子与细辛相配是仲景方中治疗寒邪伏于阴分的常用组合，细辛辛温宣通，散寒止痛，助附子温里散寒，是为臣药。大黄性味虽属苦寒，但配伍附子、细辛之辛散大热之品，则寒性被制而泻下之功犹存，为"去性取用"之法。

二、历代医家的认识

周扬俊《金匮玉函二注》卷十："此寒邪之在中、下二焦也。胁下属厥阴之部分，于此偏痛，必有所积，积而至于发热，其为实可知也。及视其脉不滑数而紧弦，洵为阴脉，果是阴邪结于阴位矣。且紧属痛，固因寒而痛；弦为实，亦因寒而实。故非下则实不去，非温则寒不开。然肝肾同一治也，厥阴之实，系少阴之寒而实，苟不大用附子之热，可独用大黄之寒乎？入细辛者，通少阴之经气也，以寒实于内而逼阳于外也，或里有寒表有热，但未可定也。"《医宗金鉴》引张璐："大黄附子汤，为寒热互结，刚柔并济之和剂。近世但知寒下一途，绝不知有温下一法。盖暴感之热结而以寒下，久积之寒结亦可寒下乎？大黄附子汤用细辛佐附子，以攻胁下寒结，即兼大黄之寒以导之。寒热合用，温攻兼施，此圣法昭然，不可思议者也。"《金匮要略心典》："胁下偏痛而脉紧弦，阴寒成聚，偏着一处，虽有发热，亦是阳气被郁所致，是以非温不能已其寒，非下不能去其结，故曰宜以温药下之。程氏曰：大黄苦寒，走而不守，得附子、细辛之大热，则寒性散而走泄之性存是也。"《温病条辨》："附子温里通阳，细辛暖水脏而散寒湿之邪；肝胆无出路，故用大黄，借胃腑以为出路也。大黄之苦，合附子、细辛之辛，苦与辛合，能降能通，通则不痛也。"

三、现代医家对大黄附子汤的应用

邱明山等认为关节肿痛者多有"脉紧弦"之实证，与大黄附子汤的脉证特点有相似之处。临床用大黄附子汤加减治疗各类痹证引起的偏侧关节肿痛取得较好的疗效；王付应用大黄附子汤与理中丸合方辨治痛经，与四逆散合方辨治习惯性便秘，与薏苡附子败酱散合方辨治输卵管粘连伴不通取得了较好的临床疗效；蔡华珠等应用大黄附子汤治疗腹膜炎取得了较好的疗效，并认为大黄附子汤能治疗腹膜炎在于炮附子的固阳作用；周念莹等认为大黄附子汤与麻黄附子细辛汤、四逆汤、吴茱萸汤合用，正对泌尿系疾病下焦寒湿热胶结，三焦不通，阳气虚损的病机，应用此方治疗泌尿系结石、慢性肾炎、急性肾衰竭，屡取捷效；张莉等认为急性胰腺炎、胆囊炎、肠梗阻等急腹症病机皆为有形无形之邪气阻遏气机，邪实郁闭，壅滞不畅，治疗皆以大黄附子汤加减；王宏等应大黄附子汤治疗危重症并发胃肠功能障碍，取得较好疗效。

四、对本方证的几点体会

大黄附子汤的主症之一是"胁下偏痛"，这里所谓的"胁下"包括两胁及腹部而言。胁下偏痛，谓左胁下或右胁下痛，而非两胁下俱痛，考《金匮要略》论腹痛，或言"心下满痛"，或云"两胁疼痛"，或曰"胁下痛"。而言"胁下偏痛"

者，惟此一端。从部位上看，胁下当指侧腹部疼痛，或左或右。

条文中的"发热"，不是指表证发热，也不是阳明腑实证的发热，因为表证发热，其脉当浮，阳明腑实证发热，脉当滑数。本证发热而脉弦紧，乃寒实内结，阳气郁滞，营卫失调所致，正如《金匮要略心典》所说"胁下偏痛而脉紧弦，阴寒成聚，偏着一处，虽有发热，亦是阳气被郁所致"，但这种发热，在寒实内结的情况下，不一定出现。

本条的主症是腹痛、大便不通，因此，对于危重病人预后的良恶，亦以服药后大便是否通利为指征。因为寒实内结，阳气已经不足，是邪实正虚，如服温下剂后大便通利，即可转危为安；如服药后大便不通，反增呕吐肢冷，脉象转细，是病情已趋恶化。《普济本事方》中的温脾汤（厚朴、甘草、干姜、桂心、附子、大黄）即从本方加减而成，在药物组成方面，更为周到，可以采用。

五、临床运用思路

本方为温下法的代表方，又是治疗冷积便秘实证的常用方。临床运用中对于寒积内结，阳气不运所致的便秘腹痛、胁下发热、手足厥冷、舌苔白腻、脉弦紧，效果佳。另外，凡属素体阳虚，寒邪内聚所致的"阴结"杂症，运用该方治疗也取得了显著效果。运用本方必视正气强弱、寒积之轻重、病程之长短，适当调整附子与大黄的比例；急症、重症，附子3倍于大黄，并加行气破滞之枳实；虚证、病缓大黄用量酌减，尤其是大黄的用量仅为附子的五分之一，意在使腑气畅通，同时配伍扶正之药，达到邪去正复之目的。

六、临床应用举隅

（一）便秘案

案例一 宋某，女，56岁。

初诊：2015年11月10日以"便秘1月余"为主诉初诊，患者平素易身困、乏力，就诊时症见腹胀，大便干，3～5日一行，时有反酸，纳可，眠差多梦，口糜，四肢凉，嗜睡，肩背腰腿痛，胸闷，气短，活动后胸痛，舌质淡，苔白稍厚，脉沉。既往有不完全型肠梗阻病史。

中医诊断：便秘。阳虚寒结，表邪外侵。

西医诊断：不完全肠梗阻。

治则：温阳散寒，通腑泻实。

处方：大黄附子汤和麻黄附子汤加减。麻黄 10g，制附子 10g，细辛 3g，大黄 10g（后下），郁金 10g，石菖蒲 10g，川朴 15g，砂仁 6g（后下），杏仁 10g，炒莱菔子 10g，党参 20g，僵蚕 10g。7 剂，水煎服，日 1 剂，早晚饭后服。

二诊：2015 年 12 月 1 日，服上药后患者大便干结好转，身困、乏力症状改善，小便调，舌红苔白，脉沉细。上方加焦山楂，5 剂，水煎服，以善其后。

按语：本证以乏力、身困、四肢凉，大便干，3 ~ 5 日一行，舌淡，苔白稍厚，脉沉为辨证要点。患者素体阳虚又感受寒邪，属于太少合病，寒为阴邪，其性收引，寒气入内，阳气失于温通，可见肩背腰腿痛；寒邪阻于肠道，传导失职，故大便不通；素体阳虚，胸阳不足，阴寒之邪乘虚侵袭，寒凝气滞，痹阻胸阳，故出现乏力、气短、胸闷；阳气不能外达，清窍失养，而见嗜睡、舌淡苔白稍厚、脉沉，皆为阳虚寒实之象。归纳病机可能为阳虚寒结，表邪外侵所致。不可看到大便干结误认为是阳明热结，而用承气汤类，若为阳明病，除大便干外，还应见"痞、满、燥、实"四症及舌红苔黄之证。故用大黄附子汤意在温下，再加麻黄附子汤以增强助阳解表之功，麻黄解表，使外感寒邪得以表散，在里之阳气得以维护。郁金、石菖蒲以醒神开窍缓解嗜睡症状，厚朴、杏仁、莱菔子以行气通腑，下气宽中，以利于大便排出。砂仁辛散温通，化湿醒脾，党参补气以增强正气，以便扶正祛邪。二诊在上方基础上加焦山楂以消积化滞，以免长期大便干造成肠道积滞，继服 5 剂以巩固治疗。

（二）结肠癌术后案

案例二 杨某，女，53 岁。

初诊：2016 年 3 月 25 日以"腹痛，大便不通 1 月"为主诉初诊，患者 1 年前发现结肠占位，并在当地行手术治疗，术后恢复尚可，近一个月又出现腹部隐痛不适，纳呆，嗳气，胃灼热反酸，大便干结，2 ~ 3 日一行，口苦口干，吐痰多，色黄，流涎，胃怕冷，精神不振，眠可，舌淡苔白腻，脉细无力。

中医诊断：腹痛。阳虚寒结，湿郁化热，腑气不通。

西医诊断：结肠癌术后。

治则：温阳散寒，化湿行气，通腑止痛。

处方：大黄 10g（后下），制附子 10g，细辛 3g，枳实 10g，川朴 10g，干姜 10g，黄连 6g，吴茱萸 6g，槟榔 10g。7 剂，水煎服，日 1 剂，早晚饭后服。

二诊：2016 年 7 月 18 日，服上方效佳，已有食欲，腹痛不明显，已无胃灼热，偶有反酸，流涎减少，大便稍干，2 日一行，口干不苦，舌淡红苔白腻，脉细，上方干姜改为6g，黄连改为3g，加炒莱菔子10g，继服10剂水煎服，巩固治疗。

按语：本案为结肠癌术后患者，久病阳虚，寒湿内结，腑气不通，胃失和降，故出现腹痛、纳呆、大便不通、嗳气等症；寒郁化热而出现口干口苦、胃灼热、反酸等症。本案虽然寒热症状错杂，但结合舌脉和病史，可知阳虚寒结为本，热乃寒郁所化，故治疗当以温阳散寒，行气通腑为主，佐以清热。故处以大黄附子汤辛温通下为主，加枳实、川朴行气通腑以助大便，有小承气汤之义；槟榔可利胃肠之气，能行气止痛；干姜辛温固守中阳，与黄连配伍，可辛开苦降，调畅中焦，且干姜大于黄连的量，防止黄连苦寒伤阳，合左金丸清热和胃制酸。二诊阳气渐复，寒结得化，腑气逐步通畅，故诸症改善。

（三）胃胀案

案例三 牛某，女，53岁。

初诊：2013年10月28日以"胃中不适一月余"为主诉初诊，患者胃中发空、怕冷，纳可，嗳气，口干，烘热汗出，精神不振，口中发热，眠可，大便干，2~3日一行，小便调。舌淡暗苔白腻，脉细无力。

中医诊断：腹胀，阳虚寒频，胃气不和型。

处方：大黄10g（后下），附子10g，细辛3g，党参15g，柴胡10g，黄芩10g，清半夏10g，桂枝10g，白芍10g，茯苓30g，生龙骨30g，生牡蛎30g，甘草6g，生姜3片，大枣3枚为引。7剂，水煎服，日1剂。

二诊：2013年11月10日，服上方后患者胃胀减轻，时有口干，嗳气，饮食可，睡眠可，大便正常，1日一行，小便调，舌淡红，苔薄白，脉细无力。上方去大黄，继服7剂，巩固治疗。

按语：本证主要以胃胀、胃怕凉、大便干、烘热汗出、脉沉细无力为辨证要点。主要因为素体阳虚，大肠传导无力，阴寒凝积，出现大便干，腑气不通而见胃胀、嗳气。恰逢患者又为中年女性，《内经》谓女子"七七任脉虚，太冲脉衰少，天癸竭，地道不通"，在阳虚的同时阴也不足，且阴阳双方共济失调，导致了阴不能内守，阳不能外固，出现烘热汗出、精神不振等一系列紊乱症状。方用大黄附子汤温里散寒，通便止痛，再加柴胡桂枝龙骨牡蛎汤以内调阴阳，外调营卫，使寒积得去而腑气通，阴阳调和而诸症除。经治疗患者症状缓解，又自服7剂。

总之，大黄附子汤是温下法代表方，凡寒积内结，阳气不运所致的多种病症，都可加减应用，而非局限于治疗冷积便秘。临床应用此方，重在把握其方证病机，有的放矢，皆可取效。

浅析半夏泻心汤在脾胃病中的临床应用

河南中医药大学第一附属医院脾胃肝胆病科　杨国红

半夏泻心汤为汉·张仲景《伤寒杂病论》治疗小柴胡汤误下损伤中阳，少阳邪热乘虚内陷所致心下痞证之经方。心下即胃脘，心下痞归属于脾胃病。脾胃位居中焦，为阴阳升降之枢纽，中气虚弱，寒热错杂，故为痞证。脾气主升，胃气主降，脾寒胃热导致脾胃升降失常。胃热导致胃气不降，故见呕吐，脾寒导致脾阳不升，故见肠鸣下利。本方由三部分药物所组成，一是黄芩、黄连苦降泄热；二是干姜、半夏辛开散痞；三是人参、甘草、大枣补益脾胃。三者组合具有寒热共用、苦辛并进、攻补同施之功，共奏调和寒热、辛开苦降、补益脾胃之效。笔者从事脾胃病临床近四十载，临床凡属寒热错杂证候之脾胃病，用之皆可获效。

一、谨守病机，寒热并用散痞结

半夏泻心汤出自《伤寒杂病论》第149条："伤寒五六日，呕而发热者，柴胡汤证具，而以他药下之，柴胡证仍在者，复与柴胡汤。此虽已下之，不为逆，必蒸蒸而振，却发热汗出而解。若心下满而硬痛者，此为结胸也。大陷胸汤主之。但满而不痛者，此为痞，柴胡不中与之，宜半夏泻心汤。"伤寒，病本在表，经五六日，邪气有内传之机。症见"呕而发热者"，说明邪入少阳，"柴胡汤证具"，应用和解之法，但误用下法，从而发生三种转归：①虽误用下法，但未引邪深入变生他症，即"柴胡证仍在者"，故曰"此虽已下之，不为逆"，仍可与柴胡汤。但误下必损伤正气，服柴胡汤后，正气得药力之助，奋起鼓邪外出。以至出现"蒸蒸而振，却发热汗出而解"的情况。②误下之后，症见心下满而硬痛，按之坚硬，为误下之后少阳邪热内陷入里，与水饮等有形之邪互结于胸膈，形成了大结胸证，则应以大陷胸汤医之。③误下后损伤脾胃之气，少阳邪热内陷，中焦寒热错杂，脾胃升降失常，气机痞塞，出现"但满而不痛"的心下痞证。此痞满在于心下，不在胸胁，是中焦气机痞塞，如仲景言："按之自濡，但气痞耳。"而非邪在少阳半表半里之间，故不能再用柴胡汤，可用半夏泻心汤和中降逆以消痞。

痞证系指心下痞塞、胸膈满闷、触之无形、不痛的证候，所谓"痞"，即阻塞不通之意。吴崑解释曰"以既伤之中气而邪乘之，则不能升清降浊，痞塞于中，如天之不交而成痞，故曰痞"（《医方考》卷一）。陈蔚亦指出"但满而不痛者为痞，痞者，否也，天气不降，地气不升之义也"（《伤寒论浅注补正》卷一）。因其病乃无形之邪所致，所以"但满而不痛"，又称虚痞。盖"心下"位居胸腹之间，地处中州之脏，乃脾胃所主。如钱天来《伤寒溯源集》所云"心下者，心之下，中脘之上，胃之上脘也，胃居心之下，或曰心下也"。李时珍认为"胃之上脘在于心，故曰泻心，实泻脾也"（《本草纲目》卷十七）。李畴人亦曰"名曰泻心，实泻胃中寒热不和之邪耳"（《医方概要》）。脾与胃同居中焦，一阴一阳，一升一降，中焦气机调和。若脾升胃降失调，则气机痞塞于中，致心下痞。《伤寒论》131条说："病发于阴，而反下之，因作痞。"151条云："脉浮而紧，而复下之，紧反入里，则作痞。"可见仲景所言痞证乃为表证误下，先虚其里，使脾胃之气受伤，而在表之邪又可乘机内陷，影响脾胃升降功能而致气机痞塞，遂成痞证。但也有不因攻下而致痞者，如157条说："伤寒，汗出解之后，胃中不和，心下痞硬。"亦有无形邪热结聚心下，气机受阻而致单纯的热痞。说明痞证还可由汗后伤及卫气或外邪入里，表邪已解，入里之邪化热，气机窒塞而致痞证。

而半夏泻心汤之"泻心"二字有注家释为"泻火"，但从方药组合分析实非泻火，李时珍云："泻心者，亦即泻脾胃之湿热，非泻心也。""心下满而不痛"是半夏泻心汤证特异性指征，心下痞的成因关系脾与胃的两个方面，以方测证，本汤证应当同时伴有干呕、肠鸣、下利、苔滑腻或白或黄等见证，如《金匮要略·呕吐哕下利病脉证治》"呕而肠鸣，心下痞者，半夏泻心汤主之"，即是对本条心下痞证的补充。溯其病因、病机，大凡源于两途：一为胃气素虚，随病势自然演变而来；二为医生误施汗、下，伤正而起。最终导致表邪内陷，脾胃升降失司，阴阳之气不调，阴不得阳则生寒，脾寒不升则作泻，阳不得阴则生热，胃热不降则上逆，中虚痞满，寒热错杂的病机格局。其寒热之性非脾胃单脏所聚，胃热脾寒或胃寒脾热，从仲景所组半夏泻心汤药物分析，其方中黄连、黄芩清胃热，其义见于大黄黄连泻心汤；干姜温补脾阳，如理中汤之义，可见半夏泻心汤乃为治疗胃热脾寒之寒热错杂之痞证。在治法治则上，仲景法度严谨，施半夏泻心汤以辛开苦降，寒温并用，阴阳并调，以复脾胃升降斡旋之力。笔者在临床中发现，痞证因误下引起或单热气痞结者极少，而外邪所侵、情志不畅、饮食不节、药物所伤为数不少，病位在胃，涉及肝脾，其病机为脾阳不振，升降失司，寒自内生，邪热内陷，气机阻滞，寒热错杂而成痞。

半夏泻心汤，由"半夏半升，黄芩、干姜、人参、甘草各三两，黄连一两，大枣十二枚"7 味药组成。《素问·至真要大论》曰："辛甘发散为阳，酸苦涌泄为阴。"苦能降能泄，辛能开能通，合而并用，寓升于泄，通而能降。仲景发挥了《内经》这一学术思想，将这种配伍应用于半夏泻心汤，方中何为君药，历代争论不休，以成氏为代表认为应以黄连为君药，如《伤寒明理论》卷四云："痞者，留邪在心下，故治痞曰泻心汤。黄连味苦寒，黄芩味苦寒，《内经》曰：苦先入心，以苦泻之。泻心者，必以苦为主，是以黄连为君，黄芩为臣，以降阳而升阴也。"而以钱潢为代表，认为应以半夏为君，如《伤寒溯源集》云："半夏辛而散痞，滑能利膈，故以之为君……干姜温中，除阴气而蠲痞，人参、炙甘草大补中气，以益误下之虚，三者补则气旺，热则流通，故以之为臣，黄芩、黄连……苦以升之之意，故黄连亦仅用三倍之一，以之为反佐；大枣和中濡润，以为倾否之助云。"支持此观点的有清代医家柯琴、秦之桢，如柯氏《伤寒来苏集》曰"此痞本于呕，故君以半夏"，秦之桢《伤寒大白》曰"泻心汤皆用半夏，而独以此方命名者，因痞满呕吐皆是痰涎作祸，故即以此汤，重加半夏。此以泻心方中，化出重治痰涎之法"。还有当代著名医家刘渡舟教授也赞同此说。他们从病机着眼，认为是误治使外邪与痰饮相搏结，或是由于误下，脾胃功能失常，痰饮内生，结于中焦，痞塞气机，导致心下痞满、呕吐、肠鸣下利等，而半夏是降逆化痰的要药，同时又能消痞散结，故应以此为君。而近代也有医家认为应以两位药作君药，或黄连、干姜，或半夏、黄连，这样更与方名、主治证及病机相吻合。笔者认为从临床出发，即为治疗寒热错杂之痞证，施以寒温并用之方药，当以辛开之半夏、苦寒之黄连为君更妥，配以辛散之干姜、苦寒之黄芩辅助半夏、黄连辛开苦降、降火散寒、调整气机为臣药，人参、大枣益气和中以复升降之职为佐，炙甘草和中且调和诸药为使药。全方辛开苦降以调升降，补泻结合以顾虚实，寒热并用以和阴阳。诸药合用，共奏寒热平调、散结除痞之功。

二、掌握辨证，异病同治效彰显

半夏泻心汤为寒热并用、补泻兼施之代表方剂，属和法范畴，本证的证治要点为"但满而不痛"，用于治疗中焦脾胃寒热错杂证，使药效各趋其所，多获良效。后世历代承古拓新，将其广泛应用于临床，上热下寒、胃热脾寒、胃寒脾热等多种病症均可收效，临床应用涉及口舌生疮、慢性咽炎、食道炎、反流性食管炎、贲门炎，急性胃炎、慢性胃炎、胆汁反流性胃炎、慢性萎缩性胃炎、慢性浅表性胃炎、胃窦炎、糜烂性胃炎、疣状胃炎、红斑性胃炎、十二指肠球炎、消化性溃疡、功能性消化不良、急慢性肠炎、菌群失调性肠炎、霉菌性肠炎、慢性肝炎、慢性胆囊炎等病证。这类病证，可见恶心呕吐、心下痞胀疼痛、嘈杂不适、食欲不振、腹胀腹泻等诸多表现。

心下痞胀为应用半夏泻心汤的主要依据。中焦气结与升降失常可互为因果。半夏泻心汤可复脾胃升降之职，其中半夏能降逆止呕，黄连、黄芩具燥湿止泻之功用，故而常用于治疗呕吐、下利的胃肠炎患者。"中气不足，溲便为之变，肠为之苦鸣"（《灵枢·口问第二十八》）。用半夏泻心汤治疗的胃肠炎的患者平素具有脾胃气虚的特点，稍有饮食不洁或受凉就易发生腹痛腹泻，方中人参、甘草、大枣之补气健运作用得以充分体现。干噫食臭、腹中雷鸣者，用半夏泻心汤减干姜量，加用并重用生姜，即是生姜泻心汤；下利较剧、完谷不化者，重用炙甘草即是甘草泻心汤。笔者在临证中发现，幽门螺杆菌（Hp）感染，是应用半夏泻心汤治疗上述病症的另一重要依据。Hp 作为外邪，参与胃炎、消化性溃疡的发病过程，幽门螺杆菌的存在，也是其复发的一个重要因素。目前已经证实，Hp 是慢性胃炎的主要病因，与消化性溃疡发生密切相关，临床观察发现半夏泻心汤有治疗 Hp 感染导致的慢性胃炎和消化性溃疡的效果，实验研究也证实，黄连、黄芩、半夏、干姜、党参、甘草诸药均有不同程度的杀灭幽门螺杆菌的作用，而且能抵抗炎性反应物质所致的变态反应和攻击因子，有利于炎症的消退，半夏泻心汤有保护胃黏膜屏障的功能，对多种实验性大鼠胃溃疡有预防和治疗作用。慢性萎缩性胃炎中的寒热错杂证，用半夏泻心汤治疗同样有很好的效果。实验结果表明，半夏泻心汤对胃黏膜慢性炎症有消退作用。

推而广之，消化道凡属寒热错杂证者，皆可使用半夏泻心汤治疗。复发性口腔溃疡患者，多在体力下降时发病，这是因为正气不足的缘故。医者不识，一见口腔溃疡即用大量苦寒之品治疗，加重了虚损的程度，导致口腔溃疡更难治愈。过用苦寒药，则损伤脾气，许多口腔溃疡患者属中虚寒热错杂证，易于反复发作。半夏泻心汤寒温同用，补泻兼施，既清心胃之火，又助健脾温中，治疗上述病变，不仅能改变局部的病变，又能改善人体的体质。文献研究发现，半夏泻心汤治疗溃疡性结肠炎，可明显清除氧自由基的活性，并可阻碍自由基生成系统，抑制前列腺素样物质等炎症介质生成，调整胃肠运动功能，对炎症性腹泻具有抑制作用等，这些皆有利于溃疡性结肠炎的治疗。

半夏泻心汤升降相因，该方对胃肠运动功能正常者无明显作用，而对偏抑制偏亢状态下的胃肠运动则具有"双向调节作用"，可用于治疗自主神经功能紊乱性疾病，不仅能治疗胃肠道的自主神经功能紊乱，还可治疗心脏神经官能症，体现半夏泻心汤"和解"作用的特点。"胃不和则卧不安"，这类患者除胃脘不适外，常伴有失眠，而其他安神药难以奏效，此为气机升降失常，阴阳不能交泰所致，故治疗从调理脾胃入手，辛开苦降，用半夏泻心汤治疗功能性消化不良、消化性溃疡、萎缩性胃炎的同时也能改善睡眠质量。

总之，半夏泻心汤配伍精妙，应用广泛，辛开苦降甘调，共奏泄热补虚、升清降浊、散结消痞之功，为治疗脾胃病寒热错杂证之妙方。心下痞、呕吐、下利、肠鸣是半夏泻心汤证的主证，紧扣主证，详辨病机是应用半夏泻心汤之关键。凡属寒热虚实错杂或中虚湿热的病机，皆可以半夏泻心汤加减治疗，体现了中医学异病同治之功。

三、临床应用，浅悟共分享

笔者读经典，细体悟，将仲景寒热并用之半夏泻心汤用于临床确能获效，现不揣浅陋，举案例如下。

（一）萎缩性胃炎案

管某，女，56岁。

初诊：2015年8月21日。以"间断胃脘疼痛10余年"为主诉就诊，伴灼热嘈杂，口干口苦，纳呆恶心，大便不畅，小便色黄。舌质红，苔黄厚，脉滑数。胃镜示：（胃窦部）慢性轻度萎缩性胃炎，中医诊为胃脘痛，为中焦湿热证，予黄连温胆汤加减治疗，经治疗半月余，胃痛减，但食后痞满不舒、嗳气、时有恶心。舌质稍红，舌苔薄黄，脉滑。

中医诊断：胃痛。寒热错杂，中虚气滞。

西医诊断：慢性萎缩性胃炎。

处方：半夏泻心汤加减。清半夏10g，黄连6g，黄芩10g，干姜10g，陈皮12g，姜竹茹15g，枳实15g，党参10g，白术15g，茯苓30g，栀子10g，甘草6g，大枣6枚。

二诊：药用14日，痞满不显，诸症均明显减轻，后予本方加减治疗半年多，复查胃镜转为浅表性胃炎。

（二）胃食管反流病

王某，男，72岁。

初诊：2015年11月19日。以"胃脘及胸骨后疼痛一月余"为主诉就诊，伴烧灼，反酸，胃脘胀满，嗳气，咽喉不畅，查舌质淡红，苔黄腻，脉弦细。胃镜示：慢性食管炎、浅表性胃炎。

中医诊断：胃痛。寒热错杂，胃气郁滞。

西医诊断：胃食管反流病。

处方：半夏泻心汤合半夏厚朴汤加减。清半夏15g，黄连10g，吴茱萸3g，黄芩10g，茯苓15g，党参10g，厚朴10g，紫苏梗15g，枳实15g，煅瓦楞子30g，薄荷10g，麦芽30g，乌贼骨30g，浙贝母10g，炒白芍10g，甘草6g。

二诊：一周后胃脘及胸骨后疼痛、烧灼感减轻，且食欲不振，嗳气，舌质淡红，苔薄黄腻，脉弦滑。守上方加焦三仙各15g，陈皮10g，旋覆花10g，患者要求再开半月中药。

三诊：诸症明显好转，守方继续服用14剂，嘱其生活规律，禁食酸甜食品。

（三）胆汁反流性胃炎案

张某，女，45岁。

初诊：2020年10月20日。以"吐酸及胃脘部隐痛反复发作半年余"为主诉就诊，曾在某医院做胃镜检查，提示胆汁反流性胃炎。常因情志不舒而发吐酸、胃脘痞满、隐痛加重，并有烧灼感，口干苦，纳差，大便溏，舌质红，苔黄厚干，脉滑数。

中医诊断：胃痛。肝胃不和，中焦气机升降失常。

西医诊断：胆汁反流性胃炎。

处方：半夏泻心汤合大柴胡汤化裁。清半夏15g，黄连10g，黄芩15g，党参10g，醋柴胡10g，枳实10g，炒白芍10g，吴茱萸3g，煅瓦楞子30g，姜竹茹10g，栀子10g，陈皮10g，甘草6g。7剂，水煎服，日1剂。

二诊：10月27日复诊，服药后矢气较多，脘痞隐痛及吐酸等症减轻，胃脘部有如释重负感，大便溏，1日2次，苔渐薄，舌淡红，脉弦细。药已见效，上方去栀子、姜竹茹，加炒薏苡仁30g，炒白术15g，茯苓15g，以助健脾渗湿之力，守方加减调治两个月，诸症消失。

（四）糜烂性胃炎案

孟某，男，53岁。

初诊：2019年10月16日。以"间断胃脘疼痛1年余"为主诉来诊，一年来饮食不慎即会出现胃脘疼痛。现症见胃脘疼痛，无明显规律，纳眠正常，平时大便每日1次，黏腻不爽，小便正常。舌质淡暗、舌苔白厚，脉濡细。辅助检查胃镜示糜烂性胃炎、十二指肠炎；彩超示轻度脂肪肝。

中医诊断：胃痛，寒热错杂证。

西医诊断：①糜烂性胃炎；②十二指肠炎；③轻度脂肪肝。

处方：半夏泻心汤加减。清半夏 12g，黄芩 10g，黄连 6g，干姜 10g，党参 10g，煅瓦楞子 30g，海螵蛸 30g，浙贝母 10g，白及 6g，三七粉 3g，醋延胡索 30g，陈皮 10g，茯苓 30g，姜厚朴 10g。共 14 剂，每日 1 剂，每日 2 次分服。

二诊：两周后复诊时患者病情减轻，大便黏腻消失，经上方加减巩固治疗 1 个月余诸证消失，无不适症状。

（五）口腔溃疡案

何某，女，51 岁。

初诊：2019 年 11 月 7 日。以"反复口腔溃疡 5 年余，再发 5 天"为主诉就诊，5 年来反复出现口腔溃疡，时常服中西药物，自觉药效差。5 天前无明显诱因再次出现口腔溃疡，当地门诊服药，具体不详，服药效果差，遂到本院就诊，症见口唇、舌尖各一黄豆大溃疡面，纳眠可，二便调。舌质淡红，舌苔薄白，脉滑。

中医诊断：口疮。寒热错杂，虚火上炎。

西医诊断：复发性口腔溃疡。

处方：半夏泻心汤加重甘草用量之甘草泻心汤。甘草 30g，清半夏 30g，黄连 10g，黄芩 30g，干姜 6g，大枣 6 个，党参 10g，牡丹皮 30g，共 7 剂，水煎服。

二诊：口腔溃疡消失，嘱其守方 7 剂，禁食辛辣、生冷食品。

（六）溃疡性结肠炎案

吴某，男，30 岁。

初诊：2019 年 10 月 14 日。以"大便带黏液脓血 3 年，加重 20 天"为主诉就诊。3 年前无明显原因出现大便带黏液脓血，曾在当地用美沙拉嗪等西药治疗，效果欠佳，2018 年 7 月曾到北京某医院诊治，检查肠镜示溃疡性结肠炎；给予西药美沙拉嗪、中药等治疗后有所缓解，3 月前曾连服中西药 3 个月病情稍有好转，20 天前受凉后病情再次加重，大便每天 6~7 次，大便带脓血，饥饿时左下腹痛，进食后缓解，心烦，疲乏，面部反复生痤疮，纳眠可，小便正常。舌淡红，苔白厚，脉细。

中医诊断：肠澼。寒热错杂，热蕴肠络。

西医诊断：溃疡性结肠炎。

处方：半夏泻心汤合白头翁汤加减。甘草 15g，炮姜 10g，党参 10g，黄连 6g，黄芩 10g，清半夏 12g，煅瓦楞子 30g，白头翁 30g，秦皮 15g，炒白芍 10g，仙鹤草 30g，地榆 30g，煨木香 10g，薏苡仁 30g，茯苓 30g，共 14 剂，水煎服。并嘱其继服美沙拉嗪。

二诊：大便脓血、腹痛及面部痤疮减轻，大便每天 3 次，偶有少许黏液，大便头偏干，仍感心烦、疲乏，舌淡红，苔黄厚，脉细。守方去煅瓦楞、炒白芍，薏苡仁改为炒薏苡仁 30g，加麦芽 30g，栀子 10g，14 剂，水煎服。

三诊：大便脓血、腹痛消失，痤疮明显消退，心烦减轻，守方继续调治。

四、体会

半夏泻心汤寒温并用，苦辛同进，补泻兼施，具有和中降逆、开痞散结之功。制方之法本于"辛开苦泄"，能调和阴阳，和畅气机，使脾升胃降，中焦纳运正常。临床应用时要抓住心下痞满的主症，凡属中虚寒热失调所致的心下痞硬或满闷不适之证，皆可用之。

半夏泻心汤证的应用指征一般以胃脘痞塞不通、但满不痛、按之濡为特点。但临床所治之病，不必拘泥于"不通"，凡恶心、呕吐、胃痛、嗳气、反胃、口疮、泻痢者，只要证属中焦虚实互见，寒热错杂，湿热中阻，脾胃升降功能失常，均可应用本方，这也体现了中医"异病同治""辨证论治"的精髓。

治疗当以"和"为要，重视调和肝脾、调和胃肠、调和气血、调和气机，常可收到满意疗效。并始终重视寒热并用以和其阴阳，苦辛并进以复其升降，补泻兼施以调其虚实，使脏腑功能得以恢复。笔者在应用过程中体会到，方中干姜易为吴茱萸，既能温散肝郁，也可辛开散痞，有一举两得之效；易炮姜则达守而不走之妙，以减姜之辛散，但取温中之效，对中阳不足之泄泻效果较好。中焦脾胃升降功能的好坏离不开肝气之调达，在应用半夏泻心汤中若加用疏肝解郁之品，往往收到意想不到的疗效。

半夏泻心汤属寒热并用经方之一，在剂量调整上应视寒重或热重而调整剂量，或加减应用，方可寒热平调，以达阴平阳秘之效。

大黄䗪虫丸治疗肝硬化证治浅析

河南中医药大学第一附属医院肝病区域诊疗中心　马素平　贾攀

大黄䗪虫丸是活血化瘀、通经消癥的经典名方，众多学者认为该方功专克伐。笔者精研经典，始知仲景制此方实是缓中补虚之剂，具有攻补兼施的功效。肝硬化属中医学"积聚"范畴，正气亏虚是其形成和演变的内因，脏腑功能失和，气滞、血瘀、痰浊互结，阻于肝络而成，血瘀贯穿于疾病始终。大黄䗪虫丸用于治疗肝硬化正虚瘀结之证，具有扶正不留瘀，祛瘀不伤正的作用。

一、大黄䗪虫丸证治探讨

大黄䗪虫丸出于《金匮要略·血痹虚劳病脉症并治第六》："五劳虚极羸瘦，腹满不能饮食，食伤、忧伤、饮伤、房室伤、饥伤、劳伤、经络营卫气伤，内有干血，肌肤甲错，两目黯黑。缓中补虚，大黄䗪虫丸主之。"该条文主要论述的是虚劳兼有干血，即后世所称"干血劳"的证治。《素问·标本病传论》言诸病之治均予治本，惟"中满"与"小大不利"治其标，何故也？因"中满"与"小大不利"乃中焦脾胃气机阻滞之表现。脾胃者，乃全身气机升降之枢纽也，脾胃气机滞，则升降滞矣，升降滞则气立孤危矣。且中焦脾胃为后天之本，气血生化之源，脾胃运化失常，营卫气血生化乏源，则脏腑经络、四肢百骸失养。仲景在原文"五劳虚极羸瘦"后特意列出"腹满不能饮食"之症状，绝非赘述，而是为了提示医者要重视脾胃为后天之本的作用。因腹为脾之外候，"腹满"乃脾胃气机阻滞之表现，"不能饮食"乃脾胃之气衰败之征兆，仲景在此提出"腹满不能饮食"，即是提示医者五劳（心劳、肝劳、脾劳、肺劳、肾劳）虽各不相同，其病各异，但无论上下之虚损，必然损及脾胃。脾胃虚弱，运化失常，则五劳之病，至于虚极，形容憔悴，大肉尽脱。故先贤有上损及胃，下损及脾，皆为不可治之训。此时当然应以恢复脾胃气机，拯救将绝之脾胃为首务，但此二者皆因五劳七伤等致使瘀血留着，故祛其瘀血，脾胃生机自然恢复。

二、大黄䗪虫丸方药分析

大黄䗪虫丸由大黄（蒸）十分，黄芩二两，甘草三两，桃仁一升，杏仁一升，芍药四两，干地黄十两，干漆一两，虻虫一升，水蛭百枚，蛴螬一升，䗪虫半升，共12味组成。12味药中祛邪药9味，补虚药3味，似以攻伐为主，但补虚药中干地黄十两、芍药四两、甘草三两，药味虽少，药量大，寓意深刻。

方中大黄凉血清热，起破积聚，推陈致新之功；䗪虫咸寒入血，攻下积血，有破瘀血、消肿块、通经脉之功，合大黄通达三焦以逐干血，共为君药。桃仁、干漆、水蛭、䗪虫、蛴螬活血通络，消散积聚，攻逐瘀血；黄芩配大黄，清上泻下，共逐瘀热；桃仁配杏仁降肺气，开大肠，与活血攻下药相配有利于祛瘀血；地黄，《神农本草经》首举其"主折跌绝筋，伤中，逐血痹"之功，可见地黄具流通畅达之性，而行血逐瘀为其主要作用。邹润安："地黄之用，在《本经》即首归其功于血。夫血本天一之真阴，资中五之土气以生者也。夫万物莫不资生化于土，惟此味之取精于土者最专且酷，故种植之地，土便焦苦，十年后方得转甜，得谓此味不专主中焦之营气哉？"《神农本草经》记载"一名地髓"，可知地黄于行血之外，对中焦脾胃补益作用亦甚大，故对本方证既有脾胃将败又有瘀血在内的干血劳，可谓甚是对证。而芍药"苦平无毒。主邪气腹痛，除血痹，破坚积，寒热疝瘕，止痛，利小便，益气"。甘草，《名医别录》载："通利血脉。"可见，仲景用此二药亦是取其行血祛瘀之功。地黄、甘草、芍药滋阴补肾，养血濡脉，和中缓急；黄芩、杏仁清宣肺气而解郁热；用酒送服，以行药势。诸药合用共奏祛瘀血、清瘀热、滋阴血、润燥结之效，本方攻补兼施，峻剂丸服，达到扶正不留瘀，祛瘀不伤正的作用，即尤在泾《金匮心典》"润以濡其干，虫以动其瘀，通以去其闭"之意。

大黄䗪虫丸渐去其干着之瘀血，以恢复脾胃生机而缓脾胃气将绝之急。"缓中补虚"之"中"乃中焦、脾胃之义也。脾胃健运，则气血得以化生，荣卫得以畅达，而五劳虚极得补矣，此实乃仲景"缓中补虚"之意。

三、正虚瘀结是肝硬化核心病机

肝硬化属中医学"积聚"范畴，是以感受邪毒、酒食所伤、他病转归等为主要病因，正气亏虚是其形成和演变的内因，脏腑功能失和，气滞、血瘀、痰浊互结，阻于肝络而成，血瘀贯穿于疾病始终。正如《素问·刺法论》所说："正气存内，邪不可干，邪之所凑，其气必虚。"正气不足是肝硬化进展的前提，因正气虚弱，抗邪无力，才使邪毒等留驻体内，导致肝脾肾等脏腑功能失调，气滞、血瘀、痰结，痹阻肝络，形成肝积。在病程演变过程中，先是正虚受邪，后是邪气侵袭，损伤正气。正如《医宗必读·积聚》曰："积之成也，正气不足，而后邪气踞。"

血瘀贯穿肝硬化始终，瘀血留滞于肝脏，可致肝脏脉络阻滞，气血运行障碍，日积月累，凝结成块则为肝积，故有"恶血归肝"之说。肝硬化早中期，气滞血瘀，结于胁下，阻于肝络，肝体失于濡养。临床症见右胁胀痛不适，或刺痛，胁下积块固定不移，可见赤掌，颈胸部蛛丝纹缕，腹壁青筋暴露，舌质暗，舌下脉络增粗。肝硬化晚期，机体气血阴阳失调，各种致病因素终至毒瘀痰结于脏腑，血瘀程度更重。临床症见胁下积块坚硬如石，表面凹凸不平，面色黧黑，形体消瘦，肌肤甲错，赤掌、颈胸部蛛丝纹缕明显，腹壁青筋暴露，舌质暗，舌下脉络迂曲扩张呈结节状。

大黄䗪虫丸是活血破瘀、通经消痞的经典名方，缓消瘀血之中达到补虚的目的，现代临床中常被广泛用于各类肝脏疾病的治疗，尤常用于治疗肝硬化正虚瘀结之证。

四、大黄䗪虫丸治疗肝硬化

举世皆以参、芪、归、地等以补虚，仲景独以大黄䗪虫丸补虚，苟非神圣，不能行是法也。其主要病机是瘀血内阻而致气机不畅、新血不生、不能滋养，故组方以破血逐瘀为主以祛瘀血，配以补益阴血、通畅气机之品。契合肝硬化核心病机。临床运用时，若见气机郁滞重者可加用枳实、柴胡等疏肝解郁之品；若气虚明显者，可加用人参、党参、白术、茯苓、山药等；若血虚明显者可加用当归、炒白芍、龙眼肉等补血之药；若阴虚明显则可加用麦冬、五味子、玉竹等养阴之药；阳虚明显者，用附子、肉桂、补骨脂、菟丝子等；精血阴阳俱虚者，可用紫河车等血肉有情之品。在养血、补阴药中，需加行气药及和胃药，以防滋腻碍胃，壅滞中焦，影响药物吸收。

五、验案举隅

杨某，女，56岁。

初诊：2019年7月22日。主诉：间断右胁不适、胁下积块2年。患者乙肝、肝硬化病史10余年，多次呕血、便血。入院肝功能指标：总胆红素37mol/L，白蛋白26.5g/L，血常规：白细胞3.1×10^9/L，红细胞2.9×10^{12}/L，血小板40×10^9/L。彩超示：肝硬化，门脉高压，脾大，少量腹水。电子胃镜检查：食管-胃底静脉曲张。现症：间断右胁不适，脘腹胀满，形体消瘦，倦怠乏力，肌肤甲错，两目黧黑，纳差。查体：肝病面容，肝掌、蜘蛛痣阳性，脾大，于左肋下约3cm可触及，双下肢皮肤粗糙呈鱼鳞状，舌体大，质暗红，苔薄白，舌下脉络迂曲，脉沉弦。

中医诊断：肝积，正虚瘀结。

西医诊断：乙型肝炎肝硬化，失代偿期，活动性（门脉高压，脾大，脾功能亢进，食管－胃底静脉曲张）。

治则：治以缓中补虚，活血祛瘀为法。

处方：六君子汤加减。太子参30g，白术15g，茯苓15g，陈皮15g，半夏9g，鸡内金15g，炒麦芽15g，甘草6g。7剂，每日1剂，水煎，分早晚两次口服。大黄䗪虫丸每次3g，每日3次，口服。西医治疗予抗病毒、保肝护肝、补充白蛋白等对症支持治疗。

二诊：2019年7月30日，脘腹胀满减轻，纳食改善，仍右胁不适。舌质暗红，苔白，舌有瘀斑，脉沉弦。处方以初诊方加醋柴胡9g，炒白芍15g，枳壳15g，7剂，每日1剂，水煎，分早晚两次口服。

三诊：2019年8月7日，右胁不适、脘腹胀满、乏力较前减轻，纳食接近正常，形体消瘦，双下肢粗糙缓解，大便软。舌质暗红，苔薄白，舌脉同前。汤药随证加减，间断口服。大黄䗪虫丸连服半年，右胁不适、脘腹胀满改善，肌肤甲错消失，舌下脉络迂曲减轻。继服1年，未再出现呕血、便血。

按语：本案中医诊断属"肝积"范畴，证属正虚挟瘀，分析为久病正虚，脾胃运化失常，经络气血运行受阻，瘀血留驻体内，此为"干血"，妨碍新血生成，肌肤失养，导致肌肤甲错。予以大黄䗪虫丸合六君子汤缓中补虚、活血化瘀消癥之剂。二诊时右胁不适，予四逆散调达气机，因大便溏，改枳实为枳壳。三诊时，诸症减轻。后间断中药汤剂口服，大黄䗪虫丸峻剂缓投，连服1年，瘀血渐去，血脉通利，血循其经，未再出现呕血便血；肌肤得养，则肌肤润泽，两目黯黑消失。

黄连解毒汤治疗中重度痤疮

河南中医药大学第一附属医院　何英　陈绍斐

痤疮是皮肤科常见的疾病，10%～20%的青少年都会经历中度至重度痤疮。笔者用经方黄连解毒汤治疗中重度痤疮疗效显著。

黄连解毒汤出自孙思邈的《备急千金要方》，是一个非常经典的清热方剂，具有清热解毒的功效，主治实热，三焦火毒证。处方是由黄连、黄柏、黄芩、栀子四味药组成。传统功能是治疗大热烦躁，口燥咽干，热病吐血，衄血，热病发斑，或外科痈疽疔毒。痈疽疔毒为火毒蕴结，痤疮亦为三焦热盛，故用黄连解毒汤治之。

痤疮的病因病机，一般认为是由于素体阳热偏盛，过食肥甘厚味、鱼腥辛辣之品，肺胃积热，循经上熏，血随热行，上壅于胸面而发为痤疮。发病不外内外二因，肺胃郁热、冲任失调是其内因，外感风热、饮食不节、痰热互结是其外因。因肺主皮毛、司腠理开合，肺经风热，熏蒸于面，颜面腠理开合失司而发为面部皮疹。胃经起于颜面，下行过胸，肺胃积热，热入血分，热随血行，上壅于胸面，则见丘疹色红。外感风热之邪，与血热搏结，使毒热炽盛，可见脓疱。若情志内伤，冲任之经血，郁而不能畅行，热毒壅滞故而经前期皮疹加重。若肺胃积热，久蕴不解，蒸湿成痰聚结于局部，则见结节疤痕。

黄连解毒汤主要治疗热毒壅盛的炎症脓疱型痤疮。相当于西医中重度痤疮。中度痤疮诊断标准为散发至多发的黑头粉刺及浅在性脓疱，炎性丘疹数量增加，局限于面部；重度痤疮诊断标准为中度的基础上，外加深在性脓疱，分布于颜面、颈、胸背部。痤疮之病主要责之于肺脾肾三脏，因肺主皮毛，司腠理开合，肺经风热，或外感风热，致使肺热熏蒸于面，颜面腠理开合失司而发为面部片疹。胃经起于颜面，下行过胸，肺经起于中焦，上行过胸，肺胃积热，热入血分，热随血行，上壅于胸面，则见丘疹色红；外感风热之邪，与血热搏结，使毒热炽盛，可见脓疱；若防护失宜，不洁之物附着则见黑头；若情志内伤，冲任之经血，郁而不能畅行，影响肺胃经气血流通，故而经前期痤疮加重；若肺胃积热，久蕴不解，蒸湿成痰聚结于局部，则见结节瘢痕。面部部位辨证，脓疱在前额者，为心火炽盛。脓疱在下颏者，为肾虚火旺。脓疱在面颊左者，为肺经风热。脓疱在面颊右者，为肝郁化火。脓疱在鼻中者，为湿热蕴脾。脓疱在前胸部者，为任脉热重。脓疱在背部者，为督脉热重。上焦心肺、中焦脾胃、下焦肝肾均有脓疱，可谓三焦热毒炽盛。

黄连解毒汤主治实热，三焦火毒证。处方是由黄连、黄柏、黄芩、栀子四味药组成。中重度痤疮主要表现为颜面、胸背部丘疹色红，有很多脓疱。炎症显著，或伴有疼痛，舌质红，苔黄，脉滑数。用黄连解毒汤治疗，正对此症。方中黄连苦寒，清上焦火毒，为君药。黄连的剂量，中度痤疮用量 6~9g，重度痤疮用量 10~15g。黄芩苦寒，清肺热，为臣药，中度痤疮用量 9~12g，重度痤疮用量 12~15g。黄柏苦寒，清下焦热，为佐药，中度痤疮用量 6~9g，重度痤疮用量 10~15g。栀子通泻三焦，为使药，中度痤疮用量 10~12g，重度痤疮用量 12~15g。现代药理研究表明，黄连主要含小檗碱、黄连碱等，具有明显的抗炎作用，对多种革兰氏阴性细菌有良好的抗菌作用，还能抑制某些病毒、真菌。黄芩含有黄芩苷元、黄芩苷、黄芩素、黄芩新素等，对葡萄球菌、链球菌、肺炎球菌及多种皮肤致病菌均有抑制作用。黄柏含有小檗碱、药根碱、木兰碱、黄柏碱，对金黄色葡萄球菌、肺炎球菌、草绿色链球菌及常见的致病均有抑制作用。栀子苦、寒，能凉血解毒，消肿止痛散瘀，现代药理研究表明其对多种真菌有抑制作用。黄连解毒汤为清热苦寒剂，常规加上麦芽 20~30g，顾护胃气，加甘草 6~10g 调和诸药。

一、典型病案

张某，男，24 岁，酒店服务员。

初诊：2020 年 8 月 6 日初诊。主诉面部反复起皮疹 6 年，加重两周。查体见颜面部丘疹满布，色红，脓疱多，带有血痂，两颊部鼻旁有结节，前胸、后背丘疹脓疱满布，舌质红，苔黄厚，脉滑数。

诊断：重度痤疮。

治法：清三焦热毒。

处方：用黄连解毒汤治疗。黄连 12g，黄芩 15g，黄柏 12g，栀子 12g，炒麦芽 30g，甘草 6g。服药 10 天，症状大减，皮疹脓疱减少 60%。

二诊：效不更方，继上方加炒麦芽 20g，改黄柏 10g，加连翘 10g，再服 10 剂，皮疹基本平复。

三诊：黄连 6g，黄芩 10g，栀子 6g，炒麦芽 20g，炒薏苡仁 10g，甘草 6g。又调 10 天，临床治愈。

二、讨论

痤疮是皮肤科常见多发病，主要发于颜面，重者波及前胸和背部。炎症可损伤局部皮下组织，形成痘坑或瘢痕导致毁容，给青年人精神和心理带来很大的创伤。本病的发生与精神状态、恣食辛辣肥甘、工作学习及紧张有关，患病后要积极进行调整。一度痤疮辨证为肺胃郁热证者，可用枇杷清肺饮；湿热证者用龙胆泻肝汤；热毒证者用五味消毒饮化裁治疗。二度、三度痤疮辨证为三焦实热证，表现为炎症明显、丘疹脓疱多者才能用黄连解毒汤治疗，黄连解毒汤是苦寒之重剂，易伤脾胃，为减少其副作用，用时须加上顾护脾胃的药物，如麦芽、神曲等。四度痤疮为聚合性痤疮，表现为多形聚集损害，有结节、脓疱、囊肿、瘢痕疙瘩者，治疗用化瘀散结汤。

承气汤类方在中风病中的应用

河南中医药大学第一附属医院　刘向哲　马驰远

承气汤类方为中医经典名方，最早见于《伤寒杂病论》，以阳明病篇为主，用于治疗大便干结不下，症见痞、满、燥、实等。症状或轻或重，如"腹满不减，减不足言，当下之，宜大承气汤""阳明病，不吐不下，心烦者，可与调胃承气汤"等。临床各系统疾病均可出现腑实证，因此承气汤类方临床应用较为广泛。但因中风后患者较易发生腑实证，胃肠乃第二大脑，脑病亦可从胃论治，通腑即为调脑，故常见于中风病的治疗。

"六腑以通为用，以降为顺"，此乃通腑法的理论基础。中医药治疗中风病具有一定优势，通腑是治疗该病的主要方法之一。东汉张仲景将通腑法理论与临床相结合，创造了"大承气汤、小承气汤、调胃承气汤"等一系列通腑之方。清代温病大家吴鞠通将下法灵活运用于温病之中，创立"宣白承气汤""牛黄承气汤""增液承气汤""新加黄龙汤""导赤承气汤"等五承气汤。现代脑病奠基人王永炎院士进一步拓展通腑法治疗中风病，首创"化痰通腑法""星蒌承气汤"治疗痰热腑实型中风，理法方药完备，使得通腑法成为治疗中风病的重要法则。本文重点就通腑法（承气汤类方）在中风病中的临床运用讨论如下。

一、经方承气汤类方概述

通腑泄热法指攻逐积滞、荡涤实热的一种治法，基于"六腑以通为用"确立，由汉代张仲景首创，以承气汤类为代表，使用泻下的药物通利大便、荡涤肠胃，使蕴积于肠道的宿便、热毒得以泻出，属于祛邪法范畴，可调畅脏腑气机、给邪气以出路，达到泄热祛邪、恢复脏腑生理功能的作用。适用于阳明腑实证，以潮热汗出、腹满痛、便秘、脉沉实等为主要表现的证候，其病理基础为里热炽盛，耗伤津液，肠道干涸失润，燥屎内结。脑卒中的基本病机是阴阳失调，气血逆乱；主要病理因素是风、火、痰、虚、瘀；通腑之法最早追溯至《黄帝内经》，《素问·阴阳应象大论》中"其下者，引而竭之；中满者，泻之于内"，《素问·

至真要大论》"结者散之，留者攻之""上者下之"；《素问·热论》"三阳经络皆受其病……其满三日者，可泄而已"。《中藏经》记载"人病中风偏枯，其脉数，而面干黑鼾，手足不遂，语言謇涩，治之奈何？在上则吐之，在中则泻之……泻谓通其塞也，补谓益其不足也"，明确提出通泻之法可治疗中风病。金元时期就有用通腑法治疗中风病的记载。张元素最早用三一承气汤治疗中风病，刘河间以三化汤治疗中脏之人，李东垣将通腑方药用于中风中腑之人。明代王肯堂用三一承气汤治疗中风便秘，牙关紧闭，浆粥不入者。清代医家张锡纯认为通腑可以降胃泻肝而治疗"脑充血"。清代沈金鳌不仅对中风腑实证的症状有了基本认识，并以大便是否秘结来判断病邪的深浅和病理转归。以上论述开通腑法先河，奠定了通腑法的理论基础。

二、承气汤类方方阵分析

"阳明之为病，胃家实是也。"此为阳明病篇提纲，较准确地概括了阳明病病机为阳明腑实证。"胃家"指胃与大小肠，"实"指燥屎或者寒浊停留胃肠，出现胃肠壅塞不通的状态。针对此病机，治疗当以涤荡胃肠为主。代表方当属大承气汤。"阳明病，潮热，大便微硬者，可与大承气汤；不硬者，不可与之。"《伤寒论》原文中大黄四两（酒洗），厚朴半斤（炙，去皮），枳实五枚，炙芒硝三合。上四味，以水一升，先煮二物，取五升，去滓，内大黄，更煮取二升，去滓，内芒硝，更上微火一两沸，分温再服用。本方为峻下剂，主治痞满燥实俱见之阳明热结重证；小承气汤仅用大黄、厚朴、枳实三味药，且厚朴二两，枳实三枚，较大承气汤量略轻，为轻下剂，主治痞满实而燥不明显之阳明热结轻证；调胃承气汤仅用硝、黄、草，不用枳实、厚朴，力量较上两方更为缓和，为缓下剂，主治燥实而无痞满之证。尽管各个方剂组成、剂量、主治略有不同，但均为阳明腑实证而设，具有泻下通腑、涤荡胃肠之功用。

三、通腑法治疗中风病理论基础

（一）中医学理论

通腑法防治中风病有丰富的理论基础。在生理上中医学认为大肠与脑通过经络关联。临床中通腑法治疗中风病还遵循了传统中医的未病先防、上病下治、脏病腑治和以通为补的防病治病法则。在中风病病因病机方面，通腑法一方面有助于推陈致新，调理脾胃，使气血生化有源，以扶养正气，驱邪外出；另一方面针对内风的发生，通腑法可使火、热、痰、癖从大肠而出，又可以急下存阴，使气血津液正常化生和输布，防止因虚致风。

要使暴逆之气血得平，无论是平肝潜阳，还是化痰通络，均不及通腑下气快捷效速，若能及时清除阻滞于肠胃间的痰热积滞，畅调中焦，腑气通调则气血敷布复常，气血逆乱得以纠正，浊气就不得上扰神明。另外，还可急下存阴，以防阴竭于内，阳脱于外。根据卒中的病因病机，结合急性期的病证特点，采用通腑醒神、化痰开窍的方法，往往能迅速改变疾病状况，有利于神志及半身不遂等症状的恢复。

通腑法治疗中风的内涵有四：①通腑泻下，通降阳明胃腑之实，畅中州枢机通降之机，直折肝阳暴逆。②上病下取，引导血热下行，使邪出有路，缓解在上之"血菀"，气血得降，痰热消散，元神之府自然清静。③泻下祛瘀，推陈致新，使暴涨之风、火、痰、瘀有其出路，气血得以敷布，病情得有转机。④痰热燥结清除，中焦升降，气机通畅，上下相通，有利于气血运行通畅，达到清气上升，浊气下降之目的。总之采用通腑法给邪以出路，"釜底抽薪"，达到上病下取，以下为清的目的，以此平抑肝风痰火上逆之势，清解血分瘀热之蒸腾。

（二）现代研究

新中国成立后，随着中西医结合研究的深入开展，通腑法的研究进入了新阶段。以王永炎院士为代表的现代医家进一步拓展通腑法在中风病的应用，提出中风病痰热腑实证，并首创化痰通腑法及星蒌承气汤，形成了一套理法方药相对完整、系统的理论体系，使得通腑法成为治疗中风病的重要法则。西医学认为在中风病的治疗上，急性期应用通腑法可通过调节体内脑－肠轴机制，促进胃肠蠕动，清除肠道氨类、吲哚等有害物质，拮抗氨基酸神经毒性，保护神经元；星蒌承气汤能有效降低缺血性中风痰热腑实证血清超敏C－反应蛋白（Hs－CRP）水平，其机制可能与抑制炎性损伤反应关系密切。张允岭等研究发现，化痰通腑汤有抗血小板聚集，增加纤维蛋白溶解酶活性，缩短血栓长度，减轻血栓的体积、重量等作用，通过改善血流动力学，促进血液循环和神经功能恢复，减缓神志障碍，从而实现脑保护。

研究表明，通过腑气通下治疗后，急性缺血性中风患者神经系统损伤程度及痰热腑实证症状均明显改善，化痰通腑法可降低皮质醇（cortisol，CORT）升高幅度。其机制可能是通过化痰通腑法促进下丘脑－垂体－肾上腺（hypothalamic－pituitary－adrenal，HPA）轴调节功能恢复，进而促进中风后神经功能损伤的恢复，改善症状。脑卒中患者尽早运用通腑疗法可增加肠道蠕动，改善肠道屏障功能，有效预防卒中相关肺炎的发生。

四、通腑法治疗中风病临床应用

（一）适应证

凡是由痰、积、饮、瘀血、宿食、燥屎、虫积等有形之邪引起的中风病，或邪热炽盛，应及时主以或辅以通腑法。

（二）应用时机

应视病情主以或佐以或辅以通腑法，如邪热在里，应以清法为主，佐用通腑法；若里热成实，则以通腑法为主，辅以清法；若表证未解，里实较甚，宜表里双解；对于年老体弱、新产血亏、大病久病者，虽有里实之证，亦不可专事攻下。根据病情或先予攻下，兼顾其虚，或攻补兼施，或先补后攻，当虚实兼顾。

（三）禁忌证

对于年老体弱、孕妇、产后或正值经期、病后伤津或亡血的中风病患者，应慎用或禁用，必要时宜配伍补益扶正之品，以期攻邪不忘扶正。

（四）变证

1. 呃逆　呃声洪亮有力，口臭烦躁，甚至神昏谵语，便秘尿赤，腹胀，舌红，苔黄、燥起芒刺，脉滑数或弦滑而大，选用大承气汤加减，药用大黄（后下）15g，芒硝（冲服）9g，厚朴9g，枳实9g，沉香粉（冲服）1.5g；或用五磨饮子，药用沉香20g，乌药10g，槟榔20g，枳实15g，木香15g。

2. 呕血　神志迷蒙，面红目赤，烦躁不安，便干尿赤，舌质红，苔薄黄或少苔无苔，脉弦数，可予以犀角地黄汤，水牛角（先煎）30g，生地黄30g，赤芍9g，牡丹皮9g；或选用大黄黄连泻心汤。

3. 厥逆　热厥予羚羊钩藤汤加减，并配合安宫牛黄丸、局方至宝丹等，冷厥予白通加猪胆汁汤。

（五）坏症

气利　气利往往是由于过度应用通腑法引起，临床常见腹胀、腹痛、肠鸣、矢气频作，病人每有矢气，大便即随之而下，但大便不见臭秽黏稠，舌苔薄白，脉弱，可予以诃梨勒散，诃子取10枚（煨），研为散末，和于粥中，顿服。诚如《金匮要略》所言："气利，诃梨勒散主之。"

五、验案举例

曹某，男，53 岁，河南商丘人。

初诊：2016 年 3 月 10 日，主诉言语不清、左侧肢体活动不遂伴肿胀 10 天。患者 10 天前因与邻居争吵后出现左侧肢体活动不遂，不能站立，同时言语含混不清，在当地医院查颅脑核磁示右基底节区新鲜梗死灶。遂住院给予阿司匹林肠溶片抗血小板聚集，阿托伐他汀钙片降脂稳定斑块及丹红、血栓通、依达拉奉注射液治疗 10 天，生命体征稳定，肌力 Ⅱ 级，但出现左侧肢体肿胀，远端较重，遂至我院就诊。既往高血压病史 15 年，血压最高达 170/100mmHg，未正规口服降压药物治疗，平素血压在 140 ~ 150/90mmHg。时症见左侧肢体活动不遂，左侧肌力 Ⅱ 级，语言謇涩，同时左侧肢体水肿，腹胀便干，3 日未行，纳眠差，舌质红，苔黄，脉弦滑。

中医诊断：缺血性中风。恢复期，瘀热腑实证。

西医诊断：脑梗死。

治法：通腑泄热，活血消肿。

处方：大承气汤加减。生大黄 25g，生白芍 30g，枳实 10g，生白术 30g，瓜蒌皮 15g，益母草 15g，泽泻 15g，烫水蛭 10g。2 剂，水煎服，每日 1 剂，早晚两次分服。

二诊：2016 年 03 月 12 日，肌力 Ⅲ 级，肢体水肿明显减轻，腹胀减退，腹部平软，大便已行，舌质红，苔黄，脉弦滑。守方大黄改为 15g，继服 3 剂。

三诊：2016 年 03 月 15 日，言语謇涩好转，肢体肿胀消失，纳食可，眠可，大便日行一次。舌质稍暗，苔薄，脉弦。续以健脾补肾填精益髓为本。方用六味地黄丸、中风星蒌通腑胶囊善后。

按语：中风后肢体肿胀多见于气虚血瘀水停，同时也可以见于内外同病，阳明腑实于内，四肢水肿于外，该患者就属于后者。腑实不通气血不归正化，逼迫于外，故见肢体水肿，病机颇似《伤寒论》"少阴病，自利清水，色纯青，心下必痛，口干燥者，急下之，宜大承气汤"。故治疗予生大黄、枳实通下，益母草、烫水蛭活血利水，同时白芍、生白术既有通腑之力亦有利水之妙，故效果良好。

六、体会

中风后便秘患者非常普遍，如何早期识别并正确运用通腑法显得尤为关键。适宜时机的通腑能极大减轻患者痛苦，对延缓疾病进展有重要作用。"胃肠乃第二大脑"，调肠既是护脑。诸多学者已对脑－肠轴学说展开相关研究，脑－肠轴是肠道菌群与大脑相互沟通的桥梁，通过调节肠道功能和大脑的发育，从而改变宿主的行为，也进一步阐释代谢性疾病和精神异常性疾病的发生机制。未来将以此为契机，进一步加强通腑法治疗神经系统疾病的科学研究，为脑系疾病的预防和治疗提供理论基础。

谈仲景经方论治寒热错杂型风湿病的经验

河南中医药大学第一附属医院　冯福海　傅文　郭洪涛

《素问·痹论》载："风寒湿三气杂至，合而为痹。"结合三十多年临床实践，笔者认为风邪、湿邪很少单独致病，多与寒邪、热邪相兼致病。根据《素问·痹论》"痛者，寒气多也，寒故痛也；……其寒者，阳气少，阴气多，与病相益，故寒也；其热者，阳气多，阴气少，病气胜，阳遭阴，故为痹热，其多汗而濡者，此其逢湿甚也"之旨，临床上痹病可分为四型，即风寒湿型、风湿热型、寒热错杂型、虚痹，虚痹又分阴虚痹和阳虚痹两类。在治疗原则上，风寒湿痹以祛风散寒除湿，活血通络为主，酌加温阳之品；风湿热痹以清热祛风除湿，凉血通络为主，酌加养阴之品；寒热错杂型以清热除湿，温经散寒为主，酌加通经活络之品；虚痹阳虚型以温补肝肾，培补脾胃，活血通络为主，酌加祛邪之品；阴虚型以滋阴凉血活血为主，酌加祛邪之品。本文主要阐述寒热错杂型痹证用桂枝芍药知母汤；寒热错杂型特殊痹（狐惑）用甘草泻心汤的经验。

一、桂枝芍药知母汤治痹

寒热错杂型痹症临床表现为肢体关节疼痛，痛处自觉发热，或红肿热痛，全身恶寒怕冷，喜热饮；或关节疼痛沉重，得暖则舒，伴身热不扬，口干渴，舌苔黄白相间，脉象紧数。此证多因病久正虚，风、寒、湿邪侵入筋骨关节，营卫不利，气血凝涩，渐次化热伤阴所致。方用桂枝芍药知母汤，《金匮要略·中风历节病脉证并治第五》曰："诸肢节疼痛，身体尪羸，脚肿如脱，头眩短气，温温欲吐，桂枝芍药知母汤主之。"气血凝涩，外邪侵入日久，化热伤阴则可见肢节疼烦、肿大等热象。全身关节肿大曰"尪"，身体消瘦曰"羸"。疼痛日久则耗伤正气，气血亏虚筋脉失养故身体消瘦。湿邪阻于中焦，清阳不升则头眩，气机不畅则短气，胃气不降则温温欲吐。

方中取桂枝汤之君药桂枝，温通经脉，散寒止痛；芍药敛阴通络；防风以祛风胜湿止痛；白术健脾燥湿利水；取麻黄汤之君药麻黄以发汗解表，利水消肿；生姜以祛风散寒，宣肺散水，温中止呕；用附子以温阳通络，散寒止痛；兼加知母以滋阴润燥，清气分之虚热以消肿；甘草则补脾益气，缓急止痛，并调和诸药。该方中桂枝、芍药、甘草取桂枝汤证中伤寒表虚之意以调和营卫，以治痹证内因；防风散风邪，附子散寒邪，白术散湿邪，此三药合用，散全身之风寒湿邪，为治痹证外因。另外，芍药配知母有清热养阴之功，如清代·邹澍《本经疏证》言："知母所治之肢体浮肿，乃邪气肢体浮肿，非泛常肢体浮肿比矣。正以寒热外盛，邪火内着，渴而引饮，火气不能化水，水遂泛滥四射，治以知母是泄其火，使不作渴引饮，水遂无继，蓄者旋消……凡肿在一处，他处反消瘦者，多是邪气勾留，水火相阻之候，不特《千金方》水肿腹胀四肢细，即《金匮要略》中桂枝芍药知母汤，脚肿如脱，亦其一也。"生姜、白术、甘草培土祛湿。全方配伍祛邪扶正，温散不伤阴，养阴不碍阳。同时，方中麻黄、甘草亦取麻黄汤证中伤寒表实之意以散寒解表、通经开痹以止痛。此方是由桂枝汤、麻黄汤及两者类方共同熔合而成。功效上不仅可以调和营卫、祛风散寒、发汗散湿、温阳通络，也可养阴清热，从而达到营卫、寒热、阴阳、表里并调，扶正祛邪共施之效。临床上常用该方治疗寒热错杂型痛风性关节炎、类风湿关节炎、银屑病关节炎、产后风湿等。

临证加减，对于寒重于热者用原方，即桂枝 12g，芍药 9g，白术 12g，麻黄 6g，生姜 15g，知母 12g，防风 12g，淡附片 6g，甘草 6g；热重于寒者，加徐长卿、虎杖；偏阴虚者，加生地黄、鸡血藤、当归，其中鸡血藤，甘温微苦，有养血活血作用，具有润而不燥，补而不滞，行而不破之功，伴肢体麻木疼痛者效优；肝肾两虚者，加川续断、骨碎补、桑寄生；瘀血者，合并桃红四物汤；痰瘀互结者，多以痰为主，根据《黄帝内经》"坚者软之，结者散之"之旨，临床药用浙贝母、胆南星、生牡蛎、皂角刺。

二、甘草泻心汤治狐惑

《金匮要略·百合狐惑病脉证并治》曰："狐惑之为病，状如伤寒，默默欲眠，目不得闭，卧起不安，蚀于喉为惑，蚀于阴为狐，不欲饮食，恶闻食臭，其面目乍赤乍黑乍白，蚀于上部则声喝，甘草泻心汤主之。"本病病位在咽喉、前后二阴及全身，总病机为中焦气虚，阴火上炎。本病初起时湿热毒邪侵入人体，正邪交争，表现出恶寒发热，类似伤寒，湿热蕴结于脾胃和肝经，脾胃气虚，运化功能失调则"不欲饮食，恶闻食臭"。元气不足，肾水不能上承于心，心火无制，则表现出"默默欲眠，目不得闭，卧起不安"等脾虚心烦的症状。脾开窍于口，咽为胃之门户，肝经绕阴器，毒邪不得外泄，湿热内蕴，熏蒸于咽喉或下走二阴，故"蚀于喉为惑，蚀于阴为狐"。如《医宗金鉴·口舌证治》载："口舌生疮，名曰口糜，乃心、脾二经蕴热深也。"面目则由于蚀疮进退呈现不同的颜色，"乍赤、乍黑、乍白"。故治疗原则当为补土伏火，方用甘草泻心汤。此方甘草为君药以和中护胃，中焦得通则心肾水火既济，以泻心火，《丹溪心法·口齿》云："口疮服凉药不愈者，因中焦土虚，且不能食，相火冲上无制。"黄芩、黄连协甘草泻心火，燥湿清热；人参益气养心安神；大枣、干姜协甘草益气健脾温胃；半夏辛温燥湿，且辛能伏虫，共奏温阳益气、燥湿清热之效。在临床研究中，刘晓慧等发现，甘草泻心汤可有效改善复发性口腔溃疡患者临床症状，并能够缩短溃疡疼痛缓解时间及溃疡愈合时间，降低疼痛程度，减轻炎症反应，调节免疫功能。戴凤翔等发现，甘草泻心汤联合针灸治疗白塞综合征具有较好的临床疗效，其作用的发挥可能与甘草泻心汤降低血清 TNF-α 水平、调节 T 淋巴细胞亚群功能以及改善白塞综合征患者血液黏度和微循环功能有关。

笔者认为本病多与情志有关，肝失疏泄，气机受阻，中焦失运，则生湿。湿困脾，湿郁化火，则心脾蕴热。所以除注重阴阳调和外，还需注意疏肝。在临证加减中，对于口腔溃疡表现者，除重用原方生甘草外，加用炙甘草 10g，如《医宗金鉴·口舌证治》载，口舌生疮，名曰口糜，乃心、脾二经蕴热深也。甘草，入心、脾二经，主治五脏六腑寒热邪气，生用气平，补脾胃不足，而泻心火；炙用气温，补三焦元气，及有"节医毒肿诸疮"之功。李东垣亦曰："甘草气薄味厚可升可降，阴中之阳也，阳不足者补之以甘，甘温能除大热，故生用则气平，补脾胃不足，而大泻心火，炙之则温，补三焦元气。"生、炙甘草，为一阴一阳，合用乃阴阳平衡。偏热者用原方；阳虚者，加制附子、吴茱萸；溃疡顽固，炎症指标高者，加制象皮、白及；溃疡有渗血者，加煅龙牡；下阴溃疡者，加四妙、滑石、苦参；双下肢结节红斑者，加生地黄、牡丹皮、山慈菇、大血藤、赤芍；有出血点、类紫癜血管炎者，加仙鹤草、紫草、土茯苓。

三、验案举隅

（一）案例一

张某，女，29 岁。

初诊：2021 年 7 月 4 日以"四肢多关节肿痛 1 年余，加重 2 周"为主诉就诊。患者自诉 1 年前无明显诱因出现四肢多关节肿痛症状，至当地骨科门诊查 RF（+），血沉 23mm/h，抗环瓜氨酸抗体 CCP（-），诊断为类风湿关节炎，给予口服来氟米特、美洛昔康等药物控制病情，疼痛有所缓解，仍有肿胀症状。两周前肿痛明显加重，遂来诊。刻下症见：四肢多关节肿痛，以双手多关节肿胀，晨僵明显；右腕、双踝关节以肿痛等症状为主；畏寒怕冷、口苦；知饥纳香，二便顺畅。专科检查：双手掌指关节（MCP）压痛1级，肿胀2级；双手近端指间关节压痛2级，肿胀2级；双肩关节压痛2级，右腕关节压痛2级，肿胀2级。舌质暗，苔黄腻，脉弦。

中医诊断：风湿痹病，寒热错杂证。

西医诊断：类风湿关节炎。

处方：治以"温经散寒，清热除湿"。桂枝芍药知母汤化裁：桂枝12g，白芍10g，白术12g，麻黄6g，生姜15g，知母12g，防风12g，淡附片6g，羌活10g，独活10g，黄芩10g，桑白皮30g，甘草6g。14剂，日1剂，水煎分早晚温服。结合西药枸橼酸托法替布片（5mg，每日两次）抗风湿治疗。

二诊：2021年7月20日，患者服药后四肢多关节肿痛明显减轻，晨僵缓解，后继以原方加减，以收其功。

按语：上方在原方基础上加羌活、独活以疏通一身上下经络气血，引药达四末。加桑白皮以补虚益气、清热利水。陶弘景《本草经集注》载："桑白皮，主治伤中，五劳，六极，羸瘦，补虚，益气……利水道。"全方共奏温经散寒、清热除湿之效。

（二）案例二

王某，男，37岁。

初诊：2021年7月2日以"口腔溃疡半年，加重伴会阴部溃疡1周"为主诉就诊。患者自诉半年前无明显诱因出现口腔溃疡、眼部不适、畏光，尿道炎症，纳差，乏力，至外院诊为"疑似白塞综合征"，给予"沙利度胺"等治疗。1周前出现会阴部溃疡，视力模糊、眼睛红肿，胁痛，遂来诊。刻下症见：神志清、精神一般，口腔、会阴部散在溃疡，眼部红肿、视力模糊，头晕、恶心呕吐、纳差、眠可，大便溏，小便可。经眼科会诊诊断为"角膜葡萄球炎"。专科检查：口腔散在绿豆样大小的溃疡，会阴部有溃烂。舌质淡红，舌体胖大，苔黄，脉弦滑。

中医诊断：狐惑病，寒热错杂证。

西医诊断：白塞综合征。

处方：治以"攻补兼施，寒热并用"。处方甘草泻心汤化裁：生甘草10g，炙甘草10g，黄连10g，黄芩12g，党参30g，干姜6g，姜半夏15g，酒乌梢蛇20g，浙贝母15g，土茯苓30g，制吴茱萸3g，白及15g，砂仁6g，松花粉6g。7剂，日1剂，水煎，分早晚温服。结合西药沙利度胺抑制免疫。7天后溃疡、恶心呕吐、眼部症状好转，原方加减继服7剂巩固疗效。

按语：上方在原方基础上加浙贝母以清热散结，《神农本草经》载其"味辛，平，主伤寒烦热、淋沥邪气，疝瘕，喉痹……"，加吴茱萸，与黄连有"左金丸"之意，以清肝泻火、降逆止呕，肝经"环阴器、布胁肋、循喉咙、与督脉会于巅"，可改善头晕、呕心、胁痛、会阴溃疡症状。砂仁以醒脾，白及、松花粉以凉血敛血。乌梢蛇祛风通络。黄元御《玉楸药解》载："乌梢蛇，入足厥阴肝经。起风瘫，除疥疬。"全方共奏清热除毒、疏肝醒脾、凉血敛疮之效。

四、总结

由上两方可管窥仲景经方在中医风湿病中的运用。寒邪性主收引、凝滞，经络筋脉收缩，久则气血运行不畅，阳气怫郁，则郁而化热。正如顾靖远的《顾氏医镜·痹》所言："若邪郁病久，风变为火，寒变为热，湿变为痛。"又有中焦土虚运化不及，则滞而化热，湿热伏于中焦，一派热候，若再投凉药，则脾阳益虚，湿热益甚，而成一派脾虚中寒、湿热蕴结的本虚标实、寒热错杂之证。故对于寒热错杂之证，以"平调寒热"为大法，"温清并用"为用药之则。

经方治疗肿瘤验案举隅

河南中医药大学第一附属医院肿瘤科　孙宏新

本文列举张仲景经方甘草泻心汤、旋覆代赭汤、真武汤、柴胡龙牡汤合消瘤散结方、薏苡附子败酱散等，分别治疗肺癌下颌骨转移放疗致气阴两虚口腔溃疡、痰湿结聚胃积、阳虚湿盛肠蕈病，以及肝郁脾虚型石瘿案加减治疗脾肾亏虚型克劳恩病、食管癌等 5 个验案。文中验案均经过多次复诊，理法方药完备，体现笔者辨证思路，为经方在肿瘤的应用提供镜鉴。

一、甘草泻心汤治疗肺癌下颌骨转移放疗致气阴两虚口腔溃疡案

案例　冯某，女，81 岁。

初诊：2015 年 9 月 29 日，以"发现右肺癌 1 年余，放化疗后"为主诉就诊。

现病史：患者 1 年前咳嗽，痰中带血，就诊发现右肺癌，近半年下颌骨疼痛，行 PET - CT 检查示下颌骨骨转移。遂于郑州大学第一附属医院行下颌骨局部放疗 10 余次，疼痛减轻，但辐射损伤导致口腔多发溃疡。刻下症见：神志清，精神一般，舌下布大片脓白苔，伴疼痛，偶有咳嗽，少痰，纳差，腰痛，眩晕，小便可，大便偏干。舌质红，舌根苔厚，脉弦细。

中医诊断：①内科癌病，肺癌；②口疮，气阴两虚证。

西医诊断：①右肺癌；②口腔溃疡。

治则：清热解毒，益气养阴。

处方：甘草泻心汤加减。甘草 15g，炙甘草 15g，生白术 30g，黄连 6g，炒黄芩 15g，党参 15g，干姜 12g，五倍子 9g，砂仁 15g，苏梗 15g，南沙参 30g，生鸡内金 30g，仙鹤草 60g，桔梗 15g，炒牵牛子 6g，生姜 6g，大枣 12g。7 剂，日 1 剂，水煎服。

二诊：2015 年 10 月 9 日，口腔溃疡基本消失，调整方药为化痰散结之品以抗肿瘤治疗。

按语：口腔溃疡是局部放疗常见的并发症之一，下颌骨距离口腔较近，放疗可引起口腔黏膜局部缺血、坏死、水肿，而易形成溃疡。西医对其治疗的主要措施是口腔局部用药，疗效一般。

中医学认为本病属于"口疮"范畴，放射线为一种"火热"之邪，易耗伤津液，损伤正气，导致机体气阴两虚，虚火上炎，燔灼口舌，发为口疮。故选用甘草泻心汤加减以清热益气养阴。方中应用大量的甘草以清上焦之火，益中州之虚，缓客气之逆；黄芩、黄连苦寒清热，以除客热；干姜温中寒，健运中焦气机，寒热并消；南沙参、五倍子养阴生津，并入肺经治疗原发病。患者老年女性，各脏腑功能衰退，且存在原发病，方中加用了健脾补虚之品，补益中焦以增强机体抵抗力。诸药合用，共成清热化湿，安中解毒，辛开苦降，发散郁热之功。现代药理研究表明甘草能调节机体免疫功能，并能减少疮面渗出，缓解疼痛，对溃疡面有保护作用；黄芩、黄连可缓解疼痛，促进溃疡愈合；干姜有镇静、抗炎之功和影响肾上腺皮质功能的作用，亦可减少疮面渗出，缓解疼痛。诸药合用，故能取得较好的临床效果。

二、旋覆代赭汤治疗痰湿结聚胃积案

案例 申某，男，62岁，已婚，农民。

初诊：2018年1月2日。主诉：贲门癌半年，化疗后。现病史：患者因胃脘部痞满不适，伴轻度哽噎不顺1月余。2017年8月在当地医院行胃镜提示：胃贲门—胃底低分化腺癌；进一步查CT示：肝转移。当地医院给予替吉奥等化疗3周期，病灶改善不明显。现症：精神体力一般，食后痞满不适，伴嗳气，轻度哽咽感，无泛酸、胃脘部疼痛。纳食欠佳，睡眠可，二便调。体重下降2kg。舌质红，舌苔白厚，脉沉弱无力。患者个人长期吸烟史30余年，1日20支。

中医诊断：胃积，痰湿结聚证。

西医诊断：贲门-胃底低分化腺癌，肝转移。

治则：理气化痰，软坚散结。

处方：旋覆代赭汤加减。党参15g，赭石12g，金沸草18g，急性子30g，威灵仙15g，猕猴桃根30g，重楼15g，麸炒白术15g，麸炒薏苡仁45g，鸡内金30g，无花果12g，紫苏梗12g，高良姜12g，醋香附12g，刀豆30g，炒谷芽12g，炒麦芽12g。中药15剂，每日1剂，水煎400mL，口服。

二诊：2018年1月16日。精神体力欠佳，食后痞满不适，嗳气较前减轻，仍轻度哽咽感，无泛酸、胃脘部疼痛。纳食欠佳，睡眠可，二便调。舌质红，舌苔白厚，脉沉弱无力。处方：党参15g，炒白扁豆30g，壁虎18g，急性子30g，威灵仙

15g，猕猴桃根 30g，重楼 9g，麸炒白术 30g，麸炒薏苡仁 30g，鸡内金 30g，无花果 12g，紫苏梗 12g，高良姜 12g，醋香附 12g，刀豆 30g，炒谷芽 12g，炒麦芽 12g，鸡骨草 18g，炒桃仁 9g，仙鹤草 30g。中药 15 剂，每日 1 剂，水煎 400mL，口服。

三诊：2018 年 2 月 2 日。精神体力一般，食后痞满不适较前改善，嗳气较前减轻，仍轻度哽咽感，无泛酸、胃脘部疼痛。纳食一般，睡眠可，二便调。舌质红，舌苔白厚，脉沉弱无力。处方：党参 24g，炒白扁豆 30g，壁虎 30g，急性子 30g，威灵仙 15g，猕猴桃根 30g，麸炒白术 30g，麸炒薏苡仁 30g，鸡内金 30g，预知子 30g，紫苏梗 12g，高良姜 12g，醋香附 12g，麸炒苍术 12g，炒谷芽 12g，炒麦芽 12g，鸡骨草 18g，醋莪术 15g，仙鹤草 30g，鸡矢藤 30g，陈皮 12g，炙甘草 6g。中药 30 剂，每日 1 剂，水煎 400mL，口服。

四诊：2018 年 3 月 9 日。精神体力恢复，食后痞满不适，嗳气较前减轻，哽咽感较前减轻，无泛酸、胃脘部疼痛。纳食较前改善，睡眠可，二便调。舌质红，舌下有瘀斑，舌苔根部厚，左脉沉弱，右脉沉弦细。处方：党参 24g，炒白扁豆 30g，壁虎 30g，急性子 30g，威灵仙 15g，猕猴桃根 30g，麸炒白术 30g，麸炒薏苡仁 30g，鸡内金 30g，预知子 30g，紫苏梗 12g，白附片 12g，醋香附 12g，麸炒苍术 12g，炒谷芽 12g，炒麦芽 12g，鸡骨草 18g，炒桃仁 9g，醋莪术 10g，仙鹤草 30g，鸡矢藤 30g，陈皮 12g，豆蔻 6g。中药 30 剂，每日 1 剂，水煎 400mL，口服。现患者病情稳定。

按语：《景岳全书发挥》曰："膈者在胸膈胃口之间，或痰或瘀血或食积阻滞不通，食物入胃不得下达而吐呕出，渐至食下即吐而反胃矣。"而脾胃虚损为胃癌发病最重要的环节，各种原因引起的脾胃虚损可进一步导致脾失健运、胃失和降，进而中焦壅滞，食积不化，气滞血瘀，蕴结生毒，最终发展为胃癌。患者为老年男性，年迈体衰，脾胃受损，中阳不振，脾失健运，水湿内停，湿聚为痰。痰湿结聚于胃脘，阻遏气机，故胃脘部痞满不适，食欲不振。脾胃升降失调，则胃失和降，痰湿随胃气上逆，故哽咽不顺。脾伤则气结，故嗳气，西医可表现为肝转移。舌质红，舌苔白厚，脉沉弱无力，均为脾虚运化失司，痰湿结聚之佐证。

一诊中以党参、赭石、金沸草、急性子、威灵仙、炒白术、炒薏苡仁为基本方，方中党参味甘平，入脾、肺经，能补中益气，白术、薏苡仁炒后入药，能增强健脾燥湿之力，三药共同起健脾之效。金沸草为旋覆花的全草，可加强降气化痰之功，却无刺激咽喉之弊。中医强调整体观念，在辨证论治时要注意抓主症治疗，噎重时加急性子、威灵仙各 30g。赭石为矿石类药物，具有重镇降逆之效，以降胃气。紫苏梗宽中理气，香附醋制加强疏肝和胃之效。炒谷芽、炒麦芽皆有疏肝理气之效，同时促进脾胃运化。一诊中以健脾行气、燥湿化痰为主，祛邪为辅助。二、三、四诊时在一诊基础上稍做调整，加减不同解毒祛邪药物，可有效抗癌，同时防止同种毒性药物蓄积。

三、真武汤加减治疗阳虚湿盛肠蕈病

案例 乔某，男，75岁。

初诊：2018年3月4日。主诉：直肠癌术后1年余。现病史：患者因直肠癌，2017年5月30日于郑大一附院行手术治疗（腔镜下直肠癌根治术、肝转移瘤、胆囊切除、粘连松解术），术后病理示：直肠中分化腺癌，侵及全层，淋巴结2/5，另见癌结节1枚，定期复查。今年5月，因CEA持续升高，进一步检查发现肝内结节，行射频消融治疗。术后行贝伐单抗、卡培他滨片口服化疗。现轻度贫血，精神体力尚可，纳寐可，胃脘不适，大便干结，2~3日一行。皮肤黑，爪甲色暗（卡培他滨副反应）。舌质淡暗，散在瘀斑，苔少而润，脉沉细。既往无特殊。体格检查：腹部平坦，可见约10cm手术瘢痕，瘢痕愈合良好，听诊肠鸣音减弱。辅助检查：CEA：7.67ng/mL，CA199、CA125在正常范围。

中医诊断：肠蕈病，阳虚湿盛证。

西医诊断：直肠中分化腺癌肝转移。

治则：温经助阳，祛寒化湿。

处方：真武汤加减。白附片12g（先煎），干姜12g，桂枝15g，茯苓24g，炒桃仁9g，猕猴桃根30g，猪苓20g，牡丹皮12g，预知子24g，鸡内金30g，蜀羊泉30g，莪术12g，炒谷芽12g，炒麦芽12g，仙鹤草45g，生姜6g，大枣15g，酒苁蓉15g，白术30g。10剂，每日1剂，水煎400mL，口服。配合平消片每次6片，每日3次。

二诊：2018年12月26日。轻度贫血，精神体力尚可，牙松，口疮，偶有头痛、眩晕，纳寐可，大便干结，两日一行，皮肤黑，爪甲色暗。舌质淡暗，散在瘀斑，苔少，脉沉细。处方：白附片12g（先煎），干姜12g，桂枝15g，茯苓24g，炒桃仁9g，猕猴桃根30g，猪苓20g，炒丹皮12g，预知子30g，鸡内金30g，蜀羊泉30g，莪术12g，墨旱莲15g，炒麦芽12g，仙鹤草45g，生姜6g，大枣15g，酒苁蓉15g，白术45g，盐菟丝子24g。10剂，每日1剂，水煎400mL，口服。

三诊：2019年1月2日。精神体力好转，自觉胃脘部暖感，牙松，口疮，偶有头痛、眩晕，纳可，多梦易惊，大便好转，每日一行。皮肤黑，爪甲色暗，舌质暗，散在瘀斑，苔少，左脉沉细，右脉弦滑。复查血常规，白细胞：157×10⁹/L，HB：132g/L，PLT：158×10⁹/L。CEA：7.61ng/mL。处方：白附片12g（先煎），干姜

12g，桂枝 15g，茯苓 24g，炒桃仁 9g，猕猴桃根 30g，猪苓 20g，炒丹皮 12g，预知子 30g，鸡内金 30g，蜀羊泉 30g，莪术 12g，墨旱莲 15g，炒麦芽 12g，仙鹤草 45g，生姜 6g，大枣 15g，酒苁蓉 15g，白术 45g，盐菟丝子 24g。10 剂，每日 1 剂，水煎 400mL，口服。

四诊：2019 年 1 月 23 日。复查 CEA：7.14ng/mL。守上方 10 剂。

五诊：2019 年 2 月 14 日。精神体力好转，自觉胃脘部暖感，牙松，口疮，偶有头痛、眩晕，纳可，多梦易惊，大便好转，每日一行。皮肤黑，爪甲色暗（停用卡培他滨 3 周），舌质暗，散在瘀斑，苔水滑，左脉沉细，右脉弦缓。2 月 12 日复查 CEA：5.44ng/mL。守上方白附片改为 24g，仙鹤草 60g，加紫苏梗 12g，鸡血藤 30g，炙甘草 6g。10 剂。

六诊：2019 年 3 月 4 日。精神体力好转，自觉胃脘部暖感，牙松，口疮，偶有头痛、眩晕，纳可，多梦易惊，大便好转，每日一行。皮肤黑，爪甲色暗（停用卡培他滨，改行贝伐单抗治疗），舌质暗，散在瘀斑，苔水滑，左脉沉细，右脉弦缓。3 月 2 日复查 CEA：5.31ng/mL。守上方白附片改为 30g，加淫羊藿 15g，狗脊 15g。10 剂。患者病情稳定，长期服药中。

按语：患者以直肠癌术后为主诉，久病正气受损，加之病后情绪问题，肝脾功能失常，运化失职，水气内停，皮肤不能得到正常气血的濡养，则出现皮肤暗黑；水湿内停亦加重脾胃功能的失常，出现脾胃的升降失常，则可见大便干，胃部不适；患者舌苔初诊时即稍有水滑之象，脉沉考虑为水湿严重之象；故治疗以真武汤为主，减去阴柔之芍药，加用桂枝、干姜等温药，以化体内之水湿，使脾胃阳气恢复。正如《金匮要略·脏腑经络先后病脉证》："夫诸病在脏欲攻之，当随其所得而攻之，如渴者，与猪苓汤。"患者出现千般症状，只要通过对症状、体征及病者状态的正确把握，见病之源，针对症状背后的病机去治疗，则不会陷入中药堆砌之中，而能以平淡之品减轻患者病痛。论治过程中，应始终重视对病人阴阳状态的把握，随证加减中药，如对于白附片量的加减，从小量开始运用，不失谨慎，又能起到应有的疗效。

四、柴胡龙牡汤合消瘤散结方化裁治疗肝郁脾虚型石瘿案

案例 苏某，男，54 岁。

初诊：2019 年 4 月 20 日。主诉：甲状腺髓样癌伴淋巴结转移 4 月余。病史：患者甲状腺肿物 3 年余，未重视。2018 年 12 月经检查确诊甲状腺髓样癌伴淋巴结转移，于当地行放疗 20 余次。症见：神志清，精神可，体力一般，纳寐可，颈部多发

淋巴结肿大，右侧锁骨上窝最大约 5cm。舌质红，苔白厚，脉洪数。既往无特殊。体格检查发现颈部多发淋巴结肿大，右侧锁骨上窝最大约 5cm。病理检查：甲状腺髓样癌。

中医诊断：石瘿，肝郁脾虚证。

西医诊断：甲状腺髓样癌。

治则：疏肝健脾，化痰散结。

处方：柴胡龙牡汤合消瘤散结方加减。柴胡 12g，青皮 15g，生牡蛎 45g，土贝母 30g，黄药子 15g，当归 15g，生半夏 15g，生胆南星 15g，陈皮 12g，炒僵蚕 20g，白芥子 15g，浙贝母 24g，昆布 30g，海藻 30g，鸡骨草 15g，生薏苡仁 24g，鹿角片 15g，炙麻黄 9g，威灵仙 15g。共 20 剂，每日 1 剂，早晚分服。另：阿魏 400g，雄黄 40g，冰片 30g，打粉用醋、蜂蜜调和，外敷于肿大淋巴结处，每 3 日更换。

复诊：2019 年 6 月 5 日。右侧锁骨上窝淋巴结明显缩小，几乎平锁骨，体力可，纳寐可，舌质红，苔白厚，脉弦滑。守上方加大生半夏、生胆南星至 30g，共 20 剂。外敷方加生大黄 30g，用法同上。守方治疗，患者颈部淋巴结消失，精神体力可。定期复查无复发迹象。

按语：患者为中年男性，平素易怒，情志内伤，肝脾气逆，以致气滞、痰湿、瘀血凝滞而成瘿。《诸病源候论》载"瘿者，由忧恚气结所生"，故治以疏肝散结，健脾化痰。方中柴胡、陈皮、青皮疏肝破气，生半夏、生胆南星、炒僵蚕、白芥子、浙贝母化痰散结，昆布、海藻消痰软坚、利水退肿，土贝母、黄药子散结解毒，鸡骨草、生薏苡仁清热利湿，当归活血化瘀，鹿角片、威灵仙温通散结，外敷方中阿魏理气消肿、活血消痞、祛痰，雄黄解毒、燥湿祛痰，加冰片起透皮之功。诸药同用，共奏散结消肿之功。

五、薏苡附子败酱散加减治疗脾肾亏虚型克罗恩病、食管癌案

案例 吴某，女，62 岁。

初诊：2019 年 6 月 20 日。主诉：脓血便 1 年余。病史：1 年前患者无明显诱因出现脓血便，8~10 次/日，伴腹痛、下坠，按痢疾诊治效不佳，于当地行肠镜检查，考虑为克罗恩病。近 2 个月来出现进食哽噎不顺，行胃镜及病理检查，提示食管中段（25~30cm）鳞癌，患者拒绝手术、放射以及化学治疗。刻下症见：神志清，精神一般，述乏力，进食哽噎不顺，腹痛，伴下坠，纳寐可，小便正常，大便次数多，不成形，间有血便。舌质红，苔薄白，脉弦细。既往无特殊。体格检查：

浅表淋巴结未及，全腹轻压痛，无反跳痛。

中医诊断：①泄泻，脾肾亏虚；②噎膈，脾肾亏虚。

西医诊断：①克罗恩病；②食管鳞癌。

治则：健脾益肾，调气和血。

处方：薏苡附子败酱散加减。白附片15g（先煎），炒薏苡仁30g，败酱草30g，大黄炭9g，大血藤30g，生地榆30g，黄芩炭10g，槐米15g，仙鹤草90g，赤芍9g，木香12g，甘草12g，鸡矢藤30g，白花蛇舌草30g，炒升麻9g。7剂，日1剂，水煎服。

二诊：3月28日，精神体力稍好转，大便次数多，每日4~7次，晨起大便呈血水样，伴下坠，纳呆，乏力。守上方，去大血藤、赤芍、木香，加大白附片、炒升麻用量，加金银花炭9g，紫苏梗15g，荆芥穗炭12g，乌梅15g，血余炭15g，鸡内金30g，土白术30g。

三诊：4月18日，精神体力可，便血消失，大便2~5次，偶成形，偶有口苦，纳呆，进硬食易噎。守上方，去炒升麻，加草果12g，砂仁12g。

四诊：5月10日，大便成形，未再便血，偶便质稀，每日2次，伴见咽食不畅，轻咳，无咳吐黏液。舌质红，苔薄白，脉弦细。守上方，白附片减量，加威灵仙15g，壁虎12g。

五诊：6月20日，精神体力可，咽食轻度哽噎，纳食一般，眠可，大便成形，未再混有血液，每日1次。舌质红，苔白，脉弦细。调整药方为旋覆代赭汤化裁，以抗肿瘤治疗。后随访，食管以及肠道病情稳定，进食基本顺畅，未再便血。

按语：中医治疗疾病的基本原则为"急则治其标，缓则治其本"，患者初期就诊以便脓血为急、为要，故治疗上先以止泻止血为主，并配以抗肿瘤药物的应用，后期便血治愈，遂调整主方以抗肿瘤为主。

薏苡附子败酱散出自张仲景的《金匮要略》，具有清热祛湿、温阳健脾之功，原文为治疗"肠痈"之主方，多数医家认为本方的病机为阳气不振、热毒内蕴、化腐成脓。本案患者为老年女性，加之素体脾胃虚弱，久病失治而伤肾，脾失温煦，运化失职，升降失调，清浊不分，则大便次数多，不成形；肾虚火不暖脾，水谷不化，积谷为滞，湿滞内生，日久不化酿生湿热，湿热郁蒸，气血凝聚肠中，而发为便脓血。故选用薏苡附子败酱散加减以健脾渗湿，温阳助运。方中薏苡仁甘淡健脾渗湿、开壅利肠，败酱草清热利湿、解毒排脓，主治大肠之湿热壅滞；附子温阳散结，旨在振奋肠中之阳，温运气机。三味合用，共奏健脾温肾、排脓解毒之功。传统中医理论认为"红见黑则止"，故方中运用了多种炭类药物以止血。本病之根为脾失健运，配合鸡内金、鸡矢藤、土白术以健脾助运，治病求本；"清气在下，则生飧泄"，加升麻以升清并改善下坠；考虑患者为食管癌，因此大量应用仙鹤草以补虚止血抗肿瘤，白花蛇舌草止血解毒抗肿瘤。另现代药理及临床研究也认为薏苡附子败酱散中诸药有促进组织修复，改善血液循环及营养状况，增强消炎和免疫功能，从而使坏死细胞恢复活力的作用。选方合理，遣药准确，故能达到较好的临床疗效。

六、结语

学习和运用经方，可以提高辨证论治的水平，还可以提高肿瘤治疗效果。同时经方大多数为小方，组成精简，费用低廉。可以减轻病员的负担，有利于医疗制度改革的顺利进行。在现阶段提倡学习和推广仲景经方，颇具现实意义。

半夏泻心汤合方演变及临床应用经验

河南中医药大学第一附属医院　李素领　刘江凯

郑州人民医院　岳瑞珍

半夏泻心汤出自《伤寒杂病论》，首见于《辨太阳病脉证并治下第七》中第149条："伤寒五六日，呕而发热者，柴胡汤证具，而以他药下之，柴胡证仍在者，复与柴胡汤。此虽已下之，不为逆，必蒸蒸而振，却发热汗出而解。若心下满而硬痛者，此为结胸也，大陷胸汤主之。但满而不痛者，此为痞，柴胡不中与之，宜半夏泻心汤。"小柴胡汤证误用攻下后有三种转归：一种是仍表现为呕而发热的小柴胡汤证；一种即为热邪入里，水热互结胸膈之结胸证；还有就是误用攻下之后中阳受损，少阳邪热乘虚内陷，寒热虚交错，气机不畅导致的痞证，以半夏泻心汤治之，是小柴胡汤方的变证之一。半夏泻心汤由半夏、黄芩、黄连、干姜、人参、甘草、大枣组成，为小柴胡汤去和解少阳的柴胡加清热温里的黄连、干姜而成，历来被认为具有平调寒热，散结除痞的功效，其开启了辛开苦降温通之先河，为治疗中焦寒热错杂之代表方和常用方。然《金匮要略·呕吐哕下利病脉证治》言："呕而肠鸣，心下痞者，半夏泻心汤主之。"由此可见半夏泻心汤治疗的主症是上呕，中痞，下肠鸣，且《神农本草经》云半夏上可疗喉咽肿痛，头眩胸胀咳逆，中可下气，治心下坚满，下可止肠鸣泻痢；黄芩主治恶疮，疽蚀，火疡，诸热黄疸，肠澼，泄利；黄连主热气目痛，眦伤泣出，明目，肠中腹痛下痢；干姜可温中，逐风湿痹，治胸满咳逆上气，肠澼下痢，生者尤良；此四味主药皆体现了三焦统治之思想，上可清热疗各种火毒之症，中可消痞除满，下可止肠鸣腹痛泄泻。配合人参补五脏，除邪气；甘草除五脏六腑邪气，长肌肉，疗金疮肿，解毒；诸药共奏补虚扶正、益气健脾之功以行气除痞。半夏泻心汤不仅是中焦寒热错杂的基础方，而且是上中下三焦同治之方。

而今随着社会变迁，生活节奏加快，饮食结构调整，加之性格、心理状态等诸多因素影响，导致疾病谱变化，新病宿疾交织，病机更加复杂，临床运用半夏泻心汤不能解决所有问题,有一定的局限性。而半夏泻心汤合方不仅可弥补单方应用的不足,扬长避短,优势互补,还扩大了主治范围,从而提高疗效。半夏泻心汤合方经辨证识机、适当加减变化后可广泛应用于除消化系统疾病外,诸如心悸、失眠、郁症、眩晕、痤疮、汗证等诸多内科杂病的治疗,现将临床运用半夏泻心汤合方的经验总结如下。

一、紧扣病机,善抓主症

临床运用半夏泻心汤时,以心下痞满为主症,可延伸为胃脘胀满或隐痛不适。或见胃脘灼热、泛恶欲呕、烦躁不安、头有疮疖、面有粉刺、口腔溃疡、牙龈肿痛等症,或兼有畏食寒凉、小腹畏寒、腹中肠鸣、食凉即泄、大便溏薄或大便不调,舌苔多表现为黄厚或厚腻,舌质多红,亦有舌质淡舌尖偏红者。临证可表现为三焦寒热错杂的症状,如符合寒热错杂的病机,即以半夏泻心汤为基本方。同时根据兼症,随证加减。

二、煎煮药量,不可忽视

《伤寒论》第149条半夏泻心汤方后注曰:"上七味,以水一斗,煮取六升,去滓,再煎取三升,温服一升,日三服。"药物用量的大小不仅影响中药或方剂作用的强弱,而且可以使中药或方剂的作用从根本上有所改变,若药量把握不当,矢虽中的而力不及谷亦事倍功半。临证运用半夏泻心汤时强调治疗显效的关键在于芩连与干姜的药量配比,干姜用量通常为3~15g,黄芩10~15g,黄连3~5g,清半夏为9~30g,同时根据患者体质、服药过程中病情的变化、大便情况、畏寒程度以及舌象来确定寒热比重,进而调整用量。当寒重于热时,干姜用量与芩连用量之和相当;当热重于寒时,干姜用量可稍减,芩连用量之和多于干姜量。此外还应主张患者按半夏泻心汤原煎煮方法去渣再煎,不可一概水煎服。"去滓再煎"是《伤寒论》中一种特殊的煎药方法。明·李时珍云:"凡服汤药,虽品物专精,修治如法,而煎煮卤莽造次,水火不良,火候失度,则药亦无功。"清·徐灵胎《医学源流论》曰:"煎药之法,最宜深讲,药之效与不效,全在乎此。"皆充分强调了煎煮方法对于疾病治疗的重要性。而现代药理研究也证明,在运用半夏泻心汤时,与不去滓煎煮方法相比,去滓再煎法中黄芩苷、黄芩素、人参皂苷 Rb1、甘草酸单铵盐、甘草苷5种成分的质量浓度均较高,且其可以缩短煎煮时间,使药性相冲的药物彼此融和,药力更加醇和,此外药物浓缩,药量减少,可减少对胃的刺激。去渣再煎是半夏泻心汤重要的煎煮方法,临证不容忽视。

三、合方施治，随证加减，灵活化裁

（一）寒热错杂兼气郁证

平素思虑较重、压力过大，或处于更年期，或有肝胆等宿疾，易导致肝气郁结，疏泄不及，或肝郁化热，疏泄太过。临证多表现为情绪抑郁、低落、善叹息、胸胁、乳房、少腹胀痛、焦虑不安或急躁易怒、两胁灼痛、口干口苦、双目干涩，舌质淡，舌尖红，苔薄白或薄黄，舌缨线明显，可见于甲状腺结节、乳腺增生、子宫肌瘤、月经不调、肝炎、胆囊炎、胆囊结石、胆囊息肉等疾病，以半夏泻心汤合柴胡剂加减，称之为"柴胡泻心类方"。若兼眉头紧锁、悲伤欲哭、失眠多梦，一般合小柴胡汤加减以疏肝解郁，和解少阳。兼见口苦腹痛，大便秘结或协热下利，舌质红苔黄厚，合大柴胡汤加减以和解泄热。更年期女性，症见心烦易怒、烦躁失眠、烘热汗出、身重不能转侧、大便干结者，合柴胡加龙骨牡蛎汤加减以和解清热，安神定志。既往有胆囊炎、胆囊结石等胆囊疾患，则加用柴胡、郁金、金钱草、茵陈加强清热利胆消石之功，疼痛者加金铃子散、姜黄理气止痛。平素肝炎病史，应注重疏肝养肝，加用柴胡、当归、炒白芍，疏养结合，养肝体，调肝用。

（二）寒热错杂兼湿浊证

素体脾虚，或恣食肥甘、过食辛辣、烟酒无度、饮食不节，湿浊壅滞，损伤脾胃，运化失司。临证运用半夏泻心汤时，虽以胃热脾寒、寒热错杂为基本病机，然多夹湿邪，湿邪与寒热之邪相合，导致寒湿热邪互结，气机阻滞不通。数邪相兼，缠绵难解，临床上运用半夏泻心汤同时应注重湿邪的清除，加强利湿法的应用。舌象为辨证要点，舌苔多表现为厚浊，或白厚而腻或黄厚而腻。有一分湿邪就有一分舌苔，利湿宜重舌象，细分湿热与寒湿，宜辨清湿邪之偏盛，明确患病脏腑，三焦分治，上宣中运下渗。临证多以半夏泻心汤合二陈汤、三仁汤、四妙散加减以宣化湿邪，称其为"二三四汤"。

若患者形体肥胖，兼见食欲减退、口淡乏味、胸闷脘痞、咳嗽痰多、咽喉堵塞感，舌质淡舌体胖大，苔白厚，辨证属痰湿壅盛，此时多合二陈汤、半夏厚朴汤以燥湿化痰、行气散结，同时选用山楂、荷叶、三棱、莪术、泽泻、大腹皮以利湿化瘀降浊。若湿邪上蒙，表现为头部昏沉、嗜睡倦怠、面部垢腻、口中黏腻，舌质淡或红，苔白或黄，一般合三仁汤以宣化湿邪，同时加菖蒲、远志、茯苓、荷叶以升清开窍。若湿邪下注，表现为白带增多、肛周瘙痒、小便频数涩痛、大便带血，见于盆腔炎、肛周湿疹、膀胱炎、尿路感染疾病时，合用四妙散以清利下焦湿热，同时随证加鸡冠花、生山药、芡实利湿止带，土茯苓、苦参利湿止痒，萹蓄、瞿麦、忍冬藤清热利小便，地榆、槐花止血。若舌质淡，苔白干燥少津，考虑为气郁津伤，此时多予以桔梗、枳壳行气开郁以布津。若舌质淡而紫暗，苔白厚腻，属寒湿内盛，予以桂枝、通草通阳化湿。若舌质红，苔黄厚腻，湿邪结聚者，除选用藿香、佩兰、杏仁、白蔻仁、生薏苡仁芳香化湿，还可加用草果仁、冬瓜仁、半夏以辛开散结，如陶弘景所言"半夏，用之皆先汤洗十许过，令滑尽，不尔戟人咽喉"，由此可见其燥湿之力胜。若舌质红，苔黄厚腻干燥少津，辨证属湿热化燥，应以滑法为主，重用冬瓜仁、滑石、芦根滑利润燥，使利湿不伤阴，滋阴不助湿，如污泥干墙，待其滑润后方可剥离之。

（三）寒热错杂兼气虚证

疾病缠绵，久治不愈，或治疗延误，用药不当，日久导致脾气虚弱，或素体脾胃虚弱，先天禀赋不足，临证在寒热错杂的基础上气虚、正气不足的症状突出，多兼见面色淡黄、没有光泽、口淡乏味、畏寒肢冷、大便溏薄，形体消瘦或虚胖，舌体胖大，舌质淡舌尖红，苔薄等症，一般以半夏泻心汤合六君子汤，蕴中满分消丸之意。中满分消丸出自李东垣的《兰室秘藏》，为治疗湿热中阻兼脾虚气滞的中满热胀主方，是在半夏泻心汤的基础上配以六君子汤、枳术丸、四苓散而成，具有攻补兼施之效，在泻的同时加强补益之力，使正气充足，可以更好地纠偏补虚。《圆运动的古中医学》云："人身中气如轴，四维如轮，轴运轮行，轮运轴灵、轴则旋转于内，轮则升降于外。"脾胃居于中焦，中焦之气是人体气机升降的枢纽，肝随脾升，肺随胃降。在补气时应注重脾胃功能的健运与调节，脾胃健运，则后天之本得充，气血生化有源，升降协调，则龙虎回环，上下交泰，阴平阳秘。临证多用党参、山药、莲子、薏苡仁、茯苓、白术之品益气健脾，配合山楂、麦芽、神曲、莱菔子消积和胃，厚朴、枳壳、木香行气。若舌质淡暗舌尖红，苔薄白，考虑为脾虚兼瘀，此时在健脾药基础上酌加三七粉、丹参、桃仁、川牛膝等活血化瘀之品。

三、验案举隅

慢性胃炎合并更年期综合征案

案例 王某，女，55岁。

初诊：2018年8月2日初诊，自诉胃脘胀满不适10年余，体重半年内下降15kg，曾先后于多家医院寻求中西医治疗，病情反复，经人介绍慕名求诊。刻下症见胃脘胀满不适，胃灼热反酸，口干口苦，小腹发凉，四肢冰冷，纳差，失眠多梦，

大便溏薄，平素急躁易怒，烘热汗出。舌质淡舌尖红，苔白腻。辅助检查：胃镜示浅表性胃炎伴糜烂，幽门螺杆菌阴性。

中医诊断：①痞证；②郁证。

西医诊断：①浅表性胃炎；②更年期综合征。

辨证：寒热错杂，气郁失宣，热扰心神。

治则：平调寒热，宣畅气机，安神定志。

方药：半夏泻心汤、柴胡加龙骨牡蛎汤合方加减。

处方：黄芩12g，黄连3g，干姜6g，清半夏12g，党参12g，柴胡12g，煅龙骨30g，煅牡蛎30g，茯苓30g，陈皮12g，姜厚朴12g，枳壳12g，佛手12g，泽泻15g，炒麦芽30g，浙贝母12g，夜交藤30g，合欢皮15g，炙甘草6g，生姜3片，大枣5枚。去渣再煎，日1剂。

二诊：服上方7剂后，胃脘不适、颈部出汗、口干口苦减轻，小腹、手足仍有发凉，时有胃灼热，大便正常，舌质淡，苔白稍厚。守原方加吴茱萸2g，郁金12g。

三诊：服上方14剂后，未再出现胃灼热、反酸，胃脘不适、口干口苦减轻，胃痛1天，眠可，二便调。守原方加香附20g。

四诊：服上方7剂后，饮食增加，口干口苦、胃灼热反酸基本消失，偶脸部烘热，偶胃脘不适，舌质淡，苔白。守原方加炒白术30g。后回访诉服药40剂后，体重增加2.5kg左右，诸症状消失，病情稳定。嘱患者平素注意饮食宜忌。

按语：本案患者以痞满为主症，兼见胃灼热反酸、口干口苦之胃热证，小腹、四肢怕凉之脾寒证，符合半夏泻心汤寒热错杂之病机；且患者中年女性，又见急躁易怒、烘热汗出、失眠多梦，表现为一派肝经郁热，气机不畅，上扰心神之象，单用半夏泻心汤难以收效，故合柴胡加龙骨牡蛎汤加减以平调寒热，疏利肝胆气机，安神定志。配合厚朴、枳壳、佛手行气，麦芽助消，浙贝抑酸，合欢皮、夜交藤安神，诸药合用，肝胆之气畅通，寒热偏颇得平，而诸症自愈。

黄甡教授临证辨治儿童过敏性鼻炎经验总结

河南中医药大学第一附属医院中医儿科　黄甡　刘玲玲

儿童过敏性鼻炎（allergic rhinitis，AR），也称儿童变应性鼻炎，是机体暴露于变应原后发生的、主要由 IgE 介导的鼻黏膜的非感染性炎性疾病，是儿童常见的过敏性疾病之一。临床以喷嚏、流清水样涕、鼻痒和鼻塞为主要症状，严重者可导致反复鼻出血、眼痒、结膜充血、咳嗽、哮喘等。调查显示，亚洲儿童 AR 的患病率高达 10%～46%，而我国高达 15.79%（95% CI：15.13～16.45），华中地区最高，达 17.20%，并逐年增高。

西医治疗本病强调"防治结合、四位一体"，即环境控制（避免接触各种变应原）、药物治疗（首推二代抗组胺药，如氯雷他定、西替利嗪；鼻用糖皮质激素）、免疫治疗和健康教育。其他治疗方法如白三烯受体拮抗剂、肥大细胞膜稳定剂、减充血剂及手术治疗等。免疫治疗儿童过敏性鼻炎虽疗效持久，但不同种类的过敏原疫苗剂量尚未统一，其疗效和安全性存在差别。西药口服治疗虽可明显改善患儿症状，但疗程长，易产生耐药性及不同程度的副作用；手术为有创治疗，且术后易复发，不易被患儿及家长认可；而中医药治疗本病，疗效可靠，不良反应少，亦可避免手术痛苦。

根据症状特点，儿童过敏性鼻炎归属于中医学"鼻鼽"范畴，如文献记载中的"鼽涕""鼻窒"皆为其症状名，《黄帝内经素问·脉解》曰："所谓客孙脉则头痛鼻鼽腹肿者，阳明并于上，上者则其孙络太阴也，故头痛鼻鼽腹肿也。"就其病因病机而言，多认为内外相合，其标在鼻，其内因乃肺、脾、肾三脏不足，在此基础上感受外邪。黄甡教授从医 30 余载，临证辨治儿童过敏性鼻炎时，以"虚实"为纲、"脏腑辨证"为法，遵循辨病论治、辨证求因原则，从"风、寒、湿、热、瘀、虚"辨证论治，熟练应用经方、验方治疗儿童过敏性鼻炎，疗效显著。现总结如下，供大家参考。

一、辨证分型

（一）风寒犯肺证

多见于儿童过敏性鼻炎急性发作期，鼻痒、喷嚏连续发作，大量清水样鼻涕，鼻塞，恶寒较重，部分患儿可有嗅觉减退，或见咳嗽痰稀，鼻黏膜苍白，鼻道水样分泌物。舌质淡红，苔薄白、脉浮紧。治法：辛温解表，温肺化饮。方剂：小青龙汤合苍耳子散加减。

（二）肺经伏热证

鼻痒、喷嚏频作，流清涕或黏稠涕，鼻塞，闷热天气多发，可伴咳嗽、咽痒、口干、烦热，或见鼻衄，鼻黏膜偏红，鼻甲肿胀，鼻腔干燥。舌质红，苔黄，脉数。治法：清宣肺气，通利鼻窍。方剂：谷青汤加减。

（三）肺胃湿热证

鼻塞，鼻干，鼻痒，涕黏浊而量多，可伴头晕头痛、恶心欲呕、腹胀纳呆、大便或秘或溏，舌质淡嫩，苔黄腻，脉濡数；多病情缠绵容易反复。治法：清热利湿，宣通鼻窍。方剂：泻黄散加减。

（四）肺脾气虚证

多见于儿童过敏性鼻炎慢性期，鼻痒，喷嚏频频突发，流清涕，鼻塞，多嗅觉减退，畏风怕冷，自汗，食少纳呆，腹胀便溏，四肢倦怠乏力，少气懒言，面色苍白或萎黄，或见咳嗽痰稀，鼻黏膜淡白或苍白，下鼻甲肿大光滑，鼻道见水样分泌物。舌质淡胖，苔薄白，脉弱。治法：益气健脾，宣肺通窍。方剂：御寒汤加减。

（五）肾阳不足证

鼻塞，鼻痒，喷嚏频频发作，清涕长流，面色苍白，形寒肢冷，腰膝酸软，神疲倦怠，小便清长，鼻黏膜苍白，鼻道水样分泌物。舌质淡，苔白，脉沉细。治法：温补肾阳，通利鼻窍。方剂：麻黄附子细辛汤加减。

（六）兼见瘀象

鼻塞、鼻痒、清涕、喷嚏，兼见血丝或血痂，鼻衄，甚则咳喘反复。舌质多暗或见瘀点瘀斑，脉可涩。多反复发作，缠绵难愈。黄甡教授认为过敏性鼻炎反复发作易导致经络不通，气血瘀滞。或因寒凝血涩；或因热灼津血；或因湿热阻滞，瘀浊交加；或因气郁血瘀；或因气虚血行无力。而肺主气，瘀血阻滞气道，妨碍气机出入，则影响肺的宣发肃降功能，致使鼻窍不通，发为鼻塞等，甚则咳喘；瘀血既为致病因素又为病理产物，进一步影响气血、津液的正常输布，加重病情而导致该病缠绵难愈。治法：辅以活血化瘀，药物多选桂枝、白茅根、紫茜草、黄芪、白术、当归、川芎等，随证加减。

二、典型案例

案例一 患儿林某，男，4 岁 1 月。

初诊：2021 年 1 月 25 日初诊。主诉：鼻塞、流白黏涕 15 天。现病史：患儿 15 天前受凉后出现鼻塞，鼻流白黏涕，当地诊所予以西替利嗪滴剂口服治疗，用药后症状可缓解，停药后反复。刻诊：鼻塞、鼻流白黏涕，量较多，晨起喷嚏连连，鼻痒，偶咳嗽，自汗怕冷，语声低怯，面色苍白；查体见鼻黏膜淡红，下鼻甲肿大，鼻道水样分泌物。舌质淡红，苔薄白，脉弱。既往史：患儿体瘦，平素易感冒。

中医诊断：鼻鼽，肺气虚寒证。

西医诊断：过敏性鼻炎。

治法：温通散寒，益气固表。

处方：御寒汤加减。羌活 6g，防风 6g，白芷 6g，升麻 6g，黄芩 10g，黄芪 30g，党参 10g，款冬花 10g，陈皮 6g，苍术 10g，甘草 6g。3 剂（颗粒剂），每 2 日 1 剂，每日 3 次，温开水冲服。嘱停用西药。

二诊：诉服药后鼻塞、喷嚏、鼻涕等明显缓解，效不更方，继服 3 剂；2021 年 2 月 8 日随访病愈。

按语：患儿平素体瘦、易感冒，本次受凉后鼻塞、流白黏涕 15 天，或因平素护理不当，加之小儿形体稚嫩，肺脏娇弱，最易感触外邪而发病。如《伤寒论》记载"血弱气尽腠理开，邪气因入"；而肺主皮毛，开窍于鼻，肺气虚弱，腠理疏松，则卫外不固，邪气乘虚而入，犯于鼻窍，邪正相搏，肺气失调，津液停聚，闭塞鼻窍，而作鼻塞、喷嚏、鼻流白黏涕，如《灵枢·本神》所说"肺气虚则鼻塞不利少气"；邪干鼻窍，枢机不利，则鼻痒、喷嚏连连；肺主皮毛，肺气虚，卫外不固而自汗怕冷；故治以温肺散寒、益气固表之法，方选御寒汤加减以益气固表、温通散寒、宣通鼻窍。方中羌活、防风、白芷、升麻祛风解表、散寒宣肺，从标论治，以除在表之风寒；党参、黄芪补气，陈皮理气，又以款冬花温肺以引药走肺窍，从本论治，使肺气得健以驱邪外出；且方中黄芪、苍术、防风取玉屏风散益气固表之义，令邪去而不伤正，扶正而不留邪，苍术易白术者，取其辛温燥湿之力，因脾虚不运则湿停饮聚而鼻涕不止，叶天士认为"白术苦甘气和，补中焦，除脾胃湿，用以止汗；苍术苦辛气烈，能上行，除上湿，发汗功大"。又以黄芩苦寒清热，一者小儿纯阳之体，寒易化热，一者防诸药过于辛热，是为反佐。诸药合用，则风寒得除，肺虚得补，邪去正安，而诸症自消。现代药理研究发现，防风、白芷、黄芪也是治疗AR 的核心药物，且有一定的抗炎、抗过敏作用。

案例二　患儿吴某，女，6 岁 3 月。

初诊：2021 年 7 月 19 日初诊。主诉：鼻塞、流涕 3 天。现病史：患儿 3 天前出现鼻塞，流涕，以清涕为主，偶见黄黏涕，量多，严重影响生活学习。刻诊：鼻塞、流涕，以清涕为主，偶见黄黏涕，量多，喷嚏连连，鼻干，鼻痒，偶头痛，头部昏懵，腹胀纳呆，大便前干后稀，日 2 ~ 3 次；查体见鼻黏膜肿胀充血，下鼻甲肿大，鼻道分泌物黏稠。舌淡苔黄腻，脉濡数。

中医诊断：鼻鼽，辨证属肺胃湿热证。

西医诊断：过敏性鼻炎。

治法：清热利湿，宣通鼻窍。

处方：泻黄散加减。石膏 30g，藿香 10g，栀子 10g，防风 12g，薄荷 6g，蝉蜕 12g，鱼腥草 30g，山豆根 12g，蔓荆子 10g，连翘 10g，白芷 6g，辛夷 6g，苍耳子 10g。6 剂（颗粒剂），每日 1 剂，每日 3 次，温开水冲服。

二诊：诉服药后鼻塞减轻，鼻涕明显减少，守上方继服 10 剂，症状明显好转。

按语：患儿平素饮食不节，易酿生湿热，内蕴脾胃，湿热交阻，则气机不利；肺主一身之气，气能行水，湿性黏滞，热灼津液，湿热交阻，阻遏气机，气不行则水不行，水液不化，阻滞鼻道，加之热邪煎灼，致使鼻塞不通，而见鼻塞、鼻涕量多，偶黄黏稠，鼻干；再者，肺主行水，通调水道，湿热交阻，通调功能失常，则加重鼻塞、流涕等症，严重影响患儿生活学习；湿热之邪困遏清阳，清阳不升，清窍不利，则头痛、头部昏懵；邪干鼻窍，气机不利则鼻痒、喷嚏连连；湿热阻于中焦，有碍水湿运化，气机不利，则腹胀纳呆，大便先干后稀。故治以清热利湿、宣通鼻窍之法，方选泻黄散加减以清热宣肺，醒脾化湿，疏通鼻窍，以透热于外，渗湿于下，使湿去热孤，病情向愈。方中石膏辛甘大寒，辛则解肌透热于外，寒则清热于内，且石膏甘寒生津，又可护养胃阴，防诸药苦寒伤胃；栀子苦寒，寒可清热，苦可燥湿，既可清泻胃热，又可通彻三焦，引邪下行，使湿热从小便而去；防风者，辛温，性升散，一者疏风散热以助石膏透热于外，一者助脾气升发，寓"火郁发之"之意，散脾胃伏火以助栀子清热利湿于内；连翘、山豆根苦寒，入上焦以清泻肺热，加强清热之力；藿香芳香而甘，能理脾气，而脾主运化，脾气健则运化水湿之力强；鱼腥草入肺经清热排脓以利鼻窍，促进鼻涕排出；白芷、辛夷辛温，苍耳子甘温，此三者行经发表，宣通鼻窍；特别是方中白芷一药不仅通脉行窍，善治头面疾病，又能升举清阳，还是肺部引经之剂，可使脾胃之药直达鼻窍。患儿头痛、头部昏懵，予薄荷、蝉蜕、蔓荆子走上窍以清利头目；诸药合用，则湿热得除，脾气健而肺气宣，邪去正安，诸症自消。

三、总结

西医治疗儿童过敏性鼻炎虽然可明显改善患儿的各种症状，但远期疗效欠佳，复发率高。而运用中医药对本病进行治疗，疗效可靠，不良反应少。导师黄甡教授从医 30 余载，临证辨治儿童过敏性鼻炎时，以"虚实"为纲、"脏腑辨证"为法，遵循辨病论治、辨证求因原则，从"风、寒、湿、热、瘀、虚"辨证论治，将其归纳为风寒犯肺证、肺经伏热证、肺胃湿热证、肺脾气虚证、肾阳不足证 5 个证型，熟练应用经方、验方治疗儿童过敏性鼻炎，疗效显著。并审证求因，指出反复发作性儿童过敏性鼻炎要从瘀论治，随证加减活血化瘀药，每获良效。本病目前虽然尚不能彻底治愈，但黄甡教授临证运用经方、验方治疗儿童过敏性鼻炎，不仅疗效确切，而且复发率低，值得同道借鉴。

防己黄芪汤合鸡鸣散
治疗心力衰竭水肿的体会

河南中医药大学第一附属医院心内科　翟理黄

经方防己黄芪汤与时方鸡鸣散合方治疗心力衰竭引起的水肿，取得较好的临床效果，现介绍如下。基础方：防己10g，黄芪30g，白术15g，甘草6g，陈皮10g，桔梗10g，苏叶10g，吴茱萸5g，柴胡10g，木瓜20g，槟榔10g，茯苓30g，泽泻30g。加减举例：见胸闷，气短加瓜蒌、炒枳壳、薤白；怕冷，手足不温，加干姜、制附子；咳嗽，痰多，加干姜、细辛、紫苏子；腹满腹胀，加炒枳壳、厚朴、炒麦芽；纳差食少，加鸡内金、神曲、山楂；大便秘结加瓜蒌仁、火麻仁；大便溏泄加炒山药、炮姜、炒白芍等。

一、冠心病心力衰竭案

案例一　陈某，女，86岁。

初诊：2021年5月10日以"双下肢水肿一月余"为主诉初诊。患者有高血压，冠心病病史，曾多次在某省级医院住院治疗，一个月前发现双下肢水肿，朝轻暮重，晚上脚踝、下肢肿甚，按之凹陷。伴有活动后胸闷，喘气，气短。饮食一般，大便稍干。脉三五不调，沉细无力，舌质暗苔白腻。血压：130/60mmHg，心电图：心房纤颤，ST－T改变。心脏彩超：左房40mm，余房室大小正常，EF：45%。

中医诊断：水肿。中医辨证：脾虚气弱，寒湿痹阻。

西医诊断：冠心病，心功能不全。

治疗：补气健脾，温化祛湿。

处方：防己黄芪汤合鸡鸣散加减。黄芪30g，防己10g，白术15g，陈皮12g，柴胡15g，苏叶10g，木瓜20g，槟榔10g，吴茱萸5g，肉桂10g，茯苓30g，泽泻30g，生姜10g，大枣5枚。7剂，水煎服，每日1剂。

二诊：2021年5月18日，服用上方7剂，下肢水肿明显减轻，自感胸闷，气短，乏力，口干，活动后明显。上方去槟榔，肉桂，吴茱萸，加瓜蒌15g，炒枳壳12g，薤白15g，红景天10g。14剂，水煎服。

三诊：半月后来诊，水肿完全消退，胸闷减轻，精神好转。因患者有冠心病病史，平素易发作心绞痛，且活动后气短，故给以益气宽胸活血法治疗其原发病。

按语：该患者为老年女性，患有高血压、冠心病，平素劳累后易发作心绞痛，近2月出现下肢水肿，服药后二诊水肿减轻，但仍有胸闷、气短、乏力，故加瓜蒌、枳壳、薤白宽胸理气，加红景天扶正益气。红景天甘、苦，性平，具有益气活血、通脉平喘作用，主要用于气虚血瘀引起的胸痹心痛、倦怠乏力气喘等。现代药理研究表明，红景天具有提高免疫力和机体耐缺氧能力的作用。

二、肺心病心力衰竭案

案例二 王某，男，68岁。

初诊：2020年6月12日以"双下肢及足背浮肿2个月"为主诉初诊。2个月前出现双下肢和足背水肿，早晨轻，晚上肿甚，咳嗽，咯痰，痰白而黏，不易咳出，胸闷，活动后喘促，面色黧黑，眼圈发黑。患者有糖尿病病史10余年，肺心病病史7~8年，吸烟史40年，现每天仍吸10~20支，血糖控制尚好，血压135/75mmHg，心率93次/分。患者曾服用螺内酯、呋塞米，但一停药水肿又起，因有糖尿病，且尿酸高，因此要求中药治疗。舌质淡胖，苔白，脉弦。

中医诊断：水肿。中医辨证：脾肺两虚，痰湿内盛。

西医诊断：肺心病，糖尿病，心力衰竭。

治则：健脾宣肺化痰，利水祛湿消肿。

处方：防己黄芪汤合鸡鸣散加减：防己10g，黄芪30g，白术15g，陈皮30g，桔梗10g，苏叶10g，苏子10g，槟榔10g，木瓜20g，吴茱萸5g，茯苓30g，泽泻30g，杏仁10g，炒芥子10g，细辛3g，生姜10g，甘草6g。7剂，水煎服，每日1剂。

二诊：6月20日复诊，下肢、足背水肿明显减轻，仍咳嗽，咳白痰，痰较前易咳出。上方去槟榔、木瓜，加紫菀20g，前胡15g，款冬花10g，法半夏10g。7剂，水煎服。后以此方为主出入加减，服药30余剂，水肿、咳嗽均消失。

按语：该患者患有肺心病心力衰竭，此类患者多由于长期大量吸烟，常年咳嗽咳痰，面色灰暗发黑。面色黧黑，中医学认为是属于"水色"，水为阴邪，水湿内盛，则面色黧黑。本例病情复杂，先以治疗水肿为主，兼治咳嗽；肿消之后，继之固本治咳。

三、体会

心力衰竭引起的水肿，其特征是下肢或脚踝，或阴囊部肿甚，若长期卧床，则腰骶部水肿，水性趋下，所以身体下垂部位水肿明显。心力衰竭水肿的另一特征是休息一夜，晨起肿势较轻，活动一天，到下午或晚上水肿较重。由此可见，心力衰竭水肿的特点正符合防己黄芪汤方证的用药指征。

防己黄芪汤由防己、黄芪、白术、生姜、大枣组成，具有益气健脾，利水除湿的功能，方中防己利水祛湿，黄芪、白术益气健脾补肺，除湿。《金匮要略·水气病脉证并治》（附方）"外台"记载："防己黄芪汤治风水，表无他病，病者但下重，从腰以上为和，腰以下当肿及阴，难以屈伸。"指出本方证特点是腰以下及前阴肿明显，而腰以上平和。方中防己苦寒，有利尿消肿，祛风湿，治疗湿热痹的作用，防己有汉防己和木防己两种，木防己属于马兜铃科，长期应用有肾毒性。此点应予注意。黄芪甘温，为补气要药，临床重在补脾、肺之气。脾主湿，而黄芪有利水消肿作用；肺主皮毛，黄芪的另一个显著的功效，就是治疗肌表皮肤的疾病，如卫气虚易感冒、气虚易出汗、肌表疮疡久不愈合等。黄芪既补脾走里，也补肺走表。《神农本草经》中说，黄芪补虚，大风，主痈疽久败疮，排脓。"大风"意思是说怕风怕得厉害，疮疡久不愈合，乃因肌表气血亏虚，说明黄芪有实表作用。著名经方大师胡希恕认为防己黄芪汤是治疗"皮水"的。白术为健脾补气第一要药，有利水祛湿作用，张仲景凡治疗水气诸方，均有白术，如苓桂术甘汤、五苓散、真武汤、当归芍药散等。因此，防己黄芪汤治疗水肿有较好的疗效。

鸡鸣散是治疗"湿脚气"下肢及脚踝肿的要方，刘渡舟教授指出，本方以"着者行之"为原则，以陈皮，苏叶，柴胡，桔梗，槟榔，木瓜，吴茱萸，生姜降湿浊，化寒湿，方中诸药以气为主，因治肿必治水，治水必治气，气行则水散。苏叶温散风寒，桔梗开宣上焦，陈皮开中焦之气，柴胡疏肝理气，吴茱萸降泻寒浊，槟榔重坠直达下焦，配木瓜、吴茱萸可平冲心上逆之气，而使湿邪不得上冲。苏叶、桔梗宣上，柴胡、陈皮、吴茱萸舒肝温胃理气和中，槟榔、木瓜走下祛湿化浊，所以本方具有苦降开肺理气，温化寒湿消肿的功效，尤善治疗下肢、脚面足踝部水肿。

刘光伟教授经典经方
治疗疑难重症肝病病案两则

河南中医药大学第一附属医院脾胃肝胆科　刘光伟

刘光伟教授数年来研究经方，认为其法中有法，层层递进，临床中运用中医经典经方紧抓核心病机、治病求本，结合六经辨证综合诊治疑难重症肝病患者疗效显著。以下是两则疑难重症肝病的病案分析。病案一应用小青龙汤加减治疗药物性肝炎合并真菌性肺炎，由表入里，紧抓病机，急则治标、缓则治本；病案二应用温阳利湿活血法治疗慢加急性肝功能衰竭，不拘于方，紧守治法治则使疾病向愈。

一、小青龙汤加减治疗药物性肝炎合并真菌性肺炎

案例　申某，女，56岁。

初诊：2019年9月30日来诊。主诉：咳嗽、发热2月，腹胀、乏力、纳差半月就诊。西医诊断为：①真菌感染性肺炎；②药物性肝损伤。患者自2019年7月感冒后出现发热、咳嗽、咳痰、流清涕，最高体温38.5℃，至当地医院示双肺炎症、药物性肝损伤，予以头孢类及青霉素类抗生素抗感染后效不佳，痰培养示念珠菌及真菌感染，予以伏立康唑针及氟康唑针治疗，后症状未改善。现症见咳嗽，咳痰，流清涕，自汗出，间断发热，伴有畏寒，最高体温38.3℃，右胁不适伴乏力，腹胀，纳差。舌淡苔白滑，脉浮滑。

中医诊断：咳嗽，外寒内饮兼气虚证。

处方：小青龙汤加减。桂枝、炒白芍、厚朴各15g，清半夏、炒苦杏仁、人参、生姜、甘草各9g，麻黄20g，五味子12g，细辛3g，大枣9枚。7剂，每日1剂，水煎服。

二诊（2019年10月6日）：热退，畏寒减轻，夜间咳嗽咳痰，痰质稀色白易咯出，口干口渴，舌红苔薄白，脉虚缓。考虑患者咳嗽日久伤阴，小青龙汤中多温燥之品，讲究中病即止，不宜久服，遂调方为桂枝、白芍、厚朴、人参、紫菀、炙甘

草各12g，蜜麻黄、陈皮、五味子各6g，干姜、半夏、麦冬各9g，细辛3g，苦杏仁、蜜百部各10g，大枣12枚，7剂，每日1剂，水煎服。

三诊（2019年10月13日）：无畏寒发热，夜间仍咳嗽、咳痰，调整中药为桂枝、陈皮、五味子、半夏、麦冬、紫菀、百部各12g，白芍、厚朴、苦杏仁、桑白皮各15g，干姜、人参、川贝母各9g，鱼腥草30g，细辛3g，炙甘草6g，大枣12枚。7剂，日1剂，水煎服。

四诊（2019年10月20日）：咳嗽、咳痰消失，少量流涕，恶心干呕减轻，仍稍畏寒肢冷，乏力，腹胀、胃脘痞满，小便正常，大便量少。舌淡苔白，脉虚缓。表邪已去，畏寒肢冷，腹胀、痞满，干呕吐涎，辨证为肝胃虚寒，浊阴上逆证，缓则治本，治疗以益气健脾、温中补虚为主，方用吴茱萸汤合参苓白术散加减：桂枝9g，白芍15g，半夏9g，吴茱萸9g，生姜18g，人参9g，茯苓30g，白术30g，薏苡仁30g，山药30g，五味子10g，麦冬15g，炮姜10g，大枣9枚，炙甘草6g。服药7剂后咳嗽、咳痰基本消失，少量流涕，乏力、腹胀缓解，畏寒减轻，二便调。舌质淡，舌体胖大，苔薄白，脉虚缓较前有力；复查痰培养＋涂片示：无真菌及念珠菌感染；CT示肺炎好转，血检示肝功能正常。随访1月疾病告愈。

按语：该患者治疗近2月，咳嗽、发热未缓解，伴有消化道症状持续加重，西医抗感染1月余，肺部感染未控制，且出现多重耐药及二重感染、药物性肝损伤、电解质紊乱、酸碱失衡、低氧血症；过敏性休克，用药选择困难，加重肝损伤甚至肝衰竭风险极高。

《伤寒论》第40条："伤寒表不解，心下有水气，干呕，发热而咳，或渴，或利，或噎，或小便不利、少腹满，或喘者，小青龙汤主之。"用于治疗外有表寒、里有寒饮证所致之恶寒发热，无汗，咳喘，痰多而稀，或痰饮喘咳，不得平卧，或身重浮肿，舌苔白滑者。该患者的治疗充分体现了中医药治疗疑难重病的优势，且注重不同阶段标本缓急侧重点及个体化治疗；内因为该患者本就体虚，阳弱，长期应用抗感染药物及大量静脉输液治疗，苦寒败胃，胃气受损，脾运化失常，导致脾胃虚寒，津液不行，肺通调水道失常，痰饮内停于肺胃。外因为抗感染类药物大寒之品，直接损耗肝阳，肝体阴而用阳，肝阳受损，故浊阴上逆；故治疗应着眼于温中补虚扶正。该患者恶寒发热，无汗，咳痰清稀，不得平卧，伴有少腹满，舌苔白滑，脉虚缓。正符合该条文主症，予小青龙汤加减服用，疗效颇佳。

二、温阳利湿活血法治疗慢加急性肝功能衰竭

案例 李某，男性，65岁。

初诊（2020年3月2日）：身目黄染伴乏力、尿黄2月，加重1天就诊。西医诊断为：①慢加急性肝衰竭（晚期）；②肝炎肝硬化，乙型，活动性，失代偿期，child C级（腹水、门静脉高压、食管静脉曲张）；③肾小球肾炎。患者2月前因身目黄染、乏力、尿黄、腹胀于某医院就诊，诊断为：①乙肝肝硬化；②慢加急性肝衰竭。后多次行人工肝及保肝治疗。现症见神志清，精神差，身目黄染，口干苦，偶有反酸，胃灼热，腹胀，乏力，心慌，头晕，周身燥热，纳眠差，入睡困难，尿黄，大便干，2~3日1次。舌红苔黄厚腻，脉弦滑。

中医诊断：肝积、黄疸之阳黄（热重于湿证）。

西医诊断：乙肝肝硬化、慢加急性肝衰竭。

治则：通腑泄热，利胆退黄。

处方：茵陈蒿汤加减。茵陈60g，炒栀子10g，大黄10g，茯苓30g，猪苓20g，泽泻30g，郁金12g，白茅根30g，柴胡15g，枳壳15g，姜厚朴12g，人参9g，炒白术15g，丹参20g，赤芍20g，炒麦芽30g，鸡内金12g，当归10g，神曲15g，赤小豆30g。

本病病机为外感湿热疫毒之邪，过食肥甘厚腻之品，脾胃损伤，运化失职，湿浊内生，郁而化热，湿热熏蒸，累及肝胆，肝失疏泄，胆汁泛溢，外溢肌肤，上注眼目，下流膀胱，使身目小便俱黄，而发为黄疸。本案患者身目黄染，黄色鲜明，口干苦，周身燥热，小便短少而赤，大便干，舌质红，苔黄厚腻，脉弦滑，故辨证属于阳黄，热重于湿证，遂以茵陈蒿汤加减以清热利湿退黄。方中栀子、大黄、厚朴通腑泄热；茯苓、猪苓、泽泻、车前子、白茅根、赤小豆清热利湿，使邪从小便而解；丹参、赤芍、当归以活血退黄，使血行黄易却；柴胡、枳壳、郁金、黄芩、金钱草以疏肝理气，利胆退黄；炒麦芽、鸡内金、神曲以助脾运化；人参、白术、茯苓、陈皮、砂仁以健运中焦。

二诊（2020年4月9日）：身目黄染减轻，黄色略晦暗，食欲改善，乏力、腹胀缓解，口干苦、反酸、胃灼热、周身燥热消失，小便黄，大便可，日1次。舌质淡红，苔白厚腻，脉弦滑。热象减轻，去栀子、大黄、黄芩，加鸡骨草20g以疏肝利胆退黄，川芎10g以行气活血化瘀。

三诊（2020年5月28日）：身目黄染减轻，口苦口黏，大便黏滞，舌暗红苔黄厚腻，脉弦滑。患者湿热明显，兼有血瘀，加藿香6g、佩兰18g、薏苡仁30g以清热化湿，水蛭3g以活血化瘀。

四诊（2020年6月16日）：身目黄染进一步减轻，黄色不及之前鲜明，头身困重，脘腹痞满，纳差，大便溏，舌淡红苔白厚腻，脉弦滑。目前辨证为黄疸之阳黄，湿重于热证，病机为湿遏热伏，困阻中焦，胆汁泛溢，治以运脾化湿，兼以清热，方以茵陈五苓散加减。患者热势退却，去栀子、大黄；血瘀已除，去丹参、川芎、水蛭；腹水消退，去白茅根、赤小豆、车前子。脾虚失运，湿浊内生，加薏苡仁30g、砂仁6g以健脾化湿；患者纳差痞满，加木香6g与砂仁配伍，以助脾健运；肝积难解，木气不达，加黄芩、白芍各15g与柴胡配伍，以疏肝柔肝。

五诊（2020年6月23日）：面目及肌肤淡黄，晦暗不泽，乏力较甚，大便溏薄，舌质淡红，苔薄白，脉濡细。目前辨证为黄疸之阴黄，脾虚湿滞证，病机为黄疸日久，脾虚血亏，湿滞残留，治疗以健脾养血，利湿退黄为主，加黄芪30g以健脾益气，当归剂量增至30g以加强补益气血之功。

经积极治疗，患者胆红素、谷丙转氨酶、谷草转氨酶及凝血酶原时间已基本恢复正常。患者身目黄染明显减轻，腹水消退，自诉纳眠改善，乏力减轻，诸症缓解，疾病告愈。

按语：本案患者以黄疸为主要表现，黄疸的辨证，以阴阳为纲，首辨阳黄、阴黄。病之初，起病急，病程短，以湿热为主，发为阳黄，面目及肌肤黄色鲜明，常伴身热、口干苦、舌红、苔黄厚腻、脉弦滑等证候表现，辨证为阳黄，热重于湿证，治疗以清热利湿退黄为主，方以茵陈蒿汤加减。病久，热象退却，黄色不及之前鲜明，伴有头身困重、脘腹痞满、大便溏薄、苔白厚腻、脉濡数等症候表现，辨证为阳黄，湿重于热证，以运脾化湿，兼以清热为主，方以茵陈五苓散加减。

黄疸日久，脾虚湿滞，黄疸色泽变浅，黄色晦暗，或如烟熏，发为阴黄。加黄芪以补益气血，健脾利湿以退黄；后期以调和肝脾为主，防黄疸复发，甚则形成癥积、鼓胀。病程中阳黄和阴黄可相互转化，阳黄日久，脾阳损伤，湿从寒化，则可转为阴黄；如阴黄复感外邪，进食肥甘厚腻，湿郁化热，又可转为阳黄。治黄必治血，血行黄易却，黄疸常有湿热瘀结之弊。现代研究表明，活血化瘀药物可改善肝脏内循环，促进胆汁排泄、修复肝脏作用。名中医关幼波擅用赤芍、丹参、川芎等活血化瘀药物治疗黄疸以达化瘀退黄之功。"夫治未病者，见肝之病，知肝传脾，当先实脾"，肝病日久，易乘及脾土，脾运失健，则生湿邪，湿易困脾，使脾气日亏，故宜调和肝脾，使木达脾运。"黄家所得，从湿得之"，黄疸形成的关键是湿邪为患，"诸病黄家，但利其小便"，临床可选用猪苓、茯苓、车前子、泽泻等淡渗利湿的药物以通利小便进而促进黄疸的排泄，以达利湿退黄之功。

臧云彩经方医案

河南中医药大学第三附属医院　臧云彩

在临床工作中，臧云彩老师习惯将一些特殊、有意思的病例，尤其是内伤杂病类疾病进行医案总结。臧云彩老师医案总结中贯穿着其辨证论治、遣方用药的诊疗思路，综合了理论上的新认知及诊疗技术上的新方法、新体验，融汇了方药运用上的新见解。这是臧云彩老师自身经验的积累，既有利于其自身医疗水平的提高，也有利于各位同仁进行学术交流、丰富学术思想，拓宽视野，更好的指导临床实践。

案例一

便秘案

董某，男，24 岁。

初诊：2014 年 7 月 19 日来诊。主诉：便秘 3 月余，加重 1 周。自诉大便不通畅三月余，腹胀、便秘一周。曾自行服用麻子仁丸等药，但未有明显改善，大便三日左右一行，此次近一周仍未行，服用苓桂术甘汤加杏仁厚朴剂 3 剂后，纳增余症无减轻。发作性剧烈头痛史七年余，从头后部至前额眉棱骨处疼痛难忍，严重时欲以头撞墙，曾多处求医仍未愈。现症见乏力、纳差、嗳气、口臭、汗出，觉喉中痰多，心下触痛，左少腹疼痛，小便可。舌质淡红，苔白腻而润，脉浮大。

处方：桂枝 30g，茯苓 30g，炙甘草 20g，生姜 30g。七剂，水煎服，日 1 剂。

二诊（2014 年 7 月 28 日）：腹胀消失，大便已通畅，前额已不痛，仍有后枕部疼痛，眠差，舌质淡红，苔薄白脉浮大略紧。处方：生麻黄 15g，桂枝 15g，生白芍 15g，炙甘草 10g，葛根 30g，清半夏 30g，生姜 15g，大枣 6 个。七剂，水煎服，日 1 剂。随访：服上方后头枕部痛亦消失，数年头痛之疾痊愈，腹胀、腹痛、纳差、乏力均大减，偶有大便不顺畅。

按语：便秘虽为临床常见症状，然病因复杂，不可见此症便妄投通腑导滞之剂。必当"察色按脉，先别阴阳"，方能遣方用药得当而收获良效。观患者体形瘦削，面色黄而虚浮，眼圈发黯，语声低怯，知其体质偏阴且兼有水湿作祟。患者又有发作性剧烈头痛史，自头后部至前额眉棱骨处疼痛难忍，乃太阳经脉受束缚而气机运行失畅之症，虽有纳差、腹胀、便秘等看似里证之象，实由表邪郁闭与水湿阻滞气机所致。

盖太阳主开，外邪客表，留之不去，则内外之出入不畅而致上下之升降失序；水饮为阴邪，易伤阳气，阴居阳位则脏腑功能失调、气机升降失常、津液输布异常，此例患者即外邪与水湿为病而致腹痛、腹胀、便秘、汗出等诸多症状。明辨此病机便知患者之前服用麻子仁丸无效之因，一是未分清阴阳，患者体质偏阴而反用麻子仁、芍药等阴柔之品，无异于雪上加霜，二在于未分清表里，但见便秘之症，未思病机所在，若表邪不解而只用润下、泄下之药，不但难解便秘之苦，而反将邪气引向内、向下，岂不犯圣训之大忌？

患者又曾服苓桂术甘汤加杏仁、厚朴剂，看似对症但服后除纳食好转外，余症变化不大。其原因在于苓桂术甘汤中除桂枝外，余药皆为温运、渗利、甘缓之品，加杏仁、厚朴虽可理气机但辛散之力有限，改用茯苓甘草汤后，以生姜、桂枝合用则增宣散表邪及行水气之力，故用之效可。

二诊时仍有头枕部痛、眠差等，脉仍浮大且具紧象，知其表证仍未解，服茯苓甘草汤未收全功者，在于虽宣散与行水并行但解表之力略显不足，故此次用葛根加半夏汤增强疏散表邪的力度，服后效佳。

由此观之，仲景组方之严谨，虽一二味药加减变化但作用却大相径庭，且临证之时不必拘泥于症状本身，必须重视患者整体的阴阳、气机状态，俾外邪得除，气机升降得复则诸症自除，临证者必当仔细体察方能桴鼓相应。

案例二

胸痹案

张某，女，66 岁。

初诊：2012 年 11 月 3 日来诊。主诉：间断性胸闷 5 年，加重 1 周。患者 5 年前无明显诱因出现胸闷不适，逐渐加重，后检查诊断为"冠心病"，并于四年前行心脏支架手术。症状缓解不明显，胸闷时有发作，伴下肢郁肿酸软沉重，近三年易外感，且外感后久治不愈。现患者因诸症加剧伴外感一周来诊，症见咳嗽气短，胸部堵塞明显，夜间口干涩，入睡困难，双目晦暗，双手僵硬，时有头晕，嗳气，阴雨天腰痛，纳可，小便频数，大便可。舌质淡胖苔滑脉缓滑。

处方：桂枝 20g，茯苓 30g，炙甘草 10g，清半夏 20g，生姜 30g。七剂，水煎服，日 1 剂。

二诊（2012 年 11 月 11 日）：患者诸症大减，自诉全身明显轻松，咳嗽、胸部堵塞感已不明显，夜间口干及嗳气明显缓解，小便次数减少，双目暗色渐散，舌脉同前。处方：桂枝30g，茯苓30g，炙甘草10g，清半夏20g，生姜30g。七剂，水煎服，日1剂。

三诊（2012年11月18日）：冠心病不适症状及其余诸症皆消，继续守方巩固月余。

按语：本案属胸痹范畴，观患者咳嗽气短、胸部堵塞、夜间口干、下肢酸软、腰痛、小便频数，知其乃痰饮为患，正如仲景在《金匮要略》痰饮病篇所述"胸中有留饮，其人短气而渴，四肢历节痛，脉沉者，有留饮"，寒饮阻滞胸中，阳气不得舒展则咳嗽气短、胸部堵塞，上蒙清窍则头晕，寒凝于外则腰痛、晨僵、四肢酸软，影响津液气化则口干、小便频。然此饮证从何而得？闻患者近三年外感反复不愈，每于外感后胸痹加剧，参《伤寒论》中仲景所述"凡人有疾，不时即治，隐忍冀差，以成痼疾"，故知病虽三年之久，亦属于本虚标实的表证，表证长期不解，邪气渐次深入，变证丛生，日久饮邪作祟。故观总体病情，辨为表证之外寒里饮证。切脉之际，心中寻思似可予小青龙汤、五苓散、茯苓甘草汤，然小青龙汤虽为外寒里饮证所设，观其方药取麻桂之品发散表寒，可知表闭非轻，其脉当浮或有紧象，而今脉缓滑，浮紧之象不显，且患者阳虚症状突出，若予小青龙汤恐会服后多唾浊沫，厥气上逆，昏冒不适，因麻黄发其阳故也；观五苓散亦可温阳化气利水，苓桂术甘汤也可温阳化饮，然与茯苓甘草汤比之温散外寒之力稍逊。故思忖再三，方定茯苓甘草汤加半夏，内含小半夏加茯苓汤之意，温散寒饮，和胃降逆，俾大气一转，则邪气自散。复诊时知其诸症减轻，故又增桂枝之量，继增其温散之力。且茯苓甘草汤用于此处并非拘于条文"厥""悸"之象，故临证之时，并非全然是方证对应，当明患者气机运转之偏向势态，于遣方用药时深思熟虑，必有最佳一方适合此证。

案例三

郁胀症案

刘某，女，32岁。

初诊：2014年5月12日来诊。主诉：晨起手及面部郁胀十余天。晨起手及面部郁胀十余天，夏天明显，手上起水泡，纳可，二便可，腰痛，余无明显不适。舌质淡苔薄白脉缓。

处方：生麻黄10g，杏仁20g，生薏苡仁30g，炙甘草15g。七剂，水煎服，日1剂，分两次温服，避风。

二诊（2014年05月19日）：服上药郁胀消失，腰已不痛，手上仍出水泡，口干涩，舌质淡苔薄白，脉缓。处方：生麻黄10g，杏仁20g，生薏苡仁30g，炙甘草10g，白芷10g。七剂，水煎服，日1剂，分两次温服，避风。

按语：郁胀一症，患者多表现为晨起自觉身体某些部位僵硬、发紧，有肿胀感但按之并无实质性凹陷，活动后减轻。夜为阴，夜晚阴气重，晨起阳气欲升发而不能，与阴气相争，故晨起郁胀明显，待上午自然界阳气渐长，或活动后阳气得以流通则症状减轻。此病或因气滞，或因湿阻，或因风袭等诸多病因，临证必明辨病机而施治。

本案患者精神佳，语声洪亮，反应灵敏，可辨为阳证，饮食可，二便可，说明腹中无病。郁胀以手、面部为主，偏于上部，正如《黄帝内经》所云："伤于风者，上先受之。"且郁胀夏季明显，手上起水泡，腰痛，乃因夏季炎热，多兼湿邪，人体腠理疏松，易感受寒湿邪气而为病，腰痛为风湿阻滞所致，四诊合参，辨为风湿之邪在表。盖风寒湿外邪侵入，由表入里，或具备表病特征，或由表及里引起整体反应，此时不必拘泥于病程之长短，皆可根据临床表现，随证治之。据"其在皮者，汗而发之"之理，处以麻杏薏甘汤，麻黄宣发疏风散寒，通阳达表，小发其汗，杏仁肃降肺卫之气，薏苡仁祛湿兼有协助杏仁肃降之功，甘草守中，共奏宣发肃降气机、解表疏风散邪之功，疏解肌表气机郁滞以治本，又有祛湿降浊兼以治标之效，使气机通畅。药服七剂，郁胀消失，为巩固疗效，加白芷以增加辛香透达、散邪除湿之力，续服善后。后电话回访，患者称病已痊愈。

案例四

外感案（少阴病）

王某，女，21岁。

初诊：2011年10月3日来诊。主诉：鼻塞流清涕5天。患者外感5天，形体偏瘦，鼻塞，流清涕，怕冷，肩背痛。平素手脚冰凉，纳饮可，二便可。舌质淡红苔薄白，脉沉缓。

处方：生麻黄6g，制附子10g，细辛3g。三剂，水煎服，日1剂，分两次温服。

二诊（2011年10月14日）：服上药2剂外感即痊愈，怕冷明显好转，手脚已不冷，现症见困倦嗜睡，肩背时痛，自觉烦躁，血不能上达头部，头脑发空。舌质淡红苔薄白腻，脉浮紧。处方：当归15g，桂枝15g，生白芍15g，炙甘草10g，细辛3g，通草6g，吴茱萸10g，制附子10g，生姜6片，大枣6个切为引。七剂，水煎服，日1剂，分两次温服。

按语：《桂林古本伤寒杂病论》辨霍乱病脉证并治篇中说："霍乱证，有虚实，因其人本有虚实，证随本变故也。虚者，脉濡而弱，宜理中汤；实者，脉急而促，宜葛根黄连黄芩甘草汤。"《伤寒论》中外证未除，而反下之所导致的协热下利，有用桂枝人参汤来治疗的，有用葛根黄芩黄连甘草汤来治疗的。正是由于患者阴阳禀赋不同，所以邪气伤人才有千变万化的临床表现。

夏日酷热，数人同于广场乘凉饮冷，有人受凉吐泻；有人身倦恶风；有人高热憎寒；还有人暂时没有任何异常表现，同样的致病因素，但每个人的表现却各不相同，原因就在于"证随本变"。所以临证时应牢牢抓住病人之"本"，首辨阴阳。此患者平素手脚冰凉，形气怯弱，畏寒怕冷，知其本为阳虚之体。现外感 5 天，根据仲景先表后里的治疗原则，治疗首当解其表，该患者鼻塞、流涕、肩背痛即是外寒束表所致，治宜解表祛邪，但本为阳虚之体，徒发散恐更伤阳气，故取麻黄附子细辛汤助阳解表。

二诊时脉已由沉转浮，而神倦嗜睡，《伤寒论》第 37 条："太阳病，十日以去，脉浮细而嗜卧者，外已解也。"说明邪已去十之八九。脉有紧象，故以当归四逆加吴茱萸生姜附子汤，去其素体经络血脉之沉寒痼冷。

善诊者，察色按脉先别阴阳，同是外感，都表现为恶寒、发热、无汗，患病之人的阴阳禀赋不同，自然就有阴证和阳证的不同，治法方药也就不尽相同，该患者则辨为少阴病。临证中千变万化的症状，只是表现在外在的"象"，要把这些症状放到"患病之人"身上去分析，不能把症状和人割裂开来只分析一个个的症状，因为任何症状并不具备带有患者禀赋状态的阴阳属性。

案例五

舌靡案

尹某，男，83 岁。

初诊：2014 年 10 月 13 日来诊。主诉：舌体溃疡一月余。患者舌体溃烂，异常痛苦，妨碍进食。经服清热泻火药后舌体溃烂稍有好转，但不久又重新出现且再服无效。现症见弯腰驼背，时流清涕，面色黑而暗淡无光泽，面目木滞；满口津液，时吐黏涎，时欲擦拭，语声低微，精神差，纳尚可，大便不顺畅。舌质淡苔薄白，脉细。处方：制附子 10g，生白芍 15g，茯苓 15g，生白术 15g，生姜 15g。七剂，水煎服，每日 1 剂，分三次温服。

二诊（2014 年 11 月 1 日）：患者自诉口靡缓解大半，流涎消失，纳可，精神较前改善，现症稍有乏力、气短。舌质淡苔薄白，脉细。处方：制附子 10g，干姜 20g，茯苓 20g，生白术 15g，生姜 15g。七剂，水煎服，每日 1 剂，分三次温服。

按语：《素问至真要大论》有"火气内发，上为口靡呕逆"，又有"诸痛痒疮，皆属于心"之说,故后世见此证多从心脾积热、阴虚内热之处考虑,虽时有疗效,但亦有不效者,何也?

内经为中医经典,其重点在于阐明自然的"常与变",要"知常达变";中医的思维是形象思维,是以人的内部整体和人与外界人文自然为整体的思维,也就是说人体脏腑经络四肢百骸,人与天地都是密切联系不可分割的整体,只看局部不看整体,或者过分强调部分而忽视整体状况都是以偏概全,有失偏颇的,也易犯虚虚实实之戒。

同理,过分地强调一篇文章里的句子,则容易只见树木不见森林,如此读书岂不是等同于买椟还珠?所以读经典也需要有整体观念,一定要对经典有整体上的把握,体会前后关系,品读通篇文字,精究医理,感悟医道,切不可断章取义。

在本案中,舌体溃疡同体表疮痈一样,需辨表里阴阳;若为火热蕴结所致,则用清热泻火之药,自当痊效。

若热毒内盛,壅塞肉腐,则易使皮肤或口腔黏膜或其他组织溃烂或成疮成痈;同理寒凝湿滞,则"内闭九窍,外壅肌肉",亦可致疮痈积聚的产生,比如冬季的冻疮,亦有红肿热痛之象,但却是由阴寒所致,所以治病时首当"察色按脉先别阴阳",多从患者整体精气神及其喜恶等全局上面推求。

反观此例患者:面色暗黑无光泽,精神不振,满口津液,舌体溃烂,此乃阳气不振,水湿泛溢之象,故选用真武汤原方,温阳散寒,化水湿为气而散之;寒除湿化,元真渐畅,则人体如冬去春来,冰封得解,生机再现;复诊时诸症减轻大半,方药对路,而仍有乏力气短,阳气不能透达之象,故按真武汤加减法,去阴柔之芍药,加辛热之干姜,加重扶阳化气透达之力,以资巩固。

案例六

气郁厥逆案

魏某,男,60岁。

初诊:2014年7月26日来诊。主诉:头晕、吐字不清三天。近来由于生气,血压突然升高,头晕,吐字不清,胸闷心慌,时腿软,头昏沉,口不苦,易急躁。纳可,二便可。舌质淡红苔薄白,脉弦。

处方:柴胡18g,生白芍15g,炒枳实15g,炙甘草15g,全瓜蒌30g,薤白15g。七剂,日1剂,水煎服。

随访:2014年8月23日,其女因病来诊,诉其服药后病已愈,诸症消失。

按语:患者平素急躁易怒,此次生气后出现头晕,吐字不清,胸闷心慌等中风前兆诸症,经云"怒则气上",又云"大怒则形气绝,而血菀于上,使人薄厥",此属情志致病，厥气上逆，气血上冲所致。

人体内气机周流不息，清阳在上，浊阴在下，当升则升，当降则降，上升过度则致头晕、目眩、心慌、心悸、头重脚轻、甚则昏厥不醒等症；下降不及，气结于中，则致胸闷、腹胀、二便不通、经水迟滞等症。本案患者有大怒后气机上逆之头晕、心慌、心悸，又有气结于中之胸闷，下降不及之腿软等表现。且胸部为少阳所布散，脉弦为少阳所主，故断其为少阳病。其治当以引动周身气机归于常道入手。《桂林古本伤寒杂病论》有云："少阳病，气上逆，今胁下痛，甚者呕逆，此为胆气不降故也。柴胡芍药枳实甘草汤主之。"此案虽无少阳病胁下痛、呕逆之典型症状，但病机总属少阳之气上逆。故取四逆散疏降厥逆之气，调畅气血。因此案为邪实闭阻之证，故增瓜蒌、薤白以理气通阳宽胸。且古医家有"眩晕者，中风之渐""无痰不作眩"之说，二药合用兼可祛痰，进而使全方也有预防中风之效，此亦未病先防，既病防变之意。

纵观该患者治疗的过程，可知临证之时不必拘于病名，而仓促选药，应明辨人体气机运行，因势利导。本病若依高血压而治，无外活血化瘀，祛痰熄风之品，虽未尽错，然不可速愈其病也。患者病因发人深思，《黄帝内经》云："惟贤人上配天以养头，下象地以养足，中傍人事以养五脏。"可知人事和谐对人体影响重大，七情内伤可直入五脏害人致病，古代圣人外不劳形于事，内无思想之患，故五脏安和。若被七情所伤，则致疾患丛生。望世人爱身惜命，淡世俗之纷扰。

案例七

狐惑病

张某，女，58岁。

初诊：2011年10月24日来诊。主诉：小便灼热感三年余。患者小便灼热感三年余，伴有阴道干涩，纳可，易胃胀，伴有入睡困难，大便一天一次。口干，喜热饮，咽喉异物感，怕热，脚凉。望其面部暗斑较多。舌质淡胖，偏暗，苔薄白，脉弦滑。

处方：清半夏30g，黄连3g，黄芩10g，生甘草30g，干姜12g，党参15g，大枣6个（切开）为引。七剂，水煎服，日1剂，分两次温服。

二诊（2011年11月02日）：诸症减轻，胃胀仍有。上方加合欢皮30g，续服七剂。

三诊（2011年11月09日）：小便灼热感消失，阴道干涩已不明显。后续调理而愈。

按语：甘草泻心汤，一者见于《伤寒论》158条"伤寒中风，医反下之，其人下利日数十行，谷不化，腹中雷鸣，心下痞硬而满，干呕心烦不得安。医见心下痞，谓病不尽，复下之，其痞益甚。此非结热，但以胃中虚，客气上逆，故使硬也，甘草泻心汤主之"。二者见于《金匮要略》狐惑病篇"狐惑之为病，状如伤寒，默默欲眠，目不得闭，卧起不安，蚀于喉为惑，蚀于阴为狐，不欲饮食，恶闻食臭，其面目乍赤、乍黑、乍白，蚀于上部则声喝，甘草泻心汤主之"。两处条文内容虽差别很大，但病变本质相同，均为邪滞中焦，气机升降不利所致。前者虽指出本证因伤寒、中风误下而成，然临床所见，有饮食不节损伤脾胃而成者，有嗜酒酿痰而成者，原因众多，故不能被误治一说所限。结合条文和临床所见，此证可表现出寒热错杂、虚实夹杂之上中下三焦诸多症状，如在上可表现为面目红赤，头重眩晕，鼻衄龈肿，脱牙穿腮破唇，口干咽燥，口苦口臭，口腔糜烂；在中可表现为胸中烦热，吞酸嘈杂，心下痞硬，食后不下，嗳气则快；在下可表现为肠鸣腹胀，完谷不化，或大便干秘，阴中灼热，小便不利等。此时用热药则下寒减而上热增，用凉药则上热减而下寒重。甘草泻心汤寒热并用以和阴阳，辛苦同施以调升降，补泻共进以理虚实，三法同用，则中焦得运，寒热得化，气机得顺，诸症自除。故临床上凡脾胃升降失度所致之寒热错杂，清浊无序病证，皆可用本方治之。

观此患者，在上表现为面斑多，咽喉异物感，与蚀于喉为惑，面目乍赤、乍黑、乍白相类似；在下表现为阴道干涩，小便灼热与蚀于阴为狐类同；在中表现为胃脘胀，与心下痞硬相同。加上入睡困难，与默默欲眠，目不得闭更是吻合，故用甘草泻心汤以斡旋中焦气机，燮理升降，而获全功。

诊毕，患者欲让其女诊治，其女 23 岁，面白体瘦，自言无病。母亲代诉其纳少，且夜间磨牙。询问其病情，自诉无不适，只是稍微闻到西餐店里的炸鸡味即恶心欲吐，且时有口腔溃疡。问至此处，细想其表现与狐惑病条文所述恶闻食臭相同，然狐惑病又有蚀于下之论，其女亦是狐惑病否？试探问，阴部是否有不适感，其女言"自小外阴发红，痛经"。诊毕，未单独开方，而将母亲处方改为十四剂，嘱其母女各服七剂。母女一同复诊，效果均佳。其女服药后，外阴红消失，纳食增加，恶心欲吐感消失。母女二人虽症状各异，但病机相同，均为邪滞中焦，该升不得升，该降不得降所致，皆适用于甘草泻心汤，此为中医"异病同治"之畴，故一并列出。

案例八

少阴病之水饮证

陈某，男，48 岁。

初诊：2011 年 10 月 11 日来诊。主诉：全身乏力已四十年有余，近半年加重。

身形既黑且瘦，黑瘦亦四十年之久，脾大十余年。现症见面目萎黄，小便黄，喜热烫饮食，伴肢颤心悸，右胁下痛，夜卧从不敢伸直肢体，伸直则肢体拘挛疼痛，大便下血，有痔疮，时脱肛，平日自触其脾脏觉明显增大，生化检查提示胆红素高。舌质淡红，苔黄腻，脉细紧。

处方：制附子15g，云苓30g，生白术15g，生白芍10g，茵陈30g，干姜10g，炒山药30g，生姜15g。十剂，日1剂，水煎，分三次温服。

二诊（2011年11月15日）：患者双目有神，自诉精力倍增，触及脾脏明显缩小，右胁痛、身颤消失，且夜卧可自如伸展，纳增，大便已不下血，睡眠改善。又自述其得病成因有二：四十年前患者八岁，当年十月失足落水受惊受冻，又与第二年炎夏七月去外婆家，徒步远行，一路沿河洗澡，饮河沟中凉水，到外婆家又饮井中凉水，从此之后重病至今。舌质淡红，苔薄白，脉细紧。处方：制附子20g，茯苓30g，生白术20g，生白芍10g，干姜15g，炒山药30g，茵陈30g，生姜30g，葱白4寸。二十剂，日1剂，水煎分三次温服。后告痊愈。

按语：整体审查患者病情，为黄疸病之阴黄范畴，然中医治病并不拘于各种病名，仲景六经可钤百病，非独为外感而设。该患者为阴证，脾大一症如仲景在《金匮要略》中所说"心下坚大如盘，边如旋盘，水饮所作"，故知其有寒湿水饮之病理产物为患，肢颤、心悸、胁痛、小便不利、舌苔黄腻皆为水饮作祟，大便带血、脱肛提示邪气在里在下，故六病辨证为少阴病之水饮证。

参《伤寒论》"伤寒发汗已，身目为黄，所以然者，寒湿在里不解故也，以为不可下也，于寒湿中求之"，《金匮要略》"病痰饮者，当以温药服之"，法取真武汤加干姜、山药、茵陈，温阳化饮除湿，故二便正常，心悸、胁痛消失，脾脏明显缩小。"阳气者，精则养神，柔则养筋"，服药后饮去阳复，精神焕发，肢体初如冬日之柳枝今得春日阳气温煦，则伸展自如。

本案患者之病因尤为常见，然何以至患如此之深？盖病人金秋之季落水受惊受寒，心神惮散；惊则气乱，恐则气下，加以受寒湿侵袭，致使气机升降出入失常。经云"阳气者，烦劳则张"，患者又于盛夏酷热难耐，步行劳倦，此时人体阳气偾张，腠理开汗大泄，骤然灌入大量冷水，又入河水浴，冷热相搏，气机闭塞，令汗不出，正如《黄帝内经》所述"皮肤缓则腠理开，开则邪气入，入则抵深"。盛夏之时，阳气盛于表，虚于里，此时贪凉饮冷，寒邪直中于里，两寒相感，雪上加霜。如此寒饮久客不去，则"内闭九窍，外壅肌肉"，结于胁下则发为脾大，泛于诸身则肢颤、心悸、痉挛，且日久虚劳羸弱诸象迭出。《黄帝内经》云："长夏善病洞泻寒中。"而常人不知，又不明养长之道，自谓年轻身壮，贪凉图冷，无关性命，终致诸病缠身，而犹不知所谓何因，岂不痛夫。

吾家居于黄河堤畔，家乡有数个窑厂，夏季炎热加之窑内温度倍于外界，烧砖瓦者劳作于内，往往大汗淋漓，此时身热至极，竟有不待大热大汗之躯稍事缓和，骤然跳入黄河洗浴，命薄身弱者即此而殒没，如此者，已有数例，让人不寒而栗。且《金匮要略》果实菜谷禁忌并治第二十五："夏月大醉汗流，不得冷水洗其身，及使扇，即成病。"所以圣人总是在不厌其烦地告诫我们如何养生，我们当谨守其道。

然临床中亦有见小便黄、胁痛、痔疮、大便下血、舌苔黄腻等症认为是湿热证者，便选用清热解毒利湿之辈，置阴阳表里寒热于不顾，这也是病情缠绵难以痊愈的主要原因，临证不可不详审。

案例九

抽动症案例两则

案一　朱某，男，7 岁。

初诊：2017 年 8 月 12 日来诊。主诉：头项面部肌肉抽动 1 周。2017 年 8 月 6 日外感伴随头项及面部肌肉抽动，8 月 11 日至 8 月 12 日上午发热 38℃，自服退烧药后体温渐至正常，动则汗出，咳嗽，口不渴，纳眠可，二便调。烦躁不安，易怒，面色红润。舌质红苔白腻，脉涩。

处方：桂枝 15g，生白芍 15g，炙甘草 10g，葛根 20g，生姜 15g，大枣 3 个（切开）为引。七剂，日 1 剂，水煎服。

二诊（2017 年 8 月 19 日）：服上方效可，3 剂药后项部抽动明显好转，烦躁不安及易怒情绪也明显缓解。现稍有抽动，咳嗽有痰难咯，流涕，汗多，口不渴，盗汗，纳一般，二便调。舌质红，苔白，脉涩。处方：桂枝 15g，生白芍 15g，炙甘草 10g，生姜 15g，大枣 3 个（切开）为引。七剂，日 1 剂，水煎服。

三诊（2017 年 9 月 4 日）：服上方效可，夜晚出汗好转，项部及左肩偶尔抽动，白天活动易出汗，手心热，纳眠可，食肉易便秘，大便两日一次，小便调。舌质红，苔白腻，脉缓。处方：桂枝 15g，生白芍 15g，炙甘草 10g，葛根 20g，生姜 3 片，大枣 3 个（切开）为引。七剂，日 1 剂，水煎服。

案二　陈某，男，13 岁。

初诊：2017 年 8 月 19 日。主诉：面部抽动一年余。紧张及情绪激动时面部抽动，汗多，前两日傍晚流鼻血，纳少，大便干，两日一行，小便调。面色暗，体形瘦。舌质淡，苔白，脉涩。

处方：桂枝 20g，茯苓 30g，生白术 30g，炙甘草 15g。七剂，日 1 剂，水煎服。

二诊（2017 年 8 月 26 日）：服上方效可，面部抽动好转，汗多，口和，近期嗜睡，易困，打嗝，大便两日一次，小便调。处方：桂枝 20g，茯苓 30g，生白术 30g，炙甘草 15g，清半夏 12g，生姜 15g。七剂，日 1 剂，水煎服。

按语：观此二例，虽均为面肌抽动，但病机并不相同。观其脉证，知犯何逆，随证治之。不能以症状是否相同来处方用药，要依患者禀赋及病机辨证论治。

案一患者立秋后感寒，营卫失和，出现发热、咳嗽、汗出等症状，其面色红润，烦躁不安，易怒，正如《伤寒论》第 48 条有"设面色缘缘正赤者，阳气怫郁在表，当解之熏之；若发汗不彻，不足言，阳气怫郁不得越，当汗不汗，其人躁烦"，当采用解表之法，故据《伤寒论》第 14 条"太阳病，项背强几几，反汗出恶风者"，处方桂枝加葛根汤。二诊时果收佳效，3 剂即见项部抽动及烦躁不安、易怒情绪明显好转，但仍咳嗽有痰，流涕，眠时出汗等表现，据伤寒论第 5 条"伤寒二三日，阳明、少阳证不见者，为不传也"，病位仍在太阳，故处以桂枝汤调和阴阳。三诊时情况较之前好转，仅有项臂偶尔抽动，仍以桂枝加葛根汤善后。

案二患者来时观其面色暗，不欲言，纳少等，根据表现判断为阴证，内经中有"人之所以参天地而应阴阳也，不可不察"。脾胃属土，筋属肝，脾胃运化无力，进而出现纳少、汗多、大便干、面部抽动等症状，方选苓桂术甘汤。《金匮要略·痰饮咳嗽病脉证并治第十二》"病痰饮者，当以温药和之。心下有痰饮，胸胁支满，目眩，苓桂术甘汤主之"，用桂枝甘草温性之药来升发人体的阳气，茯苓白术健脾利湿，二诊时面部抽动好转，阳气为湿所困，故患者嗜睡易困，易打嗝为阳虚气逆，在原方基础上合小半夏汤以和胃降逆，更增除湿升阳之功效。

小青龙汤在儿科的加减应用举隅

河南中医药大学第一附属医院儿科医院　　陈文霞　李向峰

小青龙汤是医圣仲景名方，在《伤寒论》和《金匮要略》中多有论述，该方由麻黄、桂枝、细辛、干姜、五味子、白芍、半夏、甘草组成，有解表散寒、温肺化饮之功，因其散中有收、开中有合、祛邪而不伤正的配伍优势，广泛用于临床各科外寒里饮证的治疗。

一、小青龙汤的来源、组成、功用

（一）小青龙汤出处

小青龙汤初载于《伤寒论》40 条"伤寒表不解，心下有水气，干呕，发热而咳，或渴，或利，或噎，或小便不利，少腹满，或喘者，小青龙汤主之"。又见于41 条"伤寒，心下有水气，咳而微喘，发热不渴。服汤已渴者，此寒去欲解也。小青龙汤主之"。在《金匮要略·痰饮咳嗽病脉证并治第十二》也提及小青龙汤，第23 条"病溢饮者，当发其汗，大青龙汤主之；小青龙汤亦主之"及第 35 条"咳逆喘息不得卧，小青龙汤主之"，都是关于小青龙汤治痰饮的论述。

（二）小青龙汤方证解析

小青龙汤在《伤寒论》中主要论太阳伤寒兼水饮的证治，对于素有水饮之人，一旦感受外邪，"伤寒表不解"，则风寒束表，皮毛闭塞，卫阳被遏，营阴郁滞，除条文中所载发热外，还应见恶寒、无汗、身体疼痛、脉浮紧等；"心下有水气"，此处心下指的是胃脘部，是水饮停蓄于心下胃脘部，外寒引动伏饮，寒饮相搏，上扰肺胃，胃气上逆则干呕，水寒上凌心肺，致使肺气上逆则咳喘痰多而稀。

原文中自"或渴"以下，皆为或然症。由于水饮之邪变动不居，可随三焦气机升降出入，或壅于上，或积于中，或滞于下，故其症状也多有变化。水停为患，一般不渴，但饮停不化，津液不滋，也可口渴，但多渴喜热饮，或饮量不多；水走肠间，清浊不分则下利；水寒致气机凝滞，故小便不利，甚则少腹胀满；水饮凌肺，肺气上逆则发为咳喘。诸或然症，并非必然见于临床，但其病机关键为水饮内停。因此，小青龙汤的方证为外有表寒，内有水饮，治以发汗蠲饮，表里同治。

陈修园悟出"水饮二字，为咳嗽之根"，在《医学三字经》中指出："《金匮要略》治痰饮咳嗽，不外小青龙汤加减。方中诸味皆可去取，唯细辛、干姜、五味子不肯轻去。"陈修园在《医学实在易》中又指出："《金匮要略》以小青龙加减为五方，皆以行水为主也。麻黄、桂、芍可去，干姜、细辛、五味子必不可离，寒者可加附子；热者可加石膏、大黄；湿者可加白术、茯苓；燥者可加天门冬、麦门冬并阿胶、玉竹、枇杷叶；下虚者可加巴戟天、鹿角胶；上虚者可加黄芪、白术；多痰者可加桑白皮、茯苓。孙真人颇得其秘。"笔者根据多年临证经验体会到小青龙汤中干姜、细辛、五味子是本方治疗饮咳的核心药物，不可轻移。因此，对素有咳喘之人，在日常辨证用方的基础上，加用姜辛味，不但可以治疗喘、咳嗽、哮，即使治疗他症，也不易诱发咳喘。

二、小青龙汤在儿科临证应用举隅

（一）咳嗽

小青龙汤的常见症状是咳嗽，小青龙汤是治疗咳嗽的最常用方之一。陈修园在《医学三字经》指出"柯韵伯治咳嗽，不论冬夏，不拘浅深，但是寒嗽，俱用小青龙汤多效"，方中"祛风散寒，解肌逐水，利肺暖肾，除痰定喘，攘外安内，各尽其妙。盖一肥家陈寒痼冷，非麻黄大将不能捣其巢穴，群药安能奏效哉"。小青龙汤儿科临床应用，可以说最为广泛，因为儿科咳喘患儿非常多，很多患儿，尤其喘息、痰多的孩子，就是受凉后引起的，包括夏天，也有很多咳喘的患儿，这跟吹空调有关，所以本方应用很广泛。临床治疗小儿咳嗽，笔者最喜欢用的方子就是小青龙汤，以下是两则病案。

咳 嗽 案

案例一 岳某，男，13岁。

初诊：主诉"咳嗽2天，发热1天"，于2017年11月19日就诊。患儿平素受寒后易咳嗽，每咳皆10余日不见缓解。2天前，因外出游玩受寒出现阵发性咳嗽，以刺激性干咳为主，夜间加重。1天前，患儿开始出现发热，中低热为主。刻下症：阵发咳嗽，咳吐白黏痰，咽痒，恶寒，发热，无汗，咳剧时有恶心不适。舌质淡，舌苔薄白，脉弦浮。

诊断：咳嗽（外寒里饮证）。

治法：解表化饮。

方药：小青龙汤：麻黄6g，桂枝6g，干姜6g，细辛6g，五味子6g，白芍6g，姜半夏9g，炙甘草6g。3剂，每日1剂，水煎服。

二诊：服上药2剂后热退，咳嗽减轻。现夜间仍有轻咳，有痰，舌质淡红，舌苔薄白。调整处方，予苓甘五味姜辛汤合二陈汤加减3剂善后，诸症痊愈。

按语：本案患儿平素遇寒则咳，内有伏饮无疑，于本次再次外感风寒，寒邪束表，卫阳被郁，故发热；外寒引动伏痰，气道不利，肺之宣发肃降失司，故咳嗽痰多，符合外寒内饮之小青龙汤证，故服药2剂而热退，咳嗽明显减轻。本案辨证取小青龙汤方建功，取其外解表寒，内化水饮，温通之功。临床上小青龙汤治咳喘多被人熟知，而对发热的治疗功效多被忽视，这可能和后世多熟知小青龙汤治外寒内饮有关。《伤寒论》原文"伤寒，表不解，心下有水气，干呕发热而咳，或渴、或利、或噎、或小便不利少腹满、或喘者，小青龙汤主之"，由此可见小青龙汤是可以治疗发热的，有解表散寒之功效，这在原文已说的很明确。方中麻黄、桂枝均为辛散解表之药，中病即止，不可过用，以免耗伤阳气，因此，二诊予苓桂术甘汤合二陈汤加减，以温阳化饮，清除伏痰。

案例二 王某，男，8岁。

初诊：主诉"咳嗽3天"，于8月10日来诊。患儿3天前贪凉冷饮（放学后汗出较多，又吹空调、吃雪糕）出现咳嗽，初为轻咳，后咳嗽渐加重，有痰，鼻塞、流清涕，无发热，腹胀、纳差，咳剧时有恶心不适。咽不红，舌质淡，舌苔白微厚，脉弦浮。肺部听诊呼吸音粗，未闻及干湿性啰音。

中医诊断：咳嗽（风寒束肺证）。

西医诊断：支气管炎。

治法：解表散寒，温肺止咳。

方药：小青龙汤：蜜麻黄6g，桂枝6g，白芍6g，细辛3g，五味子6g，干姜6g，姜半夏9g，炙甘草6g。中药配方颗粒3剂，每日1剂，分三次水冲服。患儿家长为笔者的大学同学，电话告知患儿3剂药后，咳嗽已痊愈，提及以前孩子一咳嗽都咳嗽10天半个月的，这次是好的最快的一次，喜悦之情，溢于言表。

按语：本案患儿发病于盛夏末，看似用小青龙不合理。笔者上学期间，教方剂的老师曾说夏季不可用麻黄剂，工作之后，带教的老主任也说，小青龙汤及麻黄类方是冬春季节的方，夏季切记不可用，果真如此吗？当然不是，中医是讲辨证的，现代社会生活质量较前明显好转，小儿因夏季吹空调、喝冷饮而受凉者比比皆是，虽属夏季，但究其病机仍是外寒内饮，小青龙汤依然可用。本例患儿病因为汗出后受寒，又寒饮入胃，而致寒邪束于表、饮邪留于胃，既往又有反复咳嗽病史，符合中医痰饮留伏，正合小青龙汤法，因此三剂痊愈也在情理之中。这就是中医辨证论治的魅力、经方方证对应的魅力！

以上两个病例中半夏用的量都偏大，半夏燥湿化痰的功效很好，这是笔者在看《经方实验录》学到的经验。

（二）肺炎喘嗽

肺炎喘嗽案

李某，男，2岁9个月。

初诊：主诉"咳嗽、发热2天"，于2019年1月18日来诊。患儿1天前随父母外出受凉后出现咳嗽，痰多，伴喘鸣，流涕，自服布洛芬及头孢克肟颗粒等，症状无明显改善，遂来诊。刻下症：发热，体温38.5℃，咳嗽，痰多，喉间痰鸣，流清涕，纳食差，大便偏干。舌质红，苔白厚，指纹浮红。查体：咽充血，三四征阳性，呼吸浅促，双肺可闻及中等量湿啰音及呼气相喘鸣音。辅助检查：血常规无明显异常，血清支原体阴性。因患儿喘息症状较重，笔者查看后建议住院，家长因自身原因拒绝，要求门诊中药治疗。

中医诊断：肺炎喘嗽（外寒内热证）。

西医诊断：肺炎。

治法：温肺散寒，止咳平喘。

方药：小青龙汤加味：麻黄12g，桂枝12g，姜半夏18g，细辛9g，干姜9g，五味子9g，生石膏60g，甘草9g，浙贝母10g，射干12g，炒僵蚕20g，蝉蜕12g。1剂，分3天9次冲服。

二诊：患儿服上方1剂后热退，咳喘减轻，第三天复诊时，偶咳，无喘息，无发热，纳食一般，大便服药期间偏稀，家长代诉排出较多黏液样便。舌质淡，苔白稍厚，仍有清涕，肺部听诊呼吸音稍粗，未闻及明显啰音。（家长很高兴，说你看这次也没住院2天就好了，疗效很神奇啊，当时我跟诊的学生也很惊奇，说老师，你用的什么秘方啊，我说哪有秘方，就是个小青龙汤加了几味药）。因患儿病情明显好转，后续改予六君子汤加味善后。处方：党参10g，白术10g，茯苓10g，炙甘草6g，桔梗6g，五味子3g，杏仁10g，苏子10g，桑白皮10g。中药配方4剂，每日1剂分三次水冲服。4服药后病情稳定，电话咨询下步治疗，建议停药，无反复。

按语：本例患儿是典型的受寒后咳喘，所谓"形寒饮冷伤肺"，方选小青龙汤为主，以温肺化饮，止咳平喘；加生石膏，因其有热（阳明经）；射干、浙贝母清肺化痰；僵蚕、蝉蜕升清降浊，仿升降散意，均为辅助用药。本方起主要作用的仍然是小青龙汤。二诊，调整处方为六君子汤加味，既为治疗，也为调护而设。

（三）喘证

哮喘案

张某，男，1岁3个月。

初诊：主诉"咳嗽、喘息1天"，于2018年4月6日来诊。1天前，患儿不明原因咳嗽，喘息明显，表现为张嘴呼吸，鼻翼翕动，无发热，喉中有痰，声如曳锯。舌质淡，苔白厚，指纹浮红。双肺听诊可闻及喘鸣音及中等量湿啰音。三四征（＋＋）。

中医诊断：哮喘（风寒束肺证）。

西医诊断：喘息性支气管炎。

处方：小青龙汤加味：麻黄3g，桂枝3g，细辛1g，五味子3g，干姜1g，白芍3g，姜半夏4.5g，炙甘草3g，紫苏子6g，白芥子6g，莱菔子6g，炒白果3g，射干4.5g。中药散装颗粒3剂，每日1剂，分三次冲服。

二诊：咳嗽明显减轻，无喘息，肺部亦未闻及明显喘鸣音，予本院散剂调理善后，处方：银杏散3g，二陈散3g，参苓白术散3g，4剂后病情已愈，嘱其避风寒，饮食调护。

按语：本案患儿素有喘疾，自3月龄起已反复发作数次，多于笔者处就诊，每次予小青龙汤加减治疗皆愈，其根本病机仍是痰饮留伏，复感风寒而引发。《金匮要略·痰饮咳嗽病脉证并治第十二》中第24条"病痰饮者，当以温药和之"，而小青龙汤正是其中的代表方剂。笔者认为西医支气管肺炎（包括喘息性支气管炎）从病理上来讲，气管和肺泡的炎症分泌物是可以等同于中医所讲的痰饮，中医学认为肺炎的病机在于肺气郁闭，所谓的肺气郁闭就是肺的宣发肃降功能失司，导致痰饮内生，若辨证属风寒束肺而发，则小青龙汤可放胆用之，而笔者多年临床实践证明这种推断是正确的。

（四）过敏性鼻炎

鼻鼽案

陈某，男，5岁。

初诊：主诉"反复鼻塞流鼻涕半年余，再发1周"，于2018年3月25日来诊。半年来患儿反复鼻塞，流清涕，打喷嚏，夜眠呼吸不畅，当地医院诊断为"过敏性鼻炎"，予雷诺考特喷鼻，氯雷他定、鼻渊通窍颗粒、辛芩颗粒等口服治疗，患儿症状时好时坏，若受寒则鼻塞明显加重。1周前因受寒，患儿症状再次加重，表现为鼻塞，流鼻涕，呼吸不通畅，用上药后症状未见好转。刻下症：鼻塞，清鼻涕，打喷嚏，说话鼻音较重，头晕，平时恶风怕冷，二便正常，饮食睡觉尚可，舌淡，苔白厚，脉沉细。

中医诊断：鼻鼽（风寒客表、水饮内停）。

西医诊断：过敏性鼻炎。

处方：予小青龙汤加减：麻黄6g，桂枝9g，细辛3g，干姜6g，五味子6g，白芍6g，苍耳子9g，辛夷6g，石菖蒲6g，蝉蜕6g。6剂，日1剂，水煎服。

二诊：4月6日复诊，服上方后鼻塞、流涕症状明显改善，效不更方，继服7剂后诸症好转，停药。

按语：过敏性鼻炎属中医学"鼻鼽"范畴，小儿鼻炎大多表现为阳气不足，常因气候变化、贪凉饮冷而诱发。症状主要表现为突发性鼻腔作痒、喷嚏频作、鼻塞、流涕清稀量多、嗅觉暂时减退，或伴有头痛、健忘、微恶风寒等，呈反复发作，病程一般较长。临床常行抗过敏和脱敏治疗，但收效甚微。小青龙汤加味主治风寒客表、水饮内停，为辛散温化之剂，方中麻黄、桂枝通阳宣肺；干姜、细辛温肺化饮；五味子、白芍辛温发散；半夏燥湿化浊，炙甘草健脾益气；加石菖蒲开窍；蝉蜕轻清宣透，疏散风热；加苍耳子、辛夷、白芷、薄荷、乌梅等可增强宣通鼻窍之功，又有良好的抗过敏的作用；有热象而见烦躁者，加石膏、黄芩以清郁热；体弱者加参、芪以扶助正气，可促进症状消除。诸药合用，切中病机，临证可参考用之。

三、小结

综上，小青龙汤的临床应用以恶寒发热，无汗，喘咳，痰多而稀，苔白滑，脉浮为辨证要点，俗称为"水样的鼻涕，水样的痰"。因本方多温燥之品，辛散温化之力较强，应以确属水寒相搏于肺者，方可使用，阴虚干咳无痰或痰热证者，不宜使用。此外，还需注意小儿用量及疗程，经方的剂量，始终是历代中医学者研究的课题。关于小青龙汤用药剂量，原文提及：先煮麻黄，去上沫，纳诸药，煮取3升，强人服1升，羸者减之，小儿服4合。而且方中麻桂辛散，不可久服，中病即止。现代经方大家胡希恕先生说"本品不可久服，病去大半，常以苓桂术甘汤调理善后"，这也是以上几则病例，患儿咳喘好转后要调理的原因。

"温阳通脉，益气活血"法治疗胸痹验案举隅

河南中医药大学第一附属医院老年病科　邓伟

随着社会的进步和科技的发展，人们生活水平逐渐提高且生活方式也有着很大的变化。"胸痹"一证，是临床的常见病、多发病，其中医证候也随着社会发展具有一定的时代特征。由于冰箱、空调在日常生活中的不当应用，加之天之寒邪，两寒相加，则寒凝心脉、气虚血瘀型逐渐在胸痹之证中成为"病证之首"，尤为年老者，处于人生"冬季阶段"，体质偏弱偏虚者居多，更易遭胸痹之证缠身。胸痹，其病位在心，与其他四脏联系也较为密切。心主血、肺主气，脾胃为气血生化之源，心肺最易遭受外邪侵袭，且肺为娇脏。在中医经典中关于记载寒邪致病的描述甚多，如"寒则血凝不流""形寒饮冷则伤肺"等，在《伤寒杂病论》中更有专篇论述寒邪所致五脏之病。人体受邪气侵袭，最初仅气血津液运行不畅，逐渐则导致心肺功能失常，二者长期相互影响，形成恶性循环，导致气、血、津液、痰瘀等有形之实邪闭阻心脉，积久则为胸痹。根据《素问·至真要大论》"寒淫于内，治以甘热""结者散之""逸者行之"的理论，遵循"治病必求于本"的原则，病证属寒凝心脉、气虚血瘀者，皆可选用"温阳通脉、益气活血"之治疗大法。

冠心病属于中医学"胸痹""胸痹心痛""真心痛"等范畴，冠心病（CHD）是心内科常见疾病，发病机制复杂，多认为与感染、饮酒、精神刺激等因素有关，且流行病学调查显示，我国 CHD 发病率呈逐年上升的趋势，严重威胁患者身心健康及生命安全。据调查我国老年人是心血管疾病和精神心理疾病高发人群。年老体虚、寒邪侵扰心脉、情志内伤、饮食不节、过劳等均为本病的发病因素。耄耋之人常肾阳不足、正气不足，外感寒邪乘虚而入，收引心脉，正如《素问·举痛论篇》曰"寒气客于脉外则脉寒，脉寒则缩蜷，缩蜷则脉拙急，拙急则引小络，故卒然而痛"；或外寒侵袭，损伤心阳，阴寒内生而发病。因此本病多以寒凝正虚为主，所以治疗时应注重扶正补虚，益气活血。

一、中医对于胸痹"寒凝心脉、气虚血瘀"的认识

寒邪可致气机运行失常，则痰、瘀为气血津液输布运行障碍、不归正化的病理

产物。汉代医家张仲景于《金匮要略》提出"胸痹"病名，认为心阳不足或痰浊、瘀血、寒凝等阴邪阻滞脉道而致胸痹，创立"阳微阴弦"理论。现代医家曹忠义等认为，阳微正虚，阴乘阳位是冠心病基本病机，心为"阳脏"，以阳气为用，心阳不足，血脉失于温煦鼓动，可致血液运行迟缓，阴邪阻滞脉道发为胸痹。肾为先天之本，内寄元阳，"五脏之阳气，非此不能发"。肾阳亏虚，君火失用，则心阳生化无源，宗气衰少，胸阳不展，心脉阻滞，年老肾阳不足，影响脾之运化，水谷精微生化乏源不能上济于心或聚湿生痰，上犯清阳，气机不畅，或痰阻血脉而发胸痹。可见心肾阳虚是发病的基础，阴邪是致病的直接因素。

二、"温阳通脉、益气活血"法是治疗胸痹的基本大法

《素问·调经论》云："血气者，喜温而恶寒，寒则泣而不能流，温则消而去之。"治疗应首温心阳，激发心阳推动和温煦之功，阴寒遇温则散，痰浊遇温则化，饮邪得温则消，瘀血得温则行，以达"益火之源，以消阴翳"的目的。在临床治疗上要始终以温通心阳为主，同时调畅气机、化痰利水，选择对症方剂。刘仕利等发现采用祛痰化瘀、益气温阳法治疗冠心病合并心律失常可以改善患者的整体生活质量。结合"寒淫于内，治以甘热""结者散之""逸者行之"的理论，故提出"温阳通脉、益气活血"的胸痹治疗大法。

三、"温阳通脉，益气活血"法治疗胸痹验案选介

笔者跟从国医大师周仲瑛、张磊教授及国家级名老中医杜雨茂教授学习期间，曾梳理过大师们的诊治经验，即从病机出发，针对病机论治。具体在中医诊疗冠心病方面，结合病证，均认为冠心病发病的病位在心脏之本体，根源在于血脉。温阳通脉，益气活血之法既能够改善冠心病患者机体内环境，又能够改善脏腑气化功能，使气血津液得温则行，既能够充养血脉，又可防痰浊、脂浊形成。在治疗老年患者标本兼顾，又以扶正为主的基础上，以此治疗法则实施，临证多获良效。择其例报道如下：

患者，女，81岁，已婚。初诊：2014年11月5日。

主诉：1天前劳累后出现心慌、胸闷，伴右手中指疼痛，休息后心慌、胸闷稍缓解，但右手中指持续疼痛，为求中医治疗就诊。40年前患者开始出现心慌、胸闷，休息后不能缓解，遂至郑州某医院就诊，查心电图诊断为"冠心病"，经治疗后病情好转（具体不详），之后每因劳累、气温骤变、情绪激动时发作，长期服用"阿司匹林肠溶片、单硝酸异山梨酯缓释片、阿托伐他汀钙片"治疗，2014年1月

3 日因心慌、胸闷发作在郑州市某医院行冠脉造影提示：冠脉分布呈右优势型；LCA 开口起源分布正常，LM 内膜光滑，未见明显狭窄，LAD 内膜不光滑，近中段斑块，中段 60% 狭窄，前向血流 TIMI3 级，D1 开口 70% 狭窄，LCX 内膜光滑，未见明显狭窄，前向血流 TIMI3 级；RCA 开口分布起源正常，内膜不光滑，近段 50% 狭窄，中段斑块，前向血流 TIMI 3 级。经治疗好转出院（具体不详）。刻下症：神志清，精神疲倦，心慌，胸闷，右侧无名指及中指疼痛，双手掌稍苍白，口干，胃胀，食少，睡眠时间短，小便正常，排大便无力，舌淡暗，苔薄白，脉细涩。

既往史："糖尿病"病史 10 年，平素口服药物（具体不详）治疗，血糖控制可；"高脂血症"病史 1 年，未进行治疗，否认药敏史。

辅助检查：入院查心肌酶、肌钙蛋白、心电图、风湿全套未见异常。

中医诊断：胸痹，属气阴两虚血瘀，兼中焦瘀滞证。

西医诊断：①冠心病；②糖尿病；③高脂血症。

治法：益气养阴安神，理气活血通脉。

处方：生脉散合丹参饮、酸枣仁汤加减。

党参 15g，麦冬 15g，五味子 9g，酒萸肉 15g，丹参 30g，檀香 3g，砂仁 3g，酸枣仁 30g，川芎 15g，知母 15g，茯苓 15g，茯神 30g，苏梗 15g，香附 12g。

五剂，1 日 1 剂，分两次服，水煎服。

方义：患者出现心慌、胸闷、睡眠时间短，病位在心。心气阴两虚，心脉失养而出现心慌、胸闷；睡眠时间短为心阴虚，阴不敛阳，心神失养所致；中指与手厥阴心包经关系密切，手厥阴心包经"循中指，出其端"，病位在筋脉关节，肝主筋；小腹凉属病位在肝，胃胀为气机瘀滞所致；气虚则精神疲倦、排大便无力、舌淡；阴虚津不上承，口唇失润则口干；血瘀则舌暗、脉涩；阴血不充则脉细。病位病性合参属心气阴两虚血瘀，兼中焦气机瘀滞。治疗以益气养阴安神，理气活血通脉为法。处方以生脉散合丹参饮、酸枣仁汤加减，其中生脉散益气复脉，养阴生津；丹参饮活血祛瘀，行气止痛，治疗血瘀气滞，心胃诸痛，方中檀香、砂仁量宜小，常用 3~5g；酸枣仁汤养血安神；加酒萸肉助养阴之力；苏梗，香附善理气之功。

二诊：2014 年 11 月 12 日。

患者神疲乏力减轻，心慌、胸闷、口干均较前缓解，胃胀、右侧无名指及中指疼痛同前，伴四末及小腹凉，遇凉加重，得温则缓，双手掌稍苍白。辨证属寒凝经脉。以温经散寒，行气活血，兼安神为法，予四逆汤合丹参饮加减。

处方：淡附片 9g，干姜 6g，甘草 6g，丹参 30g，檀香 3g，砂仁 3g，远志 15g，酸枣仁 30g，细辛 3g。

五剂，水煎服。1日1剂，分两次服。

方义：二诊患者神疲乏力减轻，心慌、胸闷、口干均较前缓解，说明气阴得复，心脉得养，但四末及小腹凉，遇凉后加重，双手掌稍苍白，辨证属少阴寒化证兼厥阴寒证，即阳虚寒凝经脉。阳虚不达，四肢末端失温故四末凉，双手掌稍苍白；寒凝筋脉故指节痛；足厥阴肝经"至小腹，夹胃两旁"，寒凝肝脉而小腹凉；肝寒犯胃，中焦气机凝滞故胃胀。治疗以温经散寒，行气活血，兼安神为法。处方以四逆汤合丹参饮加减，四逆汤为《伤寒论》少阴寒化证的主方，加细辛温经散寒，李利沙等研究结果显示四逆汤加减联合麝香保心丸治疗冠心病心绞痛可改善心功能，提高临床疗效；丹参饮理气活血止痛；酸枣仁、远志养心安神。诸药合用药中病机，效如桴鼓。患者服用大热之剂而无口干、咽痛等上火之象，说明阳气未充，散寒未尽，故当温之。

三诊：2014年11月17日。

患者诉心慌、胸闷、胃胀明显减轻，睡眠时间延长，右手中指疼痛减轻，四末及小腹仍凉，但较前缓解，无口干。

处方：效不更方，守方续服；并配合艾灸治疗。

五剂，水煎服。一日1剂，分两次服；艾灸足三里、关元、手中指，直接灸，各15~25分钟。

方义：效不更方，以求全效。《伤寒论》第3、4、9条："伤寒，脉促，手足厥逆，可灸之。"针药不及，艾灸可至，艾火温通，以助药之力，艾灸手中指则为近治；《灵枢·四时气》云"著痹不去，久寒不已，卒取其三里骨为干"，即足三里有祛寒痹，温脾胃之功；关元为先天气海，元阴元阳在此交会，虚证则灸，可温气血以补益。

四诊：2014年11月22日。

患者诉无心慌、胸闷发作，四末凉及右手中指疼痛消失，双手掌红润，睡眠可，小腹凉减轻，大小便正常。中药续服7剂，巩固疗效。随诊半年，起居如常。

升麻鳖甲汤一元解及临床应用

南方医院古中医科　吕英　李景君

《金匮要略·百合狐惑阴阳毒病脉证并治第三》论及升麻鳖甲汤用于治疗阴阳毒，"阳毒之为病，面赤斑斑如锦纹，咽喉痛，唾脓血。五日可治，七日不可治。升麻鳖甲汤主之。阴毒之为病，面目青，身痛如被杖，咽喉痛。五日可治，七日不可治。升麻鳖甲汤去雄黄、蜀椒主之"。

笔者认为升麻鳖甲汤为治毒方剂之祖，"毒"《说文解字》解释为"厚也，害人之草"。"毒"的概念在中医学里是非常广泛的，有药物之"毒"、病因之"毒"和病证之"毒"，"阴阳毒"为病证之"毒"。中医学中以"毒"命名的病证还有"温毒""湿毒""丹毒""胎毒"等，这些病证主要涉及西医学的传染性或感染性疾病。针对这些以毒命名或由毒所致的病证，中医的治疗原则是解毒，具体的治疗方法包括清毒、败毒、宣毒、透毒、托毒、祛毒、散毒等，目的均为使邪有出路，这也是升麻鳖甲汤被称为治毒方祖的重要原因。治疗时始终遵循这一思路，升麻鳖甲汤治疗慢性肝炎、肿瘤、皮肤病、血液病、免疫病等临床多种疾病都有较好疗效。

立足气一元论，凡病皆为本气自病，人乃禀天地阴阳五行之气而生，此类患者禀赋的共同体质特点为土气不足，内生邪热，蕴结成毒，深伏体内居中主土之阳明界面。依据"邪之所凑，其气必虚"，当禀赋此种体质特点的人在某年某月某日与相应天地之气发生同气相求时则病发。但临证时如何对"毒"进行辨证思考，如何理解升麻鳖甲汤的组方依据，笔者结合多年使用该方的经验，详述于下。

笔者认为，阴阳毒的理解重在一个毒字，观点同尤在泾所曰"毒者，邪气蕴结不解之谓"。通过对阴阳毒原文及对"毒"字参悟，此种邪气蕴结不解之毒对应风寒暑湿燥火六气中一气或两气以上的无形气结为主，部分体现为有形的气结，如痰瘀、水湿等病理产物。临床体会可用此方治疗皮肤病、癌症等。

方药解析：①升麻在此方中重在解毒，但在升陷汤中重在升提中气，在升阳散火汤、升阳益胃汤中重在升阳散火，清瘟败毒饮中重在解时气毒疫。用此方治疗疑难杂病，升麻解毒的同时皆有上述三种作用，对应太阴、阳明两个界面。②土能生万物，无土不成世界，正如《素问·宝命全形论》："天覆地载，万物悉备，莫贵于人。人以天地之气生，四时之法成。"《素问·太阴阳明论》："脾者土也，治中央，常以四时长四脏，各十八日寄治，不得独主于时也。"土在人身上的作用对应土能伏火，体现为先天坤卦恒顺承天之厚德载物之力，土之生化运载之功对应《素问·六节藏象论》"脾胃大肠小肠三焦膀胱者，仓廪之本，营之居也，名曰器。能化糟粕，转味而入出者也，其华在唇四白，其充在肌。此至阴之类，通于土气"的功用。故谓之"国老"的甘草具益土伏火解毒之功，因此阴阳毒方均用此药，对应太阴、阳明两个界面。③鳖甲、当归针对血分。血分对应血少、血虚、血寒、血热、血凝、血实。此方鳖甲对治少厥阴界面和《温病条辨》中温病后期的邪伏阴分证；当归对治厥阴、阳明两个界面不足的血分。因厥阴的本体为阴精血，阳明的本体为液津血，故二药合用虽入血分但增强的却是气、津、液。阳毒反用雄黄、蜀椒，结合对乌梅丸、己椒苈黄丸中配伍蜀椒参悟，笔者认为阳毒的源头为厥阴寒而致的邪气蕴结不解，依据厥阴从中为少阳，少阳之上，火气治之，厥阴中化太过为火，故名阳毒。势盛者用蜀椒辛香辣入肺，雄黄味辛性寒解土中浮火、辟秽，色黄入肠胃、三焦，共达快速透解邪毒之效。方后有云服之"取汗"，佐证本方重在透解。阴毒的源头为太阴寒而致的邪气蕴结不解，太阴之上，湿气治之，依据太阴从本之理，湿邪为患，故名阴毒，不能速消速散，用鳖甲、当归、升麻、甘草即可。若病机介于阴阳毒二者之间，未出现典型的原文之症，但其端倪已显现，用病机统万病，临证时凡正气内匮，邪气蕴结不解，血分伏热明显者，上方加牡丹皮；若阴血虚出现骨火，则加地骨皮；若太阴内伏寒湿转化为有形之伏痰，则加干姜、生牡蛎；如阳明邪热与太阴湿邪同时存在，首加花椒，次考虑利用少阳枢机恢复二者功能，则加柴胡。

典型病例

案例 江某，男，56岁。

初诊：因"反复头晕、乏力、气短，伴皮肤萎黄6月余"于2017年12月12日欲求中医治疗，遂来我科就诊。患者6月前无明显诱因出现上述情况，当地医院就诊，未明确诊断；因病情进展，于2017年10月来我院血液科住院治疗，主要诊断为：①骨髓增生异常综合征，IPSS（国际预后积分系统评分）：4分；②慢性乙型病毒性肝炎、肝功能异常。每周输注2～4u红细胞，输血后上症改善；"地西他滨"化疗3次，最后一次化疗时间为2017年12月2日。刻诊：精神疲乏，嗜睡；怕风怕冷怕热，汗出无异常；夜间口干、口苦，需饮温水3～4次；夜尿3次，影响睡

眠；易上火，表现为牙龈肿痛；易感冒，首发症状为咳嗽、咯痰、头痛；纳佳；血压正常；大便日 1~2 解，时烂时成形，顺畅；舌淡，苔薄黄，中见裂纹；脉细略搏指。

诊断：首诊考虑患者证属《金匮要略·百合狐惑阴阳毒病脉证并治第三》阴阳毒之阴毒。

处方：升麻鳖甲汤合木防己汤加味治疗。醋鳖甲 20g，当归 10g，广升麻 10g，牡丹皮 10g，甘草 15g，防己 10g，人参 10g，石膏 10g，桂枝 5g，赤芍 10g，姜炭 10g；7 剂。用法：每日 1 剂，每剂加水 600mL，文火煮 1 小时，煮取 50mL，顿服。守上方共服用 35 剂。

二诊（2018 年 2 月 6 日）：头晕、乏力、气短较前减轻，出现轻微咳嗽、咳痰，期间输等量红细胞，血色素下降速度较前减缓，纳眠可；二便调；手心热；舌淡红，苔白黄、中有深裂纹；脉转沉。中药处方：醋鳖甲 30g，当归 20g，广升麻 10g，牡丹皮 10g，甘草 30g，乌梅 9g，熟地黄 15g；21 剂。用法：每日 1 剂，每剂加水 900mL，文火煮 1 小时，煮取 50mL，顿服。

三诊（2018 年 2 月 27 日）：患病来第一次输血时间延长至一个月，既往 7~14 日需输血一次，每次输注红细胞 4u；2 月 21 日查血常规中血红蛋白为 46g/L，2 月 22 日输注红细胞 2u，较前减少一半，上次输血时间为 1 月 23 日，头晕、易疲劳、气短好转，纳眠可，手心热如前，大便每日 1~2 解，尿黄，舌淡，苔白腻，舌根略黄厚腻，裂纹如前，脉细滑。中药处方：醋鳖甲 30g，当归 30g，广升麻 20g，牡丹皮 10g，甘草 30g，乌梅 15g，熟地黄 30g，柴胡 5g，干姜 5g，姜炭 5g，煅牡蛎 30g，花椒 5g；30 剂。用法：每 3 日 1 剂，加水 1000mL，文火煮 1 小时，煮取 150mL，分 3 日服，每日 50mL 顿服。

四诊（2018 年 6 月 5 日）：当日查血常规中血红蛋白为 51g/L，于 5 月 4 日、5 月 29 日分别输注红细胞 2u；舌淡暗，苔薄白、根部深裂纹一条，脉大。中药处方：醋鳖甲 60g，当归 30g，广升麻 10g，牡丹皮 10g，乌梅 21g，熟地黄 90g，生地黄 90g，盐菟丝子 30g，人参 30g，姜炭 20g，花椒 5g，桂枝 20g，黑顺片 10g，射干 10g，山茱萸 20g，生牡蛎 30g；30 剂。用法：每 4 日 1 剂，每剂加水 1500mL，文火煮 1.5 小时，煮取 300mL，分 3 日服，每日 100mL，分 2 次服。

五诊（2018 年 11 月 13 日）：11 月 11 日查血常规中血红蛋白为 105g/L，铁蛋白 1126.00ng/mL（2017 年 12 月 9 日查铁蛋白为 5130.20ng/mL），近 5 月未输血治疗，精神、纳眠可，舌淡红，苔薄白微浊，裂纹如前，脉细缓。中药处方：守方加药量，乌梅 30g，熟地黄、生地黄各 210g，桂枝 65g，生牡蛎 90g，余药同前。4 剂。

用法：每8日1剂，每剂加水3000mL，文火煮2小时以上，煮取800mL，分8日服，每日100mL，分2次服。

按语：骨髓增生异常综合征属于中医的"髓毒劳"，其基本病机为正虚毒结，是由毒邪内犯髓府导致精血不得化生所致，治疗当以解毒祛邪、扶正固本为主。患者就诊中医以来，未再进行化疗，输血间隔时间逐步延长，治疗五个月后未再进行输血，血色素逐渐上升至105g/L。此患者突出的表现为头晕、乏力、气短，属虚证，但口干、口苦、牙龈易肿痛、舌有裂纹及慢性乙肝病史及肝功能异常说明虚中夹有实火；因患者纳佳，说明胃主受纳功能尚可，依据土伏火、土载木之理，治疗原则以加强脾土生化运载之功为主，清解转化火毒之邪为辅，故施以升麻鳖甲汤为主加味治疗，期间加用的木防己汤重在加强肺胸膺膈肋阳明的主阖功能，因肺为水之上源，依据主气规律，阳明阖则坎水足，故可增强坎卦元气，阴阳并调；三诊出现大便转稀，说明太阴内伏寒湿，故加用干姜、姜炭、花椒温化寒湿，配合他药，无助阳明邪热之弊；少量柴胡利用少阳主枢加强阳明主阖和太阴主开之功，仿柴胡桂枝干姜汤组方之意，并加用煅牡蛎坠火收敛元气。四诊时升高的血色素较之前维持稳定，根据舌象深裂纹及脉大可知阳明多气多血功能失常，邪热炽盛，必耗损液、津、血、髓、精，故重用生地黄和熟地黄；但此二药有妨碍人身之气春之发陈、夏之蕃秀之力，故佐以桂枝、附子，依张锡纯来复汤之配伍及乙癸同源之理，合重剂山茱萸、牡蛎、菟丝子，蓄健萌芽以复元气；五诊血色素已上升至105g/L，故守方治疗，重在加强液、津、血、髓、精的生化之力。

治外感如将，要有胆有识，
治内伤如相，要有方有守

河南中医药大学第一附属医院血液肿瘤科　李国锋

临床中外感病和内伤病发病急缓不一，处理原则和恢复时间亦迥异，外感病往往是六淫之邪侵袭机体，起病骤急，症状较重，然而此类疾病，却是来也匆匆，去也速速，只要辨证准确，给邪以出路，脏腑机能可迅速恢复，气机升降能快速复常。治外感病，中医师要有足够的信心，辨证准确，要有胆有识。对于内科杂病的治疗思路和处理策略则与外感病不同。内科杂病治疗周期长，不能瞬息取效，要思路清晰，把握病机，持之以恒，方可见效。以下举例说明"治外感如将，要有胆有识，治内伤如相，要有方有守"。

案例一　许某，男性，45岁。2020年10月25日来诊。

初诊：患者因外出劳倦，复感风寒，出现感冒症状，本以为经休息饮水可自愈，不想迁延一周，且有发展趋势，症见咳嗽，痰不利，头痛，鼻塞，后颈部凉，时汗出，鼻出热气，口干，淡无味，纳一般，肩重，恶心欲呕，二便可，情绪一般，心悸，头蒙，膝关节疼，舌淡苔白，脉弦细。

患者工作劳倦，致卫气亏虚，卫外不固，稍遇风寒引触即出现外感之证，因正气不足，不能驱邪外出，虽经休养，不能自愈，风寒之邪束表，郁热不能外散，外邪犯肺，失于肃降而出现咳嗽，郁热煎灼肺津而生黏痰，风寒之邪阻络而见头痛、肩重等，肺气不宣而出现鼻塞，郁热由鼻外散而出现鼻出热气，总的病机为外邪束表，肺气失宣，郁热内蕴，治疗当宣肺散寒，清解郁热，疏理气机，调和营卫。

处方：麻黄桂枝汤加减。炙麻黄12g，炒杏仁15g，桂枝12g，炒白芍15g，葛根30g，枳壳12g，桔梗12g，白芷12g，川芎15g，细辛3g，连翘30g，薄荷12g，甘草10g，百部12g，生姜3片。3剂，水煎服，日1剂，分2次温服。

复诊：一周后回访，患者述病已痊愈，并细述当天晚上吃药后，即感浑身舒畅，晨起咳嗽减轻，诸症均已消失大半，3剂服完痊愈，叹服中药治病之神速。

按语：外感病起病急，发展快，症状突出，但往往治愈也快，因急性外感，邪气新入，正气尚未损伤，可通过药物鼓舞正气，引邪以出路，即可病去症消。治疗外感首辨阴阳，再别寒热，次分表里，最后再判断虚实，风寒之邪辛温发散之，风热之邪，辛凉疏解之，倘若内有郁热，亦可加辛凉清解之品，不可用苦寒伤阳之剂，正气不足可根据气血阴阳之不足，稍稍添加益气、温阳、滋阴、养血之品，但补不可过，以防阻滞气机，影响外邪之表散，用药整体达到恢复脏腑升降出入之气机，往往可立竿见影。治外感病，中医师要有足够的信心，辨证准确，要有胆有识。

案例二 伊某，男性，65 岁。2020 年 1 月 29 日初诊。

初诊：2020 年 1 月，患者伊某，前已在某三甲综合医院消化肝病科住院一个多月，腹水无法控制，病情越来越重，后病人放弃，要求出院，经介绍来诊。确诊肝硬化腹水 1 月余，有酗酒史，无肝炎病史；腹胀，尿少，纳食尚可，便通，舌淡红苔腻，脉细数。查体：腹胀大如鼓，腹皮紧张。彩超提示：腹腔大量积液。

臌胀之病多由肝、脾、肾脏腑功能失常所致，本例患者目前主要是腹胀，尿少，治疗当益气健脾利水，疏肝活血软坚，中医治水三法，发汗、利小便、通大便，此例病人以利小便，通大便为主，西药嘱仍口服利尿及保肝药物。

处方：逍遥散合五苓散加减，药用：生黄芪 30g，茯苓 15g，泽泻 20g，桂枝 12g，生白术 30g，猪苓 15g，当归 15g，赤芍 15g，柴胡 15g，酒大黄 12g，益母草 15g，泽兰 15g，厚朴 12g，醋鳖甲 30g，通草 4g。3 剂，生姜引，水煎服，每日 1 剂，分 2 次服。

二诊（2020 年 2 月 8 日）：腹胀，尿少，纳可，大便日 6~7 次，舌淡苔腻，脉弦细。患者反馈服上药未见好转，仅大便次数增加，但腹泻后未感不适，病重药轻，按之前原则略微调整，继续按上方，去黄芪，加苍术 12g，7 剂水煎服，日 1 剂，分 2 次服。

三诊（2020 年 2 月 14 日）：腹胀，尿少，纳可，大便日 5 次，小便黄，舌暗红，苔黄腻，脉弦数。病人症状未见好转，大便日 5 次，继续按二诊方加车前子 30g，7 剂水煎服，日 1 剂，分 2 次服。

四诊（2020 年 2 月 22 日）：腹胀，尿少，纳可，大便日 4~5 次，小便黄，体力可，舌红有齿痕苔黄，脉细。症状改善不明显，应用利水之剂，患者小便量未见明显增加，去泽泻、猪苓、泽兰、益母草、车前子等，加用党参补益脾气，丹参活血养血，三棱、莪术行气消瘀，药用：茯苓 20g，生白术 30g，枳实 12g，大腹皮 15g，当归 15g，赤芍 20g，柴胡 15g，酒大黄 12g，党参 20g，桂枝 12g，丹参 30g，醋鳖甲 30g，苍术 12g，厚朴 12g，通草 4g，三棱 12g，莪术 12g。7 剂，生姜引，水煎服，日 1 剂，分 2 次服。

五诊（2020 年 3 月 6 日）：腹胀，尿量增，纳可，大便日 3～4 次，小便黄，体力可，舌淡红有齿痕，苔腻黄，脉数。服药 1 月余，患者诉小便量增加，腹胀改善不明显，继续给予益气健脾，活血利水之剂。药用：党参 20g，茯苓 20g，生白术 30g，枳实 12g，三棱 12g，莪术 12g，当归 15g，赤芍 20g，柴胡 15g，酒大黄 12g，桂枝 12g，醋鳖甲 30g，丹参 30g，苍术 12g，厚朴 12g，通草 4g。7 剂，水煎服，日 1 剂，分 2 次服。

六诊（2020 年 3 月 20 日）：腹胀减轻，小便增加，大便日 3 次，小便黄减，纳可，体力可，腰酸，舌淡红有齿痕，苔腻黄，脉细。服药近 2 月，患者诉腹胀减轻，腹肌紧张度明显减轻，小便量增加，继续给予益气健脾，活血利水之剂，上方加泽泻 30g、杜仲 15g，7 剂，水煎服，日 1 剂，分 2 次服。

七诊（2020 年 4 月 3 日）：腹胀减轻，小便增加，大便日 3 次，小便黄，纳可，体力可，腰酸，舌淡红有齿痕，苔根黄腻，脉细。患者腹胀减轻，腹肌紧张度明显减轻，小便量增加，嘱减少利尿药物，可隔天服用，继续给予益气健脾，活血利水之剂，同上方 7 剂，水煎服，日 1 剂，分 2 次服。

八诊（2020 年 4 月 13 日）：腹胀减轻，小便可，大便日 3 次，小便黄，纳可，体力可，腰痛，舌淡红有齿痕，苔根黄腻，脉弦。患者诉腹胀减轻，腹部明显变小，小便量增加，嘱可停用利尿药物，继续给予益气健脾，活血利水之剂，药用：党参 20g，茯苓 20g，炒白术 20g，当归 15g，赤芍 20g，柴胡 15g，酒大黄 12g，桂枝 12g，醋鳖甲 30g，丹参 30g，苍术 12g，厚朴 12g，泽泻 30g，通草 4g，杜仲 15g，大腹皮 15g。7 剂，水煎服，日 1 剂，分 2 次服。

九诊（2020 年 4 月 21 日）：腹胀减，小便可，大便日 2 次，小便黄，纳可，体力可，腰痛，肩困痛，舌淡红有齿痕，苔根黄腻，脉滑数。患者腹胀减轻，腹部明显变小，小便量增加，上次生白术换为炒白术后，患者大便次数减少，已停用利尿药物，继续给予益气健脾，活血利水之剂，用去炒白术、大腹皮，加生白术 20g、猪苓 20g，7 剂，水煎服，日 1 剂，分 2 次服。

十诊（2020 年 4 月 27 日）：腹胀减，小便可，大便日 3～4 次，小便黄，纳可，体力可，腰痛，肩困痛，舌淡红有齿痕，苔白厚，脉滑数。患者腹胀减轻，腹部明显变小，小便量增加，上次炒白术换为生白术后，患者大便次数增加，继续给予益气健脾，活血利水之剂，上方加陈皮 12g，7 剂，水煎服，日 1 剂，分 2 次服。

十一诊（2020 年 5 月 15 日）：腹胀消，小便可，大便日 2 次，小便黄，纳可，体力可，腰痛，肩困痛，舌淡红有齿痕，苔白，脉弦数。治疗 3 月余患者腹胀消失，腹部明显变小，腹皮松弛，按之柔软，小便量可，嘱近期复查肝肾功能、腹腔彩超，继续给予益气健脾，活血利水之剂，药用：党参 20g，茯苓 20g，生白术 30g，当归 15g，赤芍 20g，柴胡 15g，酒大黄 15g，桂枝 12g，醋鳖甲 30g，丹参 30g，厚朴 12g，泽泻 30g，猪苓 20g，通草 4g，杜仲 15g，川牛膝 20g。14 剂，水煎服，日 1 剂，分 2 次服。

十二诊（2020 年 6 月 4 日）：腹胀消，腹大，但腹肌松弛，患者体重增加，小便可，大便日 2 次，小便黄，纳可，体力可，腰痛，肩困痛，舌淡红有齿痕，苔白，脉弦数。患者复查肝肾功能无异常，腹腔内仅可探及约 2cm 的积液，继续给予益气健脾，活血利水之剂，上方去通草，加木瓜 30g，10 剂，水煎服，日 1 剂，分 2 次服。

十三诊（2020 年 8 月 22 日）：腹胀消，腹大，大便日 3~4 次，小便量可，小便黄，急躁，纳可，体力可，腰痛，肩困痛，舌淡红有齿痕，苔黄腻，脉滑数。经半年治疗患者腹水控制，纳食、体力、小便均正常，患者及家属考虑病情已得到控制，自行停用中药 1 月，病人复查肝肾功能正常，腹水基本消失，患者诊断为肝硬化失代偿伴腹腔积液，目前腹水已得到有效控制，嘱患者定期复查肝肾功能及腹部彩超，以了解生化指标变化及肝脏变化情况。患者舌苔黄腻，湿热之象又起，加用清热利水的中药，并继续给予益气健脾之剂，药用：茵陈 15g，炒栀子 12g，酒大黄 12g，党参 20g，茯苓 15g，生白术 30g，当归 15g，赤芍 20g，柴胡 18g，醋鳖甲 30g，泽泻 30g，苍术 15g，厚朴 15g，姜半夏 12g，枳实 12g，金钱草 30g，木瓜 30g。14 剂，水煎服，日 1 剂，分 2 次服。

十四诊（2020 年 9 月 5 日）：腹水消，腹胀减，腹大，大便日 3~4 次，小便量可，小便黄，急躁，纳可，体力可，腰痛，肩困痛，面色暗，舌红，苔根腻，脉弦。患者近期又复查肝肾功能，各指标大致正常，彩超提示：腹水消失，纳食、体力、小便均正常，继续给予清热利湿退黄，加用清热利水及益气健脾之剂，14 剂，水煎服，日 1 剂，分 2 次服。

2020 年 10 月患者复查各指标正常，腹水已得到彻底控制，精神、体力、纳食及二便均正常，后定期随访。

按语："风、痨、臌、嗝"是内科四大难证，该病例即是其中之一的"臌胀"。内科杂病比如肝硬化腹水、肝癌、萎缩性胃炎等，治疗周期均需要半年以上，此类患者往往守方数月才见微效，但坚持下来却会柳暗花明。

该患者自 2020 年 1 月底开始服用中药后，初始 1 月未见疗效，1 个多月后尿量增加，腹胀缓慢减轻，直至腹水消失，前后守方用药半年有余，总方向以益气健脾、活血利水及清利湿热为原则，若病人不坚持治疗，医生不固守方向，则很难取得如此疗效。医学无止境，中西医目前都会面临一些束手无策的难题，应中西并重，衷中参西，取长补短，一方面积极利用西医学的检测手段和技术，另一方面坚持中医思维，通过辨证论治来诊疗临床疾病。中医对于疾病的认识仁者见仁、智者见智，但总体要以治病救人为原则，以临床疗效为检验实践的标准，不可因循守旧，亦不可故弄玄虚。实事求是的记录临床病案是中医师积累与成长的有效手段，希望通过这个病案验证"治内伤如相，要有方有守"的之理。

柴胡桂枝干姜汤合当归芍药散
治疗女性休止期脱发体会

驻马店市中医院皮肤科　　隋克毅

休止期脱发是临床常见的一种非瘢痕性脱发，是由多种原因干扰了毛囊生长周期，使生长期毛发提前进入休止期，导致头发大量脱落。尽管有文章论述去除刺激因素后休止期脱发会在 6 个月之内恢复正常，个别患者在一年内恢复。但是由于毛发不断脱落给患者造成很大的精神困扰和心理恐惧，尤其是慢性休止期脱发，长期头发脱落导致发量减少，患者担心脱发成秃，情绪异常焦虑。因此尽早给予脱发患者治疗干预很有必要。

一、西医学对休止期脱发的认识

休止期脱发通常由于多种因素影响导致头发大量脱落，每天脱发的数量超过100 根。其中产后脱发是临床常见的休止期脱发之一，多在分娩后三个月开始出现脱发症状，持续半年左右。

休止期脱发的确切发病机制尚不清楚。据文献报道，引起休止期脱发的原因包括生理性、病理性多种内因及外因。其中产后脱发和新生儿脱发属于生理因素，而病理因素包括高热、感染、手术、各种慢性疾病、营养缺乏、贫血、过度减肥等。

除药物和疾病之外，压力是形成休止期脱发的主要因素之一。

休止期脱发的临床表现不具有特异性，弥漫性脱发是其唯一症状，患者在洗头或梳头时头发脱落较多。一般是在刺激因素发生两个月之后，头发大量的脱落，或一开始就出现不明显的头发数量逐渐地减少。

关于休止期脱发的治疗，主要是寻找病因并祛除病因。

二、中医学对脱发的认识

中医古医籍很早就有关于毛发的论述。《黄帝内经》记载"人始生，先成精，成而脑髓生，皮肤坚毛发长"，《素问·五脏生成论》提出"肾其荣发也"，是较早的关于毛发理论的描写，指出毛发盛衰与肾脏精气盈亏相关。隋唐之前的医学著作仅有关于脱发的零碎记载，比如在一些疾病和治疗描述之中含有脱发意思的词语："秃""瘠""顋（头鬓少发）""（无发）""（秃）""沐秃"，并没有将脱发作为专门疾病来论述。

至隋唐时期，才有著作首次将脱发作为一种独立疾病进行讨论。《诸病源候论》中收入"赤秃""白秃"等病候，将病理性脱发作为独立疾病提出。至明清时期，有更多的医家把脱发作为单独的外科病症进行论述，如《外科正宗》《医宗金鉴·外科心法要诀》《外科全生集》《外科证治全书》等中医外科专著都有关于脱发专病的论述。涉及病名有"油风""鬼剃头""蛀发癣""秃疮""白秃""白秃疮"等。部分病名与西医学的头癣、斑秃等疾病症状相似。

《金匮要略·血痹虚劳病脉证并治第六》载"夫失精家，少腹弦急，阴头寒，目眩，发落，脉极虚、芤、迟，为清谷亡血失精"，指出精血亏损导致脱发；《疡医大全》曰"病后、疮后、产后发落者，精血耗损，无以荣养所致也"，提出了产后、病后导致脱发。许豫和《怡堂散记·方脉治验随录十五症》载一年轻女子因"传染时热病，适逢经后，热入血室，十四朝而热解，头发尽落"，则明确描述了急性疾病导致的脱发。这些论述都与西医学的休止期脱发相类似。此外还有《素问·五脏生成篇》提到的"多食甘，则骨痛而发落"，《金匮要略·果实菜谷禁忌并治第二十五》曰"荞麦面多食之，令人发落"，《景岳全书·杂证谟》言"服辛热药而眉发脱落者，乃肝经血伤而火动，非风也"，提出了药物、食物导致的脱发，尽管论述没有明确描述脱发具体症状，但从字里行间可以联想到休止期脱发。

关于脱发的病因病机，历代医家将其归结为两个方面：一为血不荣发，二为风热动摇，二者常相互影响、兼而有之。《黄帝内经》最早提出了脱发的发病因素，指出脱发与肾精密切相关，血精虚少，发失濡养导致毛发脱落。后世医家具体描述了肾精与毛发的关系："夫肾主骨髓，脑为髓海。发者，脑之华，髓之所养也……血盛则渗灌皮肤，生毫毛，此髭发所本也。若髭发不生，或生而黄悴，则脑虚、冲脉衰，无以荣养故也。"阐释了毛发不生与髓海空虚、血不能濡养头发的关系。李东垣《脾胃论》记载"脉弦气弱，皮毛枯槁，发脱落，黄芪建中汤主之""发脱落及脐下痛，四君子汤加熟地"，基于血不荣发的理论基础，提出了补气血治疗脱发的思路。各种原因导致的精血虚少，以及血脉瘀阻妨碍新血化生，都可以导致发失濡养，毛发脱落。

除了血不荣发导致脱发，风热也是古代医家总结的脱发的发病机理之一，清代

《医宗金鉴·外科心法要诀》载:"由毛孔开张,邪风乘虚袭入,以致风盛燥血,不能荣养毛发。"《虚损启微·诸虚见症》曰:"须发脱落,肾枯火炎,肺失治节,而内风妄动也。"素体阴虚之人,风邪侵袭头皮毛窍,气血不能上荣,风摇而木落,导致脱发。明清医家对脱发病机认识多为精血不足于内,风邪侵袭于外的"血虚风燥"。

慢性休止期脱发的女性患者,多无明确的疾病、用药、情绪、等刺激因素,表现为头发缓慢脱落或突然出现大量脱发。此类患者多数情绪忧郁,除工作压力、社会压力,还有家庭的劳累,比如给孩子辅导作业带来的焦虑烦躁。各种不良情绪刺激均导致肝失疏泄,郁火上犯;或情绪压抑致使肝脏疏泄不及,肝血不能调达,精血不能上达发根而致发失濡养。临床发现女性脱发患者多数存在情绪焦虑等问题,肝郁气滞,木旺乘土,脾失健运,水湿内生,湿聚为痰。

通过临床调查,休止期脱发的女性患者普遍有熬夜或睡眠不足的现象,而"人卧血归于肝",情绪的抑郁或焦虑,加上生活作息紊乱,会导致肝郁血虚,肝血不足,精不充盈,肝肾亏虚,毛发失养而脱落。

结合西医学对休止期脱发的认识,休止期脱发的病因病机应属本虚标实,精血亏虚不能荣养毛发为本,风热动摇、痰湿内蕴、血瘀内停等邪实为标;急性休止期脱发表现为痰湿风热、瘀血阻滞等邪盛之象,慢性休止期脱发患者情绪焦虑,肝失疏泄致血虚血瘀,痰瘀阻滞,毛发失养,本虚为主。

四、柴胡桂枝汤合当归芍药散方义分析

当归芍药散最早出自《金匮要略》,主治妇人妊娠,肝郁气滞,脾虚湿盛所致的腹中痛。方由当归、芍药、茯苓、白术、泽泻、川芎6味药组成,方中当归性温味辛甘,入肝经,功用补血和血,调经止痛,为补血要药,用于肝郁血虚之证;芍药性微寒,味酸苦,入肝脾二经,具有养血柔肝止痛,通血脉,利小便的作用,二药相伍疗血虚脉阻之证;白术性温味甘苦,归脾胃二经,补气和中、健脾益胃、燥湿利水,治疗脾虚失运所致痰饮、小便不利,以及脾胃虚弱、气血亏虚之证;茯苓、川芎、泽泻助当归、芍芍、白术健脾活血利水。诸药合用,疏肝养血,健脾化湿止痛。

当归芍药散证病机为血虚血瘀,肝气瘀滞,脾虚湿盛。

柴胡桂枝干姜汤症见于《伤寒论》第147条,属于"柴胡剂",由小柴胡汤加减变化而成,药物组成有柴胡、桂枝、干姜、黄芩、牡蛎、天花粉、甘草。方中核心药物是柴胡、黄芩、桂枝、干姜这4味,柴胡、黄芩相配,用于清泻少阳胆热,疏利少阳枢机。桂枝、干姜相伍,针对太阴脾寒。干姜温中散寒,为太阴脾家虚寒

之要药；桂枝不仅解表之用，亦具温中补阳之义。而桂枝、干姜二者并用，其温补中阳之功更着。天花粉、牡蛎两味药物是对症加减，津液不足之口渴，加天花粉以生津止渴；因"胸胁满微结"，乃少阳气郁较甚，故加牡蛎以软坚散结。

柴胡桂枝干姜汤证病机为胆热脾寒。

柴胡桂枝干姜汤与当归芍药散的经方合用方法，较早是由胡希恕老先生提出的。结合以上二方的病机，合方针对的病机为阳虚肝郁，血虚血瘀，脾虚湿蕴。诸药合用，和解少阳，清上温下，具有疏肝理气，健脾祛湿，养血活血多重功效。

五、典型案例

杨某，女，49岁，2020年9月17日初诊。

主诉：头发脱落较多两月。

现病史：患者诉近两月来无明显诱因出现头发脱落，发量减少，因头发脱落较多，患者情绪焦虑，担心影响美观，以致难以入睡，情绪烦躁。曾内服养血生发胶囊无效。现症见神志清，精神差，神情焦虑，头发脱落较多，拔发实验阳性，头发轻微油腻，脱落毛发有毛鞘。皮肤镜下见毛干，粗细均匀，可见新的毛囊口和新生毳毛。患者平时畏寒肢冷，大便干。舌质淡，舌苔白，脉细无力。

诊断：休止期脱发。

辨证：肝郁脾虚。

处方：柴胡桂枝干姜汤合当归芍药散加减。

方药：柴胡15g，桂枝10g，干姜5g，天花粉10g，黄芩15g，牡蛎15g，甘草6g，当归10g，白芍20g，茯苓15g，白术15g，泽泻10g，川芎10g，酸枣仁10g，木瓜10g，侧柏叶10g，甘草6g。

7剂，煎煮内服，每天1剂。

桑叶30g，侧柏叶30g，煎煮洗头，隔天一次。

二诊，2020年9月25日。脱发数量明显减少，睡眠好转，上方继续服用一周脱发停止。

六、总结

休止期脱发的病因病机属本虚标实，以精血亏虚不能荣养毛发为本，风热动摇、痰湿内蕴、血瘀内停等邪实为标；柴胡桂枝干姜汤合当归芍药散的病机为阳虚肝郁，血虚血瘀，脾虚湿蕴。二者病机相似，施以疏肝理气、健脾祛湿、养血活血的柴胡桂枝干姜汤合当归芍药散治疗女性慢性休止期脱发，方药病机相合，疗效明显。

李真教授应用加减白虎汤
治疗糖尿病中焦热盛证举隅

河南中医药大学　王中瑞

河南中医药大学第一附属医院　符宇

糖尿病是危害公众健康的重大疾病，依照 WHO 诊断标准，我国成人糖尿病患病率为 11.2%，预计我国糖尿病患者总人数已达 1.298 亿人。目前西医学治疗方法为生活方式干预、降糖、降压、调脂、抗血小板等，临床疗效参差不齐，临床治疗面临很大挑战。而中医药治疗糖尿病可取得较好的疗效。李真教授对于糖尿病中焦热盛证的治疗，多以白虎汤为底方，加减用药另辟新地，承古拓新，值得探究。

一、中焦热盛是本证，虚实两端是变证

消渴又称"消瘅""脾瘅"，《素问·通评论虚实论》载"消瘅者，三消之总称，谓内热消中而肌肤消瘦也"，《类经》载"热中消中者，即内热病也，惟富贵之人多有之"，《素问·奇病论篇》载"夫五味入口，藏于胃，脾为之行其精气，津液在脾，故令人口甘也，此肥美之所发也。此人必数食甘美而多肥也，肥者令人内热，甘者令人中满，故其气上溢，转为消渴"。故中焦火盛是消渴病常见证，多由过食肥甘厚腻所致，气厚则热，味厚则沉，积聚于胃肠，炙热之象起而消渴病始生，此乃本证。变证虽由本证日久不除所致，但是中焦火盛之时便为虚实两端的变证埋下伏笔。中焦乃气血化生之源，中焦火盛则气血津液不归正化，故有一分热邪，便会伤及一分津液、一分气血，伤津血则炼液为痰、浊血为瘀，耗气阴则气阴两伤、阴损及阳。故痰瘀阻络是其实证，气阴两虚、阴阳两虚是其虚证。

二、治本证，防变证；清热泻火，通补并用

方随法出，法随证立，治则治法要紧扣其证型而立，而证型的确立需要明确其背后的病机演变枢要。消渴病治疗原则当以治本证，防变证为要。伤津耗气自中焦

热盛之时起便逐步积累，最终形成虚实两端的变证征象，故消渴病的治疗在注重本证的同时也要注重变证的防治。消渴病治疗法则为清热泻火，通补并用。清热泻火以治其本证，中焦热证除则可断变证化生之源。甘能回津，苦能燥津，苦寒虽可直折其热，尤恐加重体内津液消耗，故选苦寒之药必配以甘寒之品，使其存阴液而清热之力不逊。通补并用是变证的治疗法则。变证不外乎虚实两端，虚即气阴两虚，后期可见阴阳两虚；实即痰瘀阻络。实证治法以通为要，一则梳理气机以通，一则除痰瘀以通，两者并用，以达通络之效；虚证治法以补为要，谨察气血阴阳所在而调之，以平为期。本证、变证两者要同时进行干预，不必等虚证显现再补，等痰瘀阻络再通，不若此则犹如渴而穿井，斗而铸锥，不亦晚乎。

三、白虎汤加减酸苦甘辛咸，五味尽用，分层撷取

白虎汤出自《伤寒论》，"白虎"司西方秋令也，秋风一至，暑热顿消，仲景命名"白虎"可见石膏、知母清阳明气分大热之力效彰。白虎汤的证治机理即为阳明里热炽盛，充斥人体内外，临床可见患者壮热面赤，烦渴引饮，汗出恶热。而消渴病中焦火热亢盛证与白虎汤证如出一辙，故可借鉴白虎汤治疗消渴病本证。消渴病的治疗原则即治本证、防变证，而仅用一剂白虎汤不可达到本证、变证兼治的效果，故以合理调整用药，通过加减以治疗其变证。而药之加减以五味治疗作用为基础分层选取。

《黄帝内经》曰："热淫于内，治以咸寒，佐以苦甘，以酸收之，以苦发之。"古文所述之法内含本、变两证共治之道。治疗热证，苦之、咸之、辛之、甘之、酸之。寒药以逼迫热邪外出；苦药、辛药给热邪出路，苦走下、辛走上；酸药尤恐苦、辛之药燥烈伤及气阴，以酸收之；咸药用之双重含义，一则"咸走血"，即水胜火以散之，二则防津液凝聚以消之；甘药用之以调和诸药之性，增加其他功效。酸苦甘辛咸五味尽用，有所偏重。咸寒、苦甘之药可重用以清热；酸收之药用于敛气阴，切不可重用以免闭门留寇；辛药行散以除热，但辛药燥烈，恐其所到之处伤津液耗气，故少用。以此之法，五味尽用，分层撷取，兼顾消渴病本证、变证以治疗。现总结李教授临床常用加减药，如下：本证常用药：石膏、知母；变证常用药：虚证用仙鹤草、五味子、黄精，实证常用鬼箭羽、夏枯草、荔枝核、三棱、莪术、六月雪、积雪草、猫爪草、翻白草。

四、病案举隅

王某，男，57岁。

2017年7月21日初诊：口干渴2年余伴乏力。患者平素恶热，口干渴难耐，喜

冷饮，易汗出，情绪激动则汗出如沐浴，伴乏力，消谷善饥，喜饮酒，每餐必饮2两白酒以下饭，形体肥胖。夜寐尚可，偶有做梦，打鼾。平素大便日1行，质偏黏腻，伴肛门灼热，小便色黄伴有泡沫。舌暗红苔黄腻，脉滑数。空腹血糖15.7mmol/L。糖化血红蛋白10.0%。西医诊断：2型糖尿病。中医诊断：消渴病。辨证：中焦热盛，湿热内蕴。治法：清热利湿，生津止渴。拟方：白虎汤加减。处方：石膏60g，知母30g，麦冬20g，生地20g，黄连10g，麸炒苍术20g，翻白草30g，黄芪30g，酒黄精30g，鬼箭羽30g，六月雪30g，积雪草30g，仙鹤草30g，夏枯草30g，30剂，水煎服，每日2次。盐酸二甲双胍肠溶片0.5g，每日2次。

2017年8月25日二诊：服上方1月口干渴缓解，仍伴乏力，易汗出，眠可，打鼾，纳可，大便可，小便仍有泡沫，舌质暗红，苔薄黄腻，脉沉数。测空腹血糖12.2mmol/L。处方：上方易六月雪、积雪草为猫爪草30g，30剂，水煎服，每日2次。盐酸二甲双胍肠溶片0.5g，每日2次。

2017年9月29日三诊：口干渴、乏力减轻，伴见口渴不欲饮，汗出缓解，纳可，未有前期食欲旺盛，眠可，打鼾，大便可，小便泡沫减少，舌质暗红，苔薄微黄，脉沉数，空腹血糖11.6mmol/L。处方：上方易猫爪草为三棱、莪术各5g，30剂，水煎服，每日2次温服。盐酸二甲双胍肠溶片0.5g，每日2次。

2017年10月30日四诊：口干渴、乏力减轻。汗出缓解，纳眠可，打鼾，二便可，舌质暗红，苔白腻，脉沉数，空腹血糖7.5mmol/L。糖化血红蛋白7.5%。处方：上方易仙鹤草、夏枯草为五味子15g，荔枝核30g，30剂，水煎服，每日2次温服。盐酸二甲双胍肠溶片0.5g，日2次。

按语：本案患者首诊时，症见恶热，口干渴，喜冷饮，消谷善饥，喜饮酒，此乃中焦火热炽盛，故选用白虎汤为基础方，加黄连、麦冬、生地等苦寒、甘寒之品清中焦之热以生津；大便黏腻，伴肛门灼热，苔黄腻乃湿热内蕴之像，加苍术、黄连理中焦之湿热；形体肥胖易汗出，伴乏力加黄芪、黄精补气以摄津；舌暗红乃有瘀血阻络之趋势，与鬼箭羽活血化瘀以防之；予六月雪、积雪草取其辛、寒散热以给邪出路；予仙鹤草取其酸涩可敛气阴防止辛、苦之药耗气伤阴；予夏枯草消散痰湿。二诊时，患者血糖虽有所下降，血糖值仍高，故继续以降糖为主，患者苔薄黄腻，脉沉数，热像渐退，则寒药逐渐减少，以平为期，故易六月雪、积雪草为猫爪草。三诊时，患者血糖逐步降低，口干渴、乏力减轻，苔淡口渴不欲饮，此乃痰瘀阻滞之像，予三棱、莪术结合原方夏枯草散痰、祛瘀。四诊时，患者血糖平稳，口干渴、乏力减轻，患者舌苔白腻乃热盛之像得以纠正，但仍不可大量去除清热药，以免患者火热复发，故易仙鹤草、夏枯草为五味子、荔枝核以巩固疗效。

李真教授治疗糖尿病周围神经病变经验初探

新郑市人民医院　范永超

河南中医药大学第一附属医院　袁君　李真

糖尿病周围神经病变在糖尿病慢性并发症中较为常见，临床症状表现为四肢尤其是下肢远端感觉或运动障碍，肢体末端不同程度的麻木、疼痛、感觉异常等症状，晚期可出现肌力下降甚至肌肉萎缩，严重者并发糖尿病足，严重危害患者的生命健康。经西医学研究，其发病机制可能与新陈代谢紊乱、血管损害、细胞内线粒体损害、炎症反应因子、神经营养不足、氧化应激反应和免疫系统有关。西医常应用抗氧化应激反应、保护血管内皮功能、调节新陈代谢紊乱、改善微循环等药物治疗本病，但大部分西药不良反应明显，如大剂量或长期服用可能导致不同程度的肝损害、口苦、嗜睡等，降低患者的依从性。李真教授研究中医经典多年，善于运用经典方剂治疗糖尿病并发症，对于糖尿病周围神经病变，从血痹辨证论治，标本兼治，灵活应用藤类药物，临床疗效显著。

一、病因病机

中医学认为，以周围神经病变为主要症状的糖尿病患者可归属于"血痹"范畴。"血痹"一词首见于《灵枢》："邪入于阴，则为血痹。"《金匮要略》云："血痹阴阳俱微，寸口关上微，尺中小紧，外证身体不仁，如风痹状，黄芪桂枝五物汤主之。"元代朱丹溪曰："麻是气虚，木是湿痰死血。"张仲景在《金匮要略》曰："夫尊荣人，骨弱肌肤盛，重因疲劳汗出，卧不时动摇，加被微风，遂得之。"指出养尊处优之人，体型丰满而筋骨柔弱，加之劳作后汗出、卧眠不安，正气虚弱而感受外邪，气机不畅，血行涩滞，而致血痹，表现为肢体麻木、疼痛、发凉、痿软无力等症状。

李真教授认为消渴病涉及多个脏腑，日久影响气血阴阳的正常运行，病久外邪入络，血脉瘀滞，导致下肢麻木、疼痛、发凉、痿软无力。

二、辨证论治

李真教授认为血痹应以补益气血，和血通脉为基本治则，合用藤类药物活血通络，收效甚著。叶天士在《临证指南医案》中提出"经主气，络主血，久病血瘀"，并认为"初为气结在经，久则血伤入络"。藤类形体舒展，四面蔓延，纵横密布，无所不及，形如络脉。多数学者认为藤类有舒展、蔓延之特性，故其善走经络，善通瘀滞。藤蔓类药物在《本草便读》中被认为"皆可通经入络"。因此，对于久病不愈，邪气入络者，可加藤类药物活血通络、散结祛瘀。

黄芪甘温补气为君药，黄芪补脾益气，一则使气血生化有源，四肢筋脉濡养；二则健脾，则脾运化有常，痰湿得以运化。桂枝，性辛温，温通卫阳，与黄芪配伍，益气温阳，和血通脉，桂枝得黄芪散邪不伤正，黄芪得桂枝固表而不留邪。鸡血藤行血养血，舒筋活络，《本草纲目拾遗》："治老人气血虚弱，手足麻木，瘫痪等证。"海风藤为治风寒湿痹、肢体疼痛、筋脉屈伸不利的常用药，《本草再新》载"行经络，和血脉，宽中理气，下除湿风""治疝，安胎"。青风藤，既通经络又善利小便、祛风湿，善治水肿脚气、皮肤瘙痒。夜交藤祛风通络，安神，善治皮肤瘙痒夜间甚者。钩藤平肝风、除心热，解血分之毒，祛邪外出。余常用药诸如首乌藤、鸡血藤、络石藤、忍冬藤等等不做一一赘述。

此外，应根据患者临床症状轻重辅以他药。患者麻木明显可添蜈蚣、全蝎、蕲蛇、金钱白花蛇祛风活血通络；疼痛明显加红花、丹参、五灵脂活血化瘀止痛；肢体发凉明显加细辛温通经脉；肢体乏力明显加黄芪、白术、当归补益气血；视物不清者加菊花、夏枯草、谷精草明目；口燥咽干明显者加天花粉、知母养阴生津；腹胀明显加焦三仙、砂仁等消食健脾开胃之品。

三、病案举隅

郭某，男，62岁。2020年10月22日初诊。

主诉：血糖升高6年，双下肢麻木、发凉3年。现病史：6年前体检发现血糖升高，血糖具体情况不详，未口服药物治疗。3年前出现双下肢麻木、发凉，当时未治疗。2月前双下肢麻木、发凉感加重，夜间甚，于当地医院查肌电图：神经传导速度受损，神经根性受损，空腹血糖：7.4mmol/L，糖化血红蛋白7.7%，诊断为2型糖尿病并周围神经病变，并予以口服吡格列酮片，二甲双胍片，每日2次，阿格列汀片，每日1次，甲钴胺片每日3次，症状无明显减轻。现为求诊治来我院门诊，现症见双下肢麻木，发凉，稍觉乏力，纳眠差，二便调。舌暗紫，苔白，脉细涩。

中医诊断：消渴病；血痹，阳虚血瘀证。

治则：益气活血，宣痹通络。

处方：黄芪桂枝五物汤为基本方加减，黄芪 30g，葛根 30g，丹参 30g，炒苍术 12g，知母 15g，鸡血藤 30g，首乌藤 30g，海风藤 30g，络石藤 30g，钩藤 30g，威灵仙 30g，桂枝 30g，地黄 10g。7 剂，水煎，每日 1 剂，早晚分服。

2020 年 10 月 29 日复诊：空腹血糖 5.6mmol/L，餐后血糖低于 9mmol/L，双下肢发凉、发麻较前缓解。守前方改丹参为 20g，加牛膝 20g，炒僵蚕 10g，地龙 15g。14 剂，水煎，每日 1 剂，早晚分服。以巩固治疗。

按语：本案患者年过半百，脏腑功能衰退，且消渴日久，外邪入络，痹阻不通而致病，故为消渴病之血痹。采用黄芪、桂枝益气养血、和营通脉，藤类药物活血通络、散结祛瘀，复诊中加用僵蚕和地龙配伍，李真教授借鉴《仁斋小儿方论》之"白僵蚕丸"，白僵蚕辛咸，气味俱薄。《本草经疏》云"辛胜咸劣，气微温之药也"，功善息风解痉，化痰散结，祛风止痛。地龙咸寒，《本草纲目》云"蚯蚓，性寒而下行，性寒故能诸热"，功专清热息风，通络止痉。二药配伍，一升一降，功奏通络止通之功效，临床收效甚著。

四、结语

李真教授认为糖尿病周围神经病变的临床症状符合《金匮要略》中血痹的表现，其病机是由于消渴病日久，气血阴阳俱虚，久后外邪入络，滞而成瘀，故可在益气养血的基础上，合用藤类药物活血通络治疗本病。部分虫类药物（如蜈蚣、蝎子、蕲蛇、金钱白花蛇等）与藤类药物相比较，也具有通络作用，但前者多温燥伤阴，药性猛烈，副作用较多，且价格偏高，不宜多用、久用，后者药性温和，价格低廉，除宣痹通络作用外，或除风止痒、或行气宽中、或安神助眠，临床应用更为广泛。利用中医药的独特优势，灵活运用藤类药物加减治疗糖尿病周围神经病变，可以取得良好的疗效。

麻黄类方临证应用心得体会

晋州市中医院国医堂　孟康

经方分类方法有很多，有按原著条文分类，有据证分类，有按方分类。按方分类法先定主方，以同类诸方附之。这种分类方法颇受明清医家推崇，最有名的就是徐大椿的《伤寒类方》。后世医家也多沿用此方法，便于学用经方。在胡冯经方体系的辨证施治过程中，辨六经，析八纲，再辨方证。其中辨方证就是在辨明六经八纲的基础上，从同类方进行比较而选用合适的方剂，这就需要在相关类方的基础上进行鉴别方能精准选取。故《经方传真》中，采用了按方分类的方法，其中麻黄汤类方有31首。现就麻黄汤类方的相关理论及临床应用论述如下。

一、麻黄汤类方及演变

从六经角度对麻黄汤类方进行分类，可以将临证常用的麻黄汤类方分为以下几类。

1. 太阳病：麻黄汤、葛根汤、甘草麻黄汤、桂麻各半汤、桂枝二麻黄一汤。

2. 太阳太阴合病：麻黄加术汤证、葛根加半夏汤、小青龙汤、厚朴麻黄汤。

3. 太阳阳明合病：大青龙汤、麻杏苡甘汤、麻杏甘石汤、麻黄连翘赤小豆汤、越婢汤、越婢加术汤、越婢加半夏汤、桂枝二越婢一汤、射干麻黄汤、千金三黄汤。

4. 少阴病：麻黄附子汤。

5. 少阴太阴合病：麻黄附子细辛汤、麻黄附子甘草汤、桂枝去芍加麻黄附子细辛汤。

6. 厥阴病：麻黄升麻汤。

以上诸方以麻黄甘草汤为方根，其演变过程如下（图2）。

二、麻黄功用探讨

结合《神农本草经》有关麻黄的论述："主中风、伤寒头痛，温疟。发表出汗，

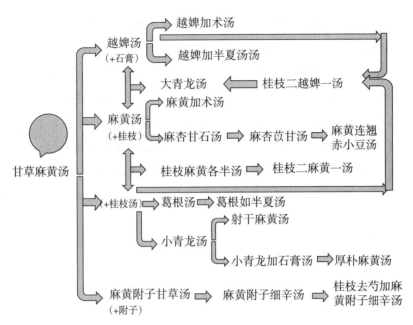

图 2　麻黄汤类方演变

去邪热气，止咳逆上气，除寒热，破坚积聚。"在《药征》中曰麻黄："主治喘咳、水气也。旁治恶风、恶寒、无汗、身疼骨节痛、一身黄肿。"可见麻黄作用一是发汗，可治疗中风、伤寒头痛，温疟；二是止咳，可用于治疗咳喘；另有发越水气及破坚积聚之效。

结合相关方证，麻黄走表而主发散，发散体表之邪故可用于太阳病；麻黄可发散体表水气，故可用于太阳兼饮之证。邪郁内生热，麻黄配石膏、连翘等，可治疗太阳阳明合病。若麻黄合用附子，则治疗太阴少阴病证。总之，麻黄的特点可概括为主宣散。

三、麻黄汤应用注意

麻黄汤用于治疗无汗而喘之太阳病，但仲景原文也有麻黄九禁相关条文。故笔者临证中用麻黄，主要考虑两点：一是症见汗出较少或无汗，平素汗出较少或盛夏仍不出汗；二是须排除内在的阴液不足及气血亏虚之证。

四、临证验案

案一　孟某，男，70 岁。

2020 年 11 月 9 日初诊：因面部口歪 1 天就诊。刻下症见右侧口角歪斜，鼓嘴漏气，眼裂宽，口渴。舌红苔薄黄，脉滑。诊断为面瘫之太阳阳明合病夹风痰。方以葛根汤合牵正散化裁。桂枝 10g，白芍 10g，炙甘草 6g，生姜 10g，大枣 10g，葛根 30g，麻黄 10g，僵蚕 10，全蝎 6g，制白附子 10g。7 剂，免煎颗粒，温开水冲服，每日 1 剂，每次取汁约 200mL，分两次饭后半小时温服。同时配以甲钴胺片，每次 0.5mg，每日 3 次；维生素 B1 片，每次 10mg，每日 3 次。再结合针灸治疗，七天内以肢体穴位为主，配合面部肌肉训练，七天后再针刺面部穴位，每日 1 剂。

治疗过程中血压略高，嘱其改为每日一次，症状缓解后针灸隔日一次。经治疗口角歪减轻。考虑为太阳阳明合病夹风痰，用上方去麻黄加石膏 20g。7 剂，中药免煎颗粒。每日 1 次。每次半剂，同时配合针灸隔日一次。治疗一月后面部口歪及眼裂宽消失，至今未复发。

按：葛根汤或桂枝加葛根汤合用牵正散治疗面瘫是笔者临床常用之法。面瘫一般有面部口角歪斜、眼裂增宽，时方有牵正散以祛风通络。考虑面部为阳明经所属，且《本草纲目》曰："本草十剂云，轻可去实，麻黄、葛根之属。盖麻黄乃太阳经药，兼入肺经，肺主皮毛；葛根乃阳明经药，兼入脾经，脾主肌肉。"故用桂枝加葛根汤或葛根汤祛除太阳及阳明经之邪气。平素汗出多者用葛根汤，汗出少者用葛根汤。

此患者第二天来诊，考虑为太阳阳明合病兼风痰阻络证。即用中药治疗，配合营养神经药及针灸治疗。在治疗过程中出现血压升高，考虑为麻黄之故，并无它碍，停药后当能恢复正常。故第二诊再结合舌脉，考虑为太阳阳明合病，去掉麻黄加生石膏，并减量以巩固。

案二 张某，男，51 岁，干部。

2016 年 1 月 13 日初诊：咳嗽，咽痒，黏痰，胃怕凉。舌淡苔白腻，脉弦。考虑为太阴阳明合病兼夹水饮，方用半夏厚朴汤加减。清半夏 10g，厚朴 10g，茯苓 15g，苏子 10g，生姜 3 片，杏仁 10g，枇杷叶 10g，生甘草 10g，桔梗 10g，滑石 15g，茵陈 30g，浙贝母 10g。

5 剂，水煎服，煎 2 次，每次煎煮 20 分钟，共取汁约 400mL，分两次饭后半小时温服。

2016 年 1 月 24 日复诊：仍咳，咽痒，眠差，黏痰难出，便黏。舌淡苔黄腻，脉略滑。考虑为咳嗽之太阳阳明合病夹湿证。方用麻杏薏甘汤合甘露消毒丹化裁。炙麻黄 6g，杏仁 10g，生薏苡仁 30g，生甘草 10g，白豆蔻 6g，藿香 10g，茵陈 20g，滑石 15g，石菖蒲 10g，黄芩 10g，连翘 10g，浙贝母 10g，远志 10g，全瓜蒌 10g，桔梗 10g。7 剂，水煎服，煎 2 次，每次煎煮 20 分钟，共取汁约 400mL，分两次饭后半小时温服。

2016 年 2 月 14 日三诊：咳略减。上方去远志加败酱草 30g，7 剂，煎服法同上。

2016 年 2 月 22 日四诊：症状同上，纳差。上方去瓜蒌加炒莱菔子 15g，神曲 10g。7 剂，煎服法同上。

后告知以前经常咳嗽，服此药后半年多不咳嗽。后因应酬多而复发咳嗽，再以此法加减化裁而获效。

按：治湿热咳嗽，伤寒大家刘渡舟教授用麻杏苡甘汤合甘露消毒丹化裁治之，外宣肺而内祛湿热，其效颇佳。此案初诊时着眼于痰黏及胃怕凉，考虑太阴阳明合病，虽有化饮之效，但祛湿之力不足，故用后无效。二诊考虑此患者平时应酬较多且运动较少，湿热内盛，故以麻杏苡甘汤合甘露消毒丹化裁，去木通、射干，加远志祛湿、全瓜蒌化痰，桔梗排痰而咳减。后面几诊依此诊治思路而随证加减。但湿热咳嗽病势缠绵，且此患者生活作息规律难以改变，故复发时仍用此法调理。当今社会，湿热咳嗽并不少见，此法治之，常获良效。

案三 牛某，女，21 岁。

2021 年 2 月 7 日初诊：以身痒 1 月余来诊。患者妊娠 7 月余。症见四肢、腹部、腰部痒，热则痒，夜间不能忍受。舌淡苔白剥脱，脉滑。考虑诊断为妊娠身痒之太阳阳明合病。方用麻黄连翘赤小豆汤加减化裁。麻黄 6g，炒苦杏仁 10g，连翘 10g，茯苓 15g，墨旱莲 15g，紫草 10g，生地 20g，桑白皮 10g，薏苡仁 30g。

3 剂，免煎颗粒，温开水冲服，每日 1 剂，每次取汁约 200mL，分两次饭后半小时温服。

2 月 10 日复诊：诉服上药后痒减，夜间尚能忍受。继以上方 7 剂巩固疗效。

按：身痒多属太阳病。此患者妊娠 7 月，身热则痒，当有阳明内热，故考虑为太阳阳明合病。方用麻黄连翘赤小豆汤合用墨旱莲、生地、紫草清热凉血，茯苓、薏苡仁祛湿，服用后痒减。身痒总属太阳，若内无阳明之热，可用桂麻各半汤除太阳之邪；若有内热，则用麻黄连翘赤小豆汤化裁，临床屡获良效。

旋覆代赭汤临证心得

内蒙古医科大学中医学院中医临床基础教研室　任存霞

《伤寒论》（161条）曰："伤寒发汗，若吐，若下，解后，心下痞硬，噫气不除者，旋覆代赭汤主之。"旋覆代赭汤所涉原文虽只一条，但临床应用广泛，它既为外感病而设，又为杂病而立。主治汗、吐、下后表已解，而中气受伤，痰湿内生，胃气因虚上逆，心下痞硬，噫气不除为主症之名方。《古今名医方论》称旋覆代赭汤为"承领上下之圣方也"。该方配伍严谨，为调和脾胃、扶正祛邪的代表经方之一，功在恢复肺的宣发肃降和脾胃的气机升降功能。诸多医家在临证时，对其应用颇有发挥。此方在临床上运用广泛，若配伍得当，可用于治疗多种内科杂病，是中医异病同治、调整气机之代表方剂。

一、制方原则及方药配伍

方中旋覆花在《伤寒论》中入方一次，在《金匮要略》中入方两次，《神农本草经》记载旋覆花味咸温，主结气，胁下满，惊悸，除水，去五脏间寒热，补中，下气。清代陈莲舫指出，旋覆花辛能横行通络，宣散肺气达于皮毛；咸能入肾，纳气下行以归根，治肝肺不调之干咳少痰，或肺肾亏虚之劳嗽。旋覆花可走肺、胃、肾三脏，通行上、中、下三焦。《本经》谓其主结气胁下满，有似朴硝，软坚下行力专，既能益气降逆，又能软坚，为君药。代赭石甘寒质重，张锡纯《医学衷中参西录》记载赭石最善平肝、降胃、降冲，在此方中当得健将。至于赭石，张锡纯认为其可调气，镇逆气，降痰涎，止呕吐，通燥结。其降逆下气，为臣药。焦树德先生认为"旋覆花入气分，降肺胃之气，除痰浊，止呕逆；代赭石入血分，镇降肝胃气逆，清热养血，止吐衄"。两药相伍，重镇降逆，对痰气交结之逆颇为合适，故用之以作方名；半夏、生姜祛痰散结，降逆和胃，共为臣药；人参、炙甘草、大枣益脾胃，补气虚，扶助已伤之中气，为佐使之用。诸药配合，共奏降逆化痰、益气和胃之功效，使痰涎得消，逆气得平，中虚得复，则心下之痞硬除而噫气、呕呃止。

二、主治病机及临床应用指征

叶天士根据旋覆代赭汤用一组药补胃虚，一组药开结消痰降胃，一组药镇肝下气的配伍特点，紧紧抓住"胃中虚""邪气上逆""肝气犯胃"三方面病机。故原方的主要病机为胃虚痰阻，肝胃气逆。本方具降逆化痰、和胃下气之效。本方虽为胃虚气逆作痞，噫气不除而设，但从方义分析可看出，重在调理中焦气机失常，故应用不局限于噫气一病，而可广泛应用于内科杂病的治疗。临证之时，关键还是在于辨证审因气虚为本，则加重方中补气药的比例，气逆为重，则加大降逆药的使用，从而达到调和阴阳，恢复机体气机升降协调的作用。笔者在临床运用时撤去补益之品，用治一切气逆之证（痰阻气逆证），如眩晕、呕吐、郁证、呃逆、咳喘等，不论寒热虚实，皆投之获效。

三、在慢性肺系疾病的临床运用

《内经》："五脏六腑皆令人咳，非独肺也。"肝失疏泄，脾络气滞水停而为"生痰之源"，痰气逆肺而咳喘不宁。《灵枢·经脉》中说，肝经循行，"其支者，复从肝别贯膈，上注肺"，肝和肺以经络相联系，肝气升发，肺气肃降，升发与肃降互相制约。若肝气郁结，失其升发疏泄之能，就会影响肺气肃降而致咳喘。《难经·第四难》云："呼出心与肺，吸入肾与肝，呼吸之间脾也。"咳喘证的病机往往是气机升降逆乱，呼吸出入失常。运用旋覆代赭汤通宣行气、肃降纳气，配伍其他方剂治疗风寒咳嗽，甚则久咳、肺痈、支气管哮喘、肺气肿、肺癌等有咳嗽剧烈、喘息伴胸痛等肝肺气上逆证效果颇佳。此外，在慢性肺病过程中常伴有胃气上逆之证，原因如下：①肺病日久，肺气不降，肝气郁结，或情志失调，肝失疏泄，而致肝气横逆犯胃，胃气上逆出现胃脘痞满、嗳气等。②慢性肺病患者，常服用氨茶碱、激素类药物，而此类药物对胃均有不同程度的刺激性，可减轻贲门底部的压力，导致胃气上逆。③肺病日久，耗伤肺气，子病及母，肺脾两虚，脾失健运，生痰生湿，胃失和降而致胃气上逆。笔者在临床中治疗咳喘，遇到以上原因引起的胃气上逆，选用旋覆代赭汤加减治疗，恰合病机，收效较好。

案例 久咳（阴亏肺燥、痰热互结）案

张某，男，49岁，2013年12月4日初诊。

主诉：咳嗽不止已3月。患者自述三个月以来西医静滴、中医药治疗，仍咳嗽不止。西医诊断：慢性支气管炎。现症见咳嗽夜晚加重，痰少，咽痒，胸闷，气短，大便不畅，脉沉，舌偏红。证属阴亏肺燥、痰热互结，治以养阴清肺、宣肺化痰而

止咳。处方：生麻黄6g，生甘草12g，杏仁12g，旋覆花9g，代赭石30g，沙参12g，麦冬12g，五味子9g，桔梗15g，全瓜蒌20g，黄连5g。五剂水煎服，每日1剂。

2013年12月11日电话告知，服三剂咳嗽已止。

按语：慢性咳嗽是指以咳嗽为主，或以咳嗽为唯一症状，咳嗽时间持续超过8周，且X线胸片无明显异常的疾病。本病是呼吸系统常见病、多发病，临床以咳嗽、痰少为主要症状，相当于中医学"咳嗽""久咳""顽咳""难治性咳嗽"等范畴。咳嗽虽属小恙，但由于失治、误治，或抗生素不合理应用，常迁延不愈。故咳嗽患者转中医药治疗者较多。治疗咳喘病，恢复肺的宣降功能是关键。肺为娇脏，清虚之体，久咳肺阴亏虚，伤阴而生痰火，故多采用润降法，以养阴润燥、化痰降肺为宜。观本证病机，乃脾胃失和，土不生金，痰贮于肺，肺气上逆。病理过程中痰气上逆为其主要矛盾，根据痰气上逆部位的不同可有不同的病理表现，如上逆于头，清窍阻塞则见眩晕，上逆于肺，肺失宣降则见咳喘，上逆于胸，胸中清阳受遏则见胸闷等。本方以旋覆花苦辛咸温，代赭石与之相配伍，可降逆下气化痰；瓜蒌、黄连小陷胸汤宽胸理气，清热化痰为臣；生脉饮人参改为沙参生津润肺止咳；全方共奏滋阴清肺、降逆化痰、止咳利咽之功效，使咳嗽速愈。

四、在消化系疾病的临床运用

本方治疗范围十分广泛，但不离对脾胃气机升降的调节。临床慢性胃炎、胃食管反流、胃扩张、胃下垂、胃-十二指肠溃疡、胃肠神经官能症等往往虚中夹实，虚多实少；寒热混杂，寒多热少，痰饮内停，总属胃气虚弱，浊气不降，内有痰饮，逆冲于上的证候，用旋覆代赭汤来治疗，正是取其补虚降逆，消痰涤饮的功效。何绍奇将其看作是生姜泻心汤的变方运用，为泻心汤之变方，而又不同于泻心汤之治法。

五、在其他疾病的临床运用

人身气血贵在周流有序，中焦为一身气机升降之枢纽，脾主升清，胃主降浊。一旦胃虚，中乏砥柱，浊气每每上逆，进而导致肝气或冲气上逆，诸如眩晕（高血压、内耳眩晕）、梅核气、月经前后诸症、神经性头痛、血证等，病虽异，病机则同。因此笔者常用此方治疗因各种原因导致肝郁气逆的病证。该方镇逆平肝，肝气下降后，肝阳肝火随之潜降，胃气也随之和顺，胃气顺降则引动冲脉使之下行而获效。

六、剂量是其临床应用的关键因素之一

古今医家在应用旋覆代赭汤时，既有大剂量应用者，也有小剂量使用者，大剂量使用代赭石时，其所治病证多为实证，胃气不虚；而小剂量时，其多为胃气亏虚者。原方中代赭石用量偏少，仅有其他诸药的几分之一，一般用时宜加大用量以助重镇降逆之功，叶天士云"脾宜升则健，宜降则和"。举凡呕吐顽症、中气受损、胃虚、气逆、痞滞嗳气等，均可辨证治之，疗效显著。对于脾胃虚寒所致之心下痞硬，噫气不除之证，方中代赭石的用量应当谨慎，不宜过大。

肝属下焦，胃居中焦，吴鞠通《温病条辨》治中焦如衡，非平不安；治下焦如权，非重不沉。代赭石乃质重性沉之品，用量过大则易药过病所，直抵下焦以镇逆肝气。故在治疗肝气上冲所致呃逆、呕吐诸症时，代赭石可大剂量应用，而在治疗胃阳虚寒、饮聚气逆证时，旋覆代储汤中代赭石用量宜轻不宜重。

七、小结

旋覆代赭汤是传统经方，主治胃虚痰阻气逆之噫气。古方今用，在治疗呼吸系统疾病方面，可宣降肺气、降逆止咳。其他内科疾病如眩晕、咯血、呕吐、郁证等，用之可化痰下气，调理气机。

郭淑云教授运用芍药甘草汤
治疗脾胃系病证的经验

河南中医药大学第一附属医院　李墨航　朱智琦　郭淑云

芍药甘草汤始见于《伤寒论·辨太阳病脉证并治》篇第29条："伤寒脉浮，自汗出，小便数，心烦，微恶寒，脚挛急，反与桂枝汤欲攻其表，此误也。得之便厥，咽中干，烦躁吐逆者，作甘草干姜汤与之，以复其阳。若厥愈足温者，更作芍药甘草汤与之，其脚即伸。"该方由芍药、甘草（炙）配伍而成，为治疗伤寒误汗亡阳，阳复后之脚挛急证而设。现代药理研究表明，该方具有显著的解痉止痛等作用，故后世医者根据这一功用，将其广泛用于治疗因痉挛引起的多种疾病。笔者师从郭淑云教授，在跟师学习中，郭老师以其为基础方加味，治疗临床上以"抽掣、挛急"为病症特点的不同疾病取效甚佳，本文仅取该方治疗胃脾病证的验案整理如下。

一、芍药甘草汤的组成、功效及现代药理作用

芍药甘草汤为医圣张仲景经典方剂之一，该方由芍药四两、甘草（炙）四两配伍而成，为张仲景治疗伤寒误汗亡阳，阳复后之脚挛急证而设，其药物精简，效专力宏，为历代医家所推崇。《长沙方歌括·芍药甘草汤》载："芍甘四两各相均，两脚拘挛病在筋，阳旦误投热气烁，苦甘相济即时伸。"有关该方治疗本证的机理，宋代·成无己《注解伤寒论·卷二·芍药甘草汤方》载："白芍药苦酸微寒，甘草甘平，芍药白补而赤泻，白收而赤散也，酸以收之，甘以补之，酸甘相合，用补阴血。"清代·柯琴《伤寒来苏集·伤寒附翼·芍药甘草汤》对本方治疗脚挛急的病机解释为："盖脾主四肢，胃主津液，阳盛阴虚，脾不能为胃行津液以灌四旁，故足挛急。用甘草以生阳明之津，芍药以和太阴之液，其脚即伸，此亦用阴和阳法也。"在药物的应用上"以芍药之酸收，协甘草之平降，位同力均，则直走阴分，故脚挛可愈"（《伤寒来苏集·伤寒总论·芍药甘草汤》）。明代医家对本方亦多有论述，并在治疗时有所发挥，如许宏《金镜内台方仪》记载以此方治疗阴虚之人误用

汗法导致的四肢挛急。虞抟《医学启源》中将白芍药（酒炒），甘草（炙）加生姜片治疗四时腹痛。李中梓在《医宗必读·心腹诸痛》中将本方中芍药定为四钱，甘草定为二钱，名为"戊己汤"，治疗腹痛、风痛等。清代医家亦用之治疗脘腹疼痛，如程国彭在《医学心悟·腹痛》篇谓"芍药甘草汤止腹痛如神"。并在篇中解释道："甘草味甘，甘者己也，芍药味酸，酸者甲也，甲己化土，则肝木平，而腹痛止也。"刘鸿恩《医门八法》载以本方治疗胃气痛；日本明治时期汤本求真的《皇汉医学》记载了本方可治疗"腹痛，四肢挛急，脏器组织之紧缩急剧"。由于该方中芍药酸寒，养血敛阴，柔肝止痛；甘草甘温，健脾益气，缓急止痛，二药相伍，具有酸甘化阴，调和肝脾，缓急止痛之功，故治疗津液受损，阴血不足，筋脉失濡所致诸证每获良效。

现代药理研究表明，白芍的主要成分为芍药苷，与甘草协同发挥作用，能显著抑制平滑肌、骨骼肌的收缩，对全身内外肌肉痉挛引起的疼痛有良好的解痉镇痛效果；其对躯体、四肢、各种平滑肌性脏器组织（如胃肠、膀胱、尿道、胆囊、子宫、输卵管、气管、血管等部位）的平滑肌的挛急均有镇静作用；对正常状态和亢进状态下的小鼠肠平滑肌、家兔输尿管平滑肌、家兔膀胱平滑肌等均具有解痉作用。汪萌等通过芍药甘草汤9种药效组分的筛选得出，氧化芍药苷、芍药内酯苷、芍药苷、苯甲酰芍药苷、甘草酸、甘草苷、甘草素、异甘草苷、异甘草素均具有一定的解痉镇痛功效。有临床观察表明芍药甘草汤加减对急性胃溃疡胃黏膜有显著的保护作用，并能显著提高临床疗效。王春柳等基于网络药理研究的方法分析预测芍药甘草汤治疗神经痛的作用机理，为该方在神经性疼痛的机理作用研究及临床应用提供一定的理论依据。

二、临证经验

（一）药物的炮制与用量

芍药甘草汤中白芍养血敛阴，柔肝止痛，平抑肝阳；甘草补脾益气，缓急止痛，缓和药性。郭老师在应用芍药甘草汤治疗挛急疼痛类疾病时，一般白芍用至30g以上，生白芍偏于平肝敛阴，炒白芍偏于缓急止痛，故治疗此类疾病，则用炒白芍；而生甘草偏于清火解毒，炙甘草偏于健脾益气，故在此用炙甘草，一般多在10g以上，量大则虑其壅满，《汤液本草》载"甘者令人中满，中满者勿食甘，甘缓而壅气，非中满所宜也"，故脘腹壅满的患者慎用。《本草求真》载芍药"敛肝之液，收肝之气，而令气不妄行也，……同甘草止腹痛"。《雷公炮制药性解》谓甘草"味甘，性平，无毒。入心脾二经，……炙则健脾胃而和中。解百药毒，和诸药，甘能缓急，尊称国老"。清·汪昂说"白芍酸收而苦泄，能行营气；炙甘草温散而甘缓，能和逆气。又痛为木盛克土，白芍能泻肝甘草能缓肝和脾也（《医方集解》）"，故炒白芍、炙甘草相合则酸甘化阴，调和肝脾，具缓急止痛之功，尤其对经脉失养之挛急疼痛用之效果更佳。临床需注意的是用本方治疗疼痛尤其是剧烈疼痛时，必须诊断明确，应排除梗阻、穿孔、心绞痛及内出血等危重疾病，妥当救治，以免延误病情。

（二）病案举隅

1. 胃痛（胃痉挛）

案例一 王某，男，31岁。

初诊：2017年4月25日来诊，主诉每于凌晨3～4时上腹紧缩样疼痛难忍8天。自述因饮食劳累等，于8天前始每于凌晨3～4时出现上腹紧缩样疼痛，因疼痛难忍而翻身滚动，数人难以按捺，当地医院曾多次以哌替啶、氯丙嗪、异丙嗪同用亦未能使疼痛不再发作，至次日夜再度出现上述病症。疼痛为强烈的紧缩挛急痛，如握拳状，不发作时则如常人，无其他明显不适，形体消瘦，舌质淡红，苔薄白，脉弦细。

中医诊断：胃痛。

西医诊断：胃痉挛。

处方：芍药甘草汤合金铃子散、丹参饮加减。炒白芍60g，炙甘草15g，延胡索15g，川楝子10g，丹参30g，檀香5g，砂仁5g（另包后下），生山药30g。3剂，水煎服。1剂煎服后当夜及次日凌晨未再发生疼痛，3剂服药期间疼痛一直未再发作，而后略事调整药物治疗后疼痛未作。

按语：本案以紧缩挛急样疼痛为特点，考虑为胃痉挛所致，方用芍药甘草汤以酸甘化阴，调和肝脾，缓急止痛；川楝子、延胡索合用为金铃子散，其中延胡索既行血中之气，又活气中之血，专于活血散瘀，行气止痛，合金铃子疏肝泄热，解郁止痛；丹参饮为治疗气滞血瘀互结于脘腹之方药，方中重用丹参活血祛瘀，然血瘀气亦滞，故辅以檀香、砂仁温中理气止痛，三药合用气血并治，使血畅气行，挛解而痛自除；方中加生山药乃养护胃气之意。三个名方合用，祛瘀通络，疏理气滞，刚柔相济，缓急解痉之功卓著，故效若桴鼓。诚如清代医家徐大椿所云："世又有极重极久之病，诸药罔效，忽服极清淡之方而愈。此乃其病本有专治之方，从前皆系误治，忽遇对症之药，自然应手而愈也。"

2. 呃逆（膈肌痉挛）

案例二　刘某，男，59岁。

初诊：2017年12月20日来诊，主诉呃逆频作8天。因感寒、情绪焦虑引起呃逆频作8天，经服解痉之西药及中药、针灸、穴位封闭等诸法仍不已。现症见呃逆频作，晨起醒来时大呃，夜间寐时小呃，由于频繁的呃逆颠顿，以致胸胁肌肉掣痛，常欲以双臂及手掌紧抱胸胁，以求呃逆时肌肉抽搐减轻而疼痛减轻，望之舌质淡红，苔薄白，脉略弦。

中医诊断：呃逆。

西医诊断：膈肌痉挛。

处方：芍药甘草汤合丁香柿蒂汤加减。炒白芍30g，炙甘草10g，丁香10g，柿蒂20g，刀豆子30g，白僵蚕10g。三剂水煎服。患者服1剂后呃逆即止，且未再复发。

按语：呃逆病因多由寒、热、痰、瘀、饮食不节、情志不舒、正气亏虚等引起胃气上逆所致，《灵枢经·口问》载："今有故寒气与新谷气，俱还入于胃，新故相乱，真邪相攻，气并相逆，复出于胃，故为哕。"本例因外感寒邪，寒气内蕴，复因情绪焦虑，肝失疏泄，而致胃失和降，气逆动膈而呃，治宜缓急解痉，温中散寒，方用缓解挛急之专方芍药甘草汤调和脾胃，平肝抑木，敛肝柔肝，缓急止痉；丁香合柿蒂有丁香柿蒂汤意，与刀豆子为伍，更具辛散温通，温中和胃，降逆止呃之功；辅以白僵蚕以助止痉之力，诸药相合，寒散郁解痉止，故呃除。

3. 嗳气（功能性消化不良）

案例三　秦某，女，83岁。

初诊：2019年2月18日来诊，主诉嗳气3年余，加重1个月。近3年来每逢饮食凉、热或生气等刺激即嗳气发作，近1个月加重，嗳气频作，其声极其响亮，嗳气重时周身汗湿衣襟，纳可但不知饥饱，大便正常。舌质红，苔薄腻，脉洪大。患者老年痴呆已10年余。查肝肾功能及血常规等正常。

中医诊断：嗳气。

西医诊断：功能性消化不良。

处方：枳术消食方合芍药甘草汤加味：枳实20g，生白术20g，炒白芍30g，炙甘草10g，柿蒂30g，刀豆子30g，炙旋覆花30g，佩兰12g，炒麦芽30g，神曲15g，鸡内金10g，炒牵牛子3g。15剂，水煎服。

二诊：2019年3月25日。偶有嗳气且声小。上方加茯苓15g，生山药30g。再服 14 剂巩固疗效。后追访家属，患者嗳气未作。

按语：本案嗳气病因多由饮食与情绪所致，因痴呆患者已无正常思维，故暂未考虑调畅情志之药。本方以芍药甘草汤、枳术消食方专方专药与辨证论治相结合的方法治疗。枳术消食方为笔者常用之效方，由枳实、生白术、炒麦芽、神曲、鸡内金、炒牵牛子等组成，以降气和胃运脾，消积化食除满；芍药甘草汤酸收缓急止嗳；佩兰化湿醒脾；柿蒂、刀豆子、炙旋复花则为降气止嗳之专药；故治之取效。再诊时病势基本控制，加茯苓、生山药健脾益气从本以治。

桂枝甘草汤临床解析

河南中医药大学第一附属医院　赵安社　任红杰　陈　鹏

《伤寒论》是医圣张仲景的经典著作，桂枝甘草汤是《伤寒论》中的一首经典方剂，桂枝甘草汤具有益气通阳复脉之功，是一首治疗心悸的经典方剂。本文旨在通过方药分析、量效关系、文献分析、现代研究及临床应用等，对桂枝甘草汤治疗心悸做出进一步解析认识。

一、桂枝甘草汤出处及病机、方义

（一）出处及组成

张仲景《伤寒论》第64条云："发汗过多，其人叉手自冒心，心下悸，欲得按者，桂枝甘草汤主之。"桂枝甘草汤方：桂枝四两（去皮），甘草二两（炙），以水三升，煮取一升，去滓，顿服。

（二）病因病机探讨

《伤寒论》辨太阳病脉证并治法上、中、下三篇中，发汗之法最多，太阳主一身之表，外感邪气侵袭，首先伤于肌表，故见于伤寒，用汗法，本为正治，但若发汗过多，则为误治，按仲景之意此为坏病。《黄帝内经》云"汗为心之液""汗者，精气也""阳加于阴，为之汗"，《医宗金鉴·汗》云："心之所藏，在内者为血，发于外者为汗，汗者心之液也。"《伤寒溯源集》注："发汗过多，则阳气散亡，气海空虚，所以叉手自冒覆其心胸，而心下觉惕惕然悸动也。"由此可见，若发汗过多或当汗不汗等汗不得法，则可伤及心阳，遂致心阳虚，正如第64条云："发汗过多，……桂枝甘草汤主之。"柯琴曰："汗出多，则心液虚，中气馁，故悸。叉手自冒，则外有所卫，得按则内有所依，如此不堪之状，望之而知其虚矣。桂枝本营分药，得甘草，则补中气而养血，从甘也。故此方以桂枝为君，独任甘草为佐，以补阳气生心液。甘温相得，斯气血和而悸自平。"所以桂枝甘草汤的病机是汗不得法，发汗过多，伤及心阳所致，心脏失于阳气庇护，故见心悸，由于阳气损伤较重，故

"……其人叉手自冒心，心下悸，欲得按者……"。

（三）方义分析

桂枝甘草汤方由桂枝和炙甘草两味药组成，桂枝味辛甘而性温，主入手少阴心经，兼入手太阴肺经与足太阳膀胱经，有发汗解肌、温通经脉、助阳化气、平冲降逆的功效。《黄帝内经》云"心为五脏六腑之大主"，因而桂枝可温振心阳。炙甘草补脾益气以助生化之源；二药合用辛甘化阳，可增强温通心脉的作用。《伤寒附翼》载"桂枝本营分药，得甘草则内补营气而养血，从甘也。此方用桂枝为君，独任甘草为佐，以补心之阳。姜之辛散，枣之泥滞，固非所宜，并不用芍药者，不欲其苦泄也。甘温相得，气和而悸自平"，论述了方中君臣佐使的配伍原则，也对桂枝甘草配伍治疗心悸的药理进行简单的解释；医家柯琴则认为，桂枝为君，独任甘草为佐，以补阳气生心液，甘温相得，斯气血和而悸自平。桂枝与甘草配伍组成桂枝甘草汤。现代药理学研究发现桂枝与甘草合用可以明显缩短大鼠心律失常的持续时间，具有抗心律失常作用。桂枝甘草汤中各药物组延长 APD，降低细胞自律性，提示药物可治疗由于窦房结自律性高导致的窦房结性心动过速和异位性心律失常（包括室上性心动过速和室性心动过速）。

二、桂枝甘草汤的剂量及服法

（一）剂量

经方本原剂量问题是一个以经方本原剂量大小为基本内容的科学问题。经方本原剂量问题研究的主要内容包括：经方本原剂量大小考证，经方本原剂量的有效性及安全性研究，经方本原剂量应用经验传承等。其中最为基本的内容是经方本原剂量大小的考证，亦即经方药物计量单位的量值问题。因此在研究《伤寒论》方剂时，首先应该明确剂量问题，进而才能对经典方剂在临床上应用的更深刻、更确切，才能更深的理解"中国有句古话，叫作中医不传之秘在于药量"的含义。明确《伤寒论》剂量的问题，首先就要了解成书时期的度量衡问题。公元前 221 年秦始皇统一中原，建立秦朝，统一了度量衡制度。从西汉的建立到东汉的建立，这一时期完全秉承了秦朝的度量衡制度，即"黄钟累黍法"定权衡，由于秦朝在我国历史上是第一个统一度量衡的国家，因此对我国后世的计量方法产生了深厚的影响。据《汉书·律历志》记载："度者，分、寸、尺、丈、引也，所以度长短也。本起黄钟之长。以子谷秬黍中者。十分为寸，十寸为尺，十尺为丈，十丈为引。量者，龠合升斗斛也，合龠为合，十合为升，十升为斗，十斗为斛。权者，铢、两、斤、钧、石也。二十四铢为两，十六两为斤，三十斤为钧，四钧为石。"《伤寒论》方剂的用量，也延用以上的度量衡，如桂枝甘草汤"桂枝四两，炙甘草二两（炙）。以水三升，煮取一升，去滓，顿服"。再如生姜泻心汤"生姜（四两），甘草（炙），人参、黄芩（各三两），半夏（半升），黄连、干姜（各一两），大枣（十二枚），水一斗，煮取六升，去渣；煎取三升，温服一升，日三服"等。这些方剂的药物剂量以及煎煮用水都是用两、铢、升、斗等度量衡制来表示。有关《伤寒论》方药中药物剂量的研究颇多，汉朝以后至当今中医大家，对《伤寒论》的药物剂量也都有不同的认识，存在很大的争议，主要有"一两折合3g""一两折合1~2g""一两折合13.37~16.625g"等，笔者在临床上以"1两=15.625克（或缩简为15.0克）"来使用。如柯雪帆认为《伤寒论》和《金匮要略》的药物剂量问题应按1斤=250克，1两=15.625克（或缩简为15.6克），1升=200毫升计算。柯雪凡教授是基于现存于中国历史博物馆中的东汉"光和大司农铜权"论证而得出的1两=15.625克（或缩简为15.6克）。按此剂量折合，则桂枝甘草汤方中的桂枝60g、炙甘草30g。如此大的剂量，往往需要辨证准确，勿犯虚实寒热，以免用寒近寒，用热近热。

（二）服药方法

《伤寒论》中有关煎服方法颇为讲究，不同方药、不同病情等服药方法截然不同。服药次数有日服、日再服、日三服、分温再服、分温三服、分五、六次服、更服等不同的情况，其中多以日三服。如小柴胡汤"温服一升，日三服"，猪肤汤"温分六服"，麻黄桂枝各半汤、桂枝甘草汤、干姜附子汤、大陷胸丸、瓜蒂散顿服，黄连汤要求"昼三夜二服"等。桂枝甘草汤方后是以"……以水三升，煮取一升，去滓，顿服"，采用的是一次服完，结合其病因病机，应该是过汗伤及心阳，心阳虚损至极导致心悸，因此采用"顿服"的方法。陈修园在《长沙方歌括》中云"桂枝炙草取甘温，四桂二甘药不烦，叉手冒心虚已极，汗多亡液究根源"，由此可见心阳已虚极。采用"顿服"的方法，药力专宏，适合于急危重症等，药力迅速，药到病除。笔者认为从"顿服"这一服药方法，也可窥出桂枝甘草汤用于心阳虚损之极的心悸。

三、临床应用

案例一则 朱某，女，59岁。

初诊：患者半年前因"心慌"就诊于省级西医院，诊断为"心律失常频发室性期前收缩"，服用胺碘酮片等相关药物治疗，服药后频发室性期前收缩较前减少，

出现窦性停搏，临床医生建议停药，停药后再次出现频发室性期前收缩，西医院建议行室性期前收缩射频消融术，患者及家属因恐惧手术，故未行手术治疗。于2020年8月27日以"间断心慌半年余"为主诉来我院门诊就诊，就诊时临床情况：神志清，精神欠佳，面色淡白，体型中等，发作性心慌，活动后较为明显，以手按之则减轻，纳尚可，眠欠安，二便调。舌体偏小，舌质淡，苔薄白，脉细数结代而无力。外院动态心电图显示：窦性心律频发室性期前收缩7800次/24小时。

中医诊断：心悸，心阳不振型。

西医诊断：心律失常，频发室性期前收缩。

治则：通阳复脉定悸。

处方：桂枝甘草汤加减：炙甘草30g，桂枝30g，党参25g，麦冬12g，五味子12g，生地12g，龙骨30g，牡蛎30g，甘松10g，炒枣仁25g，丹参15g，茯苓30g，大枣12个，浮小麦50g。5剂，每日1剂，水煎取汁400mL，每日早晚两次温服，每次200mL。

二诊：2020年8月31日，患者自觉心慌较前明显减轻，舌质较前略微变红，舌苔薄白，脉结代而无力，调方如下：炙甘草30g，桂枝60g，党参25g，麦冬15g，五味子15g，生地12g，龙骨30g，牡蛎30g，甘松10g，炒枣仁25g，丹参15g，茯苓30g，大枣12个，浮小麦50g，白芍18g。5剂，每日1剂，水煎取汁400mL，每日早晚两次温服，每次200mL。随后一直服用上方加减1月余，后随访心慌等未再发作。患者电话诉外地复查动态心电图：24小时室性期前收缩约2000多次。

按语：本例患者以"心慌"为主要临床表现就诊，当属于中医学"心悸"范畴，四诊合参辨证属于心阳不振，中老年女性，《黄帝内经》曰"年过四十，阴气自半"，阴阳互根互用，阴损及阳，阳气则虚。《灵枢·决气》言"何谓血？岐伯曰：中焦受气取汁，变化而赤，是谓血"。气血虚弱，血不养心，气虚推动无力，血脉运行不畅，故在桂枝甘草汤的基础上加减使用补气之药，且使用原方原量原比例，桂枝60g，炙甘草30g，桂枝和炙甘草2∶1，加用党参、麦冬、五味子组成生脉饮以滋阴，《景岳全书·补略》曰"善补阳者，必于阴中求阳，则阳得阴助而生化无穷；善补阴者，必于阳中求阴，则阴得阳升而泉源不竭"。阳气的机能活动需要以阴精为物质基础，阳气得到阴精的资助而生生不息，阴阳相互资生为用。甘松理气，丹参活血化瘀，所谓"气血流通即是补"。龙骨、牡蛎重镇止悸。炒枣仁酸以收敛，使宗气不外泄。诸药配伍，心气得以补，心血得以养，心阴得以滋，心阳得以温，心悸得以止，结代之脉可缓。

四、总结

桂枝甘草汤在治疗心悸病证方面，从古典中医角度需要对剂量、煎煮方法、服药方法等全方位考虑。在西医学实验研究方面从桂枝甘草配伍剂量变化、药理作用、含药血清成分、药效学及细胞分子生物学等进行研究，又在临床应用方面提供了大量实践举证，因此既有基础理论依据，又有临床实践经验。凡病机属于心阳不振之心悸病证，均可予以桂枝甘草汤加减进行治疗。使用上要谨察病机所在而治之，"观其脉证，知犯何逆，随证治之"，勿犯"虚虚实实之戒"，如此方能补虚泻实，调整阴阳，治病求本，脉律自复。

浅析小陷胸汤临证治要

河北省中医院　崔泽华　刘建平　杨森

小陷胸汤出自张仲景所著《伤寒论》一书，用治痰热结胸之证。清代柯韵伯说"凡看仲景书当于无方处索方，不治处求治，才知仲景无死方，仲景无死法"，此之谓也。所以临床使用小陷胸汤应不拘泥于痰热结胸证，而是综合脉症，大胆应用。经过现代医家临床发挥，小陷胸汤已经用于治疗消化、呼吸、心血管、代谢等系统多种疾病。而且小陷胸汤由三味药组成，组方精简，效果斐然，且可与多方组合应用，效果更佳。故笔者于此进行粗略总结，与大家分享经验。

一、小陷胸汤求本溯源

小陷胸汤出自《伤寒论》138 条："小结胸病，正在心下，按之则痛，脉浮滑者，小陷胸汤主之。"成无己在《注解伤寒论》中提道："心下鞕痛，手不可近者，结胸也。正在心下，按之则痛，是热气犹浅，谓之小结胸。结胸脉沉紧，或寸浮关沉，今脉浮滑，知热未深结，与小陷胸汤，以除胸膈上结热也。"吴昆在《医方考》中也提道："三阳经表证未去而早下之，则表邪乘虚而入，故结胸。结胸者，阳邪固结于胸中，不能解散，为硬为痛也；按之则痛者，不按犹未痛也，故用小陷胸汤。黄连能泻胸中之热，半夏能散胸中之结，栝蒌能下胸中之气。然必下后方有是证，若未经下后，则不曰结胸。"这些论述说明了小陷胸汤的病性、病位、病证及病症。

二、小陷胸汤临证分析

（一）病机分析

本方原治伤寒表证误下，邪热内陷，痰热结于心下的小结胸病。其邪在上焦，热结不深，未成胃实。痰热互结，气郁不通，故胸脘痞闷，按之则痛。脉浮滑为痰热内蕴之象。

（二）病位分析

《伤寒论》原文中说："正在心下。"刘渡舟云："小结胸，是痰与热互结，其病位正在心下，上不及项背，下不及少腹，小腹两侧为少腹，故推而言之，小结胸证病位亦不及小腹，即上不及项，下不及脐。"

（三）方药分析

方中瓜蒌为君药，其性寒，味甘，微苦，归肺、胃、大肠经，具有清热化痰，理气宽胸之效。瓜蒌甘寒不犯胃气，能降上焦之火，使痰气下降也。黄连、半夏共为臣药。其中黄连性寒，味苦，归心、胃、肝、大肠经，具有清热降火，开心下痞之效，能上以清风火之目病，中以平肝胃之呕吐，下以通腹痛之滞下。半夏味辛，性温，归脾、胃、肺经，具有降逆化痰，散心下痞结之效。能燥湿降痰，开胃健脾，消痰饮痞满。黄连、半夏合用，一苦一辛，苦降辛开；半夏与瓜蒌相伍，润燥相得，清热涤痰，如此则清热化痰，宽胸散结之功益著。三药相合，使痰祛热除，结开痛止，为治胸脘痞痛之良剂。

三、小陷胸汤中医临证

小陷胸汤功能清热化痰，宽胸散结，临床用于痰热互结之轻证。中医学认为此证是无形之热入于有形痰浊之内，其致病除兼具痰、热各自的致病特点外，又会出现复合致病的特征。主要有以下几方面：痰热壅阻脏腑、痰热壅阻血脉、痰热扰乱神明、痰热生风。

（一）痰热壅阻脏腑

1. 痰热壅肺

痰热阻结于肺，壅滞气机，肺气宣降失常，可见咳、喘、哮，以及咳吐黄稠痰、胸闷喘息、苔黄腻、脉滑数等。

2. 痰热扰心

痰热内结，扰乱心神，蒙蔽清窍，阻滞血脉，导致胸痹、不寐、癫狂等。

3. 痰热结于心下

痰热结于心下，胃脘、胸膈气机升降失司，导致胃痛、痞满、吐酸、呕吐、胁痛、黄疸等。

4. 痰热腑实

痰热内壅，气机郁滞，腑气不通，常见腹胀、便秘等。

（二）痰热壅阻血脉

痰阻热结，气机不畅，经脉受阻，产生疼痛、麻木、积块、痰核，甚至痰热结滞，热壅血瘀，热盛肉腐，形成内痈，如肠痈、脱疽之发病。

（三）痰热扰乱神明

痰火上犯清窍，导致眩晕、头痛、耳鸣、耳聋、痴呆等病证。

（四）痰热生风

痰热内盛，扰动肝风，导致痫证、痉证、中风、抽动等病证。

四、小陷胸汤临床应用

（一）消化系统

痰热结于中焦，气机壅滞，升降失司，胃脘痞塞胀满、隐痛、呕吐嘈杂、泛酸、纳呆恶心，以及渴不欲饮或饮不解渴，口苦、舌红、苔黄腻、脉滑数。治宜清热化痰、降逆和胃。小陷胸汤中用瓜蒌以清热化痰，配伍黄连清热燥湿，半夏辛温化痰，痰热去则诸症缓。临床常用于反流性食管炎、慢性胃炎、胆汁反流性胃炎、胃十二指肠溃疡、功能性消化不良、急慢性胆囊炎、非酒精性脂肪肝等。

（二）呼吸系统

痰热犯肺，肺气失宣，肺失肃降，故有咳嗽。治当清热化痰、宣肺止咳，瓜蒌甘寒，润肺化痰、利气宽胸，半夏辛温燥湿化痰、消痞散结，黄连苦寒泄热除痞。对于急性加重期的慢性阻塞性肺疾病，其临床主要表现为咳嗽、咯黄脓痰、喘气，或伴有发热等，黄连清泻热结，法半夏化痰消痞散结，瓜蒌则能清化痰热、宽胸利气，瓜蒌具有润肠通便的作用，而肺与大肠互为表里关系，故可通腑气而降肺气。

（三）心血管系统疾病

痰热结胸，阻滞气机，出现胸痛、胸闷、心慌、气短等症状，其成因多为过食肥甘厚腻，损伤脾胃，水液运化失调，积聚成痰，阻滞气机所致。小陷胸汤中半夏辛温化痰，瓜蒌清热化痰，黄连苦寒泄热，三药合用清热化痰散结，痰热去则气机畅。临床用于冠状动脉粥样硬化性心脏病、不稳定型心绞痛等疾病。

（四）脑血管疾病

饮食不节，致使脾失健运，聚湿生痰，痰湿生热，热极生风，痰热阻滞，风痰上扰，见半身不遂，口舌㖞斜，舌强言謇或不语，偏身麻木，腹胀，便干便秘，头晕目眩，咳痰或痰多，舌质红或暗红，苔黄或黄腻，脉弦滑或偏瘫侧弦滑而大。治宜化痰通络。临床用于脑梗死、脑出血等疾病。

（五）代谢性疾病

痰热内蕴证是 2 型糖尿病患者常见证型，多因过食肥甘厚腻、多食少动致脾胃受损，运化失司，湿热内蕴，痰热互结。多有口干口苦、多饮、心烦、脘腹胀闷、舌质红、苔黄腻、脉弦滑等，治宜开郁涤痰、消脂化浊。

五、小陷胸汤合方用药

（一）小陷胸汤合瓜蒌薤白半夏汤

瓜蒌薤白半夏汤功能行气解郁，通阳散结，祛痰宽胸，主治痰盛瘀阻胸痹证。症见胸中满痛彻背，背痛彻胸，不能安卧者，短气，或痰多黏而白，舌质紫暗或有暗点，苔白或腻，脉迟。

二者合用清热祛痰，通阳宽胸散结。主治痰盛瘀阻胸痹之证，症见胸中满痛彻背，短气，痰色黄质稠，舌暗，苔黄腻，脉滑等。现用于冠心病心绞痛、风湿性心脏病、室性心动过速、肋间神经痛、乳腺增生、慢性阻塞性肺疾病、老年咳喘、慢性支气管肺炎、慢性胆囊炎等。

（二）小陷胸汤合柴胡疏肝散

柴胡疏肝散功能疏肝理气，活血止痛。主治肝气郁滞证。症见胁肋疼痛，胸闷善太息，情志抑郁易怒，或嗳气，脘腹胀满，脉弦。二者合用疏肝解郁、清热化痰。主治情志不遂，气机失调，肝气郁滞，痰热内蕴，扰乱心神之心神失常等疾病。现用于广泛性焦虑、慢性肝炎、慢性胃炎等疾病。

（三）小陷胸汤合柴胡加龙骨牡蛎汤

柴胡加龙骨牡蛎汤功能和解清热，主治伤寒往来寒热，胸胁苦满，烦躁惊狂不安，时有谵语，身重难以转侧等。二者合用清热解郁，化痰宽胸。主治心胆气郁，痰热蕴结之证。症见心烦急躁，精神抑郁，肢体困重，舌红苔黄腻等。现用于癫痫、神经官能症、高血压、围绝经期综合征等。

（四）小陷胸汤合柴胡桂枝汤

柴胡桂枝汤功能和解少阳，调和营卫，主治外感风寒，发热自汗，微恶寒，或寒热往来，鼻鸣干呕，头痛项强，胸胁痛满，脉弦或浮大。二者合用外散风寒，和解少阳，开胸涤痰散结。主治太阳、少阳并病兼见结胸证。症见发热自汗，微恶寒，或寒热往来，鼻塞，恶心，胸胁满闷，苔黄腻，脉弦滑等。现用于上呼吸道感染、胆囊炎、肝炎、胰腺炎、眩晕症、胸膜炎、肋间神经痛、胃及十二指肠溃疡等。

（五）小陷胸汤合四逆散

四逆散功能透邪解郁，疏肝理脾。主治阳郁厥逆证、手足不温，或腹痛，或泄利下重，脉弦；肝脾气郁证，胁肋胀闷，脘腹疼痛，脉弦。二者合用透邪解郁，疏肝理脾，清热化痰。主治痰热内结，气郁不通之证。症见手足微冷，身热泄利，脘腹胁肋疼痛，或胸脘痞闷，按之则痛，或咳嗽痰黄稠，舌苔黄腻，脉弦滑数。现用于慢性胃炎、消化性溃疡、慢性胆囊炎、肝硬化、慢性结肠炎等。

（六）小陷胸汤合半夏泻心汤

半夏泻心汤功能寒热平调，消痞散结，主治寒热错杂之痞证。症见心下痞，但满而不痛，或呕吐，肠鸣下利，舌苔腻而微黄。二者合用调和脾胃、清热化痰、宽胸散结。主治寒热错杂，痰热阻结于中焦之证。症见心下痞满，恶心呕吐，肠鸣下利，舌苔黄腻等。现用于急慢性胃炎、胆囊炎、慢性肝炎、冠心病等。

六、病案一则

邓某，男，42 岁。

主诉：胸骨后疼痛 10 余日。现主症为胸骨后疼痛，咽部堵闷不适，胃脘胀满，嗳气，偶恶心，无呕吐，口干口苦，纳可，寐欠佳，易醒。大便干、日一次。舌暗红，苔黄腻。脉滑数。辅助检查：电子胃镜：慢性非萎缩性胃炎伴糜烂；食管黏膜下隆起；胃底黏膜下隆起。中医辨证为痰热互结，阻滞气机。处方：瓜蒌 9g，黄连 9g，清半夏 12g，茯苓 20g，厚朴 15g，陈皮 9g，薤白 15g，柴胡 12g，黄芩 15g，香附 12g，紫苏梗 15g，延胡索 20g。14 剂，水煎服，分早晚温服。

二诊：胸骨后疼痛减轻，咽部仍堵闷不适，胃脘胀满减轻，嗳气减轻，无恶心呕吐，口干口苦减轻，纳可，寐欠佳，易醒。大便稍稀，每日 1~2 次。舌暗红，苔黄腻。脉滑数。上方加荷叶 12g。继服 14 剂。三诊：胸骨后无明显疼痛，咽部堵闷不适减轻，稍胃胀，偶有嗳气，无恶心呕吐，口干口苦减轻，纳可，寐欠佳，易醒。大便稍稀，每日 1~2 次。舌暗红，苔黄腻。脉滑数。上方加炒酸枣仁 12g，瓜蒌改为 6g。继服 14 剂。后服药 3 个月，无明显不适。

按语：痰热互结于上焦，故患者以咽及胸部症状明显；痰热阻滞气机故见胃脘胀满，嗳气，恶心。气滞痰阻，血行不畅，瘀血与痰浊互结，日久致黏膜下隆起。方以小陷胸汤合半夏厚朴汤为基础，其中小陷胸汤清热化痰，宽胸利气，半夏厚朴汤行气消痰，柴胡、黄芩疏肝清热，延胡索活血止痛，全方共奏清热化痰之效。

七、总结

小陷胸汤为《伤寒论》中名方，多用于小结胸证，虽仅有三味药组成，但其短小精悍。经过各代医家创新发展，目前广泛用于治疗呼吸、心脑血管、代谢、肿瘤等多个系统的疾病。所以我们在临床使用时应不拘一格，辨其脉证（痰热互结），灵活加减运用。

《金匮要略》之温经汤临证心悟

云南中医药大学第一附属医院　黄南　邹纯燕　张成丹

温经汤出自《金匮要略·妇人杂病脉证并治第二十二》，可治冲任虚寒，瘀血阻滞证，历来多用于妇科诸疾；既往白癜风病多从气血失和、脉络瘀阻、肝肾不足论治，近年来，有医家提出从风、从寒论治；《素问·皮部论》载"多白则寒"，《医林改错·通窍活血汤所治症目》曰"白癜风血瘀于皮里"，王莒生提出白驳风是由于"因虚感邪，入于皮肤络脉，络脉瘀滞，日久邪（毒）瘀伤正"等，笔者根据前贤论述及三十年皮肤科临证经验，提出白癜风的病因、病机与虚、寒、瘀相关，临证补虚、散寒、化瘀三法并举，将温经汤用于白癜风病的治疗，疗效确切，补充了白癜风病的辨治思路和方法。

一、温经汤方证释义

《金匮要略》云："妇人年五十所……暮即发热，少腹里急，腹满，手掌烦热，唇口干燥，何也？师曰：此病属带下，何以故？曾经半产，瘀血在少腹不去。何以知之？其证唇口干燥，故知之。当以温经汤主之。"妇人年五十，应《黄帝内经·素问·上古天真论》言"七七，任脉虚，太冲脉衰少，天癸竭，地道不通"之时，病下利数十日不止，为血瘀于内，血道受阻，行无正经，故下利不止；血瘀阴分，阴阳气不相合，至暮，阳不入阴，阳浮于外，暮即发热，口唇干燥。国医大师李今庸解此证治，认为不必治利，去其瘀则其利自止；妇女五十岁，天癸已竭，不宜用破瘀攻下之法，应以行血温经为治，使其血得温而血自行，当用温经汤。

温经汤具有温经散寒、养血祛瘀的作用；方中吴茱萸、桂枝、川芎、生姜温经散寒，行气化瘀；当归、芍药、阿胶、麦冬、丹皮补血滋阴以生新血；党参、半夏、甘草扶正健脾，以开化源。原方多用于妇女冲任失调而有瘀滞的月经不调、痛经、崩漏等病证。近代经方大家刘渡舟教授用其治疗妇女宫寒不孕，月经不调，常获奇效。当代医家将温经汤运用于皮肤疾患、内伤杂病亦收良功，如刘丽伟认为凡属冲任虚寒、瘀血阻滞之病证，皆可用之，如雀斑因妇女产后冲任不足，瘀血内停，在内表现为月经色暗有血块，在外表现为肌肤不荣，面生雀斑，故以温经汤治之；李春红认为失眠亦由脾胃虚弱，中焦寒凝，气血生化不足，阴血亏虚，心失所养，血行不利所致，契合《黄帝内经》言"胃不和则卧不安"，予温经汤温清补消并用，清上温下，养血祛瘀，使胃和眠安。

从上述医家运用温经汤临证经验可知：无论是治疗妇女诸疾或皮肤、内伤杂病，总不离虚、寒、瘀之机。白癜风病易诊难治，治疗周期长，中医辨证论治及分型不同，缺少总括性的辨治理论和有效的指导性方案。笔者根据三十年的皮科临证经验，结合中医学理论及历代医家、文献对白癜风的论述，认为白癜风常有虚、寒、瘀并存之病机，可选用温经汤加减治疗。

二、从虚、寒、瘀并治白癜风探讨

早在春秋战国时期，《五十二病方》便有关于"白处"的记载。历代医家又将其称为白癜、斑驳、斑白、白驳等。对白癜风的辨证论治多从风、气、血、肝肾、寒等入手，从风论治，如《诸病源候论》云"此亦是风邪搏于皮肤，血气不和所生也"；从气论治，如《外科正宗》云"白因气滞"；从血论治，如王清任《医林改错》曰："白癜风，血瘀于皮里。"明确提出本病由瘀血所致；从肝肾论治，如王莒生教授以"肾为先天之本，在色为黑；精血同源"为理论基础，提出治疗白癜风可采用滋补肝肾之法；从寒论治，《黄帝内经·素问·皮部论》曰"……其色多青则痛，多黑则痹，黄赤则热，多白则寒，五色皆见则寒热也"。不少医家提出对于"因寒致白"的白癜风患者，应运用温法治之。

笔者根据白癜风的皮损特点，结合中医理论及相关文献、医家论述，认为白癜风应"虚、寒、瘀并治"，现从以下三个方面展开论述。

（一）从"邪之所凑，其气必虚"论白癜风的发生与"虚"相因

《黄帝内经·素问·评热病论》云"邪之所凑，其气必虚……"，强调了正气在疾病发生过程中的重要性；正气不足为内因，是发病的根本因素，邪气外侵是外因，是发病的条件，诚如张景岳《类经》言"邪必因虚而入"，《医宗金鉴·外科心法要诀》言"白驳风生面颈间，风邪相搏白点斑……"，《诸病源候论·白癜候》言"亦是风邪搏于皮肤，血气不和所生也"。

当代亦有不少医家认为白癜风的发生由先天禀赋不足或后天失养而感受外邪所致，如张作舟教授、庄国康教授等认为白癜风是先天禀赋不足或后天失于调养，肾气不足或肾精亏乏，脾胃虚弱，气血生化无源，风邪犯表，气血失和而发病；一言

以蔽之，白癜风的发生与人体先、后天不足不无关系。

（二）从"多白则寒"论白癜风的发生与"寒"相关

在中医诊断学五色辨证中，白色多主寒证、虚证、脱血、夺气，而白癜风的临床特点为局限或泛发性白斑、皮损不高出皮肤、不痛不痒、病程迁延，皮损颜色以白色为主，正符合五色辨证中白色所主的虚证、寒证。《黄帝内经》较早记载了"白与寒"的相关论述，如《黄帝内经·素问·皮部论》曰："其色多青则痛，多黑则痹，黄赤则热，多白则寒，五色皆见则寒热也。"《黄帝内经·灵枢·五色》云："青黑为痛，黄赤为热，白为寒。"中医学向来注重局部皮损变化与整体脏腑气血阴阳盛衰的联系，在《黄帝内经·灵枢》载有"司外揣内，司内揣外"的整体与局部诊病理论，《丹溪心法》"有诸内者，必形诸外"进一步完善该理论，《素问·阴阳应象大论》有"善诊者，察色按脉，先别阴阳"，通过观察局部皮损的病位深浅、肿形高度、皮损颜色、分泌物稀稠等来辨别气血阴阳的盛衰，是中医诊断的独特辨证方式。

总而言之，白癜风的发生与内因素体虚寒或外感风寒之邪相关。

（三）从"寒主收引，其性凝滞"论白癜风的病进与"瘀"相连

《医林改错·通窍活血汤所治症目》曰白癜风"血瘀于皮里"。白癜风患者常见先、后天不足，气化无源，因气虚而血行无"力"；一气周流，气行则血行，气虚、气滞则血瘀；《素问·举痛论》曰："寒气入经而稽迟，泣而不行。"寒主收引，其性凝滞，血遇寒则凝，故风寒之邪客于周身，血瘀于皮里，而致白癜；温病大家叶天士提出"久病入络"的学术观点，其"久病入络"理论可追溯《黄帝内经·灵枢·百病始生》："是故虚邪之中人也，始于皮肤……留而不去，则传舍于络脉。"白癜风病程迁延，正合"久病入络"之说，临证当"疏其血气，令其条达，而至和平"。

总之，笔者通过三十年临床实践，结合白癜风患者的病因病机、临床表现、病程特点等，从"虚、寒、瘀并治"的角度，选择《金匮要略》之温经汤治疗白癜风，取得确切的疗效。

三、白癜风验案

案例 李某，男，48岁。

初诊：2020年09月14日，主诉面部左侧白斑3年，加重1周。患者于3年前无明显诱因面部左侧出现数片大小不一的白色斑片，未予重视。1周以来，斑片沿

鼻翼旁扩散，为求进一步治疗，遂来就诊。现症见面部左侧散在数片大小不一的瓷白色斑片，边界清楚，不痛不痒，患处毛发颜色正常，皮损以左侧眼眶、左鼻翼旁为重，纳眠可，二便调，舌红，苔薄白，脉弦。

中医诊断：白驳风；辨证：虚寒瘀阻证。

西医诊断：白癜风。

处方：温经汤加味：制吴茱萸 15g，桂枝 10g，川芎 10g，当归 10g，赤芍 10g，牡丹皮 10g，麦冬 20g，党参 10g，法半夏 10g，甘草 10g，鸡血藤 30g，豨莶草 30g，煅自然铜 30g，炒黑豆 30g，7 剂，每日 1 剂，分两次服。外治：火针 1 次/日。嘱患者忌食酸味食物及鸭子、臭豆腐、芒果、菠萝、草莓等，多吃动物内脏。

二诊：2020 年 09 月 22 日，经上述治疗，白斑无扩散，斑内现小片色素岛；余无特殊，舌红苔薄白，脉细弦；守上方，再进 14 剂，继予火针局部治疗。

三诊：2020 年 10 月 27 日，患者白斑明显缩小、复色过半，舌红苔薄白，脉弦；效不更方，再进 14 剂，继予火针局部治疗。

按语：温经汤原多治女性虚、寒、瘀诸病，此案患者虽为男性，但虚、寒、瘀之证既显，宜投之；全方虚、寒、瘀并治，加火针温通直达病所，内外合治，药证合拍，白斑渐"逝"。"肺主皮毛，多白则寒""邪之所凑，其气必虚"，白癜风的发生与"因虚感寒"密切相关；寒主收引，其性凝滞，血遇寒则凝；白癜风病程迁延，病久必瘀，故从虚、寒、瘀并治白癜风，疗效确切。

四、临证心悟小结

（一）师古不泥古，创新不离宗

历代医家多从肝肾不足、气血失和、脉络瘀阻等论治白癜风病，近年有医家提出从风、从寒论治，但未见明确从虚、寒、瘀并治者；治以补虚，外受之邪未有出路；治以行气，入里之寒岂得温散；治以滋肝肾，已凝之血概不能活。前人对白癜风病的认识和治疗都具有一定的见解和效果，但笔者认为不应将虚、寒、瘀割裂看待。白癜风患者不离"虚、寒、瘀"之病机，虚、寒、瘀并治应为辨治白癜风的根本法则；笔者从虚、寒、瘀并治的角度运用《金匮要略》之温经汤加减治疗白癜风，多应手奏效；临证注重结合患者先、后天体质及四时、饮食、起居等因素的不同，对初起表现为热象、湿象者，采取先清后补或先通后补的思路，不可拘泥。

（二）中西巧结合，白癜风渐平

笔者常以鸡血藤代阿胶，因其性温，能活血补血，补而不滞；在温经汤原方基础上灵活加入锻自然铜、豨莶草、炒黑豆、墨旱莲、黑芝麻、刺蒺藜等药增效。锻自然铜其一能入血行血，为伤科接骨要药，用于白癜风的治疗取其辛散行血祛瘀之效；其二，从现代细胞代谢学说解释色素减退的原因，与血清氧化酶活性降低及血液中铜离子含量不足有关，故用锻自然铜补充微量元素。《雷公炮制药性解》言豨莶草："长眉发，乌须鬓。"炒黑豆、墨旱莲、黑芝麻，以色治色，肝、肾、脾同滋，以养先、后天之本；刺蒺藜平肝解郁，祛风透表，相关药理研究表明，蒺藜对酪氨酸酶和黑素细胞均具有双向调节作用，当大剂量使用时对黑素细胞和酪氨酸酶均具有激活作用。临证时可在辨证基础上选用以上几味药组成药对或角药以增加疗效。

《金匮要略》之温经汤方机符合白癜风"虚、寒、瘀并治"的基本法则，同时注重兼补肝、肾、脾，以色治色、随症采取先通后补或先清后补的辨治思路，并与西医学、现代药理研究结合，圆机活法，师古不泥古，中西巧接轨，肝肾足、风寒散、气血和，白癜风得愈。

欧阳晓勇教授运用薏苡附子败酱散加味治疗聚合性痤疮临证经验

云南中医药大学第一附属医院　张成丹　邓洋　李梦琪

聚合性痤疮好发于青年男性，青年女性偶见，其发病机制尚不明，除与寻常痤疮的病因及发病机制相似以外，其中免疫学因素是更为重要的病因，机体对病原微生物的高度敏感是可能因素之一。皮损主要分布于面、颈后、胸背部，亦累及肩部、上臂及臀部。皮损呈多形性，以囊肿、结节为主要皮损，特征性皮损是头部可见囊肿，通过深在的窦道相连而形成较大的脓肿，表现为暗红色、柔软的半球状隆起性肿块，破溃后流出浓稠的脓液、血液或混合性分泌物，可形成瘘管，愈合后留有凹陷性瘢痕或瘢痕疙瘩，病情顽固。欧阳晓勇教授系第四批全国中医临床优秀人才，从事中医皮肤科临床工作 30 年，喜研经典，主张以经典为根，对于各种难治性皮肤病有自己独到见解。从"阳郁"和"痰瘀"切入，运用薏苡附子败酱散加味治疗聚合性痤疮是其常用思路。现将其验案加以分析并介绍如下。

一、浅析病源

《内经·素问》最早对痤疮的病名、病因、病机进行阐述。《素问·生气通天论》曰："汗出见湿，乃生痤痱……汗劳当风，寒薄为渣，郁乃痤。"古今多位医家对此条进行注解，如王冰在《黄帝内经素问》注释中道："时月寒凉，形劳汗发，凄风外薄，肌腠居寒，……内蕴血脓，形小而大如酸枣，或如按豆，此皆阳气内郁所为。"不难看出，"卫阳郁"为痤疮的起始。聚合性痤疮主要以结节、囊肿为主要皮损，该类痤疮除了局部皮损有热象以外，整体表现以夹痰、夹瘀为主。由于卫阳被郁，肺失宣降，脾失健运，肾失主水，膀胱失气化，导致体内水饮代谢异常，饮停而痰浊生；阳气郁滞，失于温煦和推动血脉的作用，血脉不利，瘀血内生；痰瘀俱为阴邪，可进一步郁滞阳气，阳郁则寒凝。正如《内经·灵枢》中所描述的"寒邪客于经络之中，则血泣，血泣则不通，不通则卫气归之，不得复反，故痈肿"。

从而不断形成新的痤疮结节、囊肿，可见聚合性痤疮的形成与阳郁痰凝夹瘀相关。

二、病因病机

目前痤疮的辨证分型为肺经风热、脾胃湿热、冲任不调、肝肾阴虚及阳虚寒凝，未见从阳郁夹痰、夹瘀辨证施治者。欧阳晓勇教授认为，轻型痤疮到聚合性痤疮可归结为阳气逐渐郁滞的过程，轻型寻常痤疮以粉刺、丘疹为主，重者以脓疱、囊肿结节为主，初发患者不觉，不早求治，待肌腠壅塞不通，阳气郁闭，则痰凝血瘀，或医者失于辨证，囿于局部热毒以大量凉药籅围之，或滥用抗生素，意以消为贵，则气血冰凝，脾阳受损，阳郁不伸，痰凝血瘀更甚，迁而延之，局部、全身内蕴血脓，形成大量脓肿、囊肿、结节、瘢痕。

三、聚合性痤疮验案（一则）

周某，男，26岁。

初诊：主诉面颈、躯干反复丘疹、脓疱、囊肿、结节、瘢痕8年余。8年前患者无明显诱因面颈、躯干出现炎性丘疹、脓疱、囊肿，多次于外院皮肤科就诊，诊断为聚合性痤疮，均予抗感染、局部臭氧水疗、激光等常规治疗，后上述症状长期反复，遂来就诊。刻下症见面颈部泛发炎性红丘疹，面颊、双耳后散在脓疱，可见数个约"花生米"大小的囊肿，触之有波动感，压之便见脓血混合液渗出，局部皮温高、压痛，双上眼睑、目外眦、躯干皮肤可见结节及萎缩性疤痕增生。自觉疼痛不适，无发热恶寒，纳眠可，二便调。舌红苔白厚腻，脉细沉。

中医诊断：粉刺；证型：阳气闭郁、痰瘀互结证。

西医诊断：聚合性痤疮。

治法：温阳解郁，祛瘀化痰。

处方：薏苡附子败酱散加味。薏苡仁60g，制附子颗粒30g，败酱草30g，金银花15，蒲公英30g，天葵子15g，紫花地15g，野菊花15g，炒青皮20g，陈皮20g，白芷10g。

二诊：患者自诉脓性分泌物较前增多，疼痛加剧，舌淡苔薄白，脉弦细。方药：薏苡仁60g，制附子（颗粒）30g，败酱草30g，炒青皮20g，白芷10g，皂角刺10g，虎杖15g，生地榆30g，制乳香10g，制没药10g。

三诊：患者自诉脓性分泌物较前减少，未见新发皮疹，自觉夜间瘙痒。舌淡苔白，脉弦细。方药：薏苡仁60g，制附子颗粒30g，败酱草30g，炒青皮20g，白芷10g，虎杖15g，生地榆30g，皂角刺10g，制乳香10g，制没药10g，牡丹皮15g，蒿蓄 15g。

四诊：患者自诉偶有脓性分泌物，未见新发皮疹，舌淡苔白，脉弦细。方药：薏苡仁 60g，制附子（颗粒）30g，败酱草 30g，炒青皮 20g，虎杖 15g，生地榆 30g，皂角刺 10g，制乳香 10g，制没药 10g，牡丹皮 15g，萹蓄 15g，黄芪 30g。

五诊：患者无脓性分泌物，未见新发皮疹，舌淡苔薄白，脉弦细。方药：薏苡仁 60g，制附子（颗粒）30g，败酱草 30g，炒青皮 20g，陈皮 20g，黄芪 30g，虎杖 15g，地榆 30g，皂角刺 10g，制乳香 10g，制没药 10g，牡丹皮 15g，黄芪 60g。

按语：一诊：以薏苡附子败酱散加五味消毒饮，以清热解毒，消痈散结，患者皮损主要以面颊为重，为肝经所主，以炒青皮 20g 引药归经，舌苔白厚腻以陈皮 20g 辛温燥湿，白芷 10g 燥湿排脓。二诊：患者自诉脓性分泌物较前增多，疼痛加剧，舌淡苔薄白，脉弦细，守方，虑投苦寒之五味消毒饮使气血寒凝，不易托脓外出，故去五味消毒饮，加皂角刺 10g，国医大师干祖望经验："皂角刺少则促托，多则促消"，此时脓已成宜少用，10g 为佳以托脓外出。加虎杖 15g、生地榆 30g 以凉血解毒，消肿排脓，促进肉芽生长。虎杖、生地榆这一药对的用法来源于江苏省淮安市南闸公社太东大队赤脚医生以虎杖地榆研磨为散外敷治疗烫伤临床经验，导师易该药对为口服，用药比为 1：2，皮肤科常见丘疱疹、水疱、脓疱、血疱等皮损，予该药对治疗，临床疗效确切。患者主要以囊肿、疤痕、结节为主，以制乳香 10g、制没药 10g 化痰软坚，祛瘀生新。白厚腻舌苔已褪，去陈皮 20g。三诊：患者自诉脓性分泌物较前减少，未见新发皮疹，自觉夜间瘙痒。守方，患者自觉瘙痒不适，《内经·素问》："热微则痒。"以牡丹皮 15g 凉血化瘀；其次，傅元谋著《听名师讲伤寒论》中提道："卫气瘀闭则痒，营气瘀闭则痛。"患者由初始自觉疼痛，现自觉瘙痒，说明邪毒往外透脱，痈肿将愈，加萹蓄 15g 利湿排脓。四诊：患者自诉偶有脓性分泌物，未见新发皮疹，去燥湿排脓之白芷，加黄芪 30g 消肿敛疮。五诊：患者无脓性分泌物，未见新发皮疹，去萹蓄 15g，倍加黄芪 60g 敛疮生肌。

四、方药浅析

薏苡附子败酱散出自《金匮要略·疮痈肠痈浸淫病脉证并治》"肠痈之为病，其身甲错，腹皮急，按之濡，如肿状，腹无积聚，身无热，脉数，此为腹内有痈脓，薏苡附子败酱散主之"。薏苡附子败酱散是治疗肠痈代表方，具有清热祛湿、排脓消肿、温阳健脾等功效，后世医家不断实践，拓展了其使用范围，现广泛应用于消化科、妇科、男科等学科的治疗中。方中由薏苡仁十分、败酱草五分、附子两分组成。阳郁痰凝瘀滞于肌肤，局部郁而化热，肺主皮毛，肺卫热盛，故见皮肤大量炎性丘疹，正如《医宗必读》："薏苡得地之燥，禀秋之凉，能燥脾湿，善祛肺热。"聚合性痤疮类患者由于皮脂腺分泌旺盛，故见面颊油腻，中医常从脾胃湿热不化，日积腐食于肠道论治，薏苡仁破肿毒，利肠胃，肺与大肠相表里，薏苡仁既可泻肺热，又可导体内湿热肠毒而下，用量最大为君；败酱草，清热排脓能力较甚，现代药理研究表明其有较强的抗病毒和抗菌作用，《神农本草经》云："主暴热，火疮，赤气、疥瘙，疽……"附子为点睛之笔，方中用附子二分，因是阳气郁滞，并非阳虚，故用量轻微，附子无姜不温，取其走而不守，辛温开郁化滞，托里排脓。《金匮要略》："病痰饮者当以温药和之"，导师认为一切能使气机恢复的药都可称为"温药"，患者发病的关键在于阳郁痰凝血瘀，故主要以囊肿、结节、瘢痕皮损为主，附子因其性走诸经，为通行十二经之纯阳要药，"寒则气凝，热则气消"，故以二分附子温通十二经，以恢复全身气机。《黄帝内经》"壮火食气，少火生气"，微量附子正有此意。

五、结语

欧阳晓勇教授指出《金匮要略》薏苡附子败酱散原方用于治疗热毒结聚，阳气不足的肠痈，但只要辨证为阳郁夹痰、夹瘀证的内外妇儿各科疾病都可使用，临证时不应拘泥于古人的方意，应先查病源，先候病机，方机对应，则可大胆尝试，小心求证，以推广经方。

从小柴胡汤浅谈伤寒论六经实质及小柴胡汤治疗皮肤病应用举隅

河南中医药大学第一附属医院　陈绍斐

"小柴胡汤"在整个《伤寒论》里边，虽然整个少阳证的方证并不多，但是关于小柴胡汤的条文却是比较多的。《伤寒论》的第 37 条，96 条，97 条，99 条，100 条，101 条，103 条，104 条，144 条，148 条，149 条，229 条，230 条，231 条，266 条，379 条，394 条，《金匮要略》也有 4 条。首先看一下第 37 条，96、97 条，找共性的内容，在 37 条载有"胸满、胁痛"，96 条"往来寒热，胸胁苦满、默默不欲饮食，心烦喜呕，或胸中烦而不呕"，97 条"血弱气尽，腠理开，邪气因入"，99 条"胁下满"，100 条"阳脉涩，阴脉弦……先与小建中汤，不差者，小柴胡汤主之"，103 条"太阳病，过经十余日……柴胡证仍在者，先与小柴胡汤"，104 条"胸胁满而呕"，144 条"如疟状"，148 条"心下满……半在里，半在外也"，149 条"呕而发热者，柴胡汤证具"，229 条"胸胁满"，230 条"胁下硬满"，231 条"腹都满，胁下及心痛"。再看一下 266 条"胁下硬满，干呕不能食，往来寒热"，379 条"呕而发热者，小柴胡汤主之"。还有《金匮要略》里的条文，如"腹痛而呕者宜小柴胡汤""呕而发热者，小柴胡汤主之""呕而不能食，小柴胡汤主之""妇人中风…往来寒热，发作有时等等，小柴胡汤主之"。这是整个关于《金匮要略》《伤寒论》里面"小柴胡汤"的条文核心的内容，通过这些条文后来总结出了柴胡四大证：往来寒热，胸胁苦满，默默不欲饮食，心烦喜呕"，这也是小柴胡汤的主证。那么其主要辨证要点是半表半里的热证，或见口苦、咽干、目眩，胸胁苦满，纳差者。这是小柴胡汤的一个主证和辨证要点。

小柴胡汤组成中，君药是柴胡，柴胡在《神农本草经》里面是这样记载的："治心腹肠胃中结气，饮食集聚，寒热邪气推陈出新。"说明柴胡是行气导滞的解热药，可以治疗胸胁苦满。黄芩除热止烦，半夏、生姜止呕，然后还有参、枣、草，补胃养津。这是主要的小柴胡汤的方解。作为一个少阳的经典方，第 97 条"血弱气尽，腠理开"，是邪入少阳，导致胃气不振，气血外却，那么用人参补中养津，从而更好地驱邪外出。所以徐灵胎说"小柴胡汤之妙在人参"，主要强调了人参补中的作用。"血弱气尽，腠理开，邪气因入"，所以小柴胡汤之妙在人参，这是小柴胡汤的这样一个方证。

通过小柴胡汤可以更好地理解六经，理解六经的实质。《伤寒论》第 148 条："伤寒五六日，头汗出，微恶寒，手足冷，心下满，口不欲食，大便鞕，脉细者，此为阳微结，必有表，复有里也。脉沉，亦在里也。汗出，为阳微。假令纯阴结，不得复有外证，悉入在里，此为半在里半在外也。脉虽沉紧，不得为少阴病。所以然者，阴不得有汗，今头汗出，故知非少阴也。可与小柴胡汤。设不了了者，得屎而解。"首次提出了"半在里半在外"的概念，这个概念是理解六经的关键，东汉以前认识疾病要么里要么外，所以能提出"半在里半在外"的概念是一个非常大的贡献。就是说在表证和里证之间，还有一个半表半里证，这是一个非常重要的发现，也是张仲景非常大的一个贡献。通过这样一个半表半里证，这样一个新的病位，"表、里、半表半里"，这是三个不同的部位，然后再加上阴和阳。那么就有表阴、表阳、里阴、里阳、半表半里阴和半表半里的阳证，刚好就对应了六经。

首先表、里、半表半里，它是病情反应的病位。首先表是指体表，是由皮、肉、筋、骨组成的一个外表；里就是人体的里边，主要是消化道、食道、胃、大小肠等；半表半里是指表之内里之外，胸腹两大腔间，主要脏器所在地，称之为半表半里，其实也是（症状）最多的、病变最复杂的一个部位。通过以上分析，可以得出六经的实质，表阳证就是太阳病，半表半里的阳证就是少阳病，里阳证是阳明病，表阴证是少阴病，半表半里的阴证是厥阴病，里阴证就是太阴病。那么这样一来，三个病位两个病性，刚好是六经。

通过以上分析，就能够理解六经的实质了。所以理解了小柴胡汤，理解了半表半里，理解了小柴胡汤作为半表半里阳证的代表方，就能更很好地理解六经的实质，进一步更好的理解《伤寒论》，同时掌握了六经实质以及六经辨证体系以后，就很容易把这种时方、验方纳入辨证中来，也可以去理解和解释时方验方的有效性及其局限性。同时还要扩展《伤寒论》中经方的应用，比如说皮肤病，不管是痤疮、湿疹、银屑病、带状疱疹，在《伤寒论》里基本上也没说哪个方能够治疗皮肤病，但是只要适合，每一个《伤寒论》的方子都可以用来治疗不同的皮肤病，就看辨证属于哪一个经、哪一个方证，"随证治之"。

所以把六经辨证纳入我们思维体系、辨证体系中，很有意义。其实不管哪种辨证方法无非都是病性加病位，在六经辨证体系中，病性加病位，大道至简，可以把病位分为三个，病性分成两个，刚好对应六经，也就对应了六经辨证、六经治法，这样把体系给串起来以后，就能很好的应用，也可以很好地去解释临床上的验方时方。下面分享几个小柴胡汤治疗皮肤病的应用举例：

案例一 王某，女，30 岁。

2016 年 6 月 12 日以"银屑病两年，再发 3 天"为主诉初诊，期间愈 1 年半。因感冒扁桃体发炎后，全身复发点滴状银屑病，伴微痒。刻下症：全身泛发点滴状银屑病，咽干咽痛，口苦口渴，无恶寒发热，无腹痛、便秘，二便调。舌红，苔薄黄，脉弦。诊断：寻常型银屑病。处方：柴胡 24g，黄芩 9g，党参 9g，甘草 6g，清半夏 9g，桔梗 9g，石膏 30g，生地 20g，玄参 15g，大枣 4 枚，7 剂，水煎服。一周后复诊，咽痛消失，没有新发皮疹，皮疹大部分消退，原方继续服用 14 天，皮疹完全消退。

按语：该病人本来常规治疗要用白疕 1 号（《赵炳南临床经验集》），就是用清热凉血活血的方法治疗，但是她有一个非常非常典型的小柴胡汤证的表现，因此施以小柴胡汤治疗，合上桔梗甘草汤，再加石膏、生地黄、玄参，治疗一周以后，咽痛消失，皮疹大部分消退，且无新发皮疹。治疗 20 多天后皮疹完全消退。

案例二 马某，男，58 岁。

2019 年 10 月 15 日以"湿疹两年，加重一个月"为主诉初诊，患者曾于多家医院就诊，疗效不理想，病情反复。刻下症：全身泛发红斑、丘疹瘙痒剧烈，局部有糜烂渗出，口苦咽干，舌红苔黄，为急性湿疹的表现，无恶寒发热，无腹痛下利，二便调。诊断：湿疹。处方：柴胡 24g，黄芩 9g，党参 9g，甘草 6g，清半夏 9g，滑石粉 30g，石膏 30g，大枣 4 枚，7 剂，水煎服。7 天后复诊，效果非常明显，皮疹大部分好转，用药两三天后局部的糜烂渗出就没有了，继续服用原方 7 天，基本上就痊愈了。

按语：该患者的湿疹从辨证上来讲，属于少阳阳明合病，小柴胡汤加上石膏、滑石粉，效果显著。治疗瘙痒当天效果就很好，两周左右基本上就痊愈了。没有用激素，这个效果从临床角度是很显著的。

案例三 孔某，女，8 岁。

2021 年 6 月 9 日以"荨麻疹反复 4 个月"为主诉初诊，曾在各大医院就诊，抗组胺药停不下来，一停就皮疹不断。刻下症：全身散在风团，瘙痒，口苦咽干，便微干，舌淡苔黄。诊断：荨麻疹。处方：柴胡 12g，黄芩 9g，党参 9g，甘草 6g，清半夏 6g，桂枝 9g，白芍 6g，生姜 3 片，大枣 4 枚，7 剂，水煎服。并嘱停抗组胺药。7 天后复诊，偶有零星皮疹出现，瘙痒明显减轻，西药已停。刻下症：口苦咽干等少阳证不太明显，单予桂枝汤7天愈。

按语：太阳少阳合病时，柴胡桂枝汤方证比较常见，当然有时候辨证为太阳少阳合病，小柴胡汤可以和麻黄汤、桂枝汤合方使用，有时候合并葛根汤也比较多。

结　语

通过小柴胡汤，然后引出半表半里，然后再引出对于六经实质的理解。"方证对应"的这样一个简单高效的辨证思路，我个人是比较提倡的。半表半里证的确定，除了柴胡四大证，我们还可以用这种排除法，比如排除了表征，排除了里证，然后出现这种小柴胡汤证均可以应用，当然小柴胡汤也不限于皮肤病的治疗，理解了六经的实质和应用六经辨证的一个思路，对于常规思路治疗效果不好的病例通常能有奇效。

经方甘草泻心汤治疗痤疮浅析

河南中医大学第一附属医院　　王丹

甘草泻心汤来源于张仲景的《伤寒杂病论》，《伤寒杂病论》由《伤寒论》和《金匮要略》组成，此方为张仲景五个泻心汤类方之一，以半夏泻心汤加重甘草剂量而成。原方："甘草四两、黄芩三两、人参三两、干姜三两、半夏半升、黄连一两、大枣十二枚。"近年来随着经方研究的深入，以及结合现代研究，本方临床应用广泛，不局限于原文论述之脾胃病、狐惑病，而扩展应用于结缔组织疾病、呼吸系统疾病、内分泌系统疾病、皮肤性疾病的治疗过程中。本文将通过甘草泻心汤治疗痤疮的病案举例，论述其运用于痤疮治疗中契合的病机。

痤疮是一种毛囊皮脂腺的慢性炎症，常伴皮脂溢出，好发于青春期，也是美容皮肤科常见的疾病之一。发病与饮食、药物、化妆品、精神及环境等因素有关。中医学文献记载中"肺风粉刺""面疮""酒刺"与该病类似。《医宗金鉴·外科心法》肺风粉刺："此证由肺经血热而成。每发于面鼻……色赤肿痛，破出白粉汁。"认为痤疮主要由于肺经蕴热，加上饮食不节，过食肥甘厚味，肺胃湿热，复感风邪循经上犯，熏蒸颜面而致。目前痤疮的治疗方法很多，西药治疗有抗菌消炎类，维A酸类、抗雄激素等；物理治疗有红蓝光、光动力、激光、果酸疗法等。单纯西药治疗疗程长，有不可避免的毒副作用，且物理治疗价格不菲。中医痤疮的治疗最早可追溯到先秦时期，已有方剂的记载，历代医家在治疗该病方面积累了丰富的经验。而本文所述之病症有其独特的病机特点。

案一

董某，男，45岁，以面部痤疮4月余就诊。患者近4月来面部反复发痤疮，上有脓点，以口周为重，曾口服及外用抗感染药物治疗，疗效不佳。口渴，饮水而渴不解。舌质稍淡，苔薄白，脉弦，曾服用清热解毒中药疗效不佳，上述皮疹仍反复发作。诊为痤疮，甘草泻心汤证。处方：半夏20g，黄芩10g，黄连3g，干姜10g，荆芥10g，防风10g，党参15g，甘草30g，7剂，水煎早晚分服。嘱忌食辣椒、酒，生冷瓜果，蜂蜜、白糖等甜食。二诊：诉面部痤疮有所好转。然目赤，口干，咽痛，声音嘶哑，守上方加当归10g，赤小豆15g。5剂水煎服，三诊：诸症减轻，守上方10剂，面部痤疮明显减轻，目赤、咽痛、声嘶等症基本消失，后服用首诊方剂15剂，面部痤疮消退。

按：《金匮要略·百合狐惑阴阳毒病脉证治》曰："狐惑之为病，状如伤寒，默默欲眠，目不得闭，卧起不安，蚀于喉为惑，蚀于阴为狐，不欲饮食，恶闻食臭，其面目乍赤、乍黑、乍白。蚀于上部则声喝，甘草泻心汤主之。"即狐惑病像伤寒一样有恶寒发热等症状，昏昏欲睡却又睡不着，卧起均心中不安，发于咽喉、前后二阴，表现为溃疡。"其面目乍赤、乍黑、乍白"，即面部或有晦暗斑，或有结节性红斑，或有毛囊炎皮疹，或有痤疮样结节，眼部结膜炎、虹膜睫状体炎等。狐惑之病机为脾胃湿热，损伤机体皮肤黏膜，可随病程进展表现出各种病情变化。眼睛结膜充血者加当归、赤小豆；面部痤疮或色斑者加荆芥、防风；用量上，成年人用制半夏15～20g，甘草20～30g。

案二

冯某，女，31岁，以面部及背部痤疮3年就诊。患者起初面部红色丘疹、粉刺、脓疱，逐渐蔓延至后背。便溏，日1次，舌质红，苔白腻，脉弦滑。予以枇杷清肺饮加减，处方：桑白皮10g，枇杷叶12g，黄芩10g，黄连3g，白花蛇舌草30g，赤芍20g，紫草10g，荆芥10g，防风10g，白芷6g，甘草9g，丹参20g。6剂水煎，早晚分服。二诊：症状不减，诉近2年反复口腔溃疡，遂以湿治之，处甘草泻心汤加减：半夏20g，黄芩10g，黄连3g，干姜10g，荆芥10g，防风10g，甘草20g，蒲公英30g。10剂，水煎服。嘱忌食辛辣刺激、肥甘厚味、生冷瓜果等。三诊：面部及背部痤疮减轻，再投上方20剂，面部及背部痤疮消退。

按：《伤寒论·辨太阳病脉证并治·下》原文云："伤寒中风，医反下之，其人下利日数十行，谷不化，腹中雷鸣，心下痞硬而满，干呕，心烦不得安。医见心下痞谓病不尽，复下之，其痞益甚。此非热结，但以胃中虚，客气上逆，故使硬也，甘草泻心汤主之。"主要用于因反复误下而导致的脾胃虚弱、寒热错杂之证。甘草泻心汤所治之痤疮，辨证要点是曾有复发性口腔溃疡，舌淡苔白，便溏，或服清热凉血类中药无效或加重。本病多因湿致病，该湿不同于外感湿邪，此为内湿，与脾胃虚弱，运化失司有关。湿邪留恋，病势缠绵，治疗周期较长。湿邪内蕴日久化热。辛辣刺激、甜食、生冷易助湿生热，所以平时生活中及治疗过程中应注意饮食禁忌，调护脾胃，以免影响治疗或致病情反复。

甘草泻心汤方中重用甘草，取其甘温补虚，兼以清热；半夏苦辛温燥，干姜辛热化湿；黄芩、黄连苦寒清热；人参、大枣补中益气。诸药合用，辛开苦降，兼顾脾胃，起到清热则而不伤正，化湿而热除的作用。从现代药理上讲，甘草酸具有肾上腺皮质激素样作用，呈现类固醇激素增强效应，因此，其具有很强的免疫抑制、抗炎作用；方中黄连、黄芩具有抗炎、抗菌、抗病毒作用，共同起到治疗痤疮的目的。

皮肤位于人体表面，是人体第一道防线，是人体最大的器官。皮肤病在体表，可以更好地反应体内脏腑、气血、阴阳的变化。对《伤寒论》《金匮要略》等经方的研究，不仅可寻求外治方药的依据，更为我们提供了皮肤科疾病治疗的思路和原则。只要能准确把握脏腑、经络辨证要点，辨识病机，即可以取得确切的临床疗效。甘草泻心汤在现代广泛应用于临床，不仅限于上述提到的疾病，还可治疗风湿等免疫结缔组织疾病，失眠、百合病、神经衰弱等精神类疾病，以及药物过敏反应、妊娠恶阻、食道癌术后排便异常等。皮肤病中的痤疮、口腔黏膜白斑、口腔溃疡、荨麻疹、结节性红斑、湿疹、带状疱疹等因脾胃虚弱、湿邪蕴结、寒热错杂而致者，只要契合甘草泻心汤病机，均可取效。

蒋士卿教授应用当归贝母苦参丸
治疗结直肠癌经验分析

河南中医药大学第一附属医院血液肿瘤科　蒋士卿

河南中医药大学　苗丽丽　翟怡然

根据最新统计，结直肠癌新发率位于消化道恶性肿瘤的首位，以男性居多，且发病率呈现逐年上升趋势。临床上以腹痛或腹部不适、排便习惯改变、大便性状改变、腹部包块、梗阻等为主要症状表现。西医学治疗结直肠癌多采用手术、化疗、放疗及抗血管生成药物等治疗方式。虽然在一定程度上可控制病发灶，缓解患者症状，但副作用较大，严重影响患者的生活质量。相关研究证实，当归贝母苦参丸在结直肠癌中可有效减轻治疗产生的不良反应，改善患者的生活质量。

因此本研究以"肺与大肠相表里"为理论指导，通过探讨结直肠癌的病因病机，分析结直肠癌与"肺与大肠相表里"的相关性，同时结合当归贝母苦参丸的方证及现代药理学研究中抗结直肠癌的有效成分及机制，以期为结直肠癌的中医药应用及实验研究提供参考，促进中医药在恶性肿瘤治疗中的应用。

一、结直肠癌的中医病因病机分析

结直肠癌在中医学归属于"肠覃""脏毒""锁肛痔""下痢"等范畴。结直肠癌多因机体外感湿热、饮食失节、情志郁滞等因素导致正气虚损，邪入机体，脾胃失运，水湿内生，郁久化热，留滞肠道，阻滞气机，毒损脉络，积而成块而发病。发病初始，正邪交争，正气始虚而症不显著，渐而瘤毒耗损正气，羁留肠道，阻滞气机，致病损脉络，邪毒肆逆，连累诸脏，使病发晚期，致正虚邪盛状态。病而不知节，恣食厚腻之品，加之生活起居无度，则脾胃失运、滋生水湿更甚。脾胃功能失常，输布津液功能障碍，而湿性黏腻，易留滞肠道经络，从而引起水湿痰浊积滞，聚而成积。

二、"肺与大肠相表里" 在结直肠癌中的理论内涵

中医学认为人体是一个统一的整体，蒋士卿教授认为结直肠癌与中医学肺病密切相关，现代医家在此方面也有所探讨。《灵枢》记载"手阳明太阴为表里"，表明了肺与大肠的表里关系。从经络上看，《灵枢·经脉》篇记载"肺手太阴之脉，起于中焦下络大肠……属肺""大肠手阳明之脉，起于大指次指之端……络肺，下膈，属大肠"，明确了肺与大肠在经络上相表里，肺与大肠一阴一阳互根互用，因此二者在生理及病理上有密切联系。生理上，肺主行水，为水之上源，通调水道，水精传于肠腑，传输糟粕，大便自下。大肠主津，津布于肺，肺气宣发，输津于皮毛，固护卫气。病理上，结直肠癌病在下焦，上焦塞而下焦闭，肺气宣发肃降失常，精津无以输布，水道失调，则大肠传导失常。同时水道不通，气失肃降，气为血之帅，气血滞而未行，可见腹胀、腹痛、腹部肿块、胸闷、尿少、便秘等症。湿邪性质重浊、趋下、黏滞，阻滞气机，兼见脉络损伤，可见赤白脓血、腹痛、里急后重等痢疾之症。邪居肠道，留滞日久，则肠病伤肺。正如《冯氏锦囊秘录》言："大肠为肺之腑，大肠既有湿热留滞，则肺家亦必有郁滞不清。"气机上，《素灵微蕴》卷四记载："肺与大肠表里同气。"《证治准绳》言："（燥）乃阳明燥金，肺与大肠之气也。"提示肺与大肠五行同属金应燥，二者同气互应。《温病条辨》上焦篇云："盖肺主一身之气，气化则湿亦化也。"提示可调理气机，补肺通肠以化湿邪；肺与大肠一出一入，共同维持机体平衡。

三、当归贝母苦参丸方证

《金匮要略·妇人妊娠病脉证并治》篇首载当归贝母苦参丸："妊娠小便难，饮食如故，当归贝母苦参丸主之。"古今医家辨其证，作解大便难用方。《本草新编》：当归气温，可升可降；其性动，为生气血之圣药；其性滑，宜用于燥结之病，起养血润燥以通便之效，且兼破血而下流，活血而不走之功。《本草经解》记载：贝母入肺、大肠经，气平可通调水道，味辛润肺，肺化而气润，可解大肠湿热之邪聚而成瘕之热结；因性苦寒，可泻热凉金，降浊消痰瘤。苦参归大肠经，泄热燥湿以通淋涩。三药相伍共起清热除湿、养血润燥、补气散结之功效。《顾松园医镜·痢》篇云："大肠与肺为表里，大肠既有湿热留滞，则肺家必有热，肺气喜通利，恶闭涩，倘误投止涩，使湿热无所宣泄，肺气不得下行，非惟滞下转增。"结直肠癌的形成，以湿毒痰浊与瘀血阻滞肠道为责，与当归贝母苦参丸的功效作用相符，故为基础方。

相关研究发现，当归贝母苦参丸含有生物碱、黄酮类等多种生物活性成分，可通过抑制肿瘤细胞增殖，诱导肿瘤细胞凋亡，抗新生血管生成并影响细胞代谢信号通路等途径发挥治疗结直肠癌作用。

当归多糖、当归油可降低结直肠恶性肿瘤模型组小鼠内结直肠黏膜增殖细胞核抗原（PCNA）及炎症细胞因子环氧化酶 – 2（COX – 2）、诱导型一氧化氮合成酶（iNOS）蛋白的表达水平，从而抑制肿瘤细胞的增殖。

土贝母皂苷甲在一定剂量下可降低结直肠癌细胞系（SW480、HCT116、SW620和RKO）的细胞活力，抑制细胞增殖并诱导细胞凋亡。贝母素乙可通过降低结肠癌HCT – 116细胞内PGE2的含量，抑制COX – 2基因及其蛋白的表达，降低EGFR信号通路中关键蛋白（ERK、P – ERK、P53、P – P53、P38和P – P38）的表达，促进结肠癌细胞的凋亡，减轻癌细胞的侵袭性。

苦参碱和氧化苦参碱可通过抑制NF – κB、P65、P53、γH2AX的蛋白表达量抑制癌细胞增殖，减少细胞恶性转化，降低侵袭力。肿瘤新生血管的生成可以为肿瘤生长提供丰富的血供支持，促进肿瘤的生长与转移。苦参中所提取的活性因子在达到一定浓度时，可抑制ECV304细胞的增殖、迁移、黏附，同时抑制细胞内血管内皮生长因子，起到抗肿瘤生成作用。苦参碱和氧化苦参碱可通过下调COX – 2、iNOS的表达，减轻炎症反应，抑制肿瘤的发生发展。

四、验案举例

齐某，女，57岁。

初诊：2020年9月1日来诊。诉2020年2月底排便时出现黑便，遂至郑州某医院就诊，行胃肠镜检查发现直肠占位性病变，于2020年3月6号行直肠切除术。术后病理诊断：①（直肠肿瘤）溃疡型中低分化癌，其中60%为黏液腺癌，浸润管壁层达浆膜层外，周围脂肪可见癌组织浸润，周围脉管及神经未见癌组织浸润。②（上、下切缘）未见癌组织浸润。③（周围淋巴结）检取淋巴结28枚，可见癌组织转移18/28。免疫组化：CK7（ – ）、CK20（ + ）、Villin（ + ）、CD34（血管 + ）、D2 – 40（脉管 + ）、CDX – 2（ – ）、CEA（ + ）、CK（ + ）、PD – 1（ – ）、PD – L1（ – ）、Ki67（75% + ）。术后行化疗6次，具体方案不详。现症见大便量少，质黏，小便正常，时胸闷，纳尚可，眠一般。舌质暗淡，有瘀点，苔白腻，舌下静脉中瘀，脉弦细。

中医诊断：肠蕈（湿热蕴结兼瘀血内阻证）。

西医诊断：直肠癌。

治则：清利湿热，化瘀散结。

处方：当归贝母苦参丸加味。全当归 15g，浙贝母 30g，苦参 15g，马齿苋 30g，生薏苡仁 50g，黄芩 50g，茯苓 50g，怀山药 30g，仙鹤草 30g，败酱草 30g，三七 6g，蜈蚣 3g，14 剂，每日 1 剂，水煎服，分两次温服。

二诊（2020 年 9 月 15 日）：患者大便渐畅，小便正常，纳眠可。舌质暗淡，苔腻稍减，舌下静脉轻瘀，脉细。调方：上方加生黄芪至 60g，余不变。后续服，病情进一步好转，生活质量良好。

按语：蒋士卿教授云：此病位在下焦，辨证为湿热蕴结兼瘀血内阻。患者发病已久，且发病部位广泛，金刃损伤气血，瘀血内结；又因湿毒流注于下焦肠道发为此症。治宜清利湿热，化瘀散结抗癌。方用当归贝母苦参丸为主方，全当归辛温行气分，气调则血和，活血而不走，补益正气兼可提高免疫力，有养血活血、润燥滑肠之效；浙贝母辛散而散结、行气血，贝母入肺，辛宣肺气，寒而泄热，清降力强，有提壶揭盖之用；苦参味苦能泄且燥，清热燥湿，破癥痕、散结气而消瘤；方中养血润燥与清热燥湿相对，使润而不腻，燥而不伤阴。合马齿苋、生薏苡仁、黄芩加强清利湿热之力，生薏苡仁又可健脾补肺；茯苓利水渗湿，性平，利水而不伤正气；怀山药健脾胃、补肺肾、益气补虚；败酱草、薏苡仁、仙鹤草均有散瘤毒、化瘀之功；患者舌暗淡有瘀点，瘀象较重，加用三七粉、蜈蚣以活血通络。蒋士卿教授尤为注重对癌病患者正气的培补，故而加用大剂量黄芪，全方正邪兼顾。

五、讨论

蒋士卿教授临床应用当归贝母苦参丸以丸剂改汤剂服用，起荡涤之效，辨证加味以清热利湿解毒为基础，固护正气，使气血生化得源。关于当归贝母苦参丸在结直肠癌疾病中的应用尚需要我们不断研究探索，在为结直肠癌患者提供更好的服务的同时，也不断继承和发扬中医药学文化。

经方治疗肝癌并发症3例

河南中医药大学第一附属医院脾胃肝胆科　杨培伟　刘光伟

经方由于其用药精当、力专效宏，而被广泛应用于各种疾病的治疗，其在肿瘤相关并发症中的治疗也可效如桴鼓。有研究表明，经方不仅能有效控制肿瘤相关并发症，而且还可实现"与瘤共存"，在整个肿瘤疾病中发挥整体观和辨证辨病治疗的优势，减轻患者痛苦，提高患者生活质量，并可在一定程度上延长患者生存期。本文介绍经典经方辨治肝癌并发症的理论要点及病案分析，体现了运用中医经典经方紧抓核心病机、治病求本，结合六经辨证综合诊治疑难重症肝病的原则。

一、四逆散合四君子汤治疗肝癌所致的癌性疼痛

案例一　毛某，男，61岁。

初诊：间断上腹部胀痛1年余。现病史：患者1年前因突发上腹部胀痛、恶心欲吐至当地医院就诊，行上腹部CT检查示：肝左叶巨块型肝癌，1年内行肝动脉介入治疗3次。刻下症见上腹胀痛，纳差，进食后撑胀感加重，偶有嗳气反酸，神疲乏力，睡眠欠佳，小便量可，色黄，大便调。舌质红，苔薄白，脉弦细。

中医诊断：肝积（肝郁气滞，脾虚痰湿）。

西医诊断：肝癌。

治则：健脾疏肝，理气祛湿。

处方：四逆散合四君子汤加减。党参30g，茯苓20g，白术20g，柴胡12g，枳实15g，姜厚朴15g，芍药12g，藿香9g，五味子6g，醋延胡索15g，鸡内金15g，炙甘草9g。15剂，水煎服，日1剂。患者服用1周后自感疼痛缓解大半，并告知食欲也有所增强，半月后不再服用曲马多等药物止痛，精神气力也大有好转。

按语：肝癌是以脏腑气血亏虚为本，加之七情内伤，情志抑郁；脾虚湿聚，痰湿凝结；六淫邪毒入侵，邪毒凝结等使气、血、湿、热、瘀、毒互结为标，蕴结于肝，渐成积证。本例患者中医辨证为本虚标实之证，正气亏虚、脾气不足为本，气滞痰湿为标，方选四君子汤合四逆散加减，以行健脾益气、疏肝理气之功。另外，

气为血之帅，气滞则血行不畅，故加用醋延胡索行气活血止痛；脾虚不能运化津液，则生痰湿，故加用厚朴、藿香祛湿化痰；再佐以鸡内金健脾和胃；五味子敛肝护肝。

经方出处：《伤寒论》第 318 条：少阴病，四逆，其人或咳，或悸，或小便不利，或腹中痛，或泻利下重者，四逆散主之。

二、茵陈蒿汤治疗肝癌所致的顽固性胁痛

案例二 杨某，男，51 岁。

初诊：因间断右胁疼痛不适 20 年，加重 1 周就诊。患者 20 年前无明显诱因开始出现右胁疼痛，西医确诊为肝癌，患者间断服用保肝药及中药治疗。1 周前出现右胁不适加重，遂至我院门诊就诊。现症见右胁不适，偶有乏力，纳可，眠可，二便基本正常。舌质暗红，边尖红，苔稍黄腻，脉沉细。

中医诊断：肝积（湿热内蕴证）。

西医诊断：肝癌。

治法：清热利湿。

处方：茵陈蒿汤为主方加减。茵陈 15g，栀子 6g，枳壳 10g，黄芩 10g，郁金 15g，牡蛎 30g，半夏 10g，陈皮 15g，党参 15g，土鳖虫 10g，茯苓 15g，泽泻 15g，白术 15g，垂盆草 15g，海金沙 15g，龟甲 10g，山楂 15g，神曲 15g，麦芽 15g。水煎服。患者服用 2 周后即感胁痛明显缓解。服药 1 月后胁痛消失。

按语：茵陈蒿汤是治疗湿热黄疸的主方，但仔细分析其病机，实为肝胆湿热阻滞而发病，因此表现的症状不单单是黄疸，只要是肝胆湿热阻滞导致的症状均可出现，也包括胁痛。患者病肝积，证属湿热内蕴型，本病病位在肝，涉及脾肾。肝积又名肝症，《脉经·平五脏积聚脉症》曰："诊得肝积，脉弦而细，两胁下痛，身无膏泽……爪甲枯黑。"肝积是由多种原因导致肝络瘀滞不通，肝体失却柔润，疏泄失职，或胁痛，腹胀纳少及肝瘀症候为主要表现的积聚类症候。本方以茵陈为君以清热利湿，栀子清泄三焦之湿热，黄芩、郁金清热利湿，茯苓、半夏、泽泻健脾利湿，土鳖虫、丹参活血止痛，龟甲软坚散结，垂盆草清热解毒，焦三仙消食和胃，上药合用则肝胆湿热得清，肝经恢复正常的疏泄功能，胁痛自止。

经方出处：《伤寒论》第 236 条："阳明病，发热汗出者，此为热越不能发黄也；但头汗出，身无汗，剂颈而还，小便不利，渴饮水浆者，此为瘀热在里，身必发黄，茵陈蒿汤主之。"《伤寒论》第 260 条："伤寒七八日，身黄如橘子色，小便不利，腹微满者，茵陈蒿汤主之。"

三、逍遥散加减治疗肝癌所致的恶性腹水

案例三 陈某，男，64 岁。

初诊：因间断右胁不适 10 年余，再发加重 10 天就诊。西医确诊为：肝癌，脾大，腹水。肝功能检查：TBIL：65μmol/L，ALT：80U/L，AST：92U/L，ALB：23g/L。症见：右胁不适，腹胀，双下肢水肿，口干口苦，乏力，纳眠一般，二便正常。

中医诊断：肝积（肝郁脾虚证）。

西医诊断：肝癌。

治法：疏肝健脾，兼化瘀散结。

处方：逍遥散合三甲散加味。柴胡 12g，枳壳 10g，炒白芍 15g，白术 15g，党参 15g，当归 30g，牡丹皮 15g，垂盆草 15g，虎杖 15g，土鳖虫 10g，鳖甲 10g，穿山甲 6g，煅牡蛎 30g，醋郁金 15g，炒麦芽 15g，鸡内金 10g。

复诊：服药 28 剂后症状明显改善，彩超提示少量腹水，肝功能复查：TBIL：40μmol/L，ALT：44U/L，AST：51U/L，ALB：30g/L，后以鳖甲煎丸善后调理。

按语：该患者为肝癌，属于中医学"积聚"范畴，积聚是由于体虚复感外邪，情志饮食所伤，以及他病日久不愈等原因引起的，以正气亏虚，脏腑失和，气滞、血瘀、痰浊蕴结腹内为基本病机，以腹内结块，或胀或痛为主要临床特征的一类病证。逍遥散正对患者的肝郁脾虚的基本病机，由于肝气运行不畅，导致脾胃更虚，两者相互作用，加上邪毒的作用，从而逐渐形成肝硬化乃至肝癌。方中白芍柔肝养血敛阴，茯苓、白术、党参健脾益气，以煅牡蛎、土鳖虫、醋鳖甲软坚散结；积证初期，积块不大，软而不坚，正气尚可，治疗以攻邪为主，予以行气活血、软坚消积；中期积块渐大，质渐坚硬，而正气渐伤，邪盛正虚，治宜攻补兼施；末期积块坚硬，形瘦神疲，正气伤残，治宜扶正培本为主，酌加理气、化瘀、消积之品，切忌攻伐太过。

经方出处：逍遥散出自《太平惠民和剂局方》，症见两胁作痛，头痛目眩，口燥咽干，神疲食少，或往来寒热，或月经不调，乳房胀痛，舌苔薄白，脉弦而虚。功用为疏肝解郁，养血健脾，主治肝郁血虚脾弱证。

何英教授桂枝麻黄各半汤
治疗荨麻疹学术思想

河南中医药大学第一附属医院皮肤科　王文鹤

荨麻疹是平素体虚卫表不固，复感风寒、风热之邪，邪气郁于皮毛腠理之间而发病，表现为皮肤起风团，伴有瘙痒，风团可在 24 小时内消退，退后不留痕迹，遇冷或遇热加重。荨麻疹属于中医学"瘾疹""风疹块"范畴。以往中医论治风寒型荨麻疹多以"祛风寒、止痒"为主，治风热型荨麻疹多以"清热祛风止痒"为主，两者皆辅以益气、健脾等扶正之法；但临证时，祛邪、扶正主次及时机难以把握，或因祛邪太过而致正气损伤，或因扶正太过而闭门留寇，容易混淆病情之虚实，难获疗效而致疾病迁延难愈。笔者立足何英教授临证验案及学术思想，再认识荨麻疹之中医病机，通过运用治营卫双郁之桂枝麻黄各半汤调和营卫，扶正祛邪，可获良效。

何英教授认为桂枝麻黄各半汤治疗荨麻疹有其理论依据。《素问·经脉别论》曰："食气入胃，浊气归心……肺朝百脉，输精于皮毛。"《灵枢·决气》曰："上焦开发，宣五谷味，熏肤，泽毛，若雾露之溉，是谓气。"指出人体处于正常状况时，一方面肺气宣发保持呼吸通畅，另一方面又可将肺卫之气宣通于肌表。如此看来，皮毛腠理、卫气、肺三者之间关系密切。《诸病源候论·风瘙身体瘾疹候》中曰："邪气客于皮肤，复逢风寒相折，则起风瘙瘾疹。"《诸病源候论·风候》曰："夫人阳气外虚则多汗，汗出当风，风气搏于肌肉，与热气并则生。"指出患者常禀赋不耐，肺卫不固，复感风寒、风热之邪，郁于皮毛腠理之间发为本病。肺主皮毛、朝百脉，与营卫之气相互协调，司腠理正常之开合，保持抗御外邪之能力，促进脏腑及组织正常生理活动。风寒、风热型荨麻疹表现为风团、瘙痒，主要因风寒之邪外束肌表及风热之邪侵袭肌表，而《素问·痹论》曰："卫气……不能入于脉也，故循皮肤之中，筋骨分肉之间，熏于肓膜，散于胸腹。"卫气散布全身，外达皮肤，内至脏腑，风寒遏制卫阳，肺之宣发功能失常，肺气则虚。肺气虚无以固表，如此风寒及风热之邪如入无人之境，周而复始，似圆周运动，相互影响，致瘾疹的发生。

桂枝麻黄各半汤出自张仲景《伤寒论·辨太阳病脉证并治（上）》第23条："太阳病，得之八九日，如疟状，发热恶寒，热多寒少，其人不呕，清便欲自可，一日二三度发。脉微缓者，为欲愈也。脉微而恶寒者，此阴阳俱虚，不可更发汗、更下、更吐也。面色反有热色者，未欲解也，以其不能得小汗出，身必痒，宜桂枝麻黄各半汤。"何英教授认为，桂枝麻黄各半汤是桂枝汤和麻黄汤之合剂，但用量为原方的三分之一，疾病此时邪气已祛大半，因正邪相争，正气亦耗伤不少，单纯扶正恐余邪留存体内，峻汗之法又恐伤及人体正气，因此单用麻黄汤恐发汗太过，桂枝汤又难以"汗法"祛除邪气，唯两方联合，刚柔相济，以"小汗"祛邪而无"过汗"之虞，方可药到病除。何英教授运用该方加减治疗风寒型荨麻疹，思维缜密，疗效显著。

案例一 杨某，男，32岁。

初诊：2020年7月15日就诊。病史3年，患者自诉平时工作压力较大，时常熬夜，每于运动、感觉压力、精神紧张后，四肢、躯干出现红色风团，伴有刺痒不适，皮疹24小时内可自行消退，退后不留痕迹。出皮疹及出汗前自觉皮肤疼痛不适，发病时无腹痛、胸闷、呼吸不畅等，有汗出不畅，口干渴，纳可，眠差，二便正常。舌质红，苔白，脉弦。

中医诊断：瘾疹，风热袭表证。

西医诊断：胆碱能性荨麻疹。

治则：宣肺清热，疏风止痒。

处方：麻黄9g，桂枝9g，杏仁、白芍各10g，甘草6g，生姜3片，大枣2枚，生地黄、牡丹皮、赤芍药、金银花各15g，地肤子、白鲜皮各30g，共14剂。

二诊：患者起风团数目较前减少，频率减低，风团颜色变淡，运动后少量汗出，汗出较前增多，发疹前及出汗前疼痛不适减轻，口干渴好转，仍有瘙痒，但较前减轻。纳眠可，二便正常。舌淡红，苔薄白，脉弦。上方去赤芍药，共14剂。

三诊：患者无风团发作，但有轻微瘙痒，汗出较前明显通畅，纳眠可，二便正常。中药加玄参15g，继续服用2周后症状痊愈。

按语：此例患者为胆碱能性荨麻疹，是荨麻疹的特殊类型，属中医学"瘾疹"范畴。患者平素工作压力较大，思想紧张，过度思虑，思伤脾，脾主人体水湿运化，脾虚则水湿运化不畅，日久湿阻脉络，气机不畅，肺气闭郁，郁久化热，加之外感风邪，风邪与体内热邪互结，风热之邪郁于肌肤腠理，发为红色风团；风性善动，热微则痒，热盛则痛，肺气宣发肃降失常，毛窍腠理闭塞，卫液郁闭难达肌表，故汗出不畅，毛窍闭塞，不通则痛，故出汗前及发疹前皮肤疼痛。该病选用桂枝麻黄各半汤调和营卫，发汗解肌。方中桂枝、麻黄性温，但其用量小，目的在于宣肺气、通肺窍、开肌腠，腠理开则汗出，汗出则表邪从汗解之。《水气病脉证并治》中指出："风气相搏，风强则为瘾疹，身体为痒……"提出了"汗出乃愈"的治疗方法，生地黄、牡丹皮、赤芍药清热凉血，生地黄同时可养阴，防止热邪伤阴之弊；地肤子、白鲜皮止痒。二诊患者热象减轻，去赤芍药，三诊因病程日久，耗伤人体阴液，皮肤干燥，加玄参以滋阴。桂枝和白芍，生姜和大枣为调和营卫的对药，诸药合用，则邪去病除。

案例二 王某，女，28 岁。

初诊：2020 年 11 月 09 日就诊，主诉：躯干、四肢反复起风团伴痒 1 个月。现病史：1 月前，患者淋雨后，全身出现淡红色风团，伴有瘙痒，就诊某西医院，诊断为寒冷性荨麻疹，予开瑞坦 10mg 日 1 次，维生素 C 片 0.2g 日 3 次，左西替利嗪片 5mg 日 1 次等西药口服，服药时症状消失，停药后预冷刺激反复，且瘙痒显著，遂来我科就诊。患者体型偏瘦，风团色淡，无汗，舌质淡红，苔薄白，脉浮紧。

中医诊断：瘾疹，风热袭表证。

西医诊断：寒冷性荨麻疹。

治则：宣肺清热，疏风止痒。

处方：桂枝麻黄各半汤原方原量加黄芪 15g，白术 9g，防风 10g，共 7 剂，每日 1 剂，早晚分服，嘱其避风寒，忌食辛辣刺激、海鲜发物。

二诊：患者自诉瘙痒减轻，遇冷风仍有少量风团出现，但较前明显减少，运动及进热水及热饭后有汗出。患者症状明显减轻，观其舌脉较前变化不大，再予原方 14 剂煎服。

三诊：患者无风团发作，无明显瘙痒，遇冷风、接触冷水后，亦无皮疹反复，汗出通畅，纳眠可，二便正常。中药继续予 14 剂巩固疗效，后随诊未复发。

按语：此例患者为寒冷性荨麻疹，属中医学"瘾疹"范畴，患者发病前有淋雨、受凉史，寒邪束表，郁于皮毛腠理之间而发病。中医学认为，人体是一个整体，人与自然密切相关。肺主皮毛，肺主气，肺朝百脉，与营卫之气相互协调，维持腠理正常开合。此例患者因感受自然界寒邪，寒邪束表，卫阳被遏，肺气失其宣肃功能，肺气虚则发为本病。选用桂枝麻黄各半汤，小剂量麻黄配合杏仁共奏肺气宣发之效，有利于卫阳外达肌表，抵御邪气。桂枝温阳，白芍入血分助阴，两药相配，调和阴阳气血，生姜、桂枝辛甘为阳，芍药大枣酸甘化阴，炙甘草调和诸药，加入玉屏风散共奏益气固表之效，诸药合用，宣发肺气，解表之郁，肺卫各司其职，则药到病除。

桂枝麻黄各半汤兼有扶正、祛邪之效，现代人生活压力大，运动少，日久致人体表虚，无以抵御外邪，邪袭肌表，则易患瘾疹，桂枝麻黄各半汤宣肺气、解表郁，体现人体整体观，仅守病机而治之，临床应用取得良好的效果，值得参考使用。

何英运用经方治疗银屑病经验

河南中医药大学第一附属医院皮肤科　张冰　王文鹤　何英

银屑病是以红斑、丘疹、鳞屑、脓疱为主要皮损表现，可伴有瘙痒、灼痛、关节痛等特征的临床常见慢性疑难皮肤病，属中医学"白疕""干癣""白壳疮"范畴。1984 年中国银屑病的患病率为 0.123%，2017 年西南 4 省市的患病率为 0.5%。

一、病因病机及治则治法

西医学认为，本病多与遗传、环境及免疫应答异常等因素相关，最新研究发现树突细胞及其他抗原提呈细胞（APC）产生 IL-23 可诱导 CD4+辅助 T 淋巴细胞（Th17 细胞）分化增殖，分化成熟的 Th17 细胞产生多种 Th17 类细胞因子如 IL-17、IL-21、IL-23 等，刺激角质形成细胞过度增殖或关节滑膜细胞的炎症反应，Th17 细胞及 IL-23/IL-17 轴可能处于银屑病发病机制中的关键环节。治疗多采用免疫抑制剂、维 A 酸类、糖皮质激素、生物制剂、维生素 D_3 衍生物、光疗等，近年来，银屑病的生物治疗进展较快，以司库奇尤单抗为代表的靶向生物制剂因其疗效明显日益受到关注，为临床诊治提供了一些新的参考。

中医方面，隋代巢元方《诸病源候论》中载"但有匡郭，皮肤索，痒，搔之白屑出是也。皆是风湿邪气，客于腠理。复值寒湿，与血气相搏所生，若其风毒气多，湿气少，故风沉入深，故无汗，为干癣也。其中亦生虫。"认为本病病因病机为感受风寒湿气，与血气相搏所致。明·陈实功《外科正宗》中载："癣乃风热湿虫四者而成。风宜散，热宜清，湿宜渗，虫宜杀，总由血燥风毒克于脾肺二经耳。"认为本病主因感受风、热、湿、虫所致。清·祁坤《外科大成》云："白疕，肤如疹疥，色白而痒，搔起白疕。俗称蛇虱，由风邪客于皮肤，血燥不能荣养所致。"认为本病乃血燥生风所致。后世医家多认为本病的病因病机为血分有热、外邪侵袭、七情内伤、脾胃失和所致，在治疗银屑病的过程中提出"从血论治""卫气营血截断法""直观论治五法"等多种辨治方法。

二、何英教授对银屑病病因病机及治则治法的认识

何英教授认为，本病多因外感、情志、饮食等因素诱发，血分蕴毒，血热、血虚、血瘀相互转化。应结合六经辨证及卫气营血辨证来论治银屑病。元·朱震亨《丹溪心法》云："有诸内者，必形诸外。"认为内在阴阳失调可能是导致皮肤病发生的主要原因。何英教授认为运用六经辨证治疗皮肤病，追根求源，紧抓病机，辨证准确，值得在临证治疗皮肤病中进行推广。何英教授善于从血分论治银屑病，认为银屑病的发展规律与温病卫气营血的传变规律相似，尤其是急性期银屑病具有发病急、传遍快的特点，临证应在六经辨证的基础上结合卫气营血辨证，结合舌脉，运用经方为主治疗不同类型银屑病。

三、验案举隅

麻杏石甘汤加味治疗寻常型银屑病

尹某，女，73岁

2021年2月19日初诊：主诉反复全身泛起鳞屑性红斑伴瘙痒半年，加重半月。半年前因劳累后全身起红斑、丘疹、鳞屑，自觉瘙痒，遂至当地医院就诊，诊断为寻常型银屑病，予中药内服及外用（具体不详），病情好转不明显，后相继至当地多家西医院就诊，诊断同前，曾服用阿维A胶囊，外用卡泊三醇软膏及复方倍他米松乳膏，病情好转，因未规律用药，每每停药反复，半月前疑因天气寒冷致病情加重，遂至我院就诊。症见头面、躯干、四肢泛起红斑、丘疹、斑块，上覆较多鳞屑，刮除鳞屑可见薄膜现象及筛状出血点，瘙痒较剧，口干口苦，偶有咳嗽，咳少量白痰，无发热恶寒，纳眠较差，大便干，小便黄，舌质红，苔腻微黄，脉弦滑。既往有腰椎间盘突出病史10余年；家族史无特殊。中医诊断：白疕（血热内蕴，肺气不宣）；西医诊断：寻常型银屑病。治则：解表透汗，清热凉血。方选麻杏石甘汤加味。具体方药：生麻黄6g，生石膏（先煎）、水牛角粉、白茅根各30g，生地20g，苦杏仁、淡竹叶、生槐花、野菊花各10g，黄芩6g，炙甘草6g。上方共14剂，水煎服，每日1剂，饭后半小时温服。配合中药药浴，药浴方：黄连、苦参、马齿苋、黄柏、白鲜皮各50g，地肤子、白及、蛇床子各30g，3剂，水煎外洗，每周两次。药浴后予河南中医药大学第一附属医院院内制剂黄连紫草膏（主要成分为黄连、紫草、黄柏、生地、当归、麻油等）进行封包20分钟。并嘱饮食清淡，忌食海鲜、油腻、辛辣刺激性食物。二诊：2周后复诊，头面、躯干、四肢散在红斑、暗红斑、斑块，散在鳞屑，皮疹颜色较前明显减轻，轻度瘙痒，偶有口干口苦，无

发热恶寒，无咳嗽咳痰，纳眠好转，大便偏干，小便调，舌质淡红，苔微腻，脉浮滑。内服中药于上方减苦杏仁加茜草、紫草、玄参各15g，续服14剂，余治疗同前。三诊：两周后复诊，全身散在暗红斑、色素沉着斑，少许斑块，散在鳞屑，轻度瘙痒，偶有口干无口苦，无发热恶寒，无咳嗽咳痰，舌质淡红，苔微腻，脉滑，纳眠可，二便调。患者病情好转，效不更方，续服上方14剂，停药浴改放血、走罐，后外涂黄连紫草膏。随访半年无复发。

按语：本病初起多为外感风寒湿邪，营卫不和，气血不畅，发于肌表。病程迁延不愈，日久化热，湿热伏邪，蕴于营血，化燥成毒，热毒流窜肌表而发病。其主要病机为血热内蕴，肺气不宣，故治以清热凉血、解表透汗为主。《内经》云："肺合皮毛，主一身之表。"指出肺主宣发肃降，转输水谷精微和津液滋养腠理毛窍，主司汗液排泄，因而开腠里、透毛窍为治疗本病之要，冬季毛窍闭塞，病情加重。方中麻黄入肺经，善于宣肺解表，发汗透毛窍；苦杏仁利肺平喘，与麻黄合用宣降相宜；水牛角、生地黄、生槐花入血分以清血分之热；石膏、淡竹叶、白茅根清热凉血，滋阴生津，防麻黄发汗太过；黄芩、野菊花泻火解毒；炙甘草益气和中，调和诸药。全方散中有收，有攻有补，发汗而不伤津，凉血而不伤阴，同时配合药浴及外用黄连紫草膏清热解毒，利湿止痒，故获良效。二诊：病情好转，减苦杏仁加茜草、紫草、玄参增强凉血滋阴的功效。中医外治方面，前期选用药浴，后期选用放血、拔罐，前期皮损颜色较红、面积较大，故选药浴使病变皮损与药物充分接触；后期皮损减轻，选用放血、拔罐，使热有出路，邪气得散，可通络止痒之效。

四、小结

何教授治疗银屑病审证求因，善于将六经辨证与卫气营血辨证相结合，从整体上把握疾病的属性，运用经方治疗银屑病，在治疗的过程中根据不同的分型辨证用药，采用内服中药配合中医外治疗法，注重饮食及生活习惯的指导，临证疗效确切。何教授指出经方多用于内科杂病的治疗，在皮肤病方面只要能够运用恰当，把握病机，辨证选方，有是病，用是方，异病同治，同样能获良效。另外，在经方的运用过程中，师古而不泥古，因病制宜，理法合参，注重经方时方合用，为临床选方用药提供参考。

王晞星教授运用"酸碱调和"理论联合半夏泻心汤治疗复发性胃肠道息肉经验

中国中医科学院广安门医院肿瘤科　朱潇雨

山西省中医药研究院　王晞星

胃肠道息肉是一种常见的消化道疾病,其起病隐匿、病程较长、症状不典型等特征常易引起忽视,又因其存在反复发作或恶变的可能,故一经发现往往需要治疗。随着内镜技术及内镜下微创手术技术的进步,单发或少量多发息肉的摘除已经相当便捷,然而其发病机制尚不明确,临床上对于多发性或复发性胃肠道息肉的防治尚有困难。王晞星教授深耕中医药治疗消化道疾病数十年,在结合西医学酸碱理论与肠道微环境理论的基础上独创"酸碱调和"理论,将其联合半夏泻心汤治疗复发性胃肠道息肉方面取效甚佳。

一、胃肠道息肉概况及中医认识

胃息肉是指胃黏膜局限性良性隆起病变,主要指由胃黏膜上皮或间质成分增生所引起的息肉状病变,以增生性息肉为主,腺瘤性息肉少见,但与息肉癌变关系密切。肠息肉泛指肠黏膜表面向肠腔突出的隆起性病变,以腺瘤性息肉最为常见,该病易发生癌变,其术后复发率高达20%~40%。对于胃肠道息肉的发病原因及机制尚不明确,胃息肉的发病可能与幽门螺杆菌感染、胆汁反流相关,有研究指出肠息肉的发病可能与年纪、性别、吸烟、血清 HDL – C 降低、LDL – C 浓度升高相关,且认为年龄、吸烟是大肠息肉的危险因素,可能增加患大肠息肉的风险,同时存在2个息肉和年龄较大可能增加患腺瘤性息肉的风险。息肉的治疗以内镜下切除为主,主要方法有活检钳术、高频电凝电切术、氩气电灼术(APC 术)、金属夹和冷冻、微波灼切法、激光、射频、尼龙绳套扎等方法。中医学对于胃肠道息肉的认识也颇为久远。"息肉"一词的源流最早可追溯到上古时期"息壤","息"的意思即是"增长不息"。《黄帝内经》中明确提出息肉的成因,即寒气客于肠外,卫气相搏,气不得荣，因有所系，癖而内著，恶乃起，息肉乃生。随着认识的不断深入，息肉的成因多归于饮食不节、情志内伤等致脾胃运化失权，湿热痰浊内生，气血瘀滞，以致气、湿、痰、瘀相互结聚。中医药的治疗着重于解除病因，并以软坚散结为纲，临床有效的药物有：化痰散结类的有贝母、天花粉等；清热解毒类的有白花蛇舌草、半枝莲、蒲公英、山慈菇、赤芍等；活血化瘀类的有莪术、三棱、丹参、桃仁、儿茶等；止血类的有三七、白及等；收涩类的有乌梅、五味子等，总体来说有着较丰富的方药选择，中医药在此类疾病上确实经验丰富，但不足之处在于理论治验颇为庞杂，运用时稍显困难。

二、王晞星教授对于半夏泻心汤与"酸碱调和"理论的认识

半夏泻心汤源于《伤寒论》，原意是治疗小柴胡汤误下后损伤中阳，少阳邪热乘虚内陷所致的痞证，症状见心下满而不痛，呕恶，肠鸣下利，舌红苔腻。原方使用半夏半升，黄连一两，黄芩、干姜、甘草、人参各三两，作用为平调寒热，消痞散结，为和解剂的代表方剂。王晞星教授认为：胃肠道息肉的产生原因较为复杂，虽与外感六淫及内伤七情均有相关，但本质上与自身体质关系密切，结合胃肠道息肉伴见的反酸、腹胀、腹痛及泄泻等症状，实质上属于胃热肠寒错杂的情况，应用上也应以和解剂为主，而最切中胃肠道寒热错杂病机的和解剂当属半夏泻心汤。临床上半夏泻心汤对于治疗胃肠道息肉多有效验，然而在预防复发方面仍有瑕疵。王师认为：半夏泻心汤宏观上符合病机，用之有效，然而反复发作性息肉的病因不仅于此。中医自古有"久病入络"理论，广义上其实指导了我们在久病、疑难病辨治上应注意"微观辨证"，在胃肠道息肉上，体现的就是胃肠道"微环境"的辨证。胃的环境是一种酸性环境，肠道的环境是一种碱性环境已经是众所周知的认识，这样的环境下胃肠道的功能才能保持正常，避免内生杂病。相反，如果酸碱环境发生了变化，息肉的生成就有了条件。六腑的疾病以实证为主，表现出来如反酸即为胃分泌液过多，泄泻即为肠分泌液过多，由此推知，胃肠道息肉的生成其实处于胃酸过酸、肠碱过碱的实性状态下，正与临床表现相符。故王晞星教授提出了"酸碱调和"理论，即治疗胃息肉需用碱性药物，治疗肠息肉需用酸性药物，恢复其正常的"微环境"，完成微观上的调和，再结合半夏泻心汤对于宏观病机的调和，故在治疗复发性胃肠道息肉上效果卓著。

三、验案举隅

胃息肉案

刘某，女，54岁。

初诊：主诉因"胃息肉反复发作7年"就诊，初诊时间2014年5月18日。患者2013年3月29日因胃脘不适，自服抑酸剂无明显好转就诊于当地医院，行胃镜示：（胃体）多发息肉。遂行内镜下钳除术，术后病理示：炎性息肉，黏膜慢性炎。术后未行其余治疗。2013年11月7日患者出现反酸症状，再次行胃镜示多发息肉，较大者约0.4×0.4cm，予钳除术治疗，后症状稍好转。2014年5月患者复查胃镜示多发息肉，再次行钳除术，术后病理示：炎性息肉。患者为防止胃息肉再次发作故来求诊。刻下症见反酸，胃灼热，口苦，嗳气，肠鸣，大便偏干，心慌，下肢乏力。舌红胖，苔白，脉弦。

中医诊断：吐酸（寒热错杂，肝胃不和）。

西医诊断：胃息肉。

治法：平调寒热，疏肝和胃。

处方：半夏10g，黄连10g，黄芩10g，干姜10g，党参10g，苍术15g，茯苓15g，柴胡10g，白芍15g，吴茱萸2g，浙贝母15g，山慈菇15g，牡蛎30g，蒲公英30g，甘草6g。30剂，水煎服，每日1剂，早晚分服。

二诊：2014年7月16日。刻下症见反酸好转，时有胃胀，余无明显不适。舌红胖，苔薄黄，脉弦。辨证为寒热错杂，肝脾不调。治以平调寒热，舒肝健脾。方药：半夏10g，黄连10g，黄芩10g，干姜10g，党参10g，苍术15g，茯苓15g，陈皮10g，柴胡10g，白芍15g，枳实10g，百合30g，乌药30g，厚朴15g，牡蛎30g，甘草6g。30剂，水煎服，每日1剂，早晚分服。

三诊：2014年9月27日。刻下症见上腹偶有不适感，纳欠佳，大便稀，日1~2行。舌胖，苔薄黄，脉濡。辨证为寒热错杂，脾虚气滞。治以平调寒热，健脾行气。方药：半夏10g，黄连10g，干姜10g，党参10g，白术15g，茯苓15g，陈皮10g，柴胡10g，白芍15g，枳实10g，牡蛎30g，浙贝母30g，莪术30g，蒲公英30g，砂仁10g，甘草6g。30剂，水煎服，每日1剂，早晚分服。

四诊：2014年11月10日。患者胃息肉钳除术后一年复查，胃镜提示未见明显异常，自觉无明显不适，未再行药物治疗。

按语：患者复发性胃息肉病史明确，基本病机为寒热错杂，需用半夏泻心汤。初诊主诉"反酸、口苦"，正符"木曲直作酸"，故加用四逆散、左金丸舒肝和胃，额外加用浙贝母、山慈菇等软坚散结药物。二诊、三诊肝气渐得舒，脾虚渐得显，故逐渐增大健脾之力，方药中牡蛎贯穿始终，调和酸碱，故最终顽疾得除。王师认为，西医之碱性药物对于中医当属咸味药物，包括牡蛎、海螵蛸、瓦楞子等，中医中咸味药物还兼具软坚散结之功，疗效则更为显著。临证时热象不显选海螵蛸，肝胃郁热则牡蛎较优，胃热亢则瓦楞子功著，当需分辨。需注意只堆叠碱性药物无功，结合宏观微观辨证方可标本兼治。

肠息肉案

刘某，男，43 岁。

初诊：主因"结肠息肉电切术后 2 天"就诊，初诊时间 2016 年 5 月 7 日。患者七年余前体检，结肠镜发现结肠三枚息肉，遂行电切术全部切除，未见病理报告，后未进一步治疗，息肉反复生长。至今于我院已行结肠息肉电切术 7 次。2016 年 5 月 5 日患者体检再次发现结肠四枚息肉，行高频电切术切除，为避免结肠息肉再次发作故来就诊。刻下症见清晨脐下腹痛，纳可，眠欠佳，二便调。舌红胖，苔黄厚，脉数。

中医诊断：腹痛（寒热错杂，湿热蕴结）。

西医诊断：结肠息肉。

治法：平调寒热，利湿止痛。

处方：半夏 10g，黄连 10g，黄芩 10g，炮姜 10g，苍术 15g，土茯苓 30g，生薏苡仁 20g，山慈菇 30g，乌梅 10g，蒲公英 30g，百合 30g，乌药 30g，五灵脂 10g，甘草 6g。30 剂，水煎服，每日 1 剂，早晚分服。

二诊：2016 年 7 月 12 日。刻下症见脐下憋胀感，大便质稀，日一行，纳眠可，小便调。舌红，苔黄，脉弦。辨证为寒热错杂，脾虚湿困。治以平调寒热，健脾利湿。方药：半夏 10g，黄连 10g，黄芩 10g，干姜 10g，党参 10g，苍术 15g，土茯苓 30g，生薏苡仁 20g，乌梅 10g，蒲公英 30g，山慈菇 30g，浙贝母 30g，炒白芍 15g，甘草 6g。30 剂，水煎服，每日 1 剂，早晚分服。

三诊：2016 年 9 月 30 日。刻下症见无明显不适，大便质稀，日一行，纳眠可，小便调。舌红，苔黄，脉弦。辨证为寒热错杂，脾虚痰结。治以平调寒热，健脾散结。方药：半夏 10g，黄连 10g，黄芩 10g，干姜 6g，党参 10g，苍术 15g，土茯苓 30g，生薏苡仁 20g，炒白芍 15g，乌梅 10g，蒲公英 30g，山慈菇 30g，浙贝母 30g，三棱 10g，莪术 15g，甘草 6g。30 剂，水煎服，每日 1 剂，早晚分服。

末诊：2016 年 12 月 6 日回访，患者自诉已无明显不适，复查结肠镜未发现新生息肉，不复来诊，嘱其饮食调养。

按语：患者多年多次肠息肉切除，病机为寒热虚实加杂，仍需半夏泻心汤。初诊时患者方行手术，故易干姜为炮姜防治出血，结合症状舌脉，肠道实性表现为湿热，故用苍术、土茯苓、生薏仁利湿兼健脾，腹痛则再加用百合、乌药、五灵脂行气止痛。二诊痛无，可加山慈菇、浙贝母软坚散结。三诊无不适，更可加三棱、莪术增强散结之功。其中乌梅贯穿始终，发挥酸碱调和之能。王师认为：酸性药物中西医认识相同，常用的药物有乌梅、五味子等。乌梅性酸，在经典名方乌梅丸中即发挥了治疗肠道疾病的显著疗效，临床医家也多有发挥，但对于其机理上却探讨不多，"酸碱调和"理论正可拓展其理论，由此运用乌梅功效更宏，为患者最终解决难疾。

四、总结

复发性胃肠道息肉的防治在西医方面尚没有满意的方案，随着检查技术的发展及生活环境的改变，胃肠道息肉的患者数量一直持续增长，中医药在此方面也发挥着相当程度的作用。中医理论的创新目前进度较慢，中西医结合的理论探索或许即为突破口之一，王晞星教授于数十年的临证基础上结合西医方面酸碱平和的机理，巧妙提出了"酸碱调和"联合半夏泻心汤治疗复发性胃肠道息肉的辨治方法，临床中疗效显著，对现代中医人多有启迪。

论柴胡加龙骨牡蛎汤在慢性消化道疾病伴精神心理疾病中的应用

河南中医药大学　李亚娟　陈秋平

河南中医药大学第一附属医院　邵明义

柴胡加龙骨牡蛎汤出自《伤寒论》，原方用于治疗伤寒误下后，邪气弥漫三焦之证，然古今医家用其治疗多种内科杂病，疗效显著，却缺乏理论阐述。本文着重讨论其在慢性消化道疾病伴精神心理疾病中的应用，总结其病机为：气郁为先，化火生痰，血热扰神，乃气凝生痰，血热扰神之证；其病位在少阳血分；其症状错综复杂，但木郁土壅，肝脾同病贯穿始终；治宜开郁、泄热、安神，以安内攘外。并结合实践，总结5大特征要素以灵活运用，形成阶梯式治疗思路以精准用药。从而形成本方在此类疾病中由理论到实践的系统总结。

一、少阳神志病概述

《伤寒论》曰："伤寒八九日，下之，胸满烦惊，小便不利，谵语，一身尽重，不可转侧者，柴胡加龙骨牡蛎汤主之。"仲景原方旨在和解少阳，通阳泻热，重镇安神。

伤寒述及神志症状者，其病机多为血热扰神之证，如桃核承气汤证、抵当汤证，为太阳经邪气入里化热深达营血所致，轻则"如狂"、重则"发狂"。再如阳明蓄血证的"其人喜忘"；216条言："阳明病，下血谵语者，此为热入血室。"本方见证神志症状为重，且为主症，乃为邪入少阳血分所致。少阳胆主决断，邪在少阳气分时，已有神志异常，但较轻，仅见小柴胡汤证之"默默、心烦"；心主血脉藏神明，血分邪热最易扰动心神，故少阳血分邪热，更易致心胆不明、神志异常。柴胡加龙骨牡蛎汤即是为本证所设。

少阳为稚阳，其气畏郁，郁易生火；少阳为多气少血之经，发病易虚易实易寒易热；少阳为枢，津液气血行其间，表邪入里行其道，少阳不利，故寒热虚实错杂，易滞气、化火、夹饮、入里。

二、病因病机

病之初，木郁土壅，肝脾同病，日久，母病及子，心无所主。肝木郁遏，则胀满痞闷，病善太息。脾胃为枢，乃气机升降出入之通路，脾失健运，则气机升降出入不利，阴阳之气不相顺接，水火不能上下相济，故见寒热错杂为病，既可见太阴脾虚寒证，又可见阳明腑实证；营卫之气运行失常，生会不利，阳不合阴，夜不能寐。正如《内经》所云："出入废则神机化灭，升降息则气立孤危……故无不出入，无不升降。"病中邪气内陷，弥漫三焦，气血阴阳失调，化生病理产物，故见虚实兼夹。气化失职，痰湿内生，则肢倦思睡，病势缠绵。痰气搏结，蒙蔽心神，则淡漠痴癫；郁热化火，痰火胶着，则神志狂乱。升降出入不利日久，气血阴阳郁滞，痰、瘀、热内生，则变病多端。总览病机，以气郁为先，继而化火生痰，由气及血，血热扰神。气郁生痰，痰阻气机；气郁化火，火邪耗气，气泄也；邪火煽动，气逆也；痰火胶结，蒙蔽清窍，神乱也；五志过极伤其心，心主不明十二官危，实乃生化无穷矣。治也，理气开郁率其先、重镇安神治其标，通阳泄热转其枢，攻补敛散安其乱。

三、方义解析

《绛雪园古方选注》曰："柴胡引升阳药以升阳；大黄引阴药以就阴；参、草助阳明之神明，即所以益心虚也；茯苓、半夏、生姜启少阳三焦之枢机，即所以通心机也；龙骨、牡蛎入阴安神，镇东方甲、乙之魂，即所以镇心惊也；龙、牡顽纯之质，佐桂枝即灵；邪人烦惊，痰气固结于阴分，用铅丹即坠。致于心经浮越之邪，借少阳枢转出于太阳，即收安内攘外之功矣。"方中柴胡疏肝解郁，散少阳经之邪热；黄芩苦寒，携大黄，气血两清；柴芩相配，清疏并行，气郁得达，火郁得发，则少阳清和；半夏治脏腑湿痰；茯苓健脾补中，合桂枝御水气之上犯以保心；参、姜、枣扶正祛邪而和胃气；《神农本草经》言龙骨：主治心腹鬼疰，精物，老魅……癥瘕坚结，惊痫……癫疾，心下结气；言牡蛎：主治伤寒、寒热，惊恚怒气，除拘缓……久服强骨节，杀邪鬼。二药一入肝，一走肾，性顽而效缓，顾护正气又搜刮邪鬼，于诸辛散中有收敛潜藏之功力；伍桂枝，使邪气由经脉以出表；久病入络，必有瘀聚，正合牡蛎软坚散结之意，伍大黄化瘀，除积弊。《素问·脏气法时论》："肝欲散，急食辛以散之。"桂枝宣通表散之力强，佐人参，发阴经之阳，周旋表里，取其辛散之意也。气凝其痰血郁结于阴分，正需大黄力猛善行，走而不守，通达气机，引诸药入血分，推陈出新。方中铅丹有重镇安神之功，但因其毒性，后世医家多以磁石、珍珠母代之。《难经》云："重阴必癫，重阳必狂。"治疗抑郁、焦虑、失眠等集于一身的既阴且阳之证，正需此法既扶阳又潜阳，既抑阴又泻火，斯以为功补错杂之药，而治阴阳错杂之邪也。本病病程较长，用药不宜峻猛，不重在攻补，而在乎用苦寒泄热而不损胃，用辛理气而不破气，用重镇收涩而无碍气机，用宣通而不揠苗助长，诸药合用以斡旋中州、通调三焦、镇惊安神，则阴阳自调。

四、临证要点

笔者有幸师从邵明义教授，邵教授善用此方治疗各种消化道不适伴精神心理疾病，于错综复杂之中究其根本。以往学士多于"胸满烦惊"上做文章，而我师明确其特征要素如下：①消化道症状明显；②主诉以自觉症状为多，疾病程度和症状、体征不匹配；③易烦、易怒、易郁，或精神因素是症状诱发、加重、缓解的因素。④失眠、多梦或白夜颠倒；⑤病程长、缠绵不愈。我师强调 5 条具备 2 条即可用之不必悉具。不必为症状所困，不因兼证而刻意加减，不因症状反复而更张改弦，要把握三焦通达，枢机条畅，五脏六腑各安其位，诸症可解。对于舌脉、寒热、虚实等，则可通过调整方中药量来兼顾。

五、阶梯式精准治疗

慢性疾病有发作—缓解的周期性，因此需要分阶段治疗，以合理用药，并指导患者建立心理预期。其特点是：具体分析、中西结合、精准用药。具体分为"起效期、稳定期、减药期、缓解期"4 期。初诊患者若正在接受镇静类药物治疗，此阶段西药应足量使用，加上常规剂量中药及心理疏导，一般为期 2 个月，为治疗的起效期。起效期症状波动较明显，患者初服中药，往往症状改善明显，但服药 1~2 周后，症状波动，故此期应注意告知患者症状可能反复，对此要有心理预期。继续服药足两个月，药物可发挥持续稳定的效果，此时症状可较初诊时明显减轻，并且整体状态趋于稳定，这时可进入到稳定期，进一步巩固治疗效果。服药观察 1 月，若病情无明显反复，即可进入减药期。多种西药联合使用者，每月减一种西药的一半剂量，观察 1 月，症状稳定，可继续依法递减药物剂量，减量至药物说明书最小给药剂量时，密切观察 1 月余，若症状无反复，可停用西药，继续足量使用中药 1~2 月，症状稳定者，中药也可减量，由每周服用 7 天改为 6 天、5 天、4 天、3 天，这一阶段持续时间不一，病情较轻者 3~6 月，病情较重者持续 1~2 年。注意避免不良刺激诱发疾病反复。若失眠明显者，早晚服中药，焦虑抑郁明显者，可早、中服。三者兼具者可早晚或早中晚服，视效果而定。

六、临床应用

流行病学显示，焦虑症发病率高，世界卫生组织将其列为全球残疾的第六大致病因素。研究表明胃食管反流病患者中焦虑抑郁评分明显高于健康人群，其症状的严重程度、发作频率与焦虑抑郁水平有密切联系。由于精神类药物存在依赖性、宿醉效应及戒断症状等不良反应，所以目前尚无理想的西药治疗。本方应用广泛，脾胃与情志兼顾，善治各种消化道不适伴精神心理疾病，举一典型医案以说明：

案例一则 杨某，男，42 岁。

初诊：2020 年 10 月 11 日以"间断胃脘痛伴头痛失眠 9 年，情绪异常半年"为主诉就诊。9 年来曾先后服用质子泵抑制剂及镇静安眠药物、中成药等，因病情反复，依从性差，间断服药。近半年失眠严重，服大量安眠药，宿醉效应明显。初诊患者神疲懒言，偶有言语，情绪激烈，家属代诉平素情绪低落，有时情绪失控，夜间容易失眠、烦躁。刻下症见胃脘痛、腹胀，失眠，纳一般，小便调，大便秘结。舌质淡，苔黄腻，脉弦数。

诊断：①胃脘痛（肝脾不和证）；②不寐（血热扰神证）。

处方：柴胡加龙骨牡蛎汤加减。柴胡 15g，半夏 15g，茯苓 12g，大黄 6g，龙骨 30g，煅牡蛎 30g，桂枝 3g，黄芩 12g，党参 6g，茯神 12g，磁石 15g，淡豆豉 10g，炒栀子 12g，枳壳 15g，黄连 6g，瓜蒌 12g，大枣 3 个，生姜 3 片。7 剂，日 1 剂，水煎服，早晚温服。右佐匹克隆继服，1 次 1 片，无效加 1 片，最大剂量 3 片，并行心理疏导。

二诊：精神状态好转，诉服药 3 天，头痛消失，失眠同前，诸症减。复诊时交流增多，情绪稍激动，予深入的心理疏导加汤药继服两个月，处方为上方加石菖蒲 6g。

三诊：诸症大减，右佐匹克隆用 2 片。上药继服 1 月。

四诊：症状发作时不似之前严重。继服 3 月余，症状持续时间缩短，右佐匹克隆服 1 片。随后每两周复诊 1 次，症平或症减，偶有反复，已无大碍，今西药已停，中药每月服用 12 天，间断门诊复诊。

按语：本案患者兼有痰热内扰之象，仍予桂枝 3g，于黄芩、黄连、大黄、栀子诸寒凉中"去性存用"，取其"发越阳气"之意，原方去铅丹加茯神、磁石增强镇惊安神之力，合栀子豉汤宣发郁热，另予枳壳、瓜蒌理气除胀，予石菖蒲开窍豁痰，以主次兼顾。患者病程长，病情反复，治疗时间相对较长，应注意提高患者依从性，起效期宜嘱患者每周来诊 1 次，以方便心理疏导，提高患者依从性，症状稳定时可每月就诊 1 次。

百合地黄汤在中老年女性高血压的应用体会

中国中医科学院广安门医院心血管科　张津菊　林建国

中国中医科学院眼科医院心血管科　姚魁武

高血压是临床常见的慢性病，也是心血管病的主要危险因素，已成为我国重大公共卫生问题之一。在我国，高血压的患病率仍然处于较高水平，并且呈现增长趋势。高血压多见于中老年人，随着年龄的增长，人体各个器官和机体组织功能发生退行性变化，与新陈代谢有关。此外，中医并无高血压病名，根据其临床表现，多将其归属于眩晕病范畴，有研究发现，中老年高血压患者的证型主要有阴虚阳亢证、肝火亢盛证、阴阳两虚证、痰湿壅盛证和瘀血阻络证。随着年龄的增长，病程的延长，高血压病证型变化会出现一个由以实证居多转变为以虚症为主的过程。证型有虚有实，抑或虚实夹杂，然而对于复杂而具体的病人，并不只是单纯属于某个证型，往往是一个主证型与一个或多个子证型的结合。导师姚魁武认为中老年女性高血压患者多以肝肾阴虚多见，以百合地黄汤类为代表方剂调理肝肾为法治疗多有良效。

一、阴虚阳亢证是中老年女性高血压病人的常见证型

关于中老年女性生理特点的描述，早在《黄帝内经》中就有云："女子六七，三阳脉衰于上，面皆焦，发始白；七七，任脉虚，太冲脉衰少，天癸竭，地道不通，故形坏而无子也。"临床上中老年患者处于肾气衰、天癸竭的生理时期，多因脏腑亏虚，尤以肝肾阴虚为多，肾阴不足，则水不涵木，阴虚不能制阳，而致肝阳上亢，上冲清窍，发为眩晕；《黄帝内经》云"年四十，而阴气自半"，肾精亏虚不能生髓，无以充养于脑，而发眩晕，如《灵枢·海论》所言"髓海不足，则脑转耳鸣，胫酸眩冒"，以及张介宾在《景岳全书》中指出"眩晕一证，虚者居其八九"，均强调了"虚"在眩晕病机中的重要体现。导师姚魁武结合临床实际，认为治疗中青年高血压多从肝论治，疏肝、平肝、清肝兼夹使用，而对于中老年高血压患者的治疗

应注重肝肾同补，滋养肝肾之阴，进而潜阳降压。此外，有一点不容忽视，女子以肝为先天，以血为用，中老年女性易情志不遂，肝气郁结，化火生风，加之年老肝血亏虚，风阳扰动，故肝郁血虚在中老年女性多见，如《素问·至真要大论》云："诸风掉眩，皆属于肝。"总之，肝肾精血亏虚是中老年女性高血压最基本的病机，以虚为主，同时还会有肝气郁结等实证的兼夹，表现为虚实夹杂的状态，这类高血压病人的治疗提供良好的切入点及思路。

二、百合地黄汤治疗中老年女性高血压阴虚阳亢证方药分析

百合地黄汤出自汉代张仲景《金匮要略》，云"百合病者，百脉一宗，悉致其病也，意欲食复不能食，常默默，欲行不能行，欲卧不能卧，欲行不能行……如寒无寒，如热无热，口苦，小便赤，诸药不能治……""百合病，不经吐、下、发汗，病形如初者，百合地黄汤主之"。百合地黄汤为治疗百合病的代表方，为治疗心肺阴虚内热的经典方剂。导师姚魁武认为，百合地黄汤不仅仅用于百合病的治疗，在治疗以肝肾阴虚内热为主的中老年女性高血压病，同样适用。

中老年女性有相当一部分人群处于生育期向生育后期过度的阶段，也就是更年期状态，而中老年女性高血压的发病可基本等同于更年期综合征中的一个重要病证，即更年期高血压，其主要表现为血压升高的同时常伴有眩晕、耳鸣、急躁易怒、心悸失眠、潮热盗汗等症状。现代研究发现，百合及百合类方能够调节神经内分泌系统，提高抑郁症模型大鼠大脑皮层中 5 - 羟色胺、多巴胺的含量，调节和改善脑内单胺类神经递质的紊乱状态。其疗效与治疗自主神经功能紊乱的 B 族维生素、谷维素及抗抑郁、抗焦虑药物具有相似性。从此可以看出，百合地黄类方可能通过调节人体自主神经功能来实现降压效果。

方中百合味甘，微苦，性微寒，归心、肺经，具有养阴润肺、清心安神之功效。《日华子本草》谓其"安心，定胆，益志，养五藏"。生地黄味甘、苦，性微寒，归心、肝、肾经，其有清热凉血、养阴生津之效，二药合用，滋阴清热，潜阳降压。在百合地黄汤的基础上，姚师常加入生脉饮滋阴益气，加用四逆散调和肝脾，疏肝解郁，调畅气机，加用交泰丸、酸枣仁汤，使得肾水上济，肝阳下潜，心肾交通，气机畅达，加入甘麦大枣汤、生龙牡、珍珠母合用可治疗更年期综合征、自主神经紊乱等。运用中医中药辨证治疗中老年女性高血压患者，不仅能够降低血压，还能改善中老年女性的临床症状，且不良反应少。此外，导师姚魁武认为仅仅用药物去调节人体自身功能还是不够的，临证要注重与患者的沟通交流，情绪管控对于高血压病的预防和调护非常重要，还要适当增加户外活动，使得气血流通。

三、验案举隅

李某，女，57岁。

2019年10月9日初诊。患者发现血压升高1月余，最高血压达170/110mmHg，未规律服用降压药，近1周来自觉头晕伴恶心，胸闷气短，叹气则舒，口干，进食一般，睡眠易早醒，大便调。既往动脉硬化伴斑块形成。刻下量血压160/100mmHg，头晕，时有恶心，喜叹气，舌红有裂纹，脉沉弱。

中医诊断：眩晕，阴虚阳亢，肝郁气滞。

西医诊断：高血压2级。

治则：滋阴潜阳，疏肝理气。

处方：方以百合地黄汤合四逆散加减。百合15g，生地黄12g，知母15g，柴胡10g，枳壳10g，白芍15g，炙甘草10g，麦冬12g，五味子12g，玄参12g，栀子10g，丹参20g，川芎10g，石菖蒲10g，郁金10g，炒神曲15g，葛根15g。7剂，水煎服，嘱其规律服用降压药。

二诊（2019年10月16日）：患者症状明显缓解，血压仍有波动，大便可，睡眠稍有改善，舌淡红苔薄，脉沉弱。原方去石菖蒲、郁金，加天麻15g，钩藤15g，泽泻30g。继续服用7剂。

按：患者中老年女性，发现血压升高1月余，导师姚魁武以百合地黄汤合四逆散加生脉饮等治疗，为滋补肝肾，疏肝行气治法的体现。情绪焦虑，致肝失条达，肝气郁结，气郁化火，耗伤肝肾之阴，则肝阳亢于上，发为眩晕，肝郁气滞，故见胸闷气短，叹气则舒；肝肾阴亏则口干；阳不入于阴，则睡眠一般，易早醒。百合地黄汤加知母养阴清热，补益心肺，四逆散调和肝脾，疏肝解郁，生脉饮加葛根益气复脉，养阴生津，越鞠丸加郁金理气疏肝解郁，菖蒲开窍醒神，加丹参活血凉血。总以滋阴潜阳，疏肝理气为法。药证合拍，患者见效明显，也从一定程度上证明了百合地黄汤类方治疗中老年女性高血压病的有效性。

邵静教授经方化裁益气养心方治疗心律失常经验

河南中医药大学第一附属医院呼吸科　王湘雨

心律失常可使心脏泵血功能发生障碍，严重者可危害生命健康。常用于抗心律失常的西药虽有较好的疗效，但其致心律失常作用及用药禁忌仍是西医学的短板。邵静教授认为本病的主要病机为气虚血瘀，气血不足，心失其养，心神不宁。以经方酸枣仁汤合炙甘草汤为基础方化裁出益气养心方，临床治疗室性心律失常疗效显著。临床研究证实益气养心方具有强心、增加冠脉血流量、调整心律、改善心肌收缩力的作用，并能保护心肌细胞、增加心肌营养血流量、调高耐缺氧能力。

一、心律失常的病因病机

心律失常临床表现为胸闷心悸、惊慌不安、不能自主、气短乏力、神疲懒言、自汗、头晕目眩、失眠健忘、面色不华等。属于中医学"心悸""怔忡"范畴，"心悸"最早见于《黄帝内经》，《素问·本病论》言："民病疾疟，骨热，心悸惊骇，甚时血溢。"又有"心澹澹大动""心怵惕"等与心悸相关的病症描述，还记载了脉律不齐是本病的主要表现，严重脉律失常与预后的密切关系。如《素问·平人气象论》曰："脉绝不至曰死，乍疏乍数曰死。"张仲景最早为心悸命名，将心悸称为"心动悸""心下悸""心中悸""惊悸"，并认为其主要病因为惊扰、水饮、虚劳等，提出了主要脉象及其区别，确定基本治则和以炙甘草汤为主要治疗方剂，如《伤寒论》载"伤寒，脉结代，心动悸，炙甘草汤主之"。后世医家仍以"悸"命名，《诸病源候论·伤寒悸候》言"悸者，动也，谓心下悸动也"。金元时期提出了"怔忡"病名，如朱丹溪在《丹溪心法·惊悸怔忡六十一》提出"怔忡者心中不安，惕惕然如人将捕者是也"。由此，"心悸""惊悸"或"心动悸""怔忡"之病名沿用至今。

现代多数医家认为此病由外邪、情志、饮食、劳倦等所致，抑或是先天禀赋不足、大病久病失养，导致机体出现虚实两候；实证心神扰乱，虚证心失所养是本病病机的关键。也有人对其病因病机提出补充。杨传华认为此病责之在心，心阴虚、心火旺而致心神不安、心脉失调是本病的主要病机，由此提出"清心火、养心阴、安心神"为该病的重要治法，并据此拟定快律宁方用以治疗快速性室性心律失常。仇玉平等认为李东垣"阴火"学说和快速性室性心律失常有着非常密切的关系，提出阴火上冲则心悸不安、燥热阵作，阴火浮越则怔忡闷乱、恶心欲吐，故治疗快速性心律失常应以益气为本，泻火为辅，同时遵循以下原则：①清热镇潜，急治其标。②法时应天，随时用药。③摄养将理，精神疏导。冯玲则认为肝血不足、虚热扰神是快速性室性心律失常的发病机制，因此在治疗中注重补血养阴，清心安神，疗效显著。白瑞娜等认为风邪在此病发作中占有重要地位，外感六淫邪气、内生风邪可扰乱心神致室性心律失常发生，为临床治疗提供了新的理论依据。史大卓认为阵发性快速室性心律失常的主要病机为气血失调、血脉不和、脉气不相顺接，肝风内动、上扰心神是引起脉气不相顺接的一个重要原因，提出以调和血脉、宁心安神为主，燮理阴阳、柔肝息风为辅治疗阵发性快速室性心律失常的辨治原则。罗铨认为，室性心律失常的发生具多因素性，其发病机理与气血的亏虚、痰饮瘀血的阻滞、心脉受邪而闭阻不通及心火亢盛等密切相关。

二、邵静教授辨治经验

邵静教授在临床中观察发现本病病机以气虚血瘀为主者多，多为心气虚不能主血脉，气虚不能推动血液运行，久则血脉瘀滞，致使心血不足不能滋养心神所致，其病变在心，病机主要为气虚血瘀，气血不足，心失其养，心神不宁。病久气虚及阳，血虚及阴，还会出现阴阳两虚，诸症加重，并伴见饮停、痰阻、血瘀、脉痹、虚火内生等。在研究了许多古方验方的基础上，结合多年临床经验，以经方酸枣仁汤和炙甘草汤为基础方，加减化裁出具有益气活血、养心安神功能的益气养心方。方中红参有补气、生津、养血、安神、益智作用，《神农本草经》云，人参"主补五脏，安精神，止惊悸，开心益智"；丹参归心经、肝经，具有祛瘀止痛、活血痛经、清心除烦之功效，《本草纲目》云丹参"活血，通心包络，治疝痛"。柏子仁功能养心安神，治疗惊悸失眠，《神农本草经》云柏子仁"主惊悸，安五脏"，《本草纲目》云其"养心气，润肾燥，益智宁神"；酸枣仁养肝宁心安神，《本草汇言》："酸枣仁均补五脏，如心气不足、惊悸怔忡、神明失守，……得酸枣仁之酸甘而温，安平血气，敛而能运者也。"苦参能清热燥湿除烦，现代研究表明其能治疗多种心律失常，有安神宁心之功；珍珠母育阴潜阳，镇心安神，乃古今治疗阴虚阳浮，心神不守, 心悸不宁之佳品; 生龙骨、生牡蛎具有重镇安神, 收敛心气, 潜纳浮阳的功能, 是治疗惊悸虚烦必用之品; 甘松理气开胃醒脾; 甘草和中益气解毒。诸药合用补益气血以治其本, 安神定志以治其标, 兼而疏理温运以使气血和畅, 重镇收敛而使心神归舍, 符合心悸气虚血瘀之证。

现代药理研究表明人参可使犬、兔、猫在体心脏收缩增强, 心率减慢, 这些作用与强心苷相似, 主要是直接兴奋心肌所致, 人参制剂对电刺激动物下丘脑所致室性早搏与阵发性心动过速有抑制作用, 并能改善心肌缺血状态; 丹参通过抗心肌缺血、抗氧化、抗心肌肥大、抗氧自由基、抗血栓、抗炎、激活钙离子通道、减轻心肌缺血再灌注等对心肌细胞的损伤、阻止细胞凋亡等机制, 从而起到保护心脑血管的作用苦参能增加冠状动脉血流量, 通过神经系统或直接作用心脏, 有较好的抗心律失常作用; 甘松能对抗氯化钡诱发大鼠心律失常; 甘草小剂量甜素在一定时间内能使实验性动脉粥样硬化家兔的血胆固醇降低, 粥样硬化程度减轻, 18β - 甘草次酸钠能对抗氯仿诱发的小鼠室颤, 另外远志、酸枣仁、柏子仁等均有较好的镇静安神作用。

三、典型病例

刘某, 女, 67 岁。

2019 年 5 月 15 日因 "反复心慌胸闷 2 年余, 加重 3 天" 为主诉求诊。患者 2 年前因生气后即感心悸不适, 遂于当地医院就诊, 行心电图提示 "频发室性期前收缩, 三联律", 接受西药治疗后 (具体用药不详) 症状减轻, 期前收缩次数明显减少, 2 年来症状反复发作, 伴气喘症状, 不定时, 劳累时加重, 每次持续约 10 分钟, 休息后可缓解, 服西药效果不明显。3 天前患者症状加重, 查体: 心尖部无异常隆起及凹陷, 心界于左锁骨中线第 5 肋间处叩浊, 心率 76 次/分, 律不齐, 各瓣膜听诊区未闻及病理性杂音, 腹部检查未见明显异常, 双下肢不肿。现症见心慌、胸闷气喘、头晕、畏寒, 伴面色苍白, 精神萎靡, 下肢水肿, 口唇发绀, 舌红暗, 边有齿痕, 苔白腻, 脉沉细结代。

中医诊断: 心悸证属气虚阳亏, 血瘀痰凝。

西医诊断: 心律失常。

治则: 益气温阳, 祛痰化瘀, 养心安神。

处方: 人参 15g, 苦参 10g, 远志 15g, 甘草 9g, 酸枣仁 20g, 柏子仁 15g, 珍珠母 30g, 丹参 15g, 生龙骨 30g, 生牡蛎 30g, 甘松 10g, 法半夏 9g, 陈皮 15g, 茯苓 15g, 桂枝 12g, 桃仁 12g, 制附子 10g, 淫羊藿 20g, 猪苓 15g。7 剂, 水煎服, 日 1

剂，早晚温服。

二诊：心慌症状较前好转，近 1 周仅发作 2 次，每次持续 3~5 分钟，程度减轻，神疲、畏寒、气喘明显好转，下肢水肿症状基本消失，纳可，二便可，寐安，夜尿 1~2 次。舌淡暗红苔薄，脉细弱。方药：前方去猪苓、附子，加当归 15g、酒萸肉 15g、黄芪 15g，14 剂，服法同前。

三诊：心慌、胸闷、气喘症状明显好转，畏寒、头晕、水肿症状消失，舌苔薄腻，腹胀，食欲不佳。方药：前方去黄芪、半夏、陈皮、桂枝、淫羊藿，加木香 15g、砂仁 6g、焦三仙各 15g，14 剂，服法同前。

按语：本例患者系老年女性，反复心慌胸闷 2 年余，加重 3 天，心电图提示"频发室性期前收缩，三联律"，西医明确诊断为心律失常频发室性期前收缩，中医归属为"心悸"范畴。患者久病心气虚不能主血脉，气虚不能推动血液运行，久则血脉瘀滞，致使心血不足不能滋养心神，出现心慌、心神不宁，病久气虚及阳，血虚及阴，还会出现阴阳两虚，诸症加重，伴见饮停、痰阻、血瘀等，见头晕、畏寒，伴面色苍白，精神萎靡，下肢水肿，口唇发绀，舌红暗，边有齿痕，苔白腻，脉沉细结代。治疗上以益气化瘀、宁心安神为主，兼温阳利水、健脾化痰。方予自拟益气养心方加减，该方由古方炙甘草汤、酸枣仁汤综合化裁而来，具有补益气血、养心安神、定悸复脉之功能。方中以红参为君，辅以苦参、远志、甘草、柏子仁、酸枣仁、珍珠母等药物。其中红参取其益气复脉之功；苦参苦寒清热，除烦定志，可制约补益之剂，易于气壅生热之弊；远志、酸枣仁宁心安神；柏子仁养心安神；珍珠母平肝、潜阳、定惊；甘草益气解毒，调和诸药。全方以补立法，补而不滞，诸药相合可达气血足、血脉充、悸可定、脉可复之效。

既往研究证实益气养心方具有强心、增加冠脉血流量、调整心律、改善心肌收缩力的作用，并能保护心肌细胞、增加心肌营养血流量、调高耐缺氧能力；同时对动物室性心律失常具有拮抗作用，特别是对实验动物诱发的心动过速有明显的干预效果。该方的进一步研究正在进行，旨在探讨和阐明益气养心方在抗心律失常、拮抗内源性孤啡肽、调控趋化因子等方面作用及其机制，并进一步探索该方减弱窦性心律震荡的影响，从而降低心源性猝死风险的发生。

王丽娜教授运用清经散诊治卵巢储备功能减退致月经先期经验浅析

河南中医药大学第一附属医院　郭淼　陈萍

卵巢储备功能减退（diminished ovarian reserve，DOR）为目前高发疾病，其发病原因尚不能完全明确，其发病症状有月经紊乱、潮热、盗汗、烦躁易怒、性欲减退、阴道干涩、尿频尿急、腰腿酸痛，DOR呈渐进性发展，给患者及家人造成较大经济及精神困扰。查阅古籍，中医学无DOR病名，从其临证特点看，与古人所述"月经先期""月经过少"等病多有吻合，可归于其范畴。王丽娜教授是第六批全国名老中医，在中医药改善DOR患者经断前后诸证、月经先期、月经量少、不孕等方面具有丰富经验。现将王丽娜教授运用清经散诊治DOR所致月经先期的经验总结如下。

辨治思路

（一）病因病机方面：以肾虚为本，与肝脾密切相关

1. 肾虚是发病根本

"肾为先天之本"，肾气的充盛程度主导女性一生各阶段。肾藏精，精血同源，精化气，肾气为人体生长发育和生殖功能的动力，能使天癸至，冲任通盛，而经候如期，孕育有望，故云"肾主生殖""经水出诸肾"，月经及种子之病皆责之于肾。DOR发病原因多为肾气虚弱，冲任不固，不能制约经血，月经先期而至；精血不充，冲任血海亏虚，经血化源不足，以至经行量少。

2. 与肝脾密切相关

脾胃为气血生化之源，且统血摄血，主司运化，能使水谷化生精微，绝痰湿生成之由；肝藏血，主疏泄，体阴而用阳。气血和调，则肝体柔润，肝用畅达。且肝肾为子母关系，乙癸同源，脾肾一为先天，一为后天，相互滋养；肝脾为克侮关系，木郁克土，土壅木郁，互为克制。

（二）论治思路

根据 DOR 不同年龄阶段患者的不同诊治需求，辨证论治，该病由于女性卵母细胞数量及质量均下降，卵巢产生成熟卵子的能力逐步减弱，导致女性内分泌失调及生育能力下降，临床上可表现为月经量少、月经稀发、继发性闭经、不孕等症状，严重影响着女性的生活质量，其中降低女性生育能力，对于个人、家庭，乃至于社会造成了极其重大的影响。即使应用体外受精联合胚胎移植（in vitro fertilization and embryo transfer，IVF - ET）技术也会因患者卵巢储备功能低下而无法成功。该病若不本着早发现、早治疗的原则，及早给予干预，卵巢储备功能减退进一步可发展为卵巢功能衰竭，将造成无法挽回的遗憾。

1. 分周期论治

胞宫为奇恒之腑，其形态似腑而功能似脏，对月经有定期藏泻的调节作用，在月经周期的不同阶段其阴阳气血发生着动态的消长变化。王丽娜教授认为，调经时必须顺应这种特点，分阶段用药，才能助其恢复平衡，此即所谓的"中药人工周期"。"中药人工周期"是以补肾法为基础，模仿女性月经生理，通过调节"肾 - 天癸 - 冲任 - 胞宫"轴间的平衡来改善性腺的功能。它对月经失调的治疗作用不是替代，而是调节。王丽娜教授根据女性正常的生理周期特点，把月经周期分为经前及月经期、经后期、排卵期、排卵后期四个阶段辨证用药，采用中药调节生殖轴的功能并促使建立正常的月经周期，所谓的中药"调周"法。"调周"法适用于所有周期异常的月经病和由此带来的继发疾病如不孕症。

（1）经前及月经期（月经第 1 ~ 5 天及 26 ~ 30 天）：此期为阳气至重，重阳转阴阶段。旧血不去，新血不生，因此此期宜"温、通、行、活"，以行气活血调经为原则，使经血能顺利外排。常于经前及月经第 1 ~ 5 天运用桃红四物汤加减。如合并痛经、经量少等，可加适量川牛膝、乌药、小茴香等，以增强温经活血止痛之力。

（2）经后期（月经第 6 ~ 12 天）：此期为阴血的恢复和滋长期。肾藏精，精生血，血化精，精血同源，是月经的物质基础；肾精所化之气名肾气，主宰着天癸的至与竭。胞宫在肾气作用下，可以逐渐达到精血充盈，为经间期"的候"时的孕育准备良好的物质条件。所以王教授认为此期治疗当以补肾滋阴为主，常用清经散生熟地、当归、枸杞子、女贞子、桑椹子、黄精、首乌、山萸肉等药，促进卵泡发育，稍加仙茅、淫羊藿、巴戟天、菟丝子等补肾阳，取"阳中求阴"之意。正如《景岳全书》谓"善补阴者，必于阳中求阴，则阴得阳升而泉源不竭"。

（3）排卵期（月经第 12 ~ 16 天）：此期肾之阴精进一步充实，并在肾阳作用下进行转化，即阴阳交替，重阴转阳的"的候"阶段，是调整周期的关键。常用补肾阳药如仙茅、淫羊藿、巴戟天、沙苑子等，加当归、赤芍、川芎、丹参、鸡血藤、凌霄花、郁金、路路通、皂角刺等活血通络之品，以促使发育成熟的卵泡发生排卵。

（4）排卵后期（月经第17～25天）：此期是黄体成熟阶段，阴充阳长，肾阳之气渐旺。治宜补肾温阳，益养冲任，以促黄体成熟，为胎孕或下次经潮奠定良好的物质基础。常用仙茅、淫羊藿、菟丝子、覆盆子、巴戟天、肉苁蓉、紫河车等补肾阳，稍佐生熟地、山萸肉、枸杞子等滋阴，取"阴中求阳"之意。正如《景岳全书》谓"善补阳者，必于阴中求阳，则阳得阴助而生化无穷"。

2. 清经散为主方诊治月经先期

DOR 日益增高的发病率、疗效不佳等诸多问题，成为困扰临床医生的难题，引起医疗界特别是妇产科学界的关注。由于目前西医学对卵巢功能减退尚无确切有效的治疗方法，而中医药治疗本病具有安全、有效、因人制宜等优势，成为临床上治疗卵巢储备功能减退的重要手段。

王丽娜教授为第六批全国名老中医，在长期临床工作中发现经典方剂清经散，针对阴虚火旺型 DOR，古方治疗新病，经准确辨证论治，对改善患者经断前后诸证、月经先期、月经量少、不孕等，临床疗效确切。

清经散，又名清经汤，为明末清初医学家傅山（字青竹，后改"青主"）创制，载于其所著之《傅青主女科》一书中，清经散祛热而不伤阴，以调整月经周期为治疗目的，主治月经先期之阳盛血热证，但对月经先期的病机，《傅青主女科》云："妇人有先期经来者，其经甚多，人以为血热之极也，谁知是肾中水火太旺乎！又有先期经来只一二点者，人以为血热之极也，谁知肾中火旺而阴水亏乎！"此书实际上提出了肾中"虚火太旺"和"肾水不足"。王丽娜教授认为清经散实为调节肾中水火之效方。而卵巢储备功能减退的发病机理多为肾气虚弱，精血不充，冲任血海亏虚，经血化源不足，以至经行量少；不能按时满溢，故经行后期，或经行先后无定期；冲任不固，不能制约经血，月经先期而至；肾气虚日久，精血亏损，阴虚火旺，肾中水火共济失调，肾主生殖，此亦为不孕之根本病因病机。清经散方中丹皮凉血清热，泻血分伏火；地骨皮、黄柏泻肾火；青蒿以清阴分之热；生地凉血养阴；白芍益阴敛肝；茯苓行水泄热，又可宁心。本方以清热泻火药为主，抑阳以配阴，佐滋阴药，使火泻而液不伤，火热泻后血海得以安宁则经自调。故于临症之时运用清经散治疗 DOR，经调怀子，效果满意。

病案举例

周某，女，37岁。

2018年3月8日初诊：主诉月经提前1年。1年前无明显诱因月经周期21~22天，量多，色深红。出现潮热、盗汗、心烦、失眠症状，曾到外院药物治疗，症状无明显改善（具体不详），大便干结，小便正常，白带较多、清稀、无臭味。舌质红，苔少，脉细数。平素体健。否认药物及食物过敏史。经产史：患者11岁月经初潮，平素月经规律，5/28，量色可。孕2产2。末次月经（LMP）：2018年2月25日。辅助检查：性激素FSH：10mIU/mL，LH：5mIU/mL，E2：15pg/mL；抗苗勒氏管激素：0.12ng/mL。B超：子宫内膜厚3.5mm，左侧卵巢大小19mm×7mm，右侧卵巢大小20mm×8mm，周界内回声模糊。

中医诊断：①月经先期；②绝经前后诸证。证型：肾阴虚证。

西医诊断：①卵巢功能减退；②围绝经期综合征。

治法：滋阴清热，调补冲任。

处方：清经散加减：牡丹皮15g，地骨皮15g，白芍15g，青蒿20g，黄柏12g，生地黄15g，茯苓15g，醋香附10g，玄参20g，柴胡10g，当归10g，生山栀10g，白术10g，金樱子20g。用法：6剂，水煎服，每日1剂，分早晚温服。嘱下次月经干净复诊，根据月经等改善情况，可给予促排卵等中西医结合疗法。

二诊：（2018年3月15日）：据述服上药后带下减少，潮热、盗汗、心烦症状明显减轻，仍有入睡困难，睡后早醒。首诊方加入煅龙骨20g，煅牡蛎20g，合欢花10g。水煎分早晚温服5剂。

三诊：（2018年3月20日）：服上药后月经未来潮，并无其他症状出现，带下亦基本正常。脉细弦，舌质淡红、苔薄白。又服前方5剂。

四诊：（2018年4月5日）：月经于今晨来潮，相隔32天，色红、量中等。脉弦细、舌淡红，苔薄白。

按语：《医宗金鉴·妇科心法要诀》曰："经来往前赶，日不足三旬者，属血热……若下血少，色浅淡而清，则为不足之热也。"古代医家认为月经先期大多是由精血亏虚、阴水不足、虚热内生所致，血热伤及冲任、迫血妄行，因此以滋阴清热、调经止血之法治之。

王丽娜教授认为清经散实为调节肾中水火之效方。而月经先期的发病机理多为肾气虚弱，精血不充，肾气虚日久，精血亏损，阴损及阳，肾中水火共济失调，冲任不固，不能制约经血，月经先期而至。本方以清热泻火药为主，抑阳以配阴，佐滋阴药，使火泻而液不伤，用于火热而水有余之实热证，火热泻后血海得以安宁则经自调。此患者近 40 岁，临床表现为命门火渐衰，精血亏损，阴损及阳，肾中水火共济失调，以致水亏火旺，热扰冲任，血海不宁之阴虚火旺之证。治疗当以清热、养阴、调经为主。

王丽娜教授运用少腹逐瘀汤
治疗寒凝血瘀型不孕症经验探析

河南中医药大学第一附属医院妇产科　李淑荣　王丽娜

　　输卵管阻塞性不孕症是指由于多种因素导致输卵管管壁肌肉收缩机能和上皮纤毛蠕动减弱或输卵管阻塞、积水和粘连等，输卵管伞端拾取卵子及输送受精卵进入宫腔着床的功能受到损失引发的女性不孕。近年来，输卵管阻塞性不孕的发病率有逐年增高的趋势，占不孕症患者的25%~30%。输卵管阻塞性不孕不仅影响女性身心健康，还可能影响社会和家庭的稳定。因此如何防治输卵管阻塞性不孕已成为国内外专家关注的热点，王丽娜教授擅长中西医结合治疗妇科疾病，其治疗输卵管阻塞性不孕症经验颇丰，疗效显著。笔者有幸跟师，受益匪浅，现将少腹逐瘀汤加减治疗输卵管阻塞性不孕经验进行探析，以继承创新，推广应用，造福患者。

一、中医学病因病机

　　殷商时代的《易经》里就有关于不孕的记载，如妇孕不育、妇三岁不孕。《素问上古天真论》："女子七岁，肾气盛，齿更发长，二七而天癸至，任脉通，太冲脉盛，月事以时下，故有子。"肾藏精，主生殖，肾之所藏为先天之精，也称生殖之精，是生殖物质的基础，胞宫的功能主要是主月经和孕育。输卵管是精子与卵细胞结合并运送受精卵至子宫的通道，急慢性炎症刺激或医疗操作后引起输卵管解剖结构和功能变化，输卵管拾卵、精卵结合及输送受精卵等功能障碍，导致不孕症。中医学无"输卵管阻塞性不孕"病名，根据其临床表现，可归于"癥瘕""断绪""不孕""无子"等疾病范畴。《素问·奇病论》曰"胞络者系于肾"，胞脉、胞络附于胞宫并络属心肾，使心肾精气下注以发挥功能作用，手术或炎症损伤胞脉、胞络，致血气不通，可出现月经不调、癥瘕、不孕等病证，因此现代解剖学中的输卵管可归于中医胞脉、胞络范畴内。中医学认为输卵管是肝经所过之处，输卵管远端阻塞性不孕与胞脉、胞络瘀阻有关，病变以血瘀为主。根据输卵管阻塞性不孕的临床表现可将本病分为五型，即寒凝血瘀型、气虚血瘀型、气滞血瘀型、痰湿瘀滞型、热盛瘀阻型。虽然每型离不开一个"瘀"字，但导致瘀的原因不同，与瘀证相兼的证型也不同，所以输卵管性不孕中药治疗方法也是不同的。瘀血阻于胞脉，男女之精不能交合是本病的主要病机。经行或产后正气未复，摄食生冷或外受寒邪，致下焦失于温煦，寒瘀凝滞胞脉；或形体肥胖，痰湿阻滞气机，痰瘀互结，或痰阻胞脉，不能摄精成孕；又有劳伤久病，肾气不足，瘀血内结，气虚血瘀，或情志不畅，气滞血瘀，或恶露未尽，血室正开，湿热毒邪乘虚内侵，湿热瘀血结于胞脉，迁延不尽；房事不节，或宫腔内手术直接损伤胞宫胞脉，致脉络损伤，瘀血内积，致胞脉不通，不能受孕。王丽娜教授认为本病主要病机为瘀血内阻，夹寒、痰、湿、郁等证，病位在胞脉胞络，病性以实为主，虚实错杂。

二、西医学研究现状

输卵管是一对细长而弯曲的肌性管道，为卵子与精子结合场所及运送受精卵的通道。盆腔慢性炎性疾病及产后、宫腔操作术引起的创面感染，可造成盆腔内膜粘连、输卵管纤维组织增生，影响输卵管生理蠕动，"拾卵"功能减退，同时由于管腔内环境改变，精子无法"获能"，运动减弱，长期慢性炎症最终导致输卵管阻塞或通而不畅，精卵不能结合或受精卵运动异常，引发不孕。有关资料显示，淋球菌、沙眼衣原体、支原体的感染及手术操作的感染不仅会引起输卵管黏膜受损，纤毛消失，且因瘢痕形成，使输卵管管壁僵硬和输卵管周围粘连，影响输卵管的拾卵及运送功能。因此，输卵管阻塞是女性不孕的重要原因。输卵管阻塞性不孕症的治疗以宫腹腔镜、介入再通术等微创治疗和辅助生殖技术为主。宫腹腔镜联合手术是目前公认的治疗输卵管阻塞的有效方法，但是手术只能恢复输卵管解剖学上的通畅，对改善已增厚的管腔壁、恢复输卵管伞端造口后的拾卵功能及防止输卵管的再粘连等问题却收效甚微，而传统中药治疗可以弥补其不足。

三、辨证论治

王丽娜教授认为治妇必治血，即治血之法。治血之法，前人的论述很多，清代王清任著《医林改错》一书，根据《素问·阴阳应象大论》"血实宜决之，气虚宜掣引之"之旨，立活血化瘀和补气化瘀之说。唐宗海《血证论》强调"凡血证，总以祛瘀为要"，使治瘀之法日臻完善。王丽娜教授在学习古人及时贤经验的基础上，结合自己30余年临证经验，创新发展瘀血论，她认为妇女以血为主，妇科诸多疾病均与血分的虚瘀息息相关，故活血化瘀之法是治疗妇科疾病的重要法则之一。王丽娜教授认为经脉不通、瘀血阻络为输卵管阻塞性不孕的基本病机，临床治疗温经通络是基本大法，灵活运用经方少腹逐瘀汤联合宫腹腔镜手术治疗寒凝血瘀型输卵管阻塞性不孕，取得很好的疗效。少腹逐瘀汤出自清代王清任《医林改错》，原方治"小腹积块疼痛"。方中肉桂、干姜、小茴香温经散寒，通达下焦；当归、川芎、赤芍药养营活血，散滞调经；延胡索、没药利气散瘀，消肿止痛；蒲黄、五灵脂活血化瘀，散结止痛。全方共奏温经散寒、化瘀止痛之功，使寒散血行，冲任、子宫气血调和流畅。王丽娜教授在临证中据证酌加醋三棱、醋莪术、路路通、瞿麦、薏苡仁等消癥散结，利湿通络之品辨证施治提高疗效。

四、验案举隅

王某，女，28岁，已婚，汉族。

因"未避孕未孕3年"就诊。平素月经规律，末次月经2020年7月14日。婚后3年未避孕至今未孕，曾间断中西药物治疗仍未孕。2020年7月20日外院子宫输卵管造影示：双侧输卵管迂曲粘连上举，右侧输卵管积水，住院手术治疗。入院症见神志清，精神可，下腹部时有坠痛不适，畏冷，纳眠可，二便正常，舌质暗，苔薄白，脉弦涩。西医诊断：①慢性输卵管炎，②不孕症。中医诊断：不孕病寒凝血瘀型。2020年7月26日行宫腹腔镜联合手术，术后予温经散寒、化瘀通络法，选用少腹逐瘀汤加减治疗，药物组成：小茴香6g，肉桂6g，干姜6g，当归15g，川芎12g，赤芍12g，延胡索20g，没药12g，丹参15g，鸡血藤20g，桃仁10g，红花10g，蒲黄15g，五灵脂12g，路路通20g，瞿麦15g，甘草6g。7剂，每日1剂，水煎取200mL，早晚分服。

二诊：患者自诉下腹坠痛及怕冷较前明显缓解，但时有烦躁不适，上方去瞿麦，加郁金15g，柴胡12g，继服7剂。

三诊：服上方后患者诉腹坠痛及怕冷症状基本消失，烦躁明显改善，继以温经散寒、化瘀通络法，佐以疏肝理气之品，方药如下：二诊方去蒲黄、五灵脂，加香附9g，醋三棱20g，醋莪术20g，继服7剂。

四诊：患者服药后无不适，察舌按脉较前大为好转，舌质淡，苔薄，脉稍弦。邪刚有祛之势，正弱尚需恢复，应继续健脾益肾，上方去干姜、肉桂、郁金、香附，加薏苡仁20g，巴戟天15g，黄芪15g，继服14剂。

患者2020年10月24日超声提示宫内早孕见胎心，现已足月顺娩一健康男婴。

五、小结

王丽娜教授通过多年的临床经验，认为经脉不通、瘀血阻络为本病的基本病机，临床治疗温经通络是基本大法，在中医经典、他人经验和现代中医药研究基础上，临证中以少腹逐瘀汤为基础加减治疗输卵管阻塞性不孕术后患者，疗效显著。同时注重辨证，有守有变，有变有守，总不离辨证施治、有是证用是药。王丽娜教授在临证中重视中医整体观念，综合考虑疾病和患者心理因素，病证结合，发挥中医辨证论治优势，同时结合西医优势治疗方案，采用宫腹腔镜技术和输卵管再通技术，实现中西医优势互补，大大提高临床治疗效果。中医研究认为，输卵管阻塞性不孕症治疗应以通为主，以活血化瘀、理气通络为治疗原则。现代研究认为少腹逐瘀汤具有散寒止痛、养血调经、柔肝止痛、祛风燥湿、补血活血的作用。少腹逐瘀汤活血化瘀的功效能够抑制炎性介质渗出，具有一定的抗炎、抗菌作用。综上所述，少腹逐瘀汤联合宫腹腔镜应用于输卵管阻塞性不孕症，可提高治疗效果及妊娠率，值得临床继承创新推广应用。

姚魁武运用经方论治心血管疾病经验撷英

陕西中医药大学　李彩英

中国中医科学院广安门医院　李成

中国中医科学院眼科医院　姚魁武

学习《伤寒论》最重要的就是领悟每一经方所蕴含的"理法"，读古而不泥古，采方而不执于方，谨记灵活化裁，刻苦钻研其中之理法，临床才可效如桴鼓。

一、异病同治，据法变通

姚魁武教授认为仲景立方，精而不杂，不同的疾病只要蕴含的"证理"相同，就可采用同一种"法"治疗，柯琴也曾指出"原夫仲景六经为百病立法，不专为伤寒一科"，在这一点上并不完全等同于内经的异病同治思想，重点是"理法"二字，值得细细揣摩。比如《金匮要略》中的肾气丸，脚气上入少腹不仁用之，虚劳腰痛、短气微饮、妇人转胞亦用之，虽然疾病名称五花八门，但皆因肾气亏损，命门之火不足而致，《难经·八难》称此为"五脏六腑之本，十二经脉之根"，故此气不足，则变生诸症。此外，姚师还强调熟仲景方，始知仲景立方之妙；理会仲景法，才知仲景用药取舍之精，临证方可做到法证对应，据法变通，获得佳效。他常说："一个高明的中医，一定是把处方用药的寒热温凉把握得非常恰当的医生，单纯的一种治疗法则，难以面对当下病人复杂的内环境，也就是疾病的复杂病机。"故姚师临床治疗心系疾病，既以单方单法灵活加减，亦多方多法合用，具体选择何种法，取决于病情变化。如冠心病心绞痛患者，若寒凝气滞心前区憋闷，则加用一味花椒，取其至辛之味，且辛热之品能开寒结，此乃活用仲景通脉四逆之法；若气郁不畅明显者，多合用刚柔并济之四逆散，舒畅五脏之郁；若病机寒热错杂者，姚师多用附子泻心汤之法，寒热并用，并结合现代病患体质以甘温之黄芪易附子之辛热，辅助元阳化阴邪，屡屡效验；若瘀热明显者，多用缓治之法，开破之药与补气之药同用，善用胸痹三方配伍黄芪、赤芍加减，徐徐服之，则有形之邪可化，气血之虚得补。

此外，姚师反对患者滥服补剂，补药的堆积，不但不能去病，反而打乱自身气血的调和，甚至引起胸腹胀满，衄血，便燥等不良反应，形成"药病"。

二、经时合用，守正创新

在经方运用方面，姚魁武教授内心牢记先辈之言，"只有中医理论上达到融会贯通，临床才能左右逢源，医理不明，则脉证皆无从识辨，古人经验虽多，用药又何处下手？"故医理与临证并重，钻研经方理法，辨证施治，具体体现于用方和用药两方面：姚师用方常经时合用，合方化裁，他认为临床治病可按需而取，突出疗效才是根本，如治疗心悸兼汗出者，多以炙甘草汤为主方，合用玉屏风散，柯韵伯曾云："治风者，不患无以驱之，而患无以御之；不畏风之不去，而畏风之复来……夫以防风之善驱风，得黄芪以固表，则外有所卫，得白术以固里，则内有所据，风邪去而不复来。"则汗出可愈；若兼夜眠不安者，多合用交泰丸，方中黄连、肉桂相伍，一阴一阳，一清一温，使心肾相交，水火既济，则夜寐自安，姚师临床也常以此方配伍桂甘龙骨牡蛎汤加减治疗心律失常，配伍四逆散加减治疗高血压病。在用药方面，姚师继承薛老学术思想，认为中医临床疗效的好坏，不可唯剂量论，方药数量宜精不宜多，要以法治病，不以方求病，提高中医疗效的关键首先是理论领悟；其次是医理指导下的辨证立法选方；再次遵循经方比例用药，应结合社会环境变化，剂量适中，追求和合。姚魁武教授还强调一点，遣方用药应知病人体质有异，如病随体异，阳盛之体，感寒易热化；阳不足之体，感温易寒化；孩童及老年人体质更是各有特点，用药亦当有别。

三、治病求本，重视兼症

著名医学大家蒲辅周认为："凡治病必先找出发病的根本，这一点是临床治疗的绳墨……不管是新病还是旧病，导致机体产生病变的主要因素就是本，在几种邪气合犯人体的情况下，对机体危害最大的就是本，也就是应该解决的首要问题。"姚师对此言论深有领会，临床诊疗心系疾病多行分期论治之法，以治本为核心，次第分明，且疗效显著。如对于早期临床症状不明显者，姚师标本同治，重在治本；对于中期临床症状明显者，重在治标，配合心理疏导，因势利导而逐邪；对于疾病发展到后期，严重影响患者日常生活及工作者，此时标本并重，谨察阴阳，缓缓施治，并指引病人主动配合自我调节，坚持食饮有节，起居有常，调心养神，形神共养。此外，在辨证论治方面，姚师多以"主症主方，兼症须顾"为原则，经常强调临床可以重视主症，切不可忽略兼症，有时兼症可起窥一斑而知全豹之效，故其对待患者丝毫不马虎，详细问诊，每每四诊合参，确保辨证准确。伤寒大家刘渡舟教授曾云："方与证，乃是《伤寒论》的核心。"其中"证"字，结合伤寒三百九十七法，亦可当"临床症状"理解。如简单一个"口苦"，就可推断少阳之气失和，枢机不利；平素"口有异味"就可提示脾胃运化失调，升降失职，可知其临床意义重大，值得我们细细体会。

四、医案精粹分析

（一）室性期前收缩案

患者，女，62 岁，于 2019 年 8 月 11 初诊。

主诉：心慌间断发作，加重 1 周。刻下症见心慌，心悸，下午尤甚，自觉胃胀，呃逆，咳嗽咳痰，夜眠差，食纳一般，大便正常。舌红，苔白厚腻，脉沉细，稍结代。既往史不详。

中医诊断：心悸。

西医诊断：室性期前收缩。

处方：炙甘草汤合桂枝甘草龙骨牡蛎汤加减。

组成：炙甘草 20g，生地黄 20g，大枣 20g，麦冬 12g，桂枝 10g，煅龙骨 15g，煅牡蛎 15g，珍珠母 30g，丹参 30g，鸡血藤 10g，法半夏 9g，黄芩 10g，姜厚朴 8g，蜜紫菀 10g，细辛 3g，醋五味子 10g，前胡 10g，焦山楂 15g。共 7 剂，每日 1 剂，嘱患者加鲜生姜 2 片同煎，早晚分服，服药期间勿食寒凉油腻之品。

二诊：患者自诉服药后心慌发作次数较前减少，比之前精神很多，咳嗽已愈，晨起仍咳痰，余症减轻，睡眠质量明显改善。舌苔仍偏厚，已无腻象，脉仍沉细。效不更方，原方去掉前胡 10g，蜜紫菀 10g，珍珠母减量至 15g。继服 7 剂，煎服法同前。

三诊：患者服药后心慌、心悸未发作，病情较为稳定，暂不服药，嘱其不适随诊。

按：姚魁武教授认为，"室性期前收缩"多与患者心阳失守、心血失充、心神不藏相关，因心藏神，主血脉，心脉之所以能正常搏动运行，与心血的充盈、心阳的鼓动及心神的调节密不可分，本病多归属为"心悸"范畴。治疗时，姚师以大力滋阴补血，兼温复心阳、安神定悸为大法，俾使脉复阳通、正气来复，则诸症可愈。处方以炙甘草汤和桂枝甘草龙骨牡蛎汤组方化裁施治，屡获佳效，遂取名养阴定悸汤。临床观察也发现，养阴定悸汤对于心悸病、心阴不足证患者所出现的症状改善显著，可以减少患者室性期前收缩数量、异位起搏灶数量、联律及室速的发生。方中以炙甘草汤为主方，《伤寒论》说："伤寒脉结代，心动悸，炙甘草汤主之。"张锡纯认为，此方"唯生地黄重用一斤……煮之以酒七升，是酒性原热，而又复久煮，欲变生地黄之凉性为温性者，欲其温补肾脏也，故炙甘草汤之用意，原以补助肾中之气化，俾其壮旺上升，与心中之气化相济救为要着也。"姚师多用此方加减治疗阴虚阳亢见结代脉之心悸病人，认为其可调和机体阴阳，尤重生地黄一味，但治疗后期要注意滋阴药与桂枝的比例问题，因今之所用生地多未经酒洗，量大或有滋腻碍胃之弊，加之此类病人多有脾胃不足之象，故临床略减生地剂量，但仍以此药为重心，配合大枣、麦冬，大滋阴液以逐血痹。与桂枝甘草龙骨牡蛎汤合用，安神定悸。姚魁武教授还指出，此方虽无一味滋阴补血、疏肝理气之药，但其对于室性期前收缩却可发挥整体调节作用，较单纯只知补益或攻伐者，其见深且远矣。另外，对于兼症，半夏与厚朴、生姜相伍，能开结痰，豁浊气以还清，能使胃阳通，则胃主降之职可复，呃逆、胀满等不适自除。黄芩清火，更加姜、枣助少阳升发之气，正如《血证论》云："木气冲和条达……则血脉得畅。"咳者，乃寒邪入侵于肺也，寒得温而化，故加紫菀、前胡、细辛、五味温之，寒邪祛，则肺之宣降有序，咳嗽自止。复诊患者咳嗽已愈，故去紫菀、前胡。纵观全方，攻补兼施，阴阳同调，方能显效。

（二）冠心病心绞痛案

患者，男，67岁，于2020年9月8日初诊。

主诉：心前区疼痛不适，间断发作3年余。刻下症见气短，胃脘部胀满，进食加重，偶有口苦，纳可，夜眠一般，大便正常。舌淡苔薄，脉沉细。

中医诊断：胸痹心痛。

西医诊断：冠心病心绞痛。

处方：瓜蒌薤白半夏汤合四逆散加减。

组成：薤白15g，瓜蒌15g，法半夏9g，桂枝10g，川芎10g，柴胡10g，枳壳10g，炙甘草6g，丹参20g，赤芍10g，当归12g，砂仁5g，姜厚朴8g。14剂，水煎服。

复诊时患者自诉服药期间心前区疼痛发作2次，疼痛较前明显减轻，胃脘胀满也有所好转，舌苔偏厚。守方去瓜蒌，加焦谷芽10g，嘱续服7剂，煎服法同前。时隔一月余，患者前来就诊，诉服药后心前区疼痛基本消失，精神尚可，活动多以户外散步为主，每日可达8000步左右。继服7剂，以资巩固，嘱其活动适量，勿过度劳累。

按：根据临床症状判断，姚师认为该患者因年高体弱，胸阳不振，阴寒邪气乘虚侵袭，寒凝气滞血瘀，兼杂痰浊，共同痹阻心胸而出现心前区疼痛不适，故诊断为"胸痹心痛病"。姜德友教授亦认为气滞、水饮、痰浊、瘀血贯穿胸痹发生发展的全过程，提倡分期论治。邵静教授也提出人体气、血、津液在病理上可相互影响。气滞于机体局部，可使经脉之气阻滞不畅，血运受碍，脉道不利，则发为胸痹；气虚失煦，寒客血滞，脉道痹阻，亦可发为胸痹。《金匮要略》第九篇第四条曰："胸痹不得卧，心痛彻背者，栝蒌薤白半夏汤主之。"遂以瓜蒌薤白半夏汤为主方加减，方中重用丹参为君，配伍砂仁，活血止痛，祛瘀生新，取急则治标之意；薤白、半夏温中通阳，化秽蚀之气，散阴寒之结；瓜蒌清热宽胸化痰，《本草思辨录》有曰"栝蒌实之长，在导痰浊下行，故结胸，胸痹，非此不治"；配合四逆散加减，舒畅五脏气机，使全身气血调和，因白芍阴柔恐助邪，故去之；又佐以桂枝、赤芍、川芎、当归，增强全方活血温通之力，气通血活则诸症自除。对于兼症，味辛性温之砂仁与厚朴同用，化湿开胃，下气除满。复诊时患者舌苔偏厚，故加焦谷芽助脾胃运化。若气郁重者，姚师多加佛手佐之，《本草图经》载："佛手辛、苦、温，归肝胃脾经，功疏肝理气，和中化痰。"若有热象者，当去薤白、砂仁，加竹茹，栀子清之；若属湿盛者，可加苍术，茯苓宣之利之；阳虚者，于滋阴剂中加入苁蓉、附子之类助阳，姚师认为此举可逐在里之寒湿，蒸动肾中之真阴，使阴气上交于阳位，以达阴阳和合之功。

孙丽平教授活用芍药甘草汤
治疗小儿肺系疾病经验

长春中医药大学　李雨涵

长春中医药大学附属医院儿童诊疗中心　孙丽平

芍药甘草汤，最早出自《伤寒论·辨太阳病脉证并治》第 29 条："伤寒脉浮，自汗出，小便数，心烦，微恶寒，脚挛急，反与桂枝，欲攻其表，此误也……若厥愈足温者，更作芍药甘草汤与之，其脚即伸。"此方为酸甘化阴之代表方之一，方中芍药味酸，性微寒，功能养血敛阴，缓急止痛。甘草味甘，性平，功能和中缓急，益气健脾。二药相伍，共奏养血益阴、柔肝缓急、调和气血之功效。仲景创设此方，本用来治疗虚人外感，误用桂枝汤发汗，导致阴血不足而引起的"脚挛急"之证。因其药少力专，为后世医家所推崇，被广泛应用。现代药理研究发现，白芍内含有白芍总苷（从芍药中提取的单萜及其苷类化合物的总称），能够消炎、保肝、解痉镇痛、抗抑郁及抑制自身免疫反应。甘草及其多种单体成分均具有抗肿瘤、抗菌、抗病毒、调节免疫、抗氧化及衰老、抗纤维化等药理作用。两药相合，具有抗炎、解痉镇痛、止咳平喘、抗过敏、缓解平滑肌痉挛等多种作用。

一、鼻鼽案

许某，男，8 岁。

初诊：因"反复发作鼻塞、流涕 2 年"，于 2021 年 3 月 28 日来诊。2 年来常无明显诱因发生鼻塞，流涕，间断口服"氯雷他定片"后症状稍缓解，现症见鼻塞，流清涕，打喷嚏，鼻痒，纳少，寐安，大便略干，1～2 日 1 次，小便正常。查体：舌淡，苔薄白，脉细。双肺呼吸音粗糙，未闻及干湿性啰音。过敏原检测示艾蒿、尘螨过敏。既往有湿疹病史。

中医诊断：鼻鼽（风寒证），西医诊断：变应性鼻炎。

处方：芍药 10g，炙甘草 5g，炙麻黄 3g，白芷 10g，荆芥 8g，防风 10g，白鲜皮

10g，细辛 1g，莱菔子 10g，杏仁 3g。7 剂，水煎服，每日 1 剂，分 3 次温服。

二诊：偶有鼻痒，无鼻塞、流涕等症状，食纳差，大便正常，每日 1 次。予上方去白芷、莱菔子、杏仁，加当归 10g，乌梅 10g，五味子 10g，神曲 10g，焦山楂 15g。继服 8 剂症状消失，今秋随访，患儿未复发。

按语：鼻鼽相当于西医学的变应性鼻炎，是指易感儿童接触变应原后主要由特异性 IgE 介导的鼻黏膜非感染性炎性疾病，中医学认为，鼻为肺之外窍，二者表里调和，方可使肺之肃降功能正常，鼻窍通利，嗅觉灵敏。国医大师王烈教授认为鼻鼽为哮喘之苗，患儿抵御病邪能力不足，邪气从鼻入肺，引动伏痰，易发为哮喘，因此应早期发现并治疗，以防变哮。吾师用芍药甘草汤加味治疗该患，方中芍药味酸固腠理，可提高防御病邪的能力；炙甘草散表寒，合芍药标本兼治，防向下传变至肺；同时患儿纳少，大便干，用此二药安脾补中，以助运化，母子同治。临证配伍炙麻黄、杏仁宣降肺气；防风、荆芥疏风散寒；莱菔子降气消痰、化食积；细辛、白芷通利鼻窍，兼散寒邪。二诊时症状大减，故以消食化滞，敛肺益阴为主。另外现代药理研究表明，芍药甘草汤能够改善微循环，延迟与减轻超敏反应。

二、咳嗽案

郭某，男，1 岁。

初诊：因"咳嗽 5 天"于 2020 年 5 月 2 日初诊。就诊时患儿无发热，喉间痰鸣，流涕色白而黏，纳可，寐安，大便、小便正常。查体：咽淡，舌淡红，苔薄白，双肺听诊呼吸音略粗糙，可闻及散在的干啰音。

诊断：西医诊断：急性支气管炎。

中医诊断：咳嗽（风寒咳嗽）。

处方：白芍 5g，炙甘草 3g，杏仁 3g，紫菀 3g，茯苓 5g，桔梗 5g，防风 5g，辛夷 5g，前胡 5g，清半夏 3g，款冬花 5g，4 剂，水煎服，每日 1 剂，每日 3 次温服。

二诊：上述症状缓解，守前方不变，继服 2 剂后症状消失。

按语：小儿咳嗽，相当于西医学的气管支气管炎、慢性咳嗽等。小儿咳嗽之病因外感多于内伤。由于肺脏娇嫩，卫外不固，外邪每易犯肺，肺气失于宣发肃降，导致气机上逆发为咳嗽。陈复正在《幼幼集成·咳嗽证治》中指出"有痰有声谓之咳嗽，初伤于肺，继动脾湿"，故孙师未病先防，运用芍药的酸收之性敛上逆之肺气的同时，合炙甘草安脾益肺，止咳兼除痰；患儿痰黏，恐肺中郁热，灼津为痰，孙丽平教授辨干啰音，选用前胡、款冬花清肺止咳，配伍桔梗、清半夏清热化痰，开提肺气；紫菀润肺下气，止咳化痰；防风、辛夷宣散表寒；杏仁肃降肺气，与桔梗一升一降，梳理气机。茯苓助白芍、炙甘草益气健脾，助脾运湿。全方寒温并用，表里兼治，肺脾相安，遂咳自止，痰自消。

三、马脾风案

任某，女，7个月。

初诊：因"咳嗽4天，喘憋2天"于2021年4月12日初诊。就诊时患儿发热，咳嗽较剧，喉间喘鸣，纳差，寐欠安，二便正常。查体：体温：38.7℃，心率：136次/分，脉搏：40次/分。咽赤，舌淡，苔薄黄，鼻翼扇动，双肺听诊呼吸音粗，可闻及散在喘鸣音。理化检查：血常规：白细胞计数：8.4×10^9/L，中性粒细胞百分比：24.90%，淋巴细胞百分比：58.0%，C反应蛋白：1.2mg/L。

诊断：西医诊断：毛细支气管炎。

中医诊断：马脾风（风热闭肺证）。

处方：白芍8g，炙甘草4g，防风4g，苏子8g，前胡5g，紫菀5g，款冬花5g，白屈菜4g，地龙4g，僵蚕4g，白果2g，茯苓8g。6剂，水煎服，每日1剂，分3次温服。

二诊：偶咳，痰少，纳可，寐安。查体：咽淡，舌质淡红，苔薄白。故予前方去地龙、僵蚕、白屈菜、白果，加太子参6g，五味子8g，麦冬6g，益气养阴，以复正气。继服3剂后，症状全消。

按语：吾师经考证认为马脾风首见于元代杜思敬《济生拔萃》，该书记载马脾风是一种俗传之病名，以暴喘为主要表现。王肯堂《幼科证治准绳》中描述为"风热喘促闷乱不安"，指出其缘于外感；吴谦等《医宗金鉴·幼科心法要诀》较为完整的阐述了马脾风的症状"胸高胀满胁作坑，鼻窍扇动神闷乱"，即喘憋、胸闷、三凹征等，其表现类似于西医学中的毛细支气管炎。故方中以芍药甘草汤为主方，加用大量镇咳平喘之药如苏子、地龙、前胡、僵蚕、白果，共克热毒，防止伤阴。现代药理学研究亦表明芍药甘草汤有抗病毒、解痉平喘的作用，与该患理化检查所示病毒感染相符。临证配伍白屈菜止咳兼清热解毒；配伍紫菀、款冬花润肺下气，此二药力较温和，以免攻伐过度。

四、肺炎喘嗽案

胡某，男，3岁。

初诊：因"发热2天"于2020年11月29日初诊。就诊时发热，咳嗽，痰黄，纳可，寐欠安，二便正常。查体：体温：38.9℃，心率：128次/分，脉搏：32次/

分。咽赤，舌质偏红，苔薄黄，双肺听诊呼吸音粗，肺底可闻及少许细湿啰音。

西医诊断：支气管肺炎。

中医诊断：肺炎喘嗽（风热闭肺证）。

处方：白芍8g，炙甘草3g，苏子8g，浙贝母8g，川贝母2g，前胡8g，黄芩8g，鱼腥草8g，冬瓜子8g，茯苓10g，6剂，水煎服，每日1剂，分3次温服。

二诊：无发热，咳嗽减轻，咳少许白痰，寐安，二便正常。查体：听诊双肺呼吸音略粗糙，未闻及干湿性啰音。上方继服3剂，服法同前。

按语：肺炎喘嗽相当于西医学中的支气管肺炎，以高热、咳嗽、气促、痰壅为主要表现。中医学认为，邪气闭阻，留于肺内，凝聚为痰，郁而化热，肺气郁闭故发本病。临床以热证居多。吾师认为治疗肺炎当辨啰音应用中药，故选芍药甘草汤敛肺止咳，配以清肺平喘开闭之苏子、浙贝母、川贝母、前胡、黄芩治标，冬瓜子、茯苓化痰治脾，杜绝生痰，标本兼顾，故能取效。

五、哮喘案

付某，男，4岁。

初诊：因"反复咳喘6月，加重3天"，于2020年12月14日初诊。患儿接触家中小猫或活动后，反复出现咳嗽气喘，喉间痰鸣，咳痰黄白交替，过敏原检测提示对猫毛、鸡蛋、大豆、牛奶过敏，支气管激发试验阳性。间断口服抗过敏药，每于咳嗽气喘减轻后停药。3天前因受凉复发，纳可，夜寐不安，常于寐时咳醒，大便正常，每日1次，小便黄。既往史：有湿疹病史。查体：P：128次/分，R：36次/分。呼吸急促，咽略充血，双肺听诊呼吸音粗，可闻及散在哮鸣音。舌红，苔微黄，脉数。

诊断：西医诊断：支气管哮喘。

中医诊断：哮喘（发作期——热性哮喘）。

处方：白芍10g，炙甘草5g，苏子10g，地龙5g，僵蚕5g，麻黄3g，杏仁3g，前胡10g，浙贝母10g，黄芩10g，冬瓜子10g，6剂，水煎服，每日1剂，分3次温服。

二诊：未见喘促，夜咳，少许白痰，寐安，二便正常。查体：呼吸平稳，听诊双肺呼吸音粗糙，未闻及哮鸣音。上方继服6剂，服法同前。

三诊：偶有咳嗽，肺部听诊呼吸音清，以止咳化痰药善后。

按语：哮喘相当于西医学中的支气管哮喘，是由多种细胞（T淋巴细胞、肥大细胞、嗜酸性粒细胞、气道上皮细胞等）和细胞组分共同参与的气道慢性炎症性疾病，导致气道呈现高反应，当接触刺激因素时，气道受阻，表现为反复发作咳嗽、气促、喘息、胸闷等症状。该病乃由于外邪引动伏痰导致，痰气交阻，闭拒气道，治疗以降气化痰，解痉平喘为主。故主要以芍药柔肝，炙甘草补肺，肝升肺降，气机舒畅，则气喘可除；脾为生痰之源，二药相合，健脾补中，运化痰湿。配伍麻黄、杏仁等宣肺平喘；苏子、地龙、僵蚕以助平喘之力；浙贝母、黄芩、冬瓜子清肺化痰。现代药理研究表明芍药甘草汤能够抑制气道炎症介质合成和释放，减轻气道损伤，有效防治支气管哮喘。

六、结语

明代医家万全提出小儿"肝常有余，脾常不足，肺常虚"，在五脏之中，肺脏尤娇，又为五脏六腑之华盖，其位居上，外感之邪首先犯肺。虽然小儿肺系疾病临床表现各有不同，但多为外感风邪为病。孙丽平教授认为，风在五行属木，风邪致病可表现为木旺土虚或木旺侮金。芍药甘草汤正可切中病机要害，芍药柔肝养脾，炙甘草补脾润肺，恰能扶土抑木，亦防肺金不足。二药尚可和血脉，补血虚，调气血，血行则风止，所以该方既能扶助正气，又能祛除常易侵犯肺脏的风寒、风热之邪。临证治疗小儿肺系疾病尚需分清不同病机，佐以不同功效药物，分病论治便可取效。

小续命汤治疗
儿童过敏性鼻炎－哮喘综合征临证体会

河南省中医药研究院附属医院儿科　吴文先

河南中医药大学第一附属医院儿科　刘霞　高雅

过敏性鼻炎和支气管哮喘是两种密切相关的常见病，对于这两种疾病间的关系目前已取得共识，即所谓"同一气道，同一疾病"，强调过敏性鼻炎和哮喘是同一病理基础在不同部位的不同表现。2004 年世界变态反应组织提出了"过敏性鼻炎－哮喘综合征（combined allergic rhinitis and asthma syndrome，CARAS）"这一新的医学诊断术语。近年来随社会环境的变化，CARAS 发病率也呈全球性上升趋势，儿童发病率更高，且中国 CARAS 患儿的发病率明显高于国外，不仅对儿童的身体健康造成严重危害，而且严重影响患儿的生命质量。目前 CARAS 的一线治疗药物主要是糖皮质激素，以吸入治疗为主。但目前上、下呼吸道联合使用吸入糖皮质激素治疗作为 CARAS 临床主要治疗手法，尚不能被广大患儿及家长接受，导致患者依从性差；即使得到正确诊断与规范治疗，患者依从性良好，仍存在长期用药带来的副作用增加等问题。笔者在临证中应用小续命汤治疗儿童 CARAS 取得了良好的疗效，现总结临床体会如下。

一、小续命汤来源、组成、功用

小续命汤出自孙思邈《备急千金要方·卷第八·诸风》，谓："小续命汤治卒中风欲死，身体缓急，口目不正，舌强不能言，奄奄忽忽，神情闷乱，诸风服之皆验，不令人虚方。"方用麻黄、桂枝、防风、杏仁、生姜、人参、附子、川芎、芍药、防己、甘草，既辛温发散，又补益气血，既寒凉清热，又温里扶阳。唐宋以前，本方被广泛应用于中风，为治风之首方。宋以后由于"内风说"的盛行，张景岳等认为将其用于中风是对"风"字的误解，本方受到了严重质疑。徐灵胎等则认为"续命为中风之主方"。然而，把小续命汤局限于治疗"中风"，一定程度上阻碍了对该方的认识和扩大运用，正是在不断的争论中，小续命汤无论是组方的意义上，还是治疗范围上仍得到了不同程度的充实和完善。现代医家认识该方更多地从六经传变、寒热错杂、经络虚实等多角度进行了深入的探讨，从临床报道来看，本方不仅可治疗中风，还能用于颈椎病、肩周炎、高血压、糖尿病及呼吸系统疾病等以"风""寒""虚"为病机的多种疾病，在临床有广阔的应用空间。

二、小续命汤治疗儿童 CARAS 的临床应用

（一）CARAS 病因病机浅析

过敏性鼻炎归属于中医学"鼻鼽"范畴，支气管哮喘归属于"哮证"或"喘证"范畴。中医药对二者的治疗在长期的临床实践中形成了较为完善的辨证论治体系，可有效减少发作次数，明显改善临床症状，提高患者的免疫力且不良反应小，能有效阻止病情的发展和反复加重。但对于"过敏性鼻炎－哮喘综合征"这一病名尚无相关文献阐述，对于 CARAS 的认识及诊治尚不深入。笔者在诊治儿童 CARAS 的过程中初步认识到本病的病机关键在于"本虚"与"感邪"。肺脏娇嫩、脾常不足以及肾常虚是小儿脏腑生理功能的特点，这种不够成熟、不够完善的生理特点导致小儿的御邪能力较弱，外易为六淫之邪所侵，内易为饮食所伤。对于儿童 CARAS 而言，本虚在于素体阳气不足，肺、脾、肾三脏功能失调。肺为水之上源，肺气不足，津液输布无力化为痰饮；脾虚清阳不升，肾虚阳运无力、摄纳无权，导致痰湿阴邪内伏成宿痰，或聚于鼻，或储于肺，成为鼻鼽、哮病发病之"夙根"。感邪主要是感受风寒之邪，是 CARAS 发病的外在条件。患儿素体虚弱，卫外不固，风寒之邪乘虚而入，干于肺鼻，引动伏痰，肺气郁闭，致清道不利，鼻气不和，津液不能宣化，出现喷嚏、鼻痒、鼻流清涕、鼻塞等症状，发为鼻鼽；同时，寒、痰交阻，壅塞气道，肺之宣发肃降失司，气机升降出入不畅，气道挛急狭窄，而致咳痰喘促，哮鸣如吼，是为哮病。总之，儿童 CARAS 系素体本虚，肺、脾、肾三脏功能失调，感受风寒之邪而作，为本虚标实之证。基于这一认识，可以采用益肺健脾、温阳化饮、解表散寒法进行治疗。

（二）小续命汤治疗 CARAS 的理论依据

小续命汤方中麻黄、桂枝、防风、生姜辛温解表散寒，祛除外袭风寒之邪；苦杏仁宣通郁闭之气机；人参、附子、桂枝、甘草益肺气、运脾阳、补肾阳，温化痰饮；川芎、白芍调气血扶正气；防己引导伏邪从玄府、州都而出；并取苦寒之黄芩，既能清内生之郁热，又可防辛燥之太过。诸药相合，共奏祛风散寒、温阳化饮、温

肾健脾、补益肺气、调畅气机、宣通表里，标本兼治之功，与 CARAS 本虚、感邪之病机完全吻合。笔者在本方基础上随证加减治疗儿童 CARAS，鼻塞流涕重者去防己，加细辛温肺散寒，宣通鼻窍；咳喘重者去防己、生姜，加细辛、干姜、五味子温肺化饮，止咳平喘。初步临床观察表明，疗效比较满意。

（三）典型医案

杨某，女，8 岁。

初诊：2019 年 11 月 16 日，主诉反复鼻塞、流涕 9 个月，咳嗽、喘息 1 周。9 个月前受凉后出现鼻塞、鼻流清涕，晨起明显，伴有喷嚏，鼻塞、间断性鼻痒，遇寒上述症状加重，自服感冒药物，具体不详，效果不佳，即到当地市人民医院就诊，查血清总 IgE 1207IU/mL，血清过敏原特异性 IgE 抗体检测结果显示：花粉（＋＋＋），户尘螨（＋＋），牛奶（＋＋），诊断为过敏性鼻炎，给予糠酸莫米松鼻喷剂、西替利嗪片等药物治疗，鼻塞、流涕等症状很快得到缓解，家长认为病情已痊愈，自行停用上述药物；其后患儿反复出现鼻塞、流涕等症状，在气候变化或季节变换时症状明显，未予系统治疗。1 周前受凉后再次出现鼻塞、鼻流清涕、喷嚏、鼻痒等症状，伴有咳嗽、喘息，夜间及晨起咳喘加剧，无发热，无明显呼吸困难，当地医院给予鼻用激素吸入、地氯雷他定片、孟鲁司特钠咀嚼片等药物治疗，效果不明显，即来本院就诊。现症见鼻塞，鼻流清涕，喷嚏，间断鼻痒，畏风寒，咳嗽，喘息，腰酸乏力，时有自汗，纳呆，夜寐尚可，大便每天 1~2 次，稀糊样溏便，小便调，舌质淡红，舌边可见齿痕，舌苔薄白，脉沉细滑。个人史：孕 35 周早产，出生后人工喂养。体格检查：呼吸平稳，双侧鼻腔黏膜苍白水肿，口唇无紫绀，咽腔无明显充血，双肺呼吸音粗，可闻及以呼气相为主的哮鸣音。

诊断：西医诊断：过敏性鼻炎－哮喘综合征。

中医诊断：鼻鼽，哮病。辨证属肺气不足，脾肾阳虚，兼宿痰伏肺，风寒袭表证。

治则：益肺健脾，温肾纳气，温阳化饮，解表散寒。

处方：小续命汤加减，蜜麻黄、防风、白芍、党参、苦杏仁、桂枝、川芎、黄芩、五味子各 9g，制附子（先煎）、干姜、甘草各 6g，细辛 3g，7 剂，每天 1 剂，水煎，分早、中、晚三次温服，同时嘱患儿规避可疑过敏原，避风寒，避免剧烈活动。

二诊：11 月 23 日，服药 7 剂后，喘息、腰酸乏力症状基本消失，咳嗽、鼻塞、流清涕、鼻痒、喷嚏等症状明显减轻，畏风寒、自汗症状好转。舌质淡红，舌苔薄白，脉细滑。患儿风寒之邪已祛大半，肺脾肾诸虚症状明显改善。前方去川芎，合用玉屏风散增强益气固表之力，加黄芪9g，炒白术15g，再投15剂。

三诊：12月8日，服药15剂后诸症消失，饮食、大便恢复正常，舌质淡红、苔薄白，舌边齿痕已经消失，脉濡软。患儿风寒去，痰饮化，后续治疗重在防止病情反复，以健脾益气固表为要，故以上方为基础进行加减，并合用六君子汤定制为膏方连续服用2个月，期间病情稳定，其后停药随访1年，未再出现鼻炎及哮喘发作，偶有流涕、咳嗽、发热等呼吸道感染表现，对症处理后很快痊愈，临床疗效比较满意。

按语：患儿为早产儿，先天禀赋不足，脏腑娇嫩，阳气不足，气血失养，肺脾虚弱。脾虚运化失健，致痰饮水湿内生，寒饮内伏；肺气虚弱，卫阳不固，腠理疏松，加之外感风寒邪气乘虚侵袭，引动伏邪而为病，出现鼻塞、鼻流清涕、咳嗽、喘息诸症。本病核心病机在于本虚与感邪。本虚因肺、脾、肾三脏功能失调，感邪主要是内伏寒痰水饮，复感风寒之邪，故首诊以小续命汤加减，治以祛风散寒，健脾益肺，温阳化饮，温肾纳气，标本同治，正合仲景"病痰饮者，当以温药合之"的理念。二诊风寒之邪衰其大半，痰饮得以温化，肺、脾、肾正气来复，故去活血通窍之川芎，合用玉屏风益气固表；三诊风寒已散，唯体内伏邪尚未尽去，恐病情反复，故合用六君子汤健脾益气，顾护中焦，原方加减继清余邪，定制为膏方，缓慢图之，后续随访，效果满意。

三、总结

临床观察表明，采用小续命汤治疗儿童CARAS临床疗效确切，不仅能够有效缓解患儿的哮喘和鼻部症状，而且拓展了小续命汤在儿科的临床应用范围，为中医药治疗儿童过敏性疾病提供了有利的临床依据，值得推广应用。下一步笔者将针对小续命汤治疗儿童CARAS开展大样本随机对照研究，定期随访，系统评价小续命汤对CARAS患儿上、下气道的同步控制及远期疗效。

马云枝教授运用补中益气法
治疗帕金森病临床经验

河南中医药大学　周娇

河南中医药大学第一附属医院　沈晓明　马云枝

补中益气汤是治疗脾胃气虚、中气下陷的代表方，体现了"甘温除热"的理念，可用于多系统疾病的治疗，马云枝教授在临床上用其治疗帕金森疾病亦颇有疗效。帕金森病属于中医学"颤证""振掉"的范畴，马云枝教授认为津不化水而生痰，或血失温养而瘀滞，痰瘀互结久瘀化热生风，上扰神明，则发震颤，临床上以补中益气汤为主化裁，可用治帕金森病脾气亏虚型患者。

一、补中益气汤来源、组成、功用

补中益气汤源自《脾胃论》："火与元气不两立，一胜则一负。脾胃气虚则下流于肾，阴火得以乘其土位，故脾证始得……""温能除大热，大忌苦寒之药，损其脾胃。脾胃之证，始得则热中，今立治始得之证。"李东垣总结《黄帝内经》《难经》《伤寒杂病论》相关理论，并继承其师张元素的学术思想，提出"内伤脾胃，百病由生"的观点，权变加减，创立新方，治疗脾胃病多配伍使用辛甘温药物调补肝脾，并重视使用风药调肝以升发阳气，即以脾胃为根本兼顾重视肝胆升发作用，其中以补中益气汤为代表。补中益气汤原方由炙黄芪15克，人参、炒白术各12克，当归9克，陈皮、炙甘草各6克，柴胡、升麻各3克组成。用时，加水适量，文火缓解，取汁分3次服。上方之制，其旨本于《内经》"损者益之""劳者温之"。因为东垣认为"内伤脾胃，乃伤其气"，气伤则中气不升，或反而下陷。中气亏损，营血亦弱，遂生火热。"火与元气不两位""元气盛则火自灭"。临床上考虑疾病病症的同时，根据兼有症状应加入补益脾胃之药，并升举下陷之用。

当帕金森病患者兼有不同程度的舌体胖大、舌苔白腻或黄腻、脉象弦滑等脾虚湿盛、痰热动风之象，这与老年人脾肾功能减退有关。治疗此类患者时从脾论治，不仅有化痰通络息风、培元固本之妙，更是从顾护脾气考虑，以防久服重镇息风或益精填髓之品伤及脾阳，使后天乏源。

二、《脾胃论》补中益气汤在临床中的应用

（一）补中益气汤在临床中的应用

李东垣尊崇经旨"病生阴者，得之饮食居处，阴阳喜怒"，指出凡病生于内，起于元气伤者，可有两个方面的原因：饮食居处，伤及脾胃，致使元气不充亦不畅；另一方面情志变化可直接伤及元气之运行。人身之元气不充或不畅，皆会导致阴火上僭，而出现火热亢盛证候。补中益气汤在临床中常用于脾胃内伤、元气不足之证，不足则当补其虚，用补中益气汤益气，补其不足。该方主要用于治疗饥饱劳役内伤脾胃所致的身热心烦、头痛畏冷、懒言少食、四肢困倦、自汗口渴、不愿活动、动则气短而喘、脉象虚大之症；或因中气不足，清阳下陷所致泻痢，或寒热似疟久久不愈之症。以此为基础病因病机，补中益气汤在临床上可用于治疗多种疾病，当代医家将补中益气法广泛地应用于临床各科，各有心得，多获良效。

（二）临证加减

《脾胃论》原文中指出，补中益气汤治疗脾胃病的临证加减，如恶寒冷痛者，加去皮中桂一分或三分；如恶热喜寒而腹痛者，于已加白芍药二味中更加生黄芩三分或二分；如夏月腹痛，而不恶热者亦然，治时热也。如天凉时恶热而痛，于已加白芍药、甘草、黄芩中，更少加桂。如天寒时腹痛，去芍药，味酸而寒故也，加益智三分或二分，或加半夏五分、生姜三片。如头痛，加蔓荆子二分或三分。如痛甚者，加川芎二分；如顶痛脑痛，加藁本三分或五分。如苦痛者，加细辛二分，华阴者，诸头痛者，并用此四味足矣；如头上有热，则此不能治，别以清空膏主之。如脐下痛者，加真熟地黄五分，其痛立止；如不已者，乃大寒也，更加肉桂。国医大师邓铁涛总结重症肌无力之主要病机为脾胃虚损，治疗以补中益气、升阳举陷为主，兼补益肝肾为辅，方用补中益气汤加减，疗效显著。马玉宝教授用补中益气汤加升麻炭、陈皮炭、茜草炭治疗女子脾虚气陷型崩漏，疗效较好。雒晓东教授认为多系统萎缩辨证施治的核心应是补气升阳，治疗最常用的是补中益气汤，当多系统萎缩的病人在脾胃虚衰的基础上兼有肾气亏虚之证时，应在调补脾胃基础上加以补益肾气之炮天雄、淫羊藿等治疗。

三、补中益气汤在帕金森病中的临床应用

典型医案

案例： 陈某，女，71 岁。

初诊： 主诉 1 周来动作迟缓加重，伴四肢无力，饮水呛咳。

现病史： 患者 7 年前出现动作迟缓，未引起重视，后病情呈进行性加重，逐渐出现行走困难，言语含糊，流涎，自觉睁眼困难，发病来神志清，精神差，饮食一般，失眠，多梦易醒，大便干结，3~4 日一行，小便正常。于当地医院按"帕金森病"予以多巴丝肼片、金刚烷胺片治疗。诊时症见慢性病容，面色萎黄，声低懒言，体型超重。舌质暗，苔白腻，脉弦细。

中医诊断： 颤证，脾气亏虚证。

西医诊断： 帕金森病。

处方： 四君子汤合补中益气汤加减。

组成： 党参 10g，茯苓 30g，黄芪 15g，柴胡 15g，当归 15g，升麻 10g，炙甘草 6g，白术 15g，陈皮 15 号，枸杞子 15g，枳实 15g，厚朴 15g，首乌藤 30g，4 剂，水煎服。

二诊： 患者诉大便干结稍改善，睡眠较前改善，情绪急躁，自诉二目干涩不适，眼睑上抬困难，守上方加菊花 30g，菟丝子 30g，决明子 30g，青葙子 30g，5 剂，水煎服。

三诊： 自诉行动较前灵活，睁眼困难好转，纳眠一般，大便干结减轻。继服上方以巩固疗效。

按语： 患者为老年女性，年老体虚，久病体衰，脏腑功能不足，脾为后天之本，久病伤及脾气，致使脾气不足。患者平素嗜食肥甘厚味，损伤脾胃，中医学认为胖人多痰湿，脾性喜燥恶湿，痰湿困脾，则脾气不健。脾主四肢肌肉，脾气亏虚则行动迟缓，四肢困重无力，睑废不用，上抬无力。脾主运化，运化水谷以资先天，营养四肢百骸、五脏六腑，脾气不足则运化不及，水谷不化，则气血生化乏源，发为面色萎黄，神疲懒言，脾气不足，心失所养，心神不安，则失眠多梦；水液停聚则为痰湿，表现为舌苔白腻，形体超重。脾在液为涎脾虚则流涎。脉道失养，气血不充则脉细。方药选用党参、黄芪健脾益气为君；茯苓、白术健脾渗湿以增强健脾之功，茯苓又宁心安神助眠，当归养血和营协参芪补气养血；少量柴胡、升麻升阳举陷，协助君药提升下陷之气。枳实厚朴通腑行气，同时可以降低交感神经兴奋性，

降低肌张力。二诊患者二目干涩明显，情绪急躁，肝开窍于目，考虑肝阳偏亢，肝火扰于清窍所致，予以菊花、决明子、青葙子清肝热明目。脾气渐充，活动灵活，四肢肌肉困重无力感减轻，心神安宁则夜寐安。

四、总结

马云枝教授认为中医治疗帕金森病有明显的特色和优势，在治疗脾虚型帕金森病时，遵循"人以脾胃为主，而治以健脾为先"之法，强调滋补肾阴肾阳，健脾胃，补元气。马教授在诊治病人时多耐心问诊，嘱患者注意增强体质，按时服用中药，此外还应忌食辛辣刺激食物及喝浓茶、咖啡，戒烟酒等，脾胃强则百病易治。

四逆散治验撷菁

河南中医药大学第一附属医院脑病医院　刘飞祥　张怀亮　赵敏

四逆散可透邪解郁、疏肝理脾，是治疗热结于内，阳气不能布散导致诸热厥证的代表性方剂。我们临床应用四逆散并不局限于原书四逆、咳、悸、小便不利、腹中痛或泄利下重等范畴，凡是热结于内，阳气不能布散，又见关脉郁大的各种类型疾病，皆可采用本方。只要脉证相合，用药精当，临床常有奇效。现将应用经验谨述如下。

一、四逆散来源、组成、功用

四逆散出自《伤寒论》318 条，曰："少阴病，四逆，其人或咳，或悸，或小便不利，或腹中痛，或泄利下重者，四逆散主之。"其或然证云："咳者，加五味子、干姜各五分，并主下利；悸者，加桂枝五分；小便不利者，加茯苓五分；腹中痛者，加附子一枚，炮令坼；泄利下重者，先以水五升，煮薤白三升，煮取三升，去滓，以散三方寸匕，内汤中，煮取一升半，分温再服。"本方由柴胡、芍药、枳实、炙甘草四味药物组成，宗升降相因之法，是和解表里的经典名方，具有透邪解郁，疏肝理脾的功效。

二、四逆散在《伤寒论》中的应用

本方用于阳郁厥逆证，张仲景常用此方治疗手足不温，咳嗽，心悸，癃闭，腹痛，腹泻等疾病。《医方考·卷一》吴昆："少阴病四逆者，此方主之。此阳邪传至少阴，里有热结，则阳气不能交接于四末，故四逆而不温。"《医方集解》汪切庵则云："此足少阴药也。伤寒以阳为主，若阳邪传里而成四逆，有阴进之象，又不敢以苦寒下之，恐伤其阳。"因此，四逆散是治疗少阴阳郁于内的方剂。

三、四逆散的临床应用案例

（一）治不育——通阳散寒、温肾暖精

张某，男，28 岁，2016 年 10 月 12 日初诊。主诉：婚后不育 5 年余。5 年前患

者婚后，在未采用避孕措施的情况下，其妻子一直未怀孕，男女双方检查后，示男子精子活力低下，精子活力小于10%，先后服用温阳补肾等药物，疗效欠佳，精子活力一直未见起色。刻诊：平素手足畏寒，腰部怕冷，身体瘦弱，白天较困，精力不集中，房事时间较短，面白，小腹时痛，神疲倦怠乏力，小便清长，大便时溏，饮食一般，舌苔淡白，舌质淡红，左关脉郁大，尺脉不足，右部脉和缓。中医诊断：不育症，阳气郁滞型。治以通阳散寒、温肾暖精。方以四逆散加味，处方：柴胡10g，炒白芍10g，枳实10g，炙甘草10g，附子6g。14剂，每日2剂，水煎服，分四次温服。

二诊：2016年11月10日，手足畏寒、腰部怕冷、小腹时痛症状明显好转，小便正常，大便未出现溏泻，饮食可，舌苔白，舌质淡红，左关脉郁大较前减小，寸尺脉尚可，右部脉和缓。嘱其原方继续服用两周。

三诊：2016年12月1日，手足畏寒、腰部怕冷、小腹时痛症状未作，房事时间延长，二便正常，饮食可，舌苔薄白，舌质淡红，左右关脉平。嘱其行精子活力检测，检查结果显示：活力精子已达70%，达到生育标准，准予其行房，2月后患者来电示，其妻子已怀孕，患者喜悦之情难以言表，10月后果旦一男婴，今其子已上幼儿园，身体健康。

按语：肾阳为诸阳气之本，肾中阳气是机体活动的根本，对机体各个方面的生理活动起着极其重要的作用。肾分左右，右为元阳之本，张景岳有命门学说，此阳既禀父母而为先天之阳，木气生之火，此火赖肝得以疏泄，下温煦元阴肾精，外以布散周身，若阳气被遏，元阳不得布散温煦肾精，则肾精寒而不化，必不能孕育生命，故会出现男性精子活力低下、性功能障碍等症状。

肝主疏泄，阳气的布散依靠肝木疏散至五脏六腑、四肢百骸。脾主四肢，阳气郁滞在内，布散至脾经之阳少而致四肢阳气不足，出现手足厥逆；太阴虚寒，寒主收引，则腹部经脉拘挛，故有腹痛。

关脉郁大是四逆散临证应用的典型特征。左关脉候厥阴风木之脏，左寸脉候少阴心君之火，左尺脉候足少阴寒水之脏。心君之火需肝木输布于下，温煦寒水之脏，肾中元阴需肝木输布于上，以济心火，如此水火既济，阴平阳秘，方无疾患。《伤寒杂病论》平脉法云："脉分寸关尺，寸脉分经以候阳，阳者气之统也；尺脉分经以候阴，阴者血之注也，故曰阴阳。关上阴阳交界，应气血升降，分经以候中州之气。"关部脉为气血阴阳升降交界之处，若肝失疏泄，气机升降失常，阴阳不和，则水火郁滞，关脉郁大。

患者平素畏寒，腰部怕冷，精力不集中，小便清长，大便时溏，似乎为肾阳亏虚，导致精寒无以受孕，然既往服用补肾助阳之品无效可知治疗方向有偏差。细查患者左关脉郁大，考虑为阳气郁闭于内，不得布散肾经而导致精室水寒而无以蓄养生命。此为"大实有羸状"，真热假寒证，宣通其阳气，使阳气得以布散是为正治之法。四逆散宣通阳气，透邪解郁，方中柴胡升发真阳于上、外而回四逆，枳实破郁结之阳气，而通阳气于下，芍药收其失位之阴防升散太过，甘草和其不调之气，加附子者，以其辛大热，入肝肾膀胱经，既能温经通脉散寒止痛，又能直接导引阳气入肾与膀胱经，开郁滞之阳气。诸药合用，能通阳散寒、温肾暖精。如阴霾之日，非天无日，乃乌云蔽日，云层之下无阳温煦，此时若有暖风吹过，则大地回暖，万物繁荣。倘若只在云层之上加大光热，岂能温煦下方之大地也？

（二）治汗症——宣通阳气、调和营卫

黄某，女，45岁，2018年10月12日初诊。主诉：每日凌晨5点左右全身汗出半年余。半年来患者无明显诱因开始出现上述症状，每日凌晨5点全身汗出湿透睡衣，先后在某三甲医院诊断为神经官能症，中医药采用滋阴敛汗、固表止汗、调和营卫治法，予口服当归六黄汤、玉屏风散、补中益气汤、桂枝汤、桂枝加龙骨牡蛎汤等药物治疗，疗效欠佳，患者苦不堪言，遂来就诊。刻诊：凌晨5点左右全身汗出，汗出较多，湿透睡衣，体倦乏力，易感冒，睡眠欠佳，不易入睡，平素情志欠畅，易抑郁，有晕车史，骑车时易恶心呕吐，纳可，二便调，舌质淡红，舌苔薄白，左部脉郁大，右脉虚。中医诊断：汗证，肝气郁滞、阳气内郁型。治以宣通阳气、调和营卫。方以四逆散加味，处方：柴胡10g，炒白芍10g，枳实10g，炙甘草10g，党参15g。9剂，每日3剂，水煎服，分6次温服。

二诊：2018年10月16日。凌晨汗出明显好转，汗出量减少9/10，睡眠可，神倦乏力，纳可，二便调，舌质淡红，舌苔薄白，左部脉瘀滞较前明显减轻，右脉虚，药已中地，原方继续服用5剂，每日1剂。

三诊：2018年10月23日。汗出已愈，睡眠好转，神倦乏力，纳可，二便调，舌质淡红，舌苔薄白，左部脉和缓，右脉虚而无力，予四君子汤加味巩固治疗，茯苓12g，炒白术12g，党参15g，炙甘草9g，黄芪15g，15剂水煎服巩固治疗。随访两年未复发。

按语：汗液的形成，无论是生理性汗出，还是病理性汗出，皆为阳化气、阴成形，津液受阳气取汁变化而出的结果。《黄帝内经·素问》云："阳加于阴谓之汗。"《景岳全书》云："阳言脉体，阴言脉位，汗液属阴而阳加于阴，阴气泄矣，故阴脉多阳者多汗。"而《内经讲义》将此语译为："阳脉之象倍受盛于阴脉之象，当有汗

出。"阴阳是相互依存、相互为用的，阳化气、阴成形，阴阳的相对动态平衡保证了体内津液的正常生理功能。当阴阳平衡被打破，就会出现津液排出异常，表现为自汗、盗汗、烘热汗出、战汗等。

患者 5 点左右全身汗出，湿透衣物，诊断为汗证。其平素情志欠畅，易抑郁，且左部脉郁大，是阳气郁滞于内，不得宣发于外，至子时开始，萌动之阳气，合郁滞之气，升发于外而不得出，迫津液外泄。阳气郁滞，化而为热、为火，与阳明经之热相合，因而汗出多在 5 点左右。患者易感冒、体倦乏力、右脉虚乃长期汗液外泄，致使气随津脱之象。治疗时应宣通阳气、调和营卫，并补益脾气。四逆散透邪解郁、宣发阳气，加党参者，健脾益气，防柴胡、枳实再耗伤气，而使津气外泄。

（三）久泄症——通阳止泻

罗某，男，89 岁，2020 年 12 月 14 日初诊。家人代诉：腹泻 4 个月有余。患者 4 个月前突发昏迷，左侧肢体无力，小便失禁，急诊来我院就诊，查颅脑 CT 示脑出血，后经保守治疗，患者病情稳定后出院，但自此每日腹泻 4～5 次，用参苓白术散、理中丸、四神丸等健脾渗湿止泻、温阳固脱等效果欠佳。刻诊：浅昏迷状态，不能言语，心率偏慢（50 次/分），左侧肢体萎废无力伴水肿，小便失禁，腹泻，4～5 次/日，糊状，脉右弦而左关脉郁大，舌苔白厚。查体：浅昏迷状态，运动性失语，高级智能检查不能配合，左侧肢体肌力 0 级，左侧巴氏征阳性，眼球运动、指鼻实验等不能配合。既往史：脑萎缩 8 年，心脏起搏器植入术后 5 年，股骨头置换术后 1 年。

中医诊断：①泄泻；②中风后遗症；③呆症肝气郁滞、阳郁肠胃证。

西医诊断：①腹泻；②脑血病后遗症；③多发梗死性痴呆；④脑萎缩；⑤心律失常型冠心病。

治则：通阳止泄。

方药：四逆散加味。

处方：柴胡 15g，炒白芍 15g，枳实 15g，炙甘草 15g，薤白 15g，桂枝 10g。5 剂，颗粒剂冲服，分 2 次温服。

二诊：2020 年 12 月 20 日。家人代诉大便次数明显减少，大便 2～3 次/日，大便逐渐成形，精神转佳，未再进入浅昏迷状态，智能如前，不能言语，心率偏慢（55 次/分），左侧肢体萎废无力，水肿减退，右手不自主抖动，小便失禁，脉右弦，左关脉郁大较前明显减轻，舌苔白。原方续服 5 剂。

三诊：2020 年 12 月 26 日。家人代诉大便次数明显减少，大便 1 次/日，成型，精神转佳，不能言语，心率正常，左侧肢体萎废无力，左上肢水肿未再发作，右手不自主抖动，小便失禁，脉右弦，左关脉缓滑，舌苔白。随访三个月未见复发。

按语：《素问·灵兰秘典论》云："大肠者，传导之官，变化出焉。"大肠主津，传化糟粕。大肠在传化糟粕过程中，吸收多余的水液，使之形成粪便排出体外。在这一过程中肠中的阴平阳秘状态决定了大便的形态、燥湿、频次，阳气过旺，则肠道水液吸收过多，大便干结、次数减少；阴气过重，则肠道水液吸收较少，大便溏泄，次数增加。肠道阳气来自元阳，但需肝之疏泄，才能将阳气布散至此。若阳气被遏，郁滞在内，不能布散肠道，肠中阳气弱而阴气偏旺，则出现阳虚而寒盛的表现。

患者浅昏迷状态，不能言语，左侧肢体萎废无力是中风后偏枯所致，属于器质性病变。左上肢水肿为左侧肢体阳气不达引起水液停聚。心率较慢，乃阳郁而气不至心经，出现心阳虚而心阴盛，心无所主的情况，此时若纯用温阳散寒之品，只能取一时之效，不能从根本上解决问题。应将郁滞的阳气散发出来，条畅阳气循行的通道，方为上策。四逆散透邪解郁、宣通阳气，能将郁滞之阳气输布周身。加辛温之桂枝，一为引阳气入心经，二为温通血脉，三为疏肝升阳。其泄利下重，脉右弦而左关脉郁大，舌苔白厚者，乃阳气不至阳明大肠经，阳明无阳温煦，传导无力，易肠道气滞。六腑以通为用，阳气郁滞于下，不得布散肠胃，阳明之腑无阳温煦，肠道运化不畅，故有泄利下重。此时体内并非无阳，而实为阳郁滞一角，不能行至大肠之腑。若纯用温阳散寒之品，则阳愈郁而寒愈重，泄泻亦重，唯有取一味引经之品，向导阳气入于阳明大肠，方为正道。薤白辛、苦，温，归心、肺、胃、大肠经，具有通阳散结，行气导滞的功效。薤白既能引阳气入阳明经，又泄郁滞在肠道之气，是故《汤液本草》云："下重者，气滞也，四逆散加此（薤白），以泄气滞。"

四、总结

文中治验三则均属四逆散"阳气内郁，不得宣发"之机，左关脉郁大是其临床的特殊脉象指征。临证时，凡见此病机与脉象，皆可以此方为基础灵活化裁运用。治疗时遵张仲景配伍法度，察其证而立其法，通其阳而不助其阳，以通为补，以通为和，以通为敛，以通为散。阳虚与阳郁之间，仔细斟酌，遣方用药，方能有章可循，并取得较好的临床疗效。

基于六经辨证的头痛诊治思路

栾川县中医院门诊部　田仓瑜琦

栾川县人民医院中医科　李帅

洛阳市中医院脑病科　韩冠先

头痛是颅内外痛觉组织受病理刺激引起的主观感觉，是临床常见症状，可发生于任何年龄段。依据国际头痛协会（IHS）2004年提出的标准将头痛大致分为：原发性头痛，继发性头痛，脑神经痛、中枢和原发性面痛及其他头痛。绝大多数的头痛是原发性头痛，研究表明，如果对神经系统检查正常的各种头痛患者行CT或MRI检查，发现引起头痛的可治疗疾病只有2.4%，这提示中医药在治疗头痛方面大有可为。本文拟从《伤寒论》六经辨证角度对头痛进行讨论，以丰富头痛的临床辨证思路，提高临床治疗水平。

一、热性头痛，治从三阳

（一）治从太阳，宜解表祛风

在六经辨证中，太阳病以"脉浮，头项强痛而恶寒"为提纲，是外感疾病的初起阶段。因伤于风者，上先受之，清阳受阻，气血不畅，发为头痛。《伤寒论》第31条："太阳病，项背强几几，无汗，恶风者，葛根汤主之。"太阳头痛的方证特点为病位在表的阳证，头痛或连及项背，或畏寒发热，脉浮紧。

葛根汤功可发散风寒，舒筋止痉，故用治本病，收效比较满意。方中葛根生津液，濡筋脉；麻黄、桂枝疏散风寒，发汗解表；芍药、甘草生津养液，缓急止痛；生姜、大枣调和脾胃，鼓舞胃气。诸药合用，共奏发汗解表、生津舒筋之功。

（二）治从少阳，和解枢机

少阳经脉相连，功能相关，枢机运转，三焦畅通，则水火气机升降自如，上焦、中焦、下焦各有所司。若正邪纷争，邪困于半表半里，常郁久化热，邪热既不得出表，又不得入里，火性炎上，势必上迫，出现头面孔窍的热症。《伤寒论》第265

条："伤寒，脉弦细，头痛，发热者，属少阳。"少阳头痛的方证特点在于两侧头痛，口苦，咽干，目眩，脉弦。

小柴胡汤是治从少阳、和解枢机的代表方。方中柴胡味苦平，苦能清热，推陈致新、主结气、寒热邪气，对郁热可清解透散，利于半表半里的和解。与黄芩相配解半表半里之热，与大黄配伍推陈致新，黄芩、半夏配伍辛开苦降，人参、生姜、大枣、甘草顾护血弱气尽。小柴胡汤可使"上焦得通，津液得下，胃气因和，身濈然汗出而解"。在临床中，若头痛兼有肝郁化火者，加减川芎、蔓荆子、菊花从少阳病对头痛进行论治，每能奏效。

（三）治从阳明，清解里热

阳明病主要包含两方面的内容，一是阳明经证，常见的症状是"身大热、口大渴、汗大出、脉洪大"四大证，即白虎汤类方证；二是阳明腑证，常见症状有"痞满燥实坚"，即承气汤类方证。若合并阳明病，需辨明阳明经证或阳明腑证进而加减。

二、寒性头痛，治从太阴

《伤寒论》第387条："干呕吐涎沫，头痛者，吴茱萸汤主之。"第243条："食谷欲呕，属阳明也，吴茱萸汤主之。"第378条："干呕，吐利，手足逆冷，烦躁欲死者，吴茱萸汤主之。"吴茱萸汤症见里虚寒饮，冲逆上犯之头痛。寒性头痛有以下几个发病特点：其一，头痛、晕沉、恶心等临床主症遇寒而犯，说明本病正气不足，风寒外感为因，头痛、晕沉、恶心等水气症候为标，是邪气入里产生的病理改变；其二，本病迁延不愈，反复发作，此时表寒束缚应与太阴里虚直接相关；其三，干呕吐涎沫多因脾胃虚寒或胃中有寒饮水气上逆，循肝经上扰于头，故见颠顶头痛；浊阴阻滞，气机不利，故见胸满脘痛。以上特点为我们从少阴论治头痛提供了充分的依据。

此时用吴茱萸汤治疗再合适不过。《本经逢原》称吴茱萸"其性善上"，即上升清阳，《本草纲目》谓其"下气最速"，善降浊邪。方中吴茱萸味辛苦而性热，既能温胃暖肝祛寒，又能和胃降逆止呕；生姜温胃散寒，降逆止呕；人参益气健脾，大枣甘平，合人参益脾气。

三、寒热交错者，治从厥阴

厥阴病为半表半里阴证，阴证本不得有热，但由于半表半里的特殊性，多存在上热下寒。火性炎上，热往上攻冲于头，可见头痛眩晕。同时厥阴病本身是一种阴证，虚寒不足往往容易产生水饮。治当和解清热温下。《伤寒论》第 147 条："伤寒五六日，已发汗而复下之，胸胁满微结，小便不利，渴而不呕，但头汗出，往来寒热心烦者，此为未解也，柴胡桂枝干姜汤主之。"

柴胡桂枝干姜汤是厥阴病的代表方，由小柴胡汤化裁而来，方中柴胡、黄芩和解清热，天花粉、牡蛎润燥止渴，而桂枝、干姜、甘草辛甘化阳，顾护阴证及下寒。

徐大椿曰："盖药之性各尽其能，攻者必攻强，补者必补弱……如大黄与人参同用，大黄自能逐去坚积，决不反伤正气；人参自能充益正气，决不反补邪气。盖古人制方之法，分经别脏，有神明之道焉……凡寒热兼用之法，亦同此义。"因此，对于寒热错杂证，寒热之药需同用，因其会分途治之，各得其所。

四、病案举隅

田某，男，65 岁。2019 年 5 月 23 日以"发热头痛一天"为主诉就诊。刻下发热，体温 37.5℃，头痛欲裂、身痛、咽喉痛，无汗，口苦、口干渴，纳眠差，二便尚可，舌质红，苔黄厚腻，脉弦滑有力。中医诊断：头痛。患者发热、身痛、无汗考虑为太阳病；另头痛、口苦、脉弦，辨为少阳病；口干渴、脉滑有力，考虑合并阳明病；故中医辨证为三阳合病。处方：葛根汤合小柴胡汤合麻杏石甘汤加味。柴胡 24g，黄芩 10g，党参 10g，甘草 9g，姜半夏 9g，白芍 10g，麻黄 6g，杏仁 10g，石膏 20g，葛根 30g，桂枝 6g，桔梗 12g，射干 12g，青果 5g，生姜 3 片，大枣 3 枚，1 剂，水煎服，日 1 剂。

二诊：2019 年 5 月 24 日。体温正常，头痛大减，余无不适。继服上方 2 剂巩固疗效。

五、小结

综上可知，从六经辨证角度入手论治头痛，具有其他辨证方法所不具备的优点。头痛治从太阳病、少阳病、阳明病、太阴病、厥阴病，常使用的方剂有葛根汤、小柴胡汤、麻杏石甘汤、吴茱萸汤、柴胡桂枝干姜汤。具体临床过程，当四诊合参，个体化诊疗，根据不同发病特点，契合病机、方论对证、药性恰合，就能取效。

马云枝教授运用五苓散加减
治疗中风后脑水肿经验

河南中医药大学第一附属医院　　张铭　　白艳杰

河南中医药大学　　王岩

五苓散出自张仲景的《伤寒论》，为治疗太阳蓄水证的要方，其病机为膀胱气化不利，水不下输，津不上布；证候表现为小便不利、烦渴、舌苔薄白而滑润。本证小便不利为主要特征。马云枝教授创造性运用五苓散加减治疗中风后脑水肿，取得显著效果，改变了中医救缓不救急的传统观念，现将其经验介绍如下。

一、五苓散来源、组成、功用

（一）来源

五苓散出自张仲景的《伤寒论》，书中 17 次论述到该方，其中第 71 条："太阳病，发汗后，大汗出，胃中干，烦躁不得眠，欲得饮水者，少少与饮之，令胃气和则愈。若脉浮，小便不利，微热，消渴者，五苓散主之。"第 72 条："发汗已，脉浮数，烦渴者，五苓散主之。"第 74 条："中风发热，六七日不解而烦，有表里证，渴欲饮水，水入则吐者，名曰水逆，五苓散主之。"

（二）组成及用法

猪苓十八铢去皮、泽泻一两六株、白术十八铢、茯苓十八铢、桂枝半两去皮。用法：捣为散，以白饮和服方寸匕，日三服，多饮暖水，汗出愈，如法将息。

二、五苓散在《伤寒论》中的应用

太阳病发汗后，表邪不解，邪气随经入腑，膀胱气化不利，形成蓄水证。脉仍见浮，身微热，小便不利，消渴，此为表邪不解，膀胱气化不利，转输失职所致。五苓散中茯苓、猪苓共为臣药，其中茯苓具有利水渗湿、宁心安神之功；猪苓具有利尿渗湿之功。白术、桂枝共为佐药，其中白术具有燥湿利水、健脾益气之功；桂枝具有解表散寒、温通经脉之功。诸药相互配伍，共奏利水祛湿、温阳化水之功。五苓散为临床常用的治疗水肿的中药方剂之一，是利水祛湿的代表方，其能通过促进体内水分排出、纠正机体排水功能异常以及减少水分蓄积来消除因水湿导致的各种症状。此外，五苓散与西药利尿剂的作用有很大区别，其在发挥水液代谢调节作用的同时，兼具保肝、抗炎、健脾及免疫调节等功能，因而具有西药利尿剂无法比拟的优势。

三、脑卒中急性期基本病机水瘀互结

马云枝教授认为风、火、痰、瘀，既为五脏功能失调之病理产物，同时又是导致、诱发脑卒中的病因，互为因果。寒暖失宜可致肺失宣降，气机不利，血行不畅；五情失调气机逆乱，升降失常，五脏六腑失常，进而生成水湿痰浊；饮食失节则脾胃失司，或气血化生无源，气虚无力摄血，而化生瘀血，或聚湿生痰，或浊毒内生，瘀血、痰浊、郁毒积于脉络，阻碍气血流畅，导致瘀血形成，久之而成风、火夹杂，痰、瘀、浊毒阻滞脑络而引发脑卒中。脑卒中急性期病机复杂，需要配合通络逐瘀、醒脑开窍等方法。马云枝教授还强调，临床上急性期应密切观察患者生命体征，准确记录患者出入量，把握用药时机，过早应用耗气伤阴，导致气随津耗，血随津脱，使气血亏虚，血流迟缓，血容量不足，脑血流量减少，引起脑组织低灌注，或血液黏稠度增加，血行瘀滞；过晚则水瘀互结，脑水肿增大压迫脑髓，使脑组织缺血坏死，甚至形成脑疝危及生命。有研究表明，五苓散能够有效缓解重症颅脑损伤患者机体炎症反应，加快脑组织水肿的吸收，促进患者中枢神经功能的康复，提高患者生活质量。

四、病案举例

王某，男，56 岁。

初诊（2018 年 7 月 10 日）：主诉：意识不清 6 小时。现病史：患者于 6 小时前晨起时突然头晕，伴天旋地转感，行走不稳，步履蹒跚，喷射性呕吐出胃内容物，量约 500mL，急呼打 120 至当地医院查头颅磁共振弥散成像，提示脑桥、双侧小脑大面积梗死，予以甘露醇脱水降颅压及对症处理后，立即转至我院。现症见：急性病容，意识模糊，躁扰不宁，面红目赤，身热，舌暗红，苔厚黄腻，脉沉弦有力。查体：体温：37.2℃。心率：92 次/分钟。脉搏：24 次/分钟。血压：210/115mmHg。呼吸急促，检查不配合，双侧瞳孔缩小，直径约 1.8mm，左侧对光反射迟钝，右侧尚可，双侧咽反射迟钝，左侧肢体无主动活动，右侧肢体可见不自主活动，四肢肌张力减低，双侧病理征阳性。血常规示：白细胞：11.16×10^9/L。西医诊断：①脑干梗死；②昏迷；③2型糖尿病；④高血压病3级，极高危。中医诊断：①中风病中脏腑，属水瘀互结证；②消渴。治宜利水逐瘀、通络开窍。一级护理，告病危，心电监护，氧气吸入，留置胃管，鼻饲流质饮食，留置导尿，甘露醇125mL/次，8小时1次；醒脑静针30mL静脉点滴，食醋200mL保留灌肠。合五苓散加减，药物组成：酒大黄15g，猪苓30g，茯苓30g，生白术12g，泽泻15g，炒枳实15g，全蝎10g，蜈蚣2条、僵蚕15g，炙甘草6g。日1剂，分早晚2次水煎服。3天后，烦躁不安较前好转，精神恍惚，呼之能应，检查欠配合，言语含糊不清，能做眨眼、摇头等动作，四肢肢体活动不遂，二便基本正常，舌紫暗，苔黄腻。查体：嗜睡，双侧瞳孔等大等圆，直径约2.0mm，对光反射迟钝，言语呈爆破音，双侧咽反射迟钝，左侧肢体肌力1级，右侧肢体肌力2级，余查体同前。上方继服4剂，继续醒脑静针30mL/d，静脉点滴。1周后，患者神志清，精神萎靡，语声低微，含糊不清，发音呈爆破，较前稍好转，睡眠可，时有情绪失控，二便正常，舌暗红，苔薄黄。体温：36.0℃。血压：150/86mmHg。左侧口角下垂，鼻唇沟较浅，伸舌不充分，构音障碍，双侧瞳孔等大等圆，对光反射灵敏，双侧咽反射弱，左侧肢体肌力2级，右侧肢体肌力3级，肌张力增高，双侧病理征阳性。中医以化瘀通络，益气养阴为主，方选血府逐瘀汤加减，配合参麦注射液100mL/d，静脉滴注。

按语：患者既往糖尿病、高血压病多年，久病体虚，气血亏虚，痰瘀内生，目前处于老年前期，年过半百，肝肾亏虚，阴虚阳亢，阴不制阳，阳亢化风，肝风内动，夹痰瘀上逆，蒙蔽清窍，则头晕目眩，影响神机，故神昏，躁扰不宁；脉络瘀阻，津液输布失常，留于脑窍则水瘀互结，郁而化热，热之渐为火，火之渐为毒，火热扰乱心神，故见躁扰不宁。所以治疗以利水逐瘀、醒脑开窍为主，辅以清热解毒，通络祛风，方选五苓散加减，使颅脑水瘀从小便而出，加用蜈蚣、全虫、僵蚕以搜风剔络，大黄、枳实涤荡郁热、畅通腑气，并配合中药制剂醒脑静针醒脑开窍，清热解毒。一周后，患者意识状态逐步好转，此时邪渐去正亦虚，故以血府逐瘀汤化瘀通络，参麦注射液益气养阴，使祛邪而不伤正。

五、小结

马云枝教授认为脑卒中急性期风痰瘀血闭阻脑窍，脉络不通则津液输布不利，或血益脑脉之外而发病，血不循经则化为水，故脑窍脉络不通，水液聚集于脑窍。从中医微观辨证角度，患者有形之水停留于脑络，脉络阻滞，水瘀互结，西医学认为急性期患者损伤脑组织处于脑水肿阶段，马云枝教授临证常采用"利水通络开窍法"。选用五苓散加减治疗脑水肿，疗效奇佳，值得在临床中推广。

浅析柴胡类方治疗不寐理论与应用

河南中医药大学第一临床医学院　李艺鸣

河南中医药大学第一附属医院　赵敏

不寐常以入睡困难，睡而不深，反复易醒，醒后不能再睡为主要表现，是指经常不能获得满意睡眠为特征的一类病证。张仲景以六经（太阳、少阳、阳明、太阴、少阴、厥阴）所系经络、脏腑的生理病理为基础，以"阴阳营卫、脏腑经络、气血津液、痰瘀"之理论，对"机体病变""阴阳消长"与"不寐症"之间给予相关性的阐发，从六经中辨治不寐，而六经之病各不相同，各有其证、各有其方。

一、从少阳论治不寐

中医学认为不寐是由阴阳失交、心神不安所致。仲景以"阴阳"为辨证总纲，将诸病分司于六经之中，在《伤寒论》中重视"机体病变"与"不寐症"之间的密切关系，对六经辨治体系中所含的"阴阳"胜复消长、交济互根关系进行分析论述。

不寐多有心情抑郁、精神烦躁等情绪问题，失眠调畅情志多从少阳经论治。少阳经位于太阳与阳明之间，为阴阳之枢纽，少阳枢机通利，气血运行有常，则精神平和，情志和畅，少阳枢机不利则胆气内郁，三焦失枢，气机升降失常，肝气不舒，胆郁生火，心胆不宁等发为失眠。不寐在六经辨证中，以少阳合并其他经的两经病变最为多见，其次为少阳单经病变，三经病变和四经合病较少见，由此可知少阳病与失眠关系十分密切。少阳位于半表半里之间，调达表里，主枢机；枢机得利则全身气血得以正常运行，阳入于阴，阴阳调和则寐。失眠患者常出现烦闷、焦虑、恶心、口干苦、潮热等症状，这些症状均与《伤寒论》中 263 条"少阳之为病，口苦，咽干，目眩也"，96 条"胸胁苦满"，266 条和 230 条的"胁下硬满"及 229 条的"胸胁满不去"等少阳病之主证有类似之处。

二、少阳证与柴胡类方相应

张仲景提倡"方证相应观",即为"方为证立、证以方名、方随证转"。"证"是用方的指征和依据,有方必有证,有证才能成方,临床疾病明确应用指征对于方剂来说至关重要。柴胡类方出自《伤寒论》第 101 条"伤寒中风,有柴胡证,但见一证便是,不必悉具",是以柴胡类方来治疗口苦、心烦喜呕、胸胁苦满的少阳病证,然临床证候复杂多变,辨证极为困难。"见一证便是"是化繁为简的辨证方法,见其"证"而用其"方""方证相应观"不仅适用于柴胡证,也适用于其他方证。

柴胡类方,此指《伤寒论》中以柴胡为主药,以小柴胡汤为代表,基于以少阳为枢并结合六经理论及兼证,主以"和法"兼备八法变化分类化裁的一类方剂。《神农本草经》云:"柴胡……主心腹肠胃中结气,饮食积聚,寒热之邪气,推陈致新。"柴胡治疗少阳病,用"和法"以其辛平轻清之性,引生气升以畅三焦,解少阳气郁以促六腑之行。小柴胡汤作为柴胡类方主方,柴胡、黄芩、半夏畅达气机,涤热除邪;人参、甘草、生姜、大枣甘温调补,顾护正气,其是以"至和"之法,扶正祛邪、和解少阳、宣达枢机、和解肝胆脾胃。本文将从小柴胡汤、大柴胡汤、柴胡桂枝汤、柴胡桂枝干姜汤、柴胡加龙骨牡蛎汤为代表的柴胡类方,探讨临床研究治疗不寐证的运用情况。

三、柴胡类方来源、组成、功用

(一) 小柴胡汤

小柴胡汤见于《伤寒论》第 96 条:"伤寒五六日中风,往来寒热,胸胁苦满,默默不欲饮食,心烦喜呕,或胸中烦而不呕,或渴,或腹中痛,或胁下痞硬,或心下悸,小便不利,或不渴,身有微热,或咳者,小柴胡汤主之。"由柴胡、黄芩、半夏、生姜、人参、大枣、甘草组成。常用于肝胆郁热不得疏泄所致不寐,可见心烦、急躁易怒、噩梦、舌红、口苦、脉象弦数等肝热之象。

(二) 大柴胡汤

大柴胡汤见于《伤寒论》第 103 条:"太阳病,过经十余日……呕不止,心下急,郁郁微烦者,为未解也,与大柴胡汤下之则愈。"由柴胡、黄芩、白芍、大黄、枳实、半夏、生姜、大枣组成。常用于肝火旺盛、脾胃郁热所致不寐,可见口苦、情志异常、脘腹痞胀、大便不畅、舌苔黄腻、脉弦滑有力等肝胃郁热之象。

（三）柴胡桂枝汤

柴胡桂枝汤见于《伤寒论》条文第 146 条："伤寒六七日，发热微恶寒，支节烦疼，微呕，心下支结，外证未去者柴胡桂枝汤主之。"由柴胡、桂枝、黄芩、人参、白芍、半夏、甘草、生姜、大枣组成。常用于营卫不和，气机失调所致的不寐，可见昼日困倦、四肢倦怠、痞满胁胀、纳呆等之营卫失和、肝气不畅之象。

（四）柴胡桂枝干姜汤

柴胡桂枝干姜汤见于《伤寒论》条文第 147 条："伤寒五六日，已发汗而复下之，胸胁满微结，小便不利，渴而不呕，但头汗出，往来寒热，心烦者，此为未解也，柴胡桂枝干姜汤主之。"由柴胡、黄芩、甘草、桂枝、干姜、牡蛎、栝楼根组成。常用于肝热脾寒、肝旺脾弱所致的不寐，可见口苦口渴、胸胁苦满、烦躁、腹胀便溏等肝脾失调之象。

（五）柴胡加龙骨牡蛎汤

柴胡加龙骨牡蛎汤见于《伤寒论》第 107 条："伤寒八九日，下之，胸满烦惊、小便不利、谵语、一身尽重、不可转侧者，柴胡加龙骨牡蛎汤主之。"由柴胡、黄芩、龙骨、铅丹、人参、桂枝、茯苓、大黄、半夏、牡蛎、生姜、大枣组成。常用于肝郁化火，枢机不利所致的不寐，可见惊悸、怔忡、烦闷、汗出失调、大便秘结等表里俱病、虚实互见之象。

四、柴胡类方临床应用举隅 1 则

患者，男，51 岁。2021 年 01 月 09 日初诊。

主诉：入睡困难 3 月余。

现病史：患者 3 月前因事导致情绪不佳出现入睡困难，睡眠时间约 5 小时左右，时有彻夜难眠。曾服用艾司唑仑，可入睡，醒后时有身冷，白天常头部胀闷，头昏沉不适，胆怯易惊，口苦，纳可，小便正常，大便稀溏。舌淡胖，苔薄少；寸、尺脉弱，关脉滑数。

既往史：高血压病 3 年，最高 160/98mmHg，口服苯磺酸氨氯地平 1 片/日。

中医诊断：不寐，肝郁脾虚证。

西医诊断：失眠。

处方：柴胡桂枝汤加味。

柴胡 10g，桂枝 10g，淡附片 12g，茯神 15g，龙骨 15g，煅磁石 30g，熟地 15g，当归 12g，炒白芍 12g，熟地 15g，泽泻 10g，制远志 15g，炙甘草 9g。（7 剂，煎服法：1剂药分3剂浓煎，下午、睡前各1次，每次200mL，温服。）

二诊：2021年1月16日。服药后入睡困难明显缓解，半月来出现2、3次入睡困难，自行服用艾司唑仑后即可入睡，醒后身冷程度有所缓解。现白天食用油腻辛辣食物后时有夜卧难安，大便黏腻。舌胖，苔薄白。脉沉弱，右关脉滑。

处方：上方桂枝改为6g，淡附片改为20g，加钩藤30g继续服用7剂巩固治疗。

三诊：2021年1月23日。服药后睡眠时间有所延长，头晕减轻。现偶有左胁下疼痛不适、胃部胀满，晨起偶有口苦，时有心烦。

处方：上方减磁石、熟地、当归、远志、泽泻、茯神，加黄芩12g，川芎15g，香附10g，煅牡蛎20g，炒麦芽15g，麦芽12g，继续服用14剂巩固治疗。

按：根据六经辨证，结合本案患者症状，首先定位在少阳、阳明两经，又参照患者舌脉及二便，辨为少阳阳明合病，肝郁脾虚、阳虚湿困之证。患者因情绪郁结而致肝气机疏泄不利，枢机不利以致不寐；肝木失于疏泄，郁而生热化火，肝胆之热沿肝经上冲于咽喉口腔，胆汁上溢，则口苦；气机郁滞，攻冲胸胁，出现胸闷胁胀；气郁化火，扰乱心神，则心烦躁，心动悸易惊；且患者平素脾虚，不能运化水湿，常大便溏泄，所以病机虚实夹杂。本方柴胡调达肝气，疏肝解郁，予黄芩清火，柴胡与黄芩相伍外散少阳之邪，内清少阳之热，和解少阳，予桂枝通阳而活血，白芍调营而通络，二者相伍可畅达全身之血脉，以助气运行，予龙骨、磁石等除烦去躁，淡附片化气温通，麦芽化湿固脾胃之气。三诊后患者气机得利，脾气逐步运化，故诸症改善。

五、小结

柴胡类方是以《伤寒论》中小柴胡汤及其衍生的柴胡类方，立于少阳三焦经腑之法，其病纲中口苦、咽干、目眩之证与不寐患者口干苦、心烦、潮汗等症状均有相应之处，自古以来便常用于治疗不寐。以《伤寒论》为代表的经典是如今中医人治病救人发展创新的土壤根基，我们需传承经典，循六经，遵八法，临床中联系运用病机、方证的普遍规律。如此，当我们运用柴胡类方或是其他经典方时，才能有所思、有所获。

张怀亮教授治疗抑郁症经验

河南中医药大学第一附属医院　刘飞祥　张怀亮　赵敏

抑郁症是全球健康的首要问题，其较高的发病率、自杀率，严重危害了患者的生命安全，给社会带了沉重负担。世界卫生组织将抑郁症列为全球第四大致残原因，并认为到2020年，抑郁症将成为第二大致残原因。流行病学调查显示，我国海南省15岁以上人群中抑郁障碍现患病为1.38%，终身患病率为2.8%。三环类抗抑郁药、5-轻色胺再摄取抑制剂、5-羟色胺和去甲肾上腺素再摄取抑制剂、5-HT2A受体拮抗剂、5-HT再摄取抑制剂及单胺氧化酶抑制剂是目前抗抑郁症的五大类药物，但其产生的不良反应，如嗜睡、坐卧不安、视物模糊、便秘、心跳加快、排尿困难等，使43%以上患者无法坚持服药治疗。

抑郁症属于中医学"郁病""脏躁""梅核气""百合病"等范畴，病位在肝，与肝失疏泄、气机郁滞的病机密切相关，常采用疏肝解郁等治法来改善患者临床症状。张怀亮教授在疏肝解郁的基础上，重视整体观念，辨证分型，倡导多脏同治，并加强对患者及家属的行为认知干预，现将其治疗抑郁病的经验介绍如下。

一、肝失疏泄、少阳枢机不利、相火郁遏是关键因素

张教授认为，现代社会工作、生活压力增大，易致情志不舒，肝失疏泄，发为抑郁症。本病虽主要与肝有关，但常涉及心、胆、脾、肾等脏。肝主疏泄，喜调达，恶抑郁，肝能调畅情志，使人心情舒畅，既无亢奋，也无抑郁。若郁怒伤肝，肝疏泄失职，则肝气郁结，心情抑郁不适，久郁不疏，则易化火而心烦急躁、口苦；郁火盛则魂扰噩梦连连；肾司二便，而肝主疏泄，肝气郁而化火，下耗肾水，出现"子盗母气"，致使肾气不足，出现肾不藏志而记忆力较差，统摄无力则小便夜尿频数；若肝阳被遏而不得布散，则易出现畏寒而大便溏；肝木不能生君火，则心君不主令，而化为病火，即"母病及子"，出现情绪消极低落。《灵枢·百病始生》云："思则气结。"脾藏意，若思虑过度，脾失健运，则气不能生而神疲倦怠，意不能藏而思绪烦乱。

少阳主枢，调节人体气机升降出入，维持正常水液代谢。主枢功能正常，可使气机通畅无阻，水液正常布散，阴阳保持平衡，脏腑功能正常，从而有效调节人体情志活动。若枢机不利，一方面会引起气机郁而不通，久则化火伤阴，胆火扰乱心神，出现胆怯易惊、情绪不安、不欲言动等症；另一方面会使水液运行受阻，痰湿内生，上蒙脑窍，脑神被扰，表现为精神难振、心情忧郁、嗜睡、注意力差等症状。

此外，相火郁遏也是抑郁症发生的重要因素。少阳相火起源于命门，由胆主导，通行于三焦，到达机体内外。相火可以平衡人体阴阳，温煦五脏六腑，促进肝脏调畅气机，激发人体精神活动。若少阳相火郁遏不畅，阳气积聚体内，胆火上炎，扰乱心神，则出现心烦易怒、口干口苦、难寐易醒等症；相火失宣，郁滞不解，心神失养，脑窍不充，神机受损，则出现郁闷不畅、精力下降、记忆力差等症。是故本病病位在肝，但与心、胆、脾、肾、三焦密切相关，因此治疗时，要从整体观念出发，以疏肝为主，多脏同治。

二、分型论治、兼治余证是解郁大法

张教授根据长期的临床观察，认为抑郁症患者的临床分型主要有肝郁化火、心肾阴虚型，肝气郁结型，胆郁痰扰、三焦郁阻型，肝郁气滞、阴阳失调型四种，但肝郁是发病基础。因此，要紧抓疏肝解郁的这一核心治法，并根据其证型特点，采用相应的治法和方药。

（一）肝郁化火、心肾阴虚型

本型临床表现为情绪低落，心烦急躁，易口腔溃疡，舌边红，苔薄白，脉弦细数。病机为少阳枢机不利，肝郁化火，相火被遏，火郁伤阴，心失所养，肾阴被耗。治宜调肝扶脾、宁心安神，兼以益肾。方选三调汤加减，该方以古代经典名方逍遥散、归脾汤、小柴胡汤为底方加减而成，是张怀亮教授治疗抑郁症的经验方，临床治疗收效颇佳。所谓三调者，调肝、扶脾、宁心也。前期通过网络药理学预测和动物实验验证表明，三调汤对于与焦虑、抑郁、失眠密切相关的基因，如调节 RAC–α 丝氨酸/苏氨酸蛋白激酶、丝裂原活化蛋白激酶 3、丝裂原活化蛋白激酶 8 和白细胞介素 –6 具有明显的调节作用。

（二）肝气郁结型

本型临证症状为心情抑郁，烦躁，兴趣下降，入睡困难，思虑繁多，噩梦多，身乏力，时有头懵，纳可，偏热饮，口苦，苔薄白，脉弦。病机为肝失疏泄，气机不畅，木郁化火，心君失令，相火郁遏。治宜疏肝解郁、养心安神。方选逍遥散以疏肝解郁，养血健脾。研究表明，逍遥散联合盐酸氟西汀胶囊能够显著改善抑郁症患者临床症状，提高认知功能，调控神经营养因子，减少不良反应的发生。现代药理学研究表明，逍遥散发挥抗抑郁作用的机制与对体内代谢平衡所在代谢通路的调节有关。

（三）胆郁痰扰、三焦郁阻型

本型临床症状为情绪低落，不欲言动，心烦急躁，注意力不集中，吐白痰，口苦，胆怯易惊，纳差，倦怠懒动，舌暗红，苔厚腻，脉滑。病机为胆郁痰扰，三焦不畅，相火被遏，输布失常。治宜化痰开郁、宣畅三焦，方选柴芩温胆汤加味。研究显示，柴芩温胆汤加味能够显著改善脑卒中后抑郁症患者抑郁状态和神经功能缺损程度，减少抗抑郁西药的不良反应，提高药物治疗的依从性，其机制可能与雌二醇及神经肽 Y 的干预有关。

（四）肝郁气滞、阴阳失调型

本型临床症状为情绪低落、心烦急躁，时背部、胁部呈游走样疼痛，口苦、口干，畏寒畏热，阵发性烘热汗出，身乏力，不欲食，眠差，入睡困难，舌红少津，苔薄白，脉细数。病机为正气亏虚，肝失疏泄，气机不调，相火被遏，治宜滋阴疏肝、燮理阴阳。方选小柴胡汤合二仙汤、甘麦大枣汤加味。张教授在治疗抑郁症时注重使用补益药，认为抑郁病的发病虽然和情志不畅有关，但其本在机体正气亏虚，无力调达情志，临床多采用益气、养血、补阳、滋阴的治法来补益气血、平衡阴阳。研究表明，小柴胡汤加减联合艾司西酞普兰能够减少西药不良反应，改善老年抑郁症患者的抑郁情况，提高其神经功能及生活质量，其机制可能与对大脑内谷氨酸膜转运体和囊泡转运体等蛋白的调控有关。

三、纠正错误的认知行为是防治关键

张教授认为，心理疏导对于抑郁症的治疗和预防复发尤为重要。患者病起于工作、学习、生活、环境等压力，但其根本原因在于自我调节能力不足，思维固化，局限于自身的错误认知行为无法自拔。如何针对此类患者进行心理疏导是治疗本病的关键，张教授对此有如下心得：一是劝诫患者避免与其他人过度交流病情，寻求精神慰藉及博取他人同情，以免其强化自己是病人的思想钢印；二是劝诫患者减少与疾病相关的医学知识获取，少关注医学科普讲座、论坛，不阅读药物说明书，尤其是药物的副作用说明，以免对号入座，从而减轻医学知识引起担心、忧虑、焦躁情绪的反作用；三是让患者增加业务能力学习，弥补自己能力的不足，制定适合自己能力的工作和学习目标，避免和其他同学、同事进行学习分数、业务能力的比较，减少心理压力；四是淡化患病的严重性，多举治愈案例，从而提高患者的依从性，树立自信心；五是增强身体锻炼，积极参加社会劳动，达到移情易志之目的。六是把患者的病情以认真严肃的态度告知家属，及时纠正患者家属错误的思想观念及行为方式，劝诫家属不在患者面前讨论此病，及以关心之名义反复询问病情改善程度，以淡化其患病意识，缓解精神压力，减轻患者心理负担。

四、验案举隅

王某，男，17岁，高二学生。

初诊：2019年6月21日初诊。主诉情绪低落、心烦半年余。患者因学习压力较大，父母期望过高及管教严格而心情长期抑郁，半年来出现情绪低落、心烦，且逐渐加重，在郑州市某医院被诊断为抑郁症，口服丙戊酸和乐友症状未见明显改善，为求中医治疗，来我科就诊。刻诊见情绪低落，不欲言动，心烦急躁，注意力不集中，吐白痰，口苦，喜肉食，胆怯易惊，纳差，眠可，身乏力，倦怠懒动，二便调，舌暗红，苔厚腻，脉滑。张教授对患者和患者母亲进行分开问诊，了解到患者自觉来自父母的期望太高，给自己定的学习目标无法达到，经常会被母亲责备，变得越来越内向寡言。而患者母亲性情急躁易怒，望子成龙，自其子情绪低落以来，已在多家医院，请数十名主任医师就诊，要求做各种检查，自己已是心神疲惫、失眠焦躁，且就诊时反复打断张教授问诊过程。

中医诊断：郁病，胆郁痰扰、三焦郁阻证。

西医诊断：抑郁症。

治法：宣畅三焦，化痰利胆。

处方：柴芩温胆汤加味，柴胡10g，黄芩9g，半夏15g，枳实10g，陈皮10g，当归15g，炒白芍15g，炒白术15g，栀子12g，党参15g，郁金15g，炙甘草10g。10剂，水煎服。嘱患者清淡饮食；正视与他人的差距，制定与自己能力相符合的学习目标，不攀比成绩；加强体育锻炼，多跑步；以严肃的口吻告诫患者母亲患者无病，所有问题都是来自家长的超高期望、过度关注，因此不要过问孩子成绩，否则，患者的情况会继续恶化，甚至自杀；家长应学会放手，让孩子独立，把精力转移到工作中去。

二诊：2019年6月28日。自述与父母沟通次数减少，晚上开始跑步，情绪低落、不欲言动、心烦急躁较前有所改善，身力增加，吐痰次数减少，胆怯易惊现象好转，注意力仍不集中，口苦，纳呆，白天欲睡，每日可睡15小时左右，做事易纠结，二便调，舌暗红，苔厚腻，脉滑。中药守方加葛根 15g，半夏加至 30g。10 剂，水煎服。情志调节基本同前。

三诊：2019 年 7 月 10 日。自述母亲已与自己深入沟通，表示以后不干预自己的学习，询问病情的次数减少了，觉得心中压力稍好转，情绪低落明显好转，心已不烦，仍有社交恐惧感，口苦、胆怯易惊、昏昏欲睡较前好转，注意力仍不集中，身乏力，纳眠可，二便调，舌红，苔白腻，脉滑。中药守方加桂枝 10g，生龙骨 30g，生牡蛎 30g。15 剂，水煎服。鼓励患者母亲继续保持目前状态，将精力转移到工作中。

四诊：2019 年 8 月 6 日。服上方，诸症好转，情绪已不低落，未诉明显不适，心不烦，口不苦，身稍乏力，纳眠可，二便调，舌淡红胖大，苔少，脉弦细。中药守 7 月 10 日方加远志 10g，九节菖蒲 15g。10 剂，水煎服。1 年后随访，患者自述已愈。

按：此青少年患者因长期处于压抑状态下，肝木郁滞，不能条达，又喜油腻，致使痰浊内生，阻碍水液运行，气郁痰扰，三焦不畅，相火输布失常，而现诸症。治疗时应以柴芩温胆汤加味化痰开郁、宣畅三焦。同时对患者及其父母进行开导。方中柴胡性味苦、微寒，擅长解肝郁，使邪气外达，具有疏利少阳气郁的功效；黄芩性味苦寒，擅长泄热邪，使邪气内彻，可以清利少阳邪热，共为君药。两药配伍，具有畅达调和表里、宣畅少阳枢机、疏泄肝胆气机、清利肝胆郁热的作用，能够做到经腑同治、疏清并行，使胆气通达、枢机得畅、情志安和，同时防止少阳疾病出现经腑同病，气郁化火的疾病转变。半夏、陈皮辛温，燥湿化痰、理气行滞，白术、党参健身祛湿，以杜生痰之源；枳实降气导滞，消痰除痞，宣畅三焦。当归性温，补血活血，白芍性微寒，养血平肝、柔肝敛阴，以上共为臣药。栀子清热泻火，治疗胆郁化火所致的烦躁不安，郁金性寒入胆，既能清利肝胆实热，又能行气解郁，是为佐助之药。炙甘草调和诸药，为使药。二诊时患者症状已好转，痰浊蒙蔽清窍之症尚在，故增加半夏至 30g，以增强化痰之力，加葛根以升清阳之气，使清窍得养。三诊时患者注意力未明显改善，此心阳不至，心君不主令之象，因此加桂枝以温通心阳，加龙骨、牡蛎以重镇安神。四诊时患者症状已向愈，因此稍加开窍之远志、九节菖蒲以化痰开窍，祛除余邪。

国医大师王烈教授运用经方治疗小儿病临证验案

长春中医药大学　张育赫

长春中医药大学附属医院　王烈　孙丽平

所谓经方，是指汉代以前经典医药著作中记载的方剂，以张仲景的方剂为代表。《伤寒论》《金匮要略》中的经方历经千年而不衰，至今仍在临床广为使用，缘于其药简效宏，配伍精当。国医大师王烈教授深研古籍，依据古方思想在经方的基础上，结合多年临床经验，灵活化裁，创制新方，治疗小儿疾病效果显著。现将王烈教授医案予以列举，供中医同行者参考。

一、射干麻黄汤治疗小儿鼻性哮喘

患儿，女，4 岁。

初诊：1999 年 9 月 10 日就诊。诊前 1 年患有鼻炎，症见鼻塞、鼻痒、打喷嚏、流清涕。症状时轻时重。此次于外感后鼻炎又犯，伴有咳嗽，抗生素治疗多日不见症减。诊前 3 天鼻炎未减，咳嗽加重，夜间哮吼，少痰，食纳可，夜卧不宁，大、小便尚可。查体：神乏，面白虚浮，唇淡、鼻孔红、有清涕。舌苔薄白、舌质淡红，咽部红肿。双肺可闻及少许哮鸣音。腹软、肝脾未触及。脉数无力。

中医诊断：鼻性哮喘发作期，寒热夹杂证。（王烈教授早在 1997 年提出"鼻性哮喘"这一医学术语，并先后在其专著《婴童哮论》《婴童医案》《婴童厄话》等书中提及本病的概念及治疗。）

西医诊断：过敏性鼻炎哮喘综合征。

处方：射干 10g，麻黄 3g，细辛 1g，苏子 10g，前胡 10g，地龙 10g，黄芩 10g，辛夷 5g，白鲜皮 10g，僵蚕 10g，薄荷 3g，苍耳子 5g，共 8 剂，水煎服，每日 1 剂，分 3 次温服。

二诊：症状大减。鼻不流涕，夜间不喘，但有咳嗽，遂去麻黄，继服汤药

14 日。

三诊：急性期症状消失，一般状态好，转入缓解期治疗。

按语：射干麻黄汤出自《金匮要略·肺痿肺痈咳嗽上气病脉证治》第 6 条："咳而上气，喉中水鸡声，射干麻黄汤主之。"原方中含麻黄、射干、生姜、细辛、紫菀、款冬花、五味子、大枣、半夏，共九味，功效为温肺化饮，下气祛痰，主治寒痰郁肺结喉证，其具体表现为咳嗽，气喘，喉间痰鸣似水鸡声，或胸中似水鸣音，或胸膈满闷，或吐痰涎，苔白腻，脉弦紧或沉紧。王教授认为鼻为肺之窍，若肺失宣发，则鼻塞不通，呼吸不利，嗅觉亦差，故主张鼻哮同治，并将射干麻黄汤予以化裁，即去生姜、紫菀、款冬花、五味子、大枣、半夏，加苏子、地龙、前胡、黄芩、辛夷、白鲜皮、僵蚕、薄荷、苍耳子。其中射干与麻黄相伍，共奏清热解毒，消痰利咽，宣肺散寒，止咳平喘之功；用苏子与前胡相配，以期降气消痰，止咳平喘；以黄芩与薄荷共清表里之热；地龙及僵蚕两味动物药因其走窜之性，故可清热平喘，息风通络；细辛、辛夷、苍耳子通利鼻窍。二诊时患儿外感症状不明显，而麻黄发散力强，因此应中病即止，故去峻烈之麻黄，以防伤害患儿正气，其余药味不变。以上诸药，相互配合，鼻肺共治，一举两得，着实精妙。

二、麻黄杏仁甘草石膏汤治疗小儿肺炎

患儿，男，10 个月。

初诊：2003 年 12 月 8 日。曾因外感风寒后出现咳嗽，呈阵发性，鼻塞流清涕。当时不发热，家长给予口服感冒药 3 日，鼻塞流清涕症状减轻，但咳嗽症状加重，且于 1 天前突发高热，体温 39℃，喘促，喉间可闻及痰鸣声。病程中于咳嗽后出现呕吐 1 次，非喷射状，呕吐物为胃内容物，夹少许淡黄色黏痰。乳食减少，夜卧不宁，睡中因咳易醒，大便干如羊粪状，每日 1 次，小便色黄且少。查体：体温：39.5℃，心率：132 次/分，脉搏：44 次/分。神清，精神不振，面色红赤，鼻翼扇动，口唇干红，咽部充血。胸廓对称，呼吸急促，三四征阳性。双肺呼吸音粗，两肺底可闻及细小水泡音。舌质红，舌苔黄厚，指纹紫滞，隐现于风关以内。血常规：RBC：4.12×10^{12}/L，HGB：114g/L，PLT：190×10^{9}/L，WBC：12.8×10^{9}/L。检查：胸片示双肺纹理增强、紊乱、模糊，两肺下野有小斑点状影。

中医诊断：肺炎喘嗽，痰热闭肺证。

西医诊断：支气管肺炎。

处方：麻黄 1.5g，生石膏 5g，苦杏仁 2g，紫苏子 15g，黄芩 5g，桑白皮 5g，前胡 5g，川贝母 2g，白屈菜 5g，射干 5g，葶苈子 5g，共 4 剂，水煎服，每日 1 剂，

分 3 次温服。

二诊：不喘，体温降至 37.6℃，仍有咳嗽，痰多色淡黄。

处方：原方加地骨皮。继 4 剂药服 4 天。

三诊：热退，咳嗽减轻，咯白痰量多，更法为止咳化痰。

处方：苦杏仁 2g，陈皮 5g，清半夏 5g，莱菔子 5g，白芥子 5g，瓜蒌 5g，紫菀 5g，款冬花 5g，川贝母 2g，紫苏子 5g，继服 4 天。

四诊：咳嗽偶作，口干食少。舌干微红，少苔，脉细数。

处方：沙参 5g，麦冬 5g，天冬 5g，玉竹 5g，清半夏 5g，陈皮 5g，百部 5g，石斛 5g，继服 8 天而愈。

按语：麻黄杏仁甘草石膏汤出自《伤寒论·辨太阳病脉证并治中》第 63 条："发汗后不可更行桂枝汤，汗出而喘，无大热者，可与麻黄杏仁甘草石膏汤。"其组成中有麻黄、杏仁、甘草和石膏四味药，功效为辛凉宣泄，清肺平喘，主治风热袭肺，或风寒郁而化热，壅遏于肺，具体表现为身热不解，咳逆气急，鼻扇，口渴，有汗或无汗，舌苔薄白或黄，脉滑而数者。王教授认为患儿的病机为肺闭痰热。邪气闭阻，水津不布，凝聚为痰；或温热之邪，灼伤肺津，炼液成痰。故用此方化裁。其中麻黄与生石膏相伍，以清热泻火，宣肺平喘；葶苈子、桑白皮、白屈菜三药，共同清热泻肺，祛痰定喘；杏仁、前胡与苏子以下气消痰，止咳平喘；以川贝母入药中，起清热化痰、润肺止咳之效；黄芩、射干一同清热解毒，利咽消痰。患儿二诊时已不喘，但仍咳伴低热，故加入地骨皮，助桑白皮以清泻伏于肺之邪热，达到降温止咳之功效。三诊时患儿不发热，但仍咳嗽，咯白痰，量多，故撤去泻肺平喘之药，改以化痰止咳之苦杏仁、陈皮、清半夏、莱菔子、白芥子、瓜蒌、紫菀、款冬花、川贝母及紫苏子，以快速化痰止咳。四诊时患儿不喘不热但偶咳，加之舌干红、少苔脉细数之象，王老判断此为肺中邪热去而津伤之证，故用滋阴止咳药，留陈皮和清半夏以理气化痰；加百部润肺止咳；又因"五脏六腑皆令人咳，非独肺也"，因此加滋阴药沙参、麦冬、天冬、玉竹、石斛以滋肺胃肾之阴，共起止咳之功。

三、芍药甘草汤治疗小儿抽动障碍

患儿，男，4 岁。

初诊：2012 年 12 月 16 日。摇头、点头 1 个月，加重 4 天。患儿于 1 月前无明显诱因出现摇头、点头，喉异声，注意力不集中，家长未予重视。近 4 天病情加重来诊，现症见频繁摇头、点头，喉中发声，纳食可，夜寐欠安，二便正常。舌红，苔黄，脉弦滑数。

中医诊断：抽动障碍，痰火扰神证。

西医诊断：小儿抽动症。

处方：白芍 10g，甘草 5g，当归 10g，远志 10g，徐长卿 10g，茯神 10g，钩藤 10g，伸筋草 8g，共 8 剂，水煎服，每日 1 剂，分 3 次温服。

二诊：摇头频率较前减轻，偶有点头及喉中发声，舌红少苔，舌下络脉紫粗，脉滑数。

处方：前方加丹参 10g，龙骨 10g，牡蛎 10g，继服 6 剂。

三诊：抽动症状明显减轻，注意力集中。

处方：去伸筋草。继服 6 剂。诸症全消，无其他不适。停药后 1 年，未复发。

按语：芍药甘草汤出自《伤寒论·辨太阳病脉证并治上》第 29 条："伤寒脉浮，自汗出，小便数，心烦，微恶寒，脚挛急，反与桂枝，欲攻其表，此误也……若厥愈足温者，更作芍药甘草汤与之，其脚即伸。"方中仅含芍药与甘草两味药，却是酸甘化阴之代表方之一，其功效为调和肝脾，缓急止痛，主治伤寒伤阴，筋脉失濡，腿脚挛急，心烦，微恶寒，肝脾不和，脘腹疼痛。其中芍药、甘草共同调和肝脾，柔肝舒筋。王教授认为患儿的基本病机为肝肾阴虚为本，阳亢风动、风痰鼓动为标。故加入钩藤以息风定惊，清热平肝；又以徐长卿、伸筋草祛风除湿，舒筋活络；王教授考虑到"治风先治血，血行风自灭"，故加入当归，用以养肝血，祛风动。二诊时患儿风动症状减轻，阴虚症状尚未得到明显改善，因此加入龙骨与牡蛎平肝潜阳；加入丹参配合当归养血活血滋阴。三诊时平肝潜阳与滋阴效果明显，抽动症状明显减轻，故去伸筋草，嘱患儿继续服药 6 剂。用药完毕后症状皆无，停药后也未复发，一方面说明了经方的疗效显著；另一方面也体现出王教授辨病辨证的准确，值得青年医生学习。

四、小柴胡汤治疗小儿痄腮

患儿，男，6 岁。

初诊：1979 年 10 月 12 日。诊前 3 天起病。症见发热、头痛、恶心、腮肿痛，经某院诊为流行性腮腺炎。用抗生素治疗 2 天，身不热，但睾丸肿痛。病后食纳减少，夜卧不宁，大便干，小便黄。查体：神烦、面红、双侧耳下漫肿、压痛、不红、无波动、质软。心肺、腹部未见异常。睾丸肿胀、压痛。舌质红，舌苔白厚，脉数。

中医诊断：痄腮合并睾丸炎，毒结肝经证。

西医诊断：流行性腮腺炎。

处方：柴胡 10g，黄芩 10g，甘草 5g，延胡索 10g，川楝子 5g，龙胆草 5g，赤芍 10g，白芍 10g，夏枯草 5g，大青叶 10g，共 6 剂，水煎服，每日 1 剂，分 3 次温服。服药 2 日，腮肿渐消痛减。4 日睾丸肿消不痛，巩固 2 日而愈。

按语：小柴胡汤出自《伤寒论·辨太阳病脉证并治中》第 96 条："伤寒五六日，中风，往来寒热，胸胁苦满，默默不欲饮食，心烦喜呕，或胸中烦而不呕，或渴，或腹中痛，或胁下痞硬，或心下悸，小便不利，或不渴，身有微热，或咳者，小柴胡汤主之。"其组成为柴胡、半夏、人参、甘草、黄芩、生姜及大枣。功效为和解少阳，主治伤寒少阳病证、妇人伤寒、热入血室、疟疾、黄疸等内伤杂病而见少阳证者。王教授认为患儿疾病病机为温热毒邪，蕴结少阳经脉，因此以小柴胡汤为底方，加减化裁。其中柴胡与黄芩为伍，重在透解邪热，疏达经气；加入大青叶及夏枯草，助柴胡与黄芩清热解毒的同时，还能消肿散结；又以龙胆草泻肝胆经火热与湿热之毒，毒祛病即愈；最后加入川楝子疏肝行气止痛。以上诸药，共清少阳经湿热之毒，患儿 6 剂即愈，疗效显著。

五、体会

医者治病难，治小儿病尤难。国医大师王烈教授将经方治与自身多年行医经验相结合，以经方为底，灵活变通，将经方广泛应用于治疗小儿病之中，增强中医自信。愿广大中医同行者们在治疗疾病时不拘于时，随证加减经方，虽方有差异，但仲景六经辨证论治之意仍在，必事半功倍。

赵坤教授应用麻黄附子细辛汤
治疗儿科肺部疾病三则

河南中医药大学第一附属医院　张岩　于素平　赵坤

赵坤教授系第六批全国老中医药专家学术经验继承工作指导老师，中医师承博士后导师，从事小儿呼吸系统疾病中医药防治工作，善于应用经方治疗儿科呼吸系统疑难及重症肺部疾病，笔者有幸随师侍诊，现将其使用经方麻黄附子细辛汤治疗儿科肺部疾病验案三则介绍如下，以飨同道。

一、先天性支气管肺发育不良案

周某，女，8月龄，体重1800g，奶粉喂养，2018年5月15日以"反复咳嗽、呼吸困难8月余，再发3天"为代主诉初诊。

初诊：患儿系G4P2，双胎之小，26+1周出生，出生体重690g，双胎之大未保住，转入河南省某医院，收入新生儿重症病房住院177日，应用有创呼吸机3月余。出院诊断"先天性肺发育不良"，院外口服利奈唑胺片抗感染治疗。出院1月后患儿出现咳嗽，呼吸困难加重，点头呼吸，至河南省某医院诊断为"先天性支气管肺发育不良，重症肺炎"，静滴头孢他啶针好转出院。3日前，患儿受寒后，症状再次加重，前来我处就诊，诊时症见精神差，持续鼻导管吸氧，面色㿠白，点头呼吸，口唇发绀，形体瘦弱，咳嗽喘息，动则喘重，白痰清薄，大便偏稀，纳食不佳，大便尚可，舌淡，苔白，指纹淡紫。辅助检查胸部CT示：双肺毛玻璃影，左肺可见较多囊性影，结合病史需考虑支气管肺发育不良。

中医诊断：喘证，肾阳亏虚、心肺失养、气血不足、肾不纳气证。

西医诊断：先天性支气管肺发育不良。

治则：补肾壮阳，纳气平喘。

处方：麻黄附子细辛汤加减。制附子6g（先煎30分钟），炙麻黄6g，细辛3g，橘红6g，橘络6g，葶苈子10g，阳起石6g，代赭石30g，甘草6g，1剂，水煎服，1

剂/2 日。

二诊：因患儿病情较重，在重症监护病房住院，家属代述：服药后精神较前好转，咳喘减轻，但仍动则喘息，晨起有痰，嘴中吐泡沫，汗出多，眠后易醒，大便前干后稀夹有奶瓣。在上方的基础上，加重补肾阳之品，方药如下：淡附片6g（先煎30分钟），蜜麻黄6g，细辛3g，化橘红6g，橘络6g，五味子10g，生龙牡各15g，紫河车3g，阳起石6g，代赭石30g，甘草6g，2 剂，1 剂/2 日，水煎服；患儿服药后症状明显好转，偶有咳嗽，仍动则易喘，后期继续中药调理治疗。

按语：患儿为试管婴儿，在某种意义上改变了"优胜劣汰"的自然法则，中医学认为此类患儿多先天禀赋不足。肾者，先天之本，受五脏六腑之精而藏之，脏腑之发育皆赖于先天元气的滋养，元阳不足，激发无权，故见脏腑发育不全。反复使用抗生素、激素更加耗竭人体真阳，肾间元阳为一身阳气之根，真元亏惫，则浮游于外，阳气无以接续，譬如一堆篝火，柴将燃尽，火苗上窜，此为无根之火，顷刻即灭，此为极危之证，急当回阳，以挽其欲脱之势。赵坤教授方用麻黄附子细辛汤加减，方中麻黄可以发汗解表，附子温经助阳，以鼓动邪气外出，两药相合温散寒而恢复阳气；辅以细辛外解太阳之表，内散双阴之寒，既能助麻黄发汗解表，又助附子温经散寒，三药合用可以补散兼施，既可使外感寒邪从表散，又能固护真阳，使里寒为之散逐，故做助阳解表之功；佐以阳起石以温壮下元，代赭石镇纳浮阳，降逆平喘，以防阳气散越；橘红、橘络以通肺络，止咳化痰，葶苈子泻肺水。二诊时患儿症状明显好转，原方基础上加用紫河车补肾益精，益气养血，补充患儿先天之精气不足，五味子敛肺阴，防止治疗后期麻黄、细辛升发太过。

二、重症肺炎案

徐某，男，1岁11个月，2018 年2月4日，因"反复咳嗽喘息1年4个月，再发1周"为代主诉。

初诊：患儿7个月龄时因重症手足口病，重症肺炎合并神经源性肺出血，机械通气半个月，其后出现反复咳嗽喘息发作，并合并真菌感染，期间病情时有加重，多次入住儿童重症监护病房治疗，反复使用抗生素，近1周患儿受寒后症状再次加重，来诊时见患儿奄奄一息，面色苍灰，目光游离，咳嗽无力，呼吸微弱急促，大便稀薄，舌淡，苔白，指纹淡紫，查体：呼吸60~70次/分，心率160~180次/分，精神反应差，面色白，三凹征阳性，双肺听诊呼吸音低，心音低顿，无力；平素患儿纳食欠佳，畏寒怕冷，手足不温，易惊，自汗；辅助检查：胸部 CT 显示两肺弥漫性间质性改变。

中医诊断：肺炎喘嗽，肾阳亏虚、心阳虚衰证。

西医诊断：重症肺炎合并呼吸衰竭、心力衰竭。

治则：温补心肾，救逆固脱。

处方：麻黄附子细辛汤加减：制附子6g（先煎30分钟），炙麻黄6g，细辛3g，红参6g，桂枝6g，生白芍10g，橘红6g，橘络6g，代赭石30g，龙骨20g，牡蛎20g，茶树根15g，葶苈子15g，2剂，两天1剂，水煎服。服上药后，患儿症状缓解，二诊时，精神较前明显好转，喘息及气促缓解，呼吸及心率较前减慢，后续继续治疗。

按语：本患儿有手足口病合重症肺炎、肺出血病史，久病伤及内脏，出现肾阳亏虚，肺气不足，心阳不振，主要表现为怕冷、自汗、易惊等方面，外感寒邪之后，直中入里，出现心阳虚衰之证，赵师以麻黄附子细辛汤为底方，以补肾助阳，兼解表邪，在此基础上加用桂枝温经通脉、红参补元气强心，以纠正心衰；代赭石，性味苦寒，凉肝平肝，降逆平喘；茶树根入心、肾经，既能强心利尿，又能活血通经，用于哮喘等累及心肾者，效果显著；橘红、橘络理气祛痰，善通肺络；龙骨、牡蛎潜阳敛阴，生白芍、甘草缓解和营护阴，防治阳气生发太过。经治疗后，患儿病情好转，心力衰竭得以纠正。

三、闭塞性细支气管炎案

患儿，男，1岁6个月，2019年1月15日初诊，主诉：反复咳嗽喘息1年余。

初诊：患儿3个月时，出现咳嗽、喘息，在当地医院诊断为支气管炎，给予雾化吸入、头孢静滴等治疗后疗效欠佳，后多次辗转当地各大医院，咳嗽，喘息无好转，胸部CT提示双肺肺炎改变。2018年12月，咳嗽、喘息加重，时伴发热，至北京市儿童医院行胸部CT提示"马赛克灌注征"，诊断为闭塞性细支气管炎，先后予"拉氧头孢、阿奇霉素、美罗培南、利奈唑胺、甲强龙"等药物治疗后好转出院。出院后仍反复咳嗽、喘息，从初诊至今，平均每个月喘1~2次，每次均予甲强龙25mg静滴1周，近期口服强的松已1月余。10天前患儿受凉后病情加重，遂至门诊就诊。刻下症见咳嗽喘息，运动后加重，喉间痰鸣，流清涕，纳欠佳，大便偏稀，小便可，舌淡苔白腻，指纹色红。

中医诊断：肺炎喘嗽之元气亏虚、肾不纳气、痰浊内阻证。

西医诊断：闭塞性细支气管炎。

治则：温补肾阳，纳气平喘，降气化痰。

处方：麻黄附子细辛汤加减。炙麻黄6g，淡附片6g（先煎30分钟），细辛3g，太子参15g，煅代赭石30g，阳起石6g，桂枝6g，白芍10g，杏仁10g，桃仁10g，红花6g，紫苏子10g，莱菔子10g，葶苈子10g，芦根15g，地龙10g，皂角刺10g，橘红6g，橘络6g，紫菀12g，款冬花10g，五味子6g，炙甘草6g，4剂，1剂/2日，少量频服。配合雾化布地奈德雾化液每日一次。

二诊：2019年1月25日，患儿咳喘及嗓间痰鸣明显减轻，无其他伴随症状，纳眠可，二便调，听诊双肺可闻及痰鸣音及低调喘鸣音，上方去紫苏子、莱菔子，加淫羊藿10g，共10剂，3日1剂。2019年2月10日三诊，药后效佳，基本不咳，晨起及入睡前嗓间有痰，余未述明显不适。

按语：闭塞性细支气管炎以肺脾肾三脏阳气虚衰为本，痰瘀互结为标，运用麻黄附子细辛汤为主方，扶阳蠲饮，温化痰湿。小儿稚阴稚阳，用太子参补气健脾，生津润肺，补气而不生燥热；桂枝、白芍配伍以调和营卫；杏仁、麻黄配伍以宣降肺气；配以性温之五味子，其酸能敛肺，咸可滋肾；紫菀、款冬花辛温润肺，化痰止咳；橘络行气通络，取象比类；葶苈子大泻肺中水气，使其下行膀胱，且具有强心作用，配以桃仁活血化瘀，清热结、利肺气；鱼腥草、芦根清泻肺热，消痈排脓。二诊使用淫羊藿，该药专入命门，补肾壮阳，性温不寒，能益精气，乃手足阳明三焦命门药也，真阳不足者宜用炙甘草调和诸药。全方温阳、补阳、起阳、兴阳，痰化瘀祛而咳喘自平。

四、小结

麻黄附子细辛汤出自《伤寒论》："少阴病，始得之，反发热脉沉者，麻黄附子细辛汤主之。"主治外感之寒凉，由太阳直透少阴，乃太阳与少阴合病。赵坤教授善用该方主治儿科肺部疑难重症，认为辨证要点需抓住少阴病已有，太阳感寒后直中少阴，临床患儿多见疾病日久，出现肾阳虚衰，肺气不足，卫外不固，复外感寒邪，由表及里，伤及心肺肾三脏之证。赵师临证加减灵活，如中气不足，气短不足以吸，或久用呼吸机难以撤机者，重用黄芪10~30g以升提中气，中气足则呼吸有力；久病汗出淋漓、心阳暴脱，治肺当强心，心强则肺易治，以红参补气以强心，桂枝温振心阳；气逆不降，喘促不止，加煅赭石以降逆平喘；阳虚而神志不安者，以龙骨、牡蛎镇魂魄，安心神。

桂枝汤加减治疗鼻炎疗效总结

重庆市两江新区尹向前中医诊所　尹向前

桂枝汤是群方之首，源于《伤寒杂病论》，为解表剂，具有辛温解表，解肌发表，调和营卫之功效。主治头痛发热，汗出恶风，鼻鸣干呕，苔白不渴，脉浮缓或浮弱者。

一、桂枝汤原文节选及方解

《伤寒杂病论》第 12 条："太阳中风，阳浮而阴弱，阳浮者，热自发；阴弱者，汗自出。啬啬恶寒，淅淅恶风，翕翕发热，鼻鸣干呕者，桂枝汤主之。"《伤寒杂病论》第 13 条："太阳病，头痛、发热、汗出、恶风，桂枝汤主之。"

桂枝三两（去皮，味辛热），芍药三两（味苦酸，微寒），甘草二两（炙，味甘平），生姜三两（切，味辛温），大枣十二枚（擘，味甘温）。上五味，咀，以水七升，微火煮取三升，去滓，适寒温，服一升。服已须臾，啜热稀粥一升余，以助药力。温覆令一时许，遍身漐漐微似有汗者益佳，不可令如水流漓，病者必不除。若一服汗出病瘥，停后服，不必尽剂；若不汗，更服依前法，又不汗，后服小促其间，半日许令三服尽。若病重者，一日一夜服，周时观之。服一剂尽，病证犹在者，更作服；若汗不出，乃服至二三剂。禁生冷、黏滑、肉面、五辛、酒酪、臭恶等物。（现代用法：水煎服，温服取微汗）。

桂枝辛温，辛能散邪，温从阳而扶卫，故为君药。芍药酸寒，酸能敛汗，寒走阴而益营。桂枝君芍药，是于发散中寓敛汗之意；芍药臣桂枝，是于固表中有微汗之道焉。生姜之辛，佐桂枝以解肌表；大枣之甘，佐芍药以和营里。甘草甘平，有安内攘外之能，用以调和中气，调和表里，且调和诸药矣。以桂、芍之相须，姜、枣之相得，借甘草之调和阳表阴里，气卫血营，并行而不悖，是刚柔相济以为和也。

二、以桂枝汤为基础治疗鼻炎病案

鼻炎中医学一般称为鼻鼽、鼽嚏或鼻窒。鼽即鼻出清涕，嚏乃鼻中因痒而气喷作声，窒是以鼻塞时轻时重，或双侧鼻窍交替堵塞，反复发作，经久不愈，甚至嗅觉失灵为特征的慢性鼻病。

中医学认为鼻炎多因脏腑功能失调，再加上外感风寒，邪气侵袭鼻窍而致。采用桂枝汤为基础以调和营卫，刚柔相济。桂枝具有温通阳气的功效，尤其温通胸阳。肺开窍于鼻，鼻塞流涕，多与肺阳不足有关，桂枝汤可以温通肺阳，振奋心阳，更有助于胸腔阳气生发，更好地温肺化饮。配伍玉屏风散以达益气固表的功效，减少复发。

常用配方如下：北黄芪40g，防风15g，土炒白术15g，桂枝20g，醋炒白芍20g，生姜15g，大枣15g，蜜炙甘草10g，苍耳子10g，辛夷花（包煎）10g，细辛3g，五味子10g。

通过临床实践，伴有食欲不振者，加党参15g，茯苓20g，鸡内金15g；伴有记忆力下降，可加益智仁8g，制远志6g；伴有睡眠障碍加合欢皮15g，九节石菖蒲8g；伴有阳明头疼加白芷15g，少阳头疼加川芎12g。

案例：潘某，男，8岁。反复鼻炎发作5年。期间每季度都会发作，鼻塞流涕，夜间张口呼吸，伴有气促，多次在儿童医院就诊治疗，发作时给予抗生素及鼻炎口服液等药物治疗，可缓解但极易反复。近2年来发作频繁，拟中药治疗。

初诊：2017年8月10日。鼻塞，头昏，食欲不振，鼻腔内腺体肥大明显，堵塞3/4鼻腔，恶风，有汗出，喜爬起睡，夜间辗转难眠，时常因通气不畅憋醒，二便正常。舌质淡，苔薄白，脉浮缓。辨证为胸阳不振，营卫不合。处方：黄芪40g，防风15g，炒白术15g，桂枝20g，炒白芍20g，干姜15g，炙甘草10g，苍耳子8g，辛夷花8g，细辛3g，五味子10g，党参15g，茯苓15g，炒鸡内金20g，炒二芽各20g，三剂，水煎服，每2日1剂，每天三次，每次120mL，饭后温服。

二诊：2017年8月18日。食欲好转，鼻塞头昏改善，鼻腔内腺体肥大，堵塞鼻腔2/3，夜间睡眠时通气顺畅，二便调。调整用方如下：上方去炒二芽、细辛，加熟地20g，桑椹20g，三剂，用法同前。鼻炎与多脏器功能失调有关，给予熟地、桑椹等补肾精，方中继续采用建中之法，培土生金的治疗法则，共同温肺开鼻窍。

三诊：2017年8月31日。食欲、鼻塞、头昏等诸症明显改善，腺体堵塞鼻腔不足1/2，鼻腔通气基本通畅。恶风汗出基本好转。夜休正常。舌质淡苔薄白，脉滑。考虑肺阳恢复，拟调整方药如下：桂枝15g，炒白芍15g，大枣15g，炙甘草10g，苍耳子6g，辛夷花6g，黄芪40g，炒白术15g，防风15g，五味子10g，熟地20g。3剂巩固治疗，用法同前。

后续随访：2017年11月至2019年1月，期间患儿鼻炎未反复。

三、总结经验

桂枝汤是群方之首，在治疗内科杂病方面有很多值得推广的方面，不仅用治鼻炎、呼吸道疾病，而且在心血管、脾胃肝病等诸多领域均有很好的疗效。上海著名老中医张耀卿（1907—1973）谓："桂枝汤为张仲景一百十三方之主方，有扶正达邪之功。方中桂枝、生姜辛通卫阳；芍药、大枣和营敛阴，甘草调和阴阳。又桂枝、甘草辛甘扶阳；芍药、甘草酸甘化阴；桂枝、芍药调和营卫。"其归纳桂枝汤之功用如下：①调和营卫；②解肌发汗；③阳虚自汗；④胃阳不足；⑤奔豚气喘；⑥少腹虚寒痛；⑦风湿痹证；⑧虚喘；⑨小儿慢脾风；⑩滋阴和阳；⑪冻疮；⑫外科阴证。可谓深得桂枝汤应用之要领。

学会使用经方，辨证用药，"谨守病机，各司其属"，尤其在基层中医馆，医者推广中医药适宜技术的同时，还应多读经典，多用经典，让中医经典在基层服务大众。

金广辉经方治疗狐惑病案

内蒙古赤峰市阿鲁科尔沁旗中医医院　孙晓明　金广辉

　　金广辉主任医师为内蒙古自治区著名中医、全国最美中医，内蒙古、全国基层名老中医药专家传承工作室指导老师；中华中医药学会仲景学说分会第七届委员会顾问；世界中医药学会、中华中医药学会方药量效研究分会委员理事、自治区中医药学会名誉副会长、仲景学说分会特约首席专家教授，全国第四次（2013—2015年）中药资源普查阿鲁科尔沁旗地产中药材传统知识调查——传统知识持有人。金广辉老师致力于《伤寒论》《金匮要略》等中医经典著作的研究与应用，临证中视仲景学说为圭臬，擅长活用经方辨治疑难杂症，其用方灵活，认为一病必有主方，一方必有主药，深究方药量效关系，临床倡用经方加减出入，屡起沉疴。现举金老师应用经方内外合用治疗狐惑病验案一例以示后学。

　　患者辛某，男，34 岁，就诊日期：2016 年 12 月 3 日。主诉：视物不清伴口腔溃疡 2 年。现病史：患者于 2014 年 2 月 1 日因左眼视物有黑斑，眼底异物，玻璃体混浊，口腔溃疡，在某医院治疗，诊断为白塞病，口服强的松治疗，后又于 2015 年 11 月 18 日就诊于北京、天津等处的医院，诊断同前，仍口服强的松治疗为主，每日 8 片，服药后口腔溃疡未消失，现时有视物不清，鼻头红赤。现强的松日 7 片口服，曾求治于个体医，诊治效更不著，后慕名来诊。刻诊：面部虚胖，红丝隐隐，口干渴，饮水多，眼痛，巩膜充血，病人饮食量多，大便、小便正常。体格检查：BP：150/100mmHg。形体中等，舌质淡红，苔薄白，脉弦。头颅形态正常，双眼巩膜充血，瞳孔等大等圆，对光反射灵敏，鼻头红，略肿大，口腔散在溃疡灶，甲状腺无肿大，双肺呼吸音清，无湿啰音，心律整齐，无杂音，腹平软，胃脘部压痛阳性，无反跳痛，肝脾无肿大，二阴未见异常，四肢关节无异常。辅助检查：肝肾功能正常，血糖：9.2mmol/L。中医诊断：狐惑病；证候诊断：湿热蕴结。西医诊断：白塞氏病、继发性糖尿病。治法：清热解毒、益气潜阳。处方：甘草泻心汤加减：生甘草 50g，黄芩 20g，黄连 10g，干姜 5g，半夏 10g，大枣 20g，百合 30g，生地黄 30g，穿山龙 20g，青风藤 15g，乌梅 15g，桂枝 10g，五味子 10g，葛根 40g，黄芪

30g，丹参 30g，茯苓 30g，谷精草 20g，密蒙花 10g，共 4 剂，每日 3 次口服。

复诊：二诊：2016 年 12 月 8 日，血压：130/95mmHg，服药后，口渴好转，病情稳定，强的松每月减 1 片，中药守方继服 10 剂。三至五诊：患者于 2016 年 12 月 21 日、12 月 27 日，2017 年 1 月 3 日，复诊 3 次，用方不变，共服汤药 15 剂，患者服药期间病情稳定，口腔溃疡灶全部愈合，鼻头红痣、巩膜充血消失。六诊：2017 年 1 月 9 日，血糖：8.2mmol/L，自觉口干渴而不欲饮水，上方去大枣加川芎 15g，石膏 50g，天花粉 15g，继服 5 剂，强的松 5 片/日，二甲双胍片 0.25g，每日两次口服。七诊：2017 年 3 月 3 日，期间停中药近 50 天，近 7 天来患者眼花、左眼视物模糊加重，现强的松 6 片/日，肛周有溃疡。继续服中药治疗，上方加枸杞 20g，苦参 10g。同时给予外洗方，苦参 30g、蛇床子 30g、仙鹤草 30g，白矾 20g，川椒 20g，煎水量多，外用坐浴熏洗肛门。

患者坚持守方用药，至 2017 年 3 月 22 日，自觉症状稳定，无口腔及肛周溃疡，眼花好转，上方改汤剂为散剂口服以维持疗效，方如下：生甘草 50g，黄芩 30g，黄连 30g，干姜 10g，半夏 20g，百合 50g，炙甘草 50g，生地黄 50g，穿山龙 30g，青风藤 30g，乌梅 20g，肉桂 10g，五味子 20g，制龟甲 20g，葛根 50g，黄芪 100g，丹参 30g，茯苓 30g，川芎 20g，三七 30g，鳖甲 20g，西洋参 30g，麻黄 30g，绞股蓝 30g，知母 30g，黄柏 20g，人参 20g。共 860g，每服 10g，每日 2 次，强的松继续 5 片/日，3 周减 5mg，直至停药，以维持治疗。观察回访，病症无反复，患者已恢复正常的生活。

讨论：白塞氏病在临床并不少见，一旦患上这一疾病，会出现反复发作的口腔溃疡、生殖器溃疡、眼炎、关节炎、皮肤病变、消化道病变、神经病变、血液病变等，给患者心理及身体上造成巨大的影响。患者病情长期不愈，西药以免疫抑制疗法为主，疗效并不满意。此患者诊断为白塞氏病，经激素治疗病情得到控制，但症状仍较多，又出现激素副作用，求治于金老师门诊，经中药内服与外治合用，内服以甘草泻心汤为主方，合用百合地黄汤及清肝解毒、疏风散火之品；外治以苦参、蛇床子、仙鹤草、白矾、川椒外洗，病情明显好转，激素不良反应也明显减少。

白塞氏病以口、眼、生殖器病变为特点，是一种血管无菌性炎症为基础病变的慢性、进行性、复发性多系统损害的疾病。此病病因不详，免疫系统失调本病发病，西医治疗主要药物为糖皮质激素、免疫抑制剂、非甾体消炎药等。中医诊断为狐惑病范畴，认为本病由湿热虫毒蕴结所致，如口腔、二阴溃疡以及皮肤斑疹等损害，均为湿热蕴蒸，腐蚀气血所酿成；诸如目赤、心烦、汗出、卧起不安以及口鼻出气灼热等症，亦是热邪内扰的表现。如《金匮要略·百合狐惑阴阳毒病证治第三》中谓："狐惑之为病，状如伤寒，默默欲眠，目不得闭，卧起不安，蚀于喉为惑，蚀于阴为狐……蚀于上部则声嘎，甘草泻心汤主之，蚀于下部则咽干，苦参汤洗之，蚀于肛者，雄黄熏之。"并谓："初得之三四日，目赤如鸠眼，七八日目四黑，若能食者，脓已成也。赤小豆当归散主之。"对狐惑病的临床表现、治疗方法、脓成与否判断方法、方剂用药都有较为完整地论述。

金老师认为《金匮要略》中百合病、狐惑病、阴阳毒三病实为白塞氏病的三种不同阶段，白塞氏病不等于"狐惑"病，其因病情的发展程度不同，可分为百合病、狐惑病、阴阳毒三病，治疗上要据病情轻重而区别施治。百合病为发病之初期，百脉受损，功能失调，尚未累及脏器，故症状繁多而变幻不定；狐惑病为疾病进展期，已经出现器质性损伤，病变表现在口、眼、生殖器等部位；阴阳毒为疾病累及多个脏器，血脉损伤，出现皮下出血、咳吐脓血等症状。在治疗应兼顾五脏之因，湿毒为患，虚实兼顾，标本同治，以益气养阴、疏肝健脾、化湿解毒为法，仲景之甘草泻心汤仍为该病之主方，结合百合病、阴阳毒治疗方法，辨病辨证论治结合，以内服方剂配合局部施药，内服外治，全面关顾，有助于疗效之提高。

经方验案夹叙夹议水气病

新密市中医院　王通

河南中医药大学第一附属医院　朱明军

《伤寒杂病论》是我国第一部理法方药完备，理论与实践相结合的临床医学巨著。其被称之为"方书之祖"，其中所载之方，谓之"经方"。其中，《金匮要略》中对饮证（痰饮、悬饮、溢饮、支饮的统称，下同）以及水气病的病因病机作出了详细地描述并列出了具体的方药。苓桂术甘汤是治疗痰饮病的鼻祖方，笔者通过该则饮证验案的分享，尝试探讨水气病的病机、治则及方药，以体味经方的精妙。

田某，女，49岁，工人，已绝经3月。

初诊：2019年10月，主诉后背部发冷酸困3年，至省三甲医院行血管CTA、颈脊柱核磁检查，均无异常，先后服用活血通络、营养神经药物，未得寸功。后门诊医师诊断其有神经官能症，应用精神类药物，效不佳，症状依旧。后求治中医，予按摩、拔罐、刮痧、艾灸治疗，自感治疗出汗后，后背部发冷酸困感似有所减轻，后症状反复，深以为苦。经人介绍，来诊。望其形体偏胖，面色晦暗而精神萎靡。平素有畏寒倾向，鲜有汗出，追问病史3年前无明显诱因出现后背部发冷，如置冰感，部位集中在两肩胛骨中间偏下如脉枕大小，时有头部昏沉、心烦易怒，纳一般，眠差，二便正常，无口干、口苦，不欲饮，若饮喜温热，舌质淡红，舌体稍大，苔水滑，脉沉。予新制苓桂术甘汤：茯苓15g，茯神15g，白术15g，炒苍术15g，桂枝15g，官桂5g，甘草6g，炙甘草6g。7剂，自煎，早晚温服，日1剂，嘱其畅情志，服药完门诊随诊。

二诊：诉后背部发冷酸困感症状略减，头部昏沉、心烦易怒减轻，眠一般，余如初诊。于初诊方中加制附子（先煎30分钟）12g，7剂，自煎，早晚温服，日1剂。

三诊：诉上药服3剂后，后背部发冷酸困面积缩小，如拳头大小，再服2剂，如鸡蛋大小，又服2剂，后背部发冷酸困感症状基本消失，自觉精神好转，情志较前平和许多，头部昏沉明显减轻，小便量较前增多，欲饮热水，纳食增多，眠安，脉沉较前有力。知药已中的，乘胜追击，一鼓作气，再予二诊方7剂巩固。一月后电话随访，患者一切如常，早已上班矣。

按语："一家有一家的伤寒，一人有一人的仲景"。自《伤寒论》《金匮要略》问世以来，历代医家对其进行批注、释疑的著作浩如烟海，所以欲把其中零碎细节梳理清楚实属不易。加之经方临床家诊病时常有心中了了、辞难达意之感慨，故笔者本着以经解经的原则不揣浅陋，发一隅之见，以期抛砖引玉。

《素问·阴阳应象大论》云："阳化气，阴成形。"阳气不运，气化不行，则痰浊、水饮、瘀血之类有形之邪而生。《金匮要略》素以病机命名，强调机体气化功能失常，气不化水造成水停，根据其泛溢的轻重表浅名称分类繁多，故仲师遂将痰饮和水气病分开论及，还将水气（如"心下有水气""胁下有水气""肠间有水气"等，下同）散布于咳嗽病、消渴小便不利病等各个章节及其条文中，但因其基本病机和治疗大法一也，其关系密切，不可分割，所以可以这样认为，凡是以机体气化功能不利造成的水液停滞、泛溢的疾病统称为水气病。换言之，水气病大的范畴应包括饮证（痰饮、悬饮、溢饮、支饮）、四水（正水、风水、皮水、石水）、黄汗、气分、湿（痉暍湿病篇），即现在所说的有形和无形之水、湿、痰、饮。窃以为，水、湿、痰、饮只是水液停聚的不同程度及状态的不同称呼，而古文中多采用互文手法，强辨之于临床并无裨益。狭义的水气病应包括水气病脉证并治第十四中的四水、黄汗、气分。在此侧重谈及饮证。

《孙子·虚实篇》有云："兵无常势，水无常形。"水饮为病，随气升降，横溢旁流，无处不到，变化多端。就其侵袭部位来看，有"水走肠间，沥沥有声"之痰饮；有"饮后水流在胁下，咳唾引痛"之悬饮；有"饮水流行，归于四肢，当汗出而不汗出，身体疼重"之溢饮；有"咳逆倚息，短气不得卧，其形如肿"之支饮。另外，就其所致症状来看，有上犯清阳而为"冒眩"或"头眩"或"目眩"或"吐涎沫而癫眩"；有水饮射肺而作咳喘（"或咳"或"咳而上气"或"咳逆倚息不得卧"或"不得息"或"喘而不能卧"或"苦喘短气"或"其人喘满"或"少气"）；有津不上承而渴（"烦渴"或"短气而渴"或"汗出而渴"或"渴欲饮水"或"渴而口燥烦"或"微热消渴"）；有上凌于心而成心悸不安（"气上冲胸""心下悸"）；中犯胃气而成痞（"心下逆满"或"心下即痞"或"心下满，微痛"或"心下有痰饮，胸胁支满"或"心下坚"或"心下痞坚"或"心下续坚满"）；下犯二窍而为泻为秘（"或利""其人欲自利""胁下有水气，腹中雷鸣下利者"或"小便不利"）；有外犯肌体、肌肤，"身瞤动，振振欲擗地者"或"身为振振摇者"或

"四肢肿，水气在皮肤中，四肢聂聂动者"。就治疗大法及疗效来看，有"宜利小便"或"当从小便去之"或"腰以下肿，当利小便"或"病痰饮者，当以温药和之"或"小便利则愈"。盖仲师有遵从《素问·至真要大论》中"诸病水液，澄澈清冷，皆属于寒"之旨，而后世所谓"通阳不在温，在于利小便"亦有遵从仲师之意。仲师治水具体方剂有苓桂术甘汤、小青龙汤、五苓散、泽泻汤、苓桂枣甘汤、真武汤、肾气丸、桂枝去桂加茯苓白术汤、苓甘五味剂、小半夏汤、小半夏茯苓汤、诸泻心汤、防己茯苓汤等，"开鬼门，洁净府"之防己黄芪汤、越婢汤、越婢加术汤、大青龙汤等不在此列。然前辈又有云"吴萸、四逆、理中、真武，不可同鼎而烹"，不同的温阳剂有不同的方证，不可妄投，应当如剥丝抽茧，层层递进，否则差之毫厘，谬以千里。水证虽繁，但以经言为指导，以临床为根据，掌握治水大法，则无往而不利也。望其形体及面色（"鼻头色微黑者为水气"），疑有痰饮，据其主症，"夫心下有留饮，其人背寒冷如手大"，以及脉象（沉脉主里，又主水病），脉症合参，痰饮为患已明若观火。仲景有云"病痰饮者，当以温药和之""心下有痰饮，胸胁支满，目眩，苓桂术甘汤主之"，至此方悟该病人头部昏沉之兼症，亦清阳为痰饮之邪所遏所致。治病"必伏其所主，而先其所因"，此理与法丝丝入扣，非丝萝藤缠，迷离复杂也。至此，方药呼之欲出，舍苓桂术甘汤奚为？遂以此方单刀直入，堪当大任。本欲予苓桂术甘汤原方，奈虑患者天癸刚竭，加之久病折磨，畏方小药简，故初诊予新制苓桂术甘汤以期其效。

二诊时，何故未能旗开得胜？是病重药轻还是方不对证？窃思：背为阳之府，饮为阴邪，易袭阳位，易伤阳气，久则阳气亏虚，故恶寒而酸楚。且患者平素有畏寒倾向，故兼夹阳虚无疑，思仲师在阳虚畏寒时加入炮附子似成为定例，如《伤寒论》第304条"少阴病，得之一二日，口中和，其背恶寒者，当灸之，附子汤主之"；第21、22条"太阳病，下之后……若微寒者，桂枝去芍药加附子汤主之"；第68条"发汗，病不解，反恶寒者，虚故也，芍药甘草附子汤主之"；第155条"心下痞，而复恶寒汗出者，附子泻心汤主之"；第20条"太阳病，发汗，遂漏不止……桂枝加附子汤主之"等。故于初诊方中加制附子以温阳。后，果不欺余，饮从小便去，如拨云驱雾，清阳得展而头目清利。阳得温，天空自得晴朗，故背部发冷酸困感亦除。

方义分析：茯苓作用有①补脾渗湿利水；②养心安神；③行肺之治节。所以，茯苓一味而有消阴利水、养心定悸、补脾以固堤坝之全权作用，而为本方之主药。桂枝在本方作用为"益火之源，以消阴翳"，而与茯苓配合相得益彰，亦为本方之主药。苓、桂二药相须相成，相辅相济，缺一不可。假如本方有桂枝而无茯苓，则不能渗利水邪以伐阴气；如果只有茯苓而无桂枝，则不能上补心阳之虚，下不能通阳以行津液。至于本方的白术，可补脾协助茯苓以化水湿；炙甘草用于本方，其用有三：一可合桂枝以辛甘化阳，以襄助温补中阳之力；二可合白术益气健脾，崇土以制水；三可调合诸药，功兼佐使之用。以上药仅四味，配伍精当，加用茯神、炒苍术、肉桂、甘草之品，"同声相应，同气相求"，珠联璧合，相映生辉。诸药合用，大有秋风扫落叶之声势，临床疗效显著。

小陷胸汤治疗常见代谢性疾病临床体会

（河南中医药大学第一附属医院内分泌科　辛珂　冯文帅　冯志海）

近几十年来，我国居民糖尿病、肥胖及高脂血症等代谢相关慢性病的患病率升高趋势明显，代谢相关慢性病在未来仍可能是我国居民的常见疾病。临床常见代谢性疾病多指机体蛋白质、脂肪、碳水化合物等物质发生代谢紊乱的病理状态，是一组复杂的代谢紊乱症候群，临床表现为以胰岛素抵抗为中心的高血糖、高血压、高血脂、高尿酸血症、腹部脂肪堆积或超重等异常。从中医角度来看，这些代谢性疾病多与痰、湿、热密切相关，湿热质、痰湿质在高脂血症、肥胖症、脂肪肝、糖尿病中都占较高比例。我们应用小陷胸汤治疗常见代谢性疾病取得了较好疗效，略有体会，报告如下。

一、小陷胸汤来源、组成、功用

小陷胸汤出自《伤寒论》第138条："小结胸病，正在心下，按之则痛，脉浮滑者，小陷胸汤主之。"原方由黄连一两、半夏半升（洗）、瓜蒌（实大者）一枚组成，以水六升，先煮瓜蒌取三升，去滓，内诸药，煮取一升，去滓，分温三服。原治伤寒表证误下，邪热内陷，痰热结于心下的小结胸病。痰热互结证，治宜清热化痰，宽胸散结，方中瓜蒌甘寒，入肺、心、胃、大肠经，上清肺胃之热而化痰开胸散结，黄连苦寒，入心、肝、胆、胃、大肠经，清泄中焦之热，半夏辛温，入脾、胃经，能化痰浊、降逆气以消胸中之结；黄连、半夏合用，一苦一辛，辛开苦降以除痰热之结；半夏与瓜蒌相伍，瓜蒌之润以制半夏之燥，润燥相得以清热涤痰；三药合用，使痰去热除，结开痛止，为治胸脘痞痛之良剂。临证不仅用于伤寒之小结胸病，只要是证属痰热互结之上焦、中焦病症，把握住其基本病机，均可用此方。

二、小陷胸汤在代谢性疾病的临床应用

（一）2型糖尿病案

案例一　刘某，男，29岁。

初诊：2020 年 6 月 29 日。患者 1 年前因口干渴，发现血糖升高，确诊为 2 型糖尿病，予利拉鲁肽治疗，近期自测空腹血糖：7.3mmol/L，餐后 2 小时血糖：9.8mmol/L，刻下症：体型肥胖，头晕，视物模糊，乏力，四肢困倦，胃脘痞满，口臭，纳眠可，大便黏腻不爽，舌红，苔黄腻，脉弦滑。

中医诊断：消渴，痰热内盛证。

西医诊断：2 型糖尿病。

治则：清热涤痰，健脾理气。

处方：小陷胸汤加味。瓜蒌颗粒15g，黄连颗粒10g，法半夏颗粒9g，连翘颗粒30g，麸炒枳实颗粒15g，炒神曲颗粒30g，肉桂颗粒6g。21 剂，每日 1 剂，分两次冲服。

二诊：2020 年 7 月 17 日。查空腹血糖正常，餐后血糖：9.2mmol/L，四肢困倦、胃脘痞满较前减轻，乏力，口臭明显好转，纳眠可，大便成形，舌红，苔腻微黄，脉弦滑；守方，28 剂，西医治疗停用利拉鲁肽，改为卡格列净片口服。

三诊：2020 年 8 月 28 日。查空腹血糖：6.1mmol/L，餐后血糖：8.5mmol/L，患者仍有胃脘部满闷，余症状皆明显好转，舌红，苔腻脉，弦滑；上方加陈皮，28 剂。后随访患者胃脘部满闷不适改善，嘱患者定期监测血糖，糖尿病饮食，运动减重。

按语：患者平素嗜食肥甘厚味、多食少动，脾土壅滞，脾不能为胃行其津液，水谷精微不能布化，津液停聚而生痰化浊，日久蕴而生热，痰与热结，气机阻滞，故胃脘痞满；热蕴于胃而见口臭；《素问·太阴阳明病篇》云"四肢皆禀气于胃……今脾病不能为胃行其津液，四肢不得禀水谷气"，则见四肢困倦、乏力；水谷精微不能上荣清窍而见头晕、视物模糊；湿热蕴结而见大便黏腻不爽。清代汪昂在《明医指掌》中指出："治痰者必降其火，治火者必顺其气。"本方以小陷胸汤加味，本以黄连清中焦之热，再加连翘加强清热之功并散结；瓜蒌清热化痰宽胸理气，半夏降逆化痰，助瓜蒌消痰散结，散中焦之痰；麸炒枳实行滞消痰，合瓜蒌共散胸中滞气以消痞除满；炒神曲消食化积，健脾助运；佐少量肉桂取其补火助阳之效，既防寒凉太过伤正，又温脾胃以助运化，以解四肢困倦。患者二诊时虽症状减轻，但痰性黏腻，痰热仍在，故守方续服；三诊症状已消大半，但胃脘满闷症状结合舌脉提示痰湿仍未全除，加用陈皮以增强理气健脾之功，中焦热清痰消，升清转输正常则症状自除。

（二）代谢综合征

案例二 乔某，男，47 岁。

初诊：2020 年 7 月 8 日。3 月前患者于某医院体检发现空腹血糖：10.2mmol/L，甘油三酯：5.06mmol/L，口服卡格列净片，血糖控制一般；刻下症：形体肥胖，口干口渴，头身困重，腹胀，纳可，平素喜食荤，睡觉打鼾，泡沫尿，大便正常，舌红，苔黄腻多津，脉滑数。

中医诊断：脾瘅，痰热内蕴证。

西医诊断：代谢综合征。

治则：清热化痰，健脾燥湿。

处方：小陷胸汤加味。瓜蒌颗粒10g，黄连颗粒12g，法半夏颗粒9g，麸炒枳实颗粒10g，茯苓颗粒10g，薏苡仁颗粒15g，麸炒白术颗粒10g，砂仁颗粒6g，北沙参颗粒10g，槟榔颗粒10g。28剂，每日1剂，分两次水冲服。

二诊：2020年8月19日。患者自行停用卡格列净，查空腹血糖：6.5mmol/L，糖化血红蛋白：5.6%，口干口渴明显减轻，头身困重好转，腹胀减轻，小便黄，少量泡沫，舌红，苔黄腻，脉滑数；守方，28剂。另嘱患者继续口服卡格列净。

三诊：2020年9月21日。患者查空腹血糖：6.25mmol/L，口干口渴消失，轻微腹胀，余未诉特殊不适，舌尖红，苔微黄腻多津，脉滑；上方加泽泻颗粒10g，焦山楂颗粒15g，炒神曲颗粒30g，28剂。一月后随访患者临床症状消失，血糖控制良好。

按语：患者平素喜食荤，饮食不节，形体肥胖，脾失健运，痰浊积热内生，水谷精微运化失常而见头身困重、腹胀；脾土壅滞，运化水液失常，津液不能上承于口则见口干口渴。本方以小陷胸汤加味，黄连清中焦之热，瓜蒌清热涤痰宽胸，麸炒枳实行滞消痰，三药合半夏增强化痰之功以消腹胀。茯苓健脾和胃利水渗湿，麸炒白术益气健脾燥湿，二者作为健脾除湿常用对药，合砂仁醒脾化湿行气，槟榔消食行气，四药合用以运脾化湿，脾胃运化功能恢复，则头身困重自消；加北沙参以养阴益胃生津，改善口干口渴。患者的临床表现及舌脉显示其痰湿较重，而热象不甚，二诊时守方继续化痰清热祛湿；待患者三诊时脾胃运化已明显恢复，但湿象未除，加泽泻利水渗湿，焦山楂、炒神曲以健脾行气助运，以巩固疗效，随访患者临床皆除。

（三）高脂血症案

案例三　陈某，男，23岁。

初诊：2021年1月4日。患者半月前于某医院体检发现甘油三酯：4.75mmol/L，尿酸：400umol/L，平素口服非布司他片，彩超提示脂肪肝，既往痛风病史，刻下症：形体肥胖，时觉疲倦乏力，头身困重，脘痞，口渴不欲饮，左足第一趾掌关节疼痛，二便正常。舌红苔黄腻，边有齿痕，脉滑数。

中医诊断：膏浊病，痰热互结证。

西医诊断：①高脂血症；②脂肪肝；③痛风。

治则：清热化痰，健脾化浊。

处方：小陷胸汤加味。黄连颗粒20g，瓜蒌颗粒10g，法半夏10g，连翘颗粒20g，秦艽颗粒10g，泽泻颗粒10g，土茯苓颗粒10g，荷叶颗粒10g，炒神曲颗粒15g，炒麦芽颗粒20g，肉桂颗粒6g。30剂，每日1剂，分两次水冲服。并嘱患者低脂低嘌呤饮食，规律作息，适度运动。

二诊：2021年2月1日。复查甘油三酯：2.75mmol/L，尿酸：323umol/L，疲倦乏力、头身困重好转，脘痞略有减轻，二便正常，舌淡红苔腻微黄，齿痕减轻，脉滑；黄连颗粒改为15g，去秦艽、泽泻，加麸炒枳实10g，28剂，每日1剂，分两次水冲服。

三诊：2021年4月14日。上方随证加减服用两月余，患者复查血脂正常，未诉特殊不适。

按语：仝小林院士认为膏浊来源于饮食，若饮食营养过剩，不能完全被运化，则所生膏浊为病理膏浊，此时膏为体脂，多余之脂肪；浊表现为糖浊、脂浊、尿酸浊等。患者年轻男性，平素饮食不节，工作久坐不动，日久影响脾胃运化，中土壅滞，不化精微，而见脘痞、头身困重；精微堆积，不荣四肢脏腑则时觉疲倦乏力；脾不行津液，则湿邪内生而见口渴不欲饮，津液凝浊，聚湿生痰，痰湿内蕴生热，湿热下注关节而见足趾疼痛。方用小陷胸汤加味，黄连、连翘并用清上中焦之热，瓜蒌清热化痰，半夏降气化痰，二者共奏宽胸消痞之功，秦艽、土茯苓清湿热治痹通，麦芽神曲作为消食化积、健脾和胃的常用对药，助脾土运化，荷叶归脾经以升发清阳，泽泻利水渗湿则湿去脾旺，佐少量肉桂防寒凉伤正，又温脾助运。二诊时患者湿热症状明显减轻，去秦艽、泽泻，减少黄连用量，加用麸炒枳实增强行滞消痰之功，后又根据症状随证加减，患者清阳上升，浊阴下降，膏浊自除。

三、总结

常见的代谢性疾病发病机制复杂且不明晰，中医在治疗代谢性疾病中很好地发挥出了整体观念和辨证论治的优势。《灵枢集注》言："中焦之气，蒸津液化，其精微溢于外则皮肉膏肥，余于内则高脂丰满。"糖尿病、高脂血症、高尿酸血症等代谢性疾病的发生均与脏腑功能失调，津液及水谷精微代谢失常，而生痰、湿、浊有关，其形体肥胖、血糖血脂异常等表现，根源在脾土壅滞。正如《丹溪心法》曰："脾胃虚不能运化水谷而成者为虚痰，脾胃滞湿热酝酿水谷而成者为实痰。"小陷胸汤方小而精，但三药共奏清热化痰、宽胸散结之效，亦可显著改善由脾胃运滞湿热成痰而引起的一系列常见代谢性疾病的临床症状。

《古今录验》续命汤治疗慢性荨麻疹

驻马店市中医院　王沛　吴积华　胡永燕

　　按《古今录验》续命汤为《金匮要略·中风历节病脉证并治第五》中的一个附方，主治气血两虚兼风寒之中风偏枯证。其病位在表，因虚致实，其病机实质主要为营卫郁闭，络虚邪滞（《经方心得》语）。而风寒束表证的瘾疹系体虚外感风寒，与续命汤方证病机契合，根据中医学"异病同治"法则，稍事加减，将治疗中风偏枯证的续命汤用于瘾疹风寒束表证的治疗，取效甚捷。

临床举隅

　　李某，女，40岁，2018年11月3日初诊，起风团瘙痒3年余。3年前一次劳动出汗后偏迎大风，即起风团瘙痒，经治而愈。此后每遇风冷即起风团，尤其入冬后，冷水洗手即发。经中西医多法多方治疗，只能暂时缓解，移时又发。1周前河边洗衣后，风团又起，经服氯雷他定片、赛庚啶片后风团仍时起时消，遂求治于中医。刻诊：全身散在淡红色风团，手、面、颈部外露部位皮损较密，瘙痒难忍。伴畏风、恶寒，小便清长，大便偏稀，舌质淡，苔白，脉浮紧。诊为瘾疹，证属气血两虚，外感风寒。治宜益气养血，祛风散寒，拟《古今录验》续命汤化裁，处方：黄芪30g，当归、干姜、炙甘草各15g，桂枝、麻黄、附片、川芎各6g，杏仁、徐长卿各10g，7剂，日1剂，早晚饭后开水冲服。嘱其忌寒凉及辛辣刺激食物，勿受风。

　　二诊：2018年11月11日。服药后晨起仍有个别风团出现，但瘙痒减轻，大便仍稀，守上方附片加至10g，加炒薏苡仁30g，7剂，服法同前。

　　三诊：2018年11月20日。前后未有新风团出现，瘙痒基本消失，然双手遇凉水后虽有痒感，但风团未起，守上方去麻黄、干姜，附片减为6g，加白术15g，防风6g，7剂服法同前。

　　四诊：2018年11月30日。10天来风团瘙痒未作而告愈，为巩固疗效，守三诊方去杏仁、徐长卿、炒薏苡仁，14剂以善后。1年后随访未复发。

　　按语：加减《古今录验》续命汤中，黄芪益气固表，行滞通痹，为"疮家圣药"，治风佳品。《神农本草经》谓其："主痈疽久败疮，排脓止痛，大风癞疾。"当归补血活血，《景岳全书·本草正》指出："当归，其味甘而重，故专能补血，其气轻而辛，故又能行血，补中有动，行中有补，诚血中之气药，亦血中之圣药也。"黄芪、当归配伍为当归补血汤，重用黄芪补气摄血。炙甘草益气补中，随气药入气，随血药入血，以助芪归益气养血之功。

麻黄、桂枝祛风散寒，《本草纲目》盛赞其功："麻黄遍彻皮毛，故专于发汗而寒而散，桂枝透达营卫，故能解肌而风邪去。"二者相伍，通表透里，调和营卫，疏散风寒，厥功甚伟。杏仁宣肺，助麻桂祛风散寒。此三味实为麻黄汤之组合。

干姜温中散寒，附子温阳祛风，二者为《伤寒论》干姜附子汤，善治阳气虚弱诸证。为祛寒温阳之最佳配伍。

"治风先治血，血行风自灭"，故用川芎活血祛风，张元素谓川芎"上行头目，下行血海"，《本草纲目》称其为"血中气药"。又川芎配当归为《太平惠民和剂局方》芎归散，治妊娠腹痛，二散系四物汤的主要成分，有补血活血祛风之功。

徐长卿为治瘾疹要药。治疗后期为防复发加入健脾益气、祛湿助运的白术和有风药润剂之称的防风。此二味与前述之黄芪同用为玉屏风散，乃补气固表之名方。

诸药合用，系多个经方与附方的巧妙组合，紧扣瘾疹之气血两虚、风寒束表的病机，故疗效显著。

经方治疗皮肤病三例

襄阳市中医医院　李红涛　王晓翠

笔者学习经方数年，逐渐感到经方的魅力，现将临证中运用经方治疗皮肤病的案例介绍如下，供大家参考。

案例一　郑某，女，62岁。

初诊：2020年10月12日。主诉全身散发风团伴瘙痒10余年。10余年前，全身散发风团伴瘙痒，反复发作，历经各种治疗，效不佳，仍反复发作。上周于医院就诊，服用中药后效不佳，且胃脘部不适。既往体健。现症见全身发热，畏热不怕冷，汗出，手足心发热，口干，偶尔喜热饮，大便干、2~3日1次，舌质红，苔薄，脉沉细。

中医诊断：瘾疹病，太阳阳明少阴合病。

西医诊断：慢性荨麻疹。

处方：因患者疑虑，担心再次服用中药引起不适，故暂开3剂。处方：生大黄3g，制附子6g，细辛6g，黄芩10g，蝉蜕6g，吴茱萸6g，生姜12g，黄连3g，肉桂3g，煅牡蛎30g，甘草6g。3剂，水煎服，日2次。

二诊：2020年10月14日。诉风团消失，仅双手微痒，无皮损，大便1日2~3次，发热感明显减轻，口不能食咸，食辛辣食物后头部发热，易受风着凉。处方：生大黄3g，制附子6g，细辛6g，黄芩10g，蝉蜕6g，吴茱萸6g，生姜12g，黄连3g，肉桂3g，煅牡蛎30g，甘草6g，桂枝6g，干姜6g。7剂，水煎服，每日2次。

三诊：2020年10月28日。诉风团未再发作。前几日因天气变冷感双手微痒，头部遇冷两侧疼痛，咳则疑尿出，偶尔饮酒，无汗，舌质淡，苔薄，脉沉细，为求进一步改善症状，遂再次就诊。处方：生大黄3g，制附子6g，细辛6g，黄芩10g，蝉蜕6g，吴茱萸6g，生姜12g，黄连3g，肉桂3g，煅牡蛎30g，甘草6g，桂枝6g，干姜6g，生麻黄6g，熟地黄30g，川芎10g，7剂，水煎服，每日2次。

按语：该患者突出表现为全身发热，畏热不怕冷，汗出，手足心发热，口干，大便干，2~3日一次，舌质红，一派热象，但仔细询问后，患者诉偶尔喜欢喝热水，且不怕水烫，反而觉得舒服，脉沉细，提示此为实寒内结，阳气郁结，符合大黄附子汤证，因其方药太过单薄，故加用吴茱萸汤、交泰丸等合方使用，效果显著，三剂则顽疾除。

案例二　赵某，男，83岁。

初诊：2020年8月26日。主诉右足反复脓疱4月。右小趾末节因"鸡眼"行截断术后，右足反复脓疱，经住院治疗后仍反复发作，遂来就诊。既往有糖尿病、高血压病、中风病史，真菌检测阴性；现症见口干口苦，晨起甚，大便稀溏，小便偶溢出，软食，食后易胀，烦躁，唾液多，双下肢浮肿，舌质稍红，苔水滑稍腻，脉沉细滑。

中医诊断：涡疮，少阳太阴合病。

西医诊断：掌跖脓疱病。

处方：柴胡10g，黄芩10g，桂枝6g，干姜3g，天花粉10g，煅牡蛎30g，吴茱萸6g，生姜15g，大枣10g，党参10g，生麻黄6g，甘草6g，茯苓20g，滑石20g，苍术10g。7剂，水煎服，每日两次。卤米松乳膏外用。

二诊：2020年9月2日。诉右足水疱明显减轻，脱屑明显，口干口苦消失，双下肢浮肿不显，唾液较多，舌质暗红，苔薄黄，脉沉细。处方：前方加忍冬藤30g。7剂，水煎服，每日两次。尿素软膏外用。

三诊：2020年9月9日。诉右足仅数个水疱，无明显不适，唾液不显，大便日2次，纳可寐安，舌质暗红，苔水滑，脉沉细。处方：桂枝6g，茯苓10g，白术6g，泽泻30g，吴茱萸6g，生姜15g，大枣10g，党参10g，滑石20g，细辛6g，忍冬藤30g，黄芪30g，丹参30g，赤芍10g，雷公藤10g。7剂，水煎服，每日两次。

四诊：2020年9月16日，诉皮损消失，下肢水肿不显，偶牙龈疼痛，血压不稳定，大便成形日两次，舌稍红苔稍滑微黄，脉沉细。处方：上方加甘草12g。7剂，水煎服，每日两次。

2020年10月25因其他原因就诊，诉未再复发。嘱续观。

按语：该病例首诊出现口干口苦，晨起尤甚，大便溏，胃脘胀满，苔水滑稍腻，脉沉细滑，符合少阳太阴合病之柴胡桂枝干姜汤证，更趋向太阴，故加用吴茱萸汤等，二诊之后少阳诸症消失，唯剩太阴水湿之患，以苓桂术甘汤为主加减，14剂后诸症消除。

案例三　田某，男，18岁。

初诊：2020年5月25日。主诉胆碱能性荨麻疹10余年。常在冬季加重，无汗出，偶有烦躁，遇热及运动、饮热食后全身散在瘙痒，针刺样疼痛，无口干口苦，不呕，舌质红，苔薄，脉沉细。既往素体瘦弱，无特殊疾病。

中医诊断：瘾疹，太阳阳明太阴合病。

西医诊断：胆碱能性荨麻疹。

处方：麻黄15g，桂枝6g，苦杏仁15g，甘草6g，生石膏50g，生姜6g，大枣10g，蝉蜕6g，僵蚕10g，细辛6g，水煎服，5剂，每日两次。

二诊：2020年5月30日。诉症状无明显缓解，感皮肤疼痛明显，仍无汗出，舌质红，苔薄，脉沉细。处方：麻黄15g，苦杏仁15g，甘草6g，生石膏50g，生姜6g，大枣10g，蝉蜕6g，僵蚕10g，细辛6g，煅牡蛎30g，太子参10g，黄芪30g，当归10g。水煎服，3剂，每日两次。嘱不能大汗出。

三诊：2020年6月2日。诉症状好转，运动后会适量出汗，热饮、运动后疼痛明显好转，无皮损出现。舌质稍红，苔薄白，脉沉细。处方：麻黄15g，苦杏仁15g，甘草6g，生石膏50g，生姜6g，大枣10g，蝉蜕6g，僵蚕10g，细辛6g，煅牡蛎30g，太子参10g，黄芪50g，当归10g，麦冬10g，五味子10g。水煎服，3剂，每日两次。

四诊：2020年6月7日。诉症状明显好转，偶有燥热感觉及皮肤微痛感，舌质红，苔腻有瘀点，脉沉细数。处方：桂枝10g，甘草6g，生石膏50g，生姜6g，蝉蜕6g，僵蚕10g，太子参10g，黄芪50g，当归10g，五味子10g，丹参30g。水煎服，3剂，每日两次。

五诊：2020年6月9日。诉症状消失，无明显不适，舌质红，苔腻有瘀点，脉沉细数，续方7剂，随访2月未见复发。

按语：本患者首诊见无汗出而烦躁，以大青龙汤加减治疗，但忽视了患者体质素弱，脉沉细，导致汗出无源，全身刺疼加重，犯了"虚虚实实"之戒。二诊即加用黄芪当归补血，则汗出邪退，后期加强扶正，经21剂治疗则功成病退。

浅析奔豚汤在皮肤病中的运用

河南中医药大学第六附属医院皮肤科　刘天骥

河南省汝南县中医院　魏贺峰

奔豚汤出自《金匮要略·奔豚气病脉证并治第八》第二条："奔豚气上冲胸，腹痛，往来寒热，奔豚汤主之。"奔豚，又名贲豚、奔豚气，曰肾之积。王晋三云："贲，与『愤』同，俗称奔豚，尾后窍；又，小豕也。病从腹中气攻于上，一如江豕之臀愤起而攻也。"故名"奔豚汤"。本方组成：甘草、川芎、当归各二两，半夏四两，黄芩二两，生葛根五两，芍药二两，生姜四两，甘李根白皮一升。功效清热降逆，和血调肝。主治肝郁化热之奔豚证。笔者临床中紧紧抓住本方肝郁化热、气血上冲之病机，古方今用，灵活运用于皮肤病的治疗当中，取得满意疗效。

一、面部激素依赖性皮炎案

张某，女，36 岁。2018 年 4 月 6 日初诊。述其面部红斑丘疹瘙痒，反复发作两年余。两年前面部起红色丘疹伴瘙痒，使用氟轻松软膏后皮损消失，此后面部时时起红色丘疹，每次起后即涂上述药膏，病情很快痊愈。因多次起病，反复涂药膏约半年，最初涂后即效，以后疗效稍减，最后再涂无效。经当地医院诊为激素依赖性皮炎，经中西药多方多法治疗，收效甚微。刻诊：面部红斑丘疹，瘙痒，烘热，似向上冒火样感觉，急躁易怒，越急越痒，小便短赤，大便偏干，一日一行。舌质红，苔薄黄，脉弦数。证属肝郁化火，横逆犯胃，肝胃郁热，循经上冲于面。治宜疏肝气、清胃热、平冲逆。予奔豚汤加味：当归 12g，川芎 12g，赤芍 12g，甘草 12g，黄芩 12g，葛根 30g，生姜 15g，半夏 9g，桑白皮 12g，地骨皮 12g，酒大黄 6g。7 剂，水煎服，每日 1 剂。同时用吴茱萸 6g 研细末，陈醋调糊贴于涌泉穴，夜贴早去，连用 7 天。面部用生地黄调糊外涂。

二诊：2018 年 4 月 14 日。药后二便正常，面部烘热感消失，仍色红瘙痒，上方去酒大黄加白鲜皮 12g，7 剂，外用贴药同前。

三诊：2018年4月23日。药后红斑丘疹大部分消退，瘙痒减轻。外涂药停用。守方加枳壳12g，凌霄花10g，生地黄20g。至5月30日共服药48剂，面部红斑丘疹、瘙痒全消而告愈。一年后随访未复发。

按语：面部激素依赖性皮炎，是长期应用激素类药膏所形成的反复出现皮肤潮红、丘疹、萎缩变薄、毛细血管扩张、脱屑痤疮样及酒渣鼻样皮疹等，伴灼热、疼痛、干燥、紧绷感的皮肤病，属中医学"中药毒"范畴。盖激素类药物药性类于辛燥、甘温之品，误用日久乃助阳化热，积久灼阴。药毒之热侵犯面部皮肤，根据个体差异可形成多种证候。本例患者平素性情急躁易怒，肝郁化火，面属阳明胃，药毒蕴结面部，胃热熏蒸肌肤，肝经之气、阳明之热，肝胃郁热化火，火性炎上，故面部皮疹色红、瘙痒、灼热等。

奔豚汤见于《金匮要略·奔豚气病脉证治第八》，其方证病机为肝气不舒，气郁化火，气上冲胸。而激素依赖性皮炎也是肝胃郁火，循经上蒸于面，与奔豚汤方证病机相同，根据中医学"同病异治"法则，稍事加减，把治疗奔豚气的奔豚汤用于激素依赖性皮炎的治疗而收效甚佳。

奔豚汤中甘李根白皮缺货，用桑白皮代之，桑白皮性寒降逆，以皮走皮，除肌肤邪热。《药品化义》云："桑白皮，散热……。以此治皮里膜外水气浮肿及肌肤邪热，浮风燥痒，悉能去之。"半夏、生姜为《金匮要略·痰饮咳嗽病脉证并治第十二》中的小半夏汤方，主治支饮呕吐证。呕吐为胃气上逆所致，故其功能为散饮降逆，上三味同用其降逆之力大增。前贤有云："欲降先升。"葛根既能清透邪热，又能升发清阳，使清阳升而浊阴降。还能入阳明而清胃热。肝气上冲急迫，用甘草以甘缓急。肝为藏血之脏，气郁则血瘀，故用川芎、当归、赤芍补血活血，三药又为调血主方四物汤的主要组成部分。肝胃郁热熏于面，故用黄芩清上焦之热。加地骨皮清气分热，酒大黄清头面热又化瘀，凌霄花清血中伏火而止瘙痒，生地黄滋阴清热凉血，去头面之火，又润泽皮肤，内服外用皆效。《本经逢原》云："干地黄，内专凉血滋阴，外润皮肤荣泽。"故后期皮肤脱屑加用生地黄。诸药熔下气降逆、清热滋阴凉血化瘀之药于一炉，紧扣激素依赖性皮炎的病机，故疗效可靠。清·徐灵胎云："外治可补内服汤药之不足。"用吴茱萸贴涌泉穴引热下行。正如《本草纲目》云："茱萸，其性虽热，而能引火下行。"如此，内外合治，疗效倍增，3年顽疾，月余收功。

二、面部过敏性皮炎案

赵某，女，26岁，2018年3月9日初诊。述其面部红丘疹、渗液、瘙痒月余。

1 月前因换用化妆品后引起面部红丘疹、瘙痒，经当地医院诊为过敏性皮炎，治疗（用药不详）后痊愈。后因失恋而彻夜不眠，引起面部皮炎复发。经用西药无效，遂来求治。刻诊：面部散在红丘疹、瘙痒，部分渗液，伴口苦口干，急躁易怒，小便短赤，舌质红，苔薄黄，脉弦数。诊为风毒肿。证属秉性不耐，外邪入侵（化妆品过敏视为外邪），加之情志所伤，推波助澜，使病情复发而加重。治宜平肝祛风，除湿止痒。予奔豚汤化裁：当归 15g，川芎 6g，赤芍 15g，白芍 15g，甘草 6g，黄芩 10g，葛根 30g，桑白皮 15g，白鲜皮 15g，钩藤 10g，刺蒺藜 10g。7 剂（免煎颗粒），开水冲泡，每日 2 次温服。外用苦参、甘草各 60g 湿敷，每日 3 次。嘱忌食辛辣食物，保持心情舒畅。

二诊：2018 年 3 月 16 日。渗液减少，部分红丘疹消失，瘙痒减轻。守方守法继用。

三诊：2018 年 3 月 25 日。红丘疹全部消退，留有色素沉着斑，瘙痒消失，渗液处结黄痂。上方去钩藤、刺蒺藜、白鲜皮、黄芩，加生地 20g、丹参 15g、凌霄花 10g 以滋阴润肤，活血消斑。

半年后因他病来诊，皮损未复发，肤色正常。

按语：面部过敏性皮炎，属中医学"风毒肿"范畴，风为阳邪，轻扬开泄，易袭阳位，化妆品过敏视为风邪，风常夹湿夹热侵入肌表。本例患者又加之情志所伤，内风外风合邪而侵入面部，故出现红丘疹、瘙痒、渗液等皮损；急躁易怒，脉弦数等为肝郁化火，火借风势，风助火威而使病情复发加重。究其病机肝郁化火为病之本，而风邪外侵乃病之标。奔豚汤方证病机为肝气不舒，郁而化火。两者病机契合，针对病机，把治疗奔豚气的奔豚汤稍事加减，而用于风毒肿（面部皮炎）的治疗，取效甚捷。

针对上述病机，予平肝息风、除湿止痒之法加减，奔豚汤中钩藤、刺蒺藜、白芍平肝息风；"治风先治血，血行风自灭"，故用当归、川芎、赤芍、丹参、凌霄花活血祛风；皮损渗液为湿邪蕴肤，故用桑白皮、白鲜皮，以皮走皮，除湿止痒；"郁遏之处，必有优阻"，黄芩清热除湿，葛根清热宣透，引邪外出；甘草既清热解毒，又调合诸药。诸药合用，使肝风得息，湿邪得除，郁热得透，紧扣病机而疗效显著。

又外用苦参、甘草，取《金匮要略》苦参汤，祛湿止痒；甘草外用对皮损红热者效佳。《疮疡外用本草》指出："甘草煎汤外洗治皮肤突然发红及湿疹等。"如此，内外兼治，标本同疗，经方活用，其功彰显。

三、面部痤疮案

李某，女，28 岁，未婚，2018 年 6 月 9 日初诊。述其面部红丘疹、小脓疱反复发作 2 年余。2 年前因嗜食辣椒、鱼虾等刺激性食物，面部出现红丘疹及部分小脓疱，服西药消炎及清热解毒中药而时轻时重，终未痊愈。近日因食鱼虾和熬夜，致面部皮损加重。刻诊：面部红丘疹、小脓疱、个别结节，以左颊部和口周较多，平素急躁易怒，每次月经前乳房胀痛，皮损增多，经后渐消。舌质红，苔薄黄，脉弦细稍数。诊为粉刺。证属肝郁化火，肾阴亏虚，冲任不调。治宜疏肝郁、滋肾阴、调冲任。予奔豚汤化裁：当归 15g，川芎 6g，赤芍 15g，甘草 6g，黄芩 10g，葛根 10g，桑白皮 10g，柴胡 15g，丹参 15g，旱莲草 15g，淫羊藿 10g。7 剂，每日 1 剂。外用重楼，开水调涂，每日一次。

二诊：2018 年 6 月 16 日。药后部分丘疹色变暗，小脓疱干枯，守方守法继用。

三诊：2018 年 6 月 25 日。药后丘疹、小脓疱消失过半，结节缩小，守上方去桑白皮、黄芩，加凌霄花 10g、红花 6g。外用三七调涂。至 2018 年 8 月 12 日，共服 56 剂，皮损全消而告愈。

一年后随访未复发。

按语：女子常多疑善愁，易肝郁化火，加之饮食不节，湿热内生，湿热火毒蕴结面部肌肤致生粉刺，又热毒伤阴致肾阴不足。冲任失调而致月经紊乱，经前乳房胀痛，皮疹加重。细究之，肝郁化火为本病主要病机，与奔豚汤方证病机相同，故可针对病机加减药味，用于冲任失调之粉刺的治疗。

再从方药功效来佐证加减奔豚汤治疗面部粉刺的应用，方中柴胡疏肝解郁，黄芩清上焦之热，此寓小柴胡汤意；当归、川芎、赤芍含四物汤成分；面属阳明胃，肺主皮毛，葛根为阳明药而清热透邪，桑白皮清肺热以消粉刺；丹参、旱莲草、淫羊藿凉血消疮，调冲任，甘草清热解毒又和百药。诸药共奏疏肝清热、解毒疗疮、调理冲任之功，紧扣冲任失调证的病机，又外用重楼、三七两味药，重楼为消痈肿之要药，三七为活血消斑佳品，外用药直达病所，以助内服药之力。此内外合治，巧用经方，精选药物，以愈顽疾。由是观之，"经方钤百病，古人不我欺也"。

经方治疗皮肤病验案四则

河南中医药大学第一附属医院皮肤科　宋群先

经方是中医经典方的略称，是指汉代以前的经典医药著作中记载的方剂，以张仲景的《伤寒杂病论》和《金匮要略》的方剂为代表。经方是古代劳动人民与疾病斗争的经验结晶，书中方剂用药经典，配伍严谨，疗效显著。笔者从医20余年，临床常用经方治疗皮肤病，每获良效，现选其四则，介绍如下。

一、血府逐瘀汤合桂枝茯苓丸加减治疗斑秃案

初诊：尚某，女，13岁6月，2021年3月6日初诊。

3年前，患者父母离婚后，长期情志抑郁，逐渐出现头发成片脱落，初起时，两鬓角及前额较明显，后日渐加重，头部广泛脱发，曾于其他医院就诊，口服激素类药物治疗（具体用药不详），服药后无明显效果，现为求进一步治疗，遂至我院门诊，现症见神志清，烦躁易怒，失眠多梦，脱发，行经腹痛，月经量少，色暗，有少量血块，经期3~5天，饮食一般，二便常。查体：头部散在多处不规则脱发，最大块见于右侧颞部，约6cm×4cm，其内未见毛发生长，其余头部上附着少量绒毛，头顶部见少量黑发，质地软，舌质暗，苔薄白，脉沉。

中医诊断：油风，气滞血瘀证。

西医诊断：斑秃。

治法：理气活血化瘀。

处方：血府逐瘀汤合桂枝茯苓丸加减。

方药：炒桃仁10g，红花10g，当归10g，生地15g，川牛膝10g，川芎10g，桔梗10g，赤芍15g，甘草10g，北柴胡10g，桂枝10g，茯苓15g，牡丹皮10g，炒黑芝麻10g，灵芝10，共14剂，水冲服，每日2次，早晚分服。

二诊：半月后复诊，患者右侧额颞部头发明显增多，有少量绒毛长出，变黑，行经期腹痛减轻，月经量较前一次增多，颜色变红，仍诉饮食欠佳，情绪较上次就诊稍好转，睡眠可。查体：舌质暗，苔薄，脉沉。嘱原方加白芍15g，黄芪10g，山

药 30g，炒神曲 15g，炒麦芽 10g，共 14 剂，水冲服，每日 2 次，早晚分服。

三诊：用药 1 月，头发全部长出，且浓密有光泽。随访 2 月，无复发。

按语："发为血之余"，气血不通，血行瘀阻，瘀血未除，新血难生，精血不荣毛囊故见脱发。"气行则血行，气滞则血瘀"，气血不通，不通则痛，故见经行腹痛、色暗、有血块、舌质暗等；脱发日久不愈，患者长期心情郁结，致肝气不畅，气机不能通调，反复形成恶性循环。血府逐瘀汤出自清代王清任的《医林改错》，主要有活血化瘀、行气止痛的功效，主治胸中血瘀、胸痛、头痛、痛如针刺，日久不愈。该方的配伍特点有三：行气与活血配伍，既行血分瘀滞，又解气分郁结，活血与养血配伍，使活血不伤正，行气不伤阴；升降兼顾，上能升达清阳，下能降泄下行，使气血调和。方中赤芍、川芎活血化瘀，牛膝长于祛瘀通脉，引血下行，使得脉络通畅，经血自然下行，生地、当归养血润燥，使祛瘀而不伤正；柴胡疏肝解郁，调畅气机；桂枝茯苓丸出自《金匮要略》，具有活血化瘀消癥的作用，方中赤芍与牡丹皮合用活血清热，防止瘀而化热；白芍养阴血，避免攻伐药太过而伤血；桂枝、茯苓直入血分，和血化瘀；炒黑芝麻与灵芝滋补肾体，使头发乌黑；气为血之帅，脾为气血生化之源，为后天之本，是头发生长的物质基础，故复诊时，在原方基础上加黄芪益气健脾，在化瘀的基础上推动血液运行；患者饮食欠佳，加山药、炒神曲、炒麦芽健脾消食、开胃；为头发的生长提供营养，再合甘草调和药性；如《医林改错》中所诉"皮肉内外血瘀阻塞血络，新血不能养发固发脱落"，行气逐瘀，佐以益气养血，使瘀血消散，血络通畅，发得血养，故脱发自愈。

二、麻杏石甘汤治疗痤疮案

初诊：席某，女，20 岁，以"面部红斑丘疹 1 月余"为主诉于 2021 年 01 月 20 日初诊。患者 1 月前面部出现丘疹、粉刺，色红，局部有丘疱疹、囊肿，时有疼痛，以前额部为甚，纳眠尚可，大便干，小便正常。舌黄，苔厚腻，脉细数。专科情况：面部密集丘疹、粉刺，色红，局部有丘疱疹、囊肿，时有疼痛，以前额部为甚。

中医诊断：粉刺，肺胃湿热证。

西医诊断：痤疮。

治法：清热散邪，解毒除湿。

处方：麻杏石甘汤加减。

方药：麻黄 10g，炒苦杏仁 15g，生石膏 30g，甘草 5g，炒栀子 15g，黄柏 10g，连翘 30g，桑白皮 10g，蜜枇杷叶 10g，丹参 30g。

二诊：2021 年 1 月 29 日，用上方 1 周，患者面部红斑丘疹基本消退，无囊肿及结节，大便干，舌黄，苔厚腻，脉滑。在前方基础上加茵陈、栀子、大黄以清热利湿，麻黄10g，炒苦杏仁15g，生石膏30g，甘草5g，炒栀子15g，黄柏10g，连翘30g，桑白皮10g，蜜枇杷叶10g，丹参30g，茵陈15g，大黄5g，7剂，水煎服。

三诊：用药2周，患者面部丘疹、囊肿消退，二便正常，临床治愈。

按语：痤疮好发于颜面部，临床以面部的丘疹、结节、囊肿、脓液为特征。本病西医学认为是由于体内雄激素多，皮脂腺分泌旺盛，毛囊口堵塞，加上痤疮杆菌感染而致本病。中医学认为患者素体阳热偏胜，肺经郁热，复受风邪，熏蒸面部而发；或过食辛辣肥甘厚味，以致肠胃湿热蕴结，上蒸颜面而致。患者痤疮以额头部为甚，伴丘疱疹、囊肿，疼痛，舌红，苔黄腻，大便干，为一派阳明内热，太阴肺热之像，当投以麻杏石甘汤。方中麻黄辛微苦、温，归肺、膀胱经，可开皮肤腠理以散邪，配伍大量石膏，以清胃热，麻黄得石膏之凉则宣透而不助热，石膏有麻黄之助便无寒凝凉遏之弊，寒热并用，各取所长，共奏散结开郁之功。苦杏仁宣通肺气，"治上焦如羽，非轻不举"，桑白皮、枇杷叶，质地轻扬，入肺经，可以清宣肺热，栀子、黄柏、连翘清热解毒，助石膏清肺胃之热，茵陈以清热利湿，丹参以活血化瘀。肺和大肠相表里，皮肤病的热证往往伴有大便干结，加大黄以泻热通便，使邪从大便而出。整方开肺郁，散表邪，荡涤胃肠湿热，表里双解，上下同治，阴平阳秘，气血通调，则痤疮即愈。

三、桂枝茯苓丸和桃核承气汤治疗经期躁狂症和黑眼圈案

初诊：张某，女，21岁，以"间歇性精神失常和黑眼圈1年余，加重2月"为主诉于2020年12月5日初诊。患者1年前突然精神失常，胡言乱语，目不识人，奔走乱跑，到河南省某医院就诊，诊断不明，给予抗精神病西药治疗，用药后患者神智逐渐恢复正常，但目光呆滞，反应迟钝，行动缓慢，形体肥胖，与患病前判若两人，坚持用药1年，2020年5月因疫情影响，不能到医院复诊，自行停药。停药4月，病情复发，表现为经期精神失常，胡言乱语，躁狂骂人，哭笑无常，奔走乱跑，如见鬼状，神智尚清，呼之能应，昼轻夜重，伴面色晦暗，两眼圈发黑，少腹疼痛，月经量少，经色晦暗，有血块，大小便正常，失眠多梦，饮食一般，舌质暗，脉涩。既往有药物流产史。

中医诊断：下焦蓄血证，鳌黑斑，血瘀证。

西医诊断：①经期躁狂症；②黑眼圈。

处方：桂枝茯苓丸和桃核承气汤加减。药物组成：桂枝10g，茯苓15g，牡丹皮15g，赤芍15g，桃仁12g，大黄12g，芒硝6g，龙骨30g，牡蛎30g，柴胡10g，珍珠

母 30g，甘草 10g，炒麦芽 15g，朱砂 2g。服药方法：每日 1 剂，水煎服。

二诊：月经前 1 周开始服药，服至经期结束。服药 14 副后，患者月经期间精神正常，未再犯病，腹痛减轻，月经量较前增多，血块减少。

三诊：第二个月，上方去芒硝，加川芎 10g 再服药两周，患者面色红润，黑眼圈消失，腹痛消失，月经正常，反应灵活，体重逐渐下降，恢复正常，临床治愈，随访半年无复发。

体会：患者精神失常，每于经期犯病，伴面色晦暗，两眼圈发黑，少腹疼痛，月经量少，经色晦暗，有血块，大小便正常，失眠多梦，饮食一般，舌质暗，脉涩。辨证为下焦蓄血，上扰心神，选方桂枝茯苓丸和桃核承气汤加减。桃核承气汤是治疗下焦蓄血证的经方，方中桃仁苦甘平，活血破瘀，大黄苦寒，下瘀泄热，二者合用，瘀热并治。芒硝咸苦寒，泄热软坚，助大黄下瘀泄热。桂枝茯苓丸活血化瘀消癥瘕，用来治疗月经不调，经色暗紫，血块，方中牡丹皮、赤芍凉血活血，助桃仁活血化瘀，桂枝辛甘温，通行血脉，既助桃仁活血化瘀，又防芒硝、大黄寒凉凝血，患者失眠多梦，瘀热扰乱心神，加龙骨、牡蛎镇静安神。取桂枝加龙骨牡蛎汤之意。诸药合用，在下荡涤瘀热，在上镇静安神，药到病除，效如桴鼓。

三、桂枝汤和玉屏风散加减治疗慢性荨麻疹案

初诊：张某，女，20 岁，以"全身起红色风团伴瘙痒 3 年余"为主诉于 2005 年 11 月 2 日初诊。患者于 3 年前无明显诱因全身出现红色风团，自觉剧烈瘙痒，每遇夜晚或晨起，阴雨天或接触凉水、吹空调后加重，到多家医院就诊，按荨麻疹给予扑尔敏片、咪唑斯汀片、西替利嗪片、泼尼松等多种药物治疗，效果不佳，反复发作，故前来就诊。症见全身反复出现淡红色风团，夜间和晨起加重，遇阴雨天和凉水后加重，伴四肢倦怠，面色不华，纳呆，二便可，舌质淡，边有齿痕，苔白，脉沉细无力。专科检查：全身出现红色风团，风团会在 24 小时内消退，消退后不留任何痕迹。皮肤划痕症阳性。

中医诊断：瘾疹，肺卫不固、风寒外侵证。

西医诊断：慢性荨麻疹。

治法：益气固表，调和营卫，祛风散寒止痒。

处方：桂枝汤和玉屏风散加减。药物组成：桂枝 10g，芍药 10g，生姜 3 片，黄芪 30g，白术 10g，防风 10g，徐长卿 30g，威灵仙 10g，地肤子 15g，生龙骨 30g，生牡蛎 30g，甘草 10g，大枣 5 枚。水煎服，每日 1 剂。

二诊：服药 5 剂，风团消退，瘙痒消失。随访 2 月，未复发。

按语：荨麻疹是由皮肤黏膜小血管扩张及渗透性增加而引起的一种局限性、一过性水肿反应，属变态反应型疾病，按病程长短分为急性荨麻疹和慢性荨麻疹。急性荨麻疹口服抗组胺药，大多数患者1周左右病情痊愈；慢性荨麻疹病因复杂，病情比较顽固，口服多种抗组胺药，效果不佳。荨麻疹属中医学"瘾疹"的范畴。本例患者病久体虚，肺脾两虚，卫表不固，风寒乘虚侵入，致营卫不和而致本病。治以玉屏风散益气固表，桂枝汤调和营卫，祛风散寒止痒，诸药相伍，益气固表，调和营卫，阴阳调和，药到病除。

经方辨治腹痛管窥仲景用芍思路

新密市中医院心病二科　王通

河南中医药大学第一附属医院心脏中心主任医师　朱明军

仲景之作自问世以来就被历代医家视为圭臬，盖因其方精药少，源于临床又用之临床而屡试屡效。仲师的《伤寒论》立方112首，用药93味，用之频率较多的除桂枝、炙甘草、大枣外，当首推芍药，《伤寒论》《金匮要略》中运用芍药的方剂将近有60首（重复方除外）。芍药性味苦酸微寒，随着不同的配伍，在临床上起到不同的效用。正如徐灵胎所云："一药有一药之性情功效……然一药不止一方用之，他方用之亦效，何也？盖药之功用不止一端，在此方取此长，在彼方取彼长，真知其功效之确，能曲中病情而得其力。"仲师如善相良驹之伯乐，深谙芍药个性，知己知彼，后派其至不同的用场，机圆法活，故百战不殆，其功甚伟。笔者不揣肤浅，主张回归仲师原意，用仲师思想诠释经方内涵，以期在原著中探求经方的用药思路而指导临床。

腹痛案

王某，女，34岁，已婚，中学教师。

初诊：2020年6月24日初诊，诉右下腹胀满、隐痛半月余，未见发热，在当地医院行彩超检查结果示：胆囊壁毛糙，腹腔肠管扩张，肠腔积液。诊断为慢性阑尾炎，予头孢克洛分散片、奥硝唑片抗感染治疗，1周后上述不适症状无缓解，医生建议行阑尾切除术，又云术后上述症状可能仍会存在。故来求诊。刻下症：患者面色稍暗，体形消瘦，精神可。问诊：现主诉右下腹胀满、隐痛，平素喜卧少动，饮食不规律，无明显畏寒畏热倾向，月经稍提前，色、质、量正常，最近一次月经在半月前。腹胀、腹痛与饮食无明显关系，以手按之痛感明显，无肿块，纳食不多，眠差，不欲饮，时有心烦易怒，大便黏滞不爽，常有解不尽感，小便色黄，苔黄厚腻，舌质似略透红色，脉弦滑。中医诊断：肠痈（湿热蕴结），西医诊断：慢性阑尾炎。中医治则：泻热破瘀，通腑止痛。方予大黄牡丹汤加味。药物组成：生大黄

12g（后下），牡丹皮 15g，炒桃仁 10g，冬瓜子 30g，芒硝 10g（溶服），厚朴 10g，败酱草 30g，生薏米 30g，生姜 5 片（切）。7 剂，自煎，早晚温服，每日 1 剂。嘱其清淡规律饮食，畅情志，嘱其若药后出现腹痛加剧、腹泻、解下果冻样便均属正常反应。

二诊：患者诉服第一煎药约 1 小时后出现腹泻，大便质稀，色黄，之后每日大便 3~4 次，泻后腹胀、腹痛稍减轻。停药后大便次数减少，舌质红，中有芒刺，苔薄少，余同初诊。知湿浊已去，药已中的，继予大黄牡丹汤合当归芍药散加减。药物组成：生大黄 10g，牡丹皮 20g，炒桃仁 10g，冬瓜子 30g，当归 15g，生白芍 60g，酒川芎 10g，茯苓 30g，生白术 60g，泽泻 30g。7 剂，自煎，早晚温服，每日 1 剂。医嘱同初诊。

三诊：患者诉腹胀、腹痛症状消失，知饥，纳食较前增多，眠可，大便通畅，日 2 次，成形，无解不尽感，舌质淡红，苔薄白。继守上方，予 15 剂，自煎，早晚温服，日 1 剂。嘱其服药完后复查彩超较前对比。

随访：20 天后，患者复查彩超结果：右下腹肠管未见扩张，肠腔无积液。遂告病愈，停药。3 月后电话随访，诉体重增加 20 斤，无不适。

按：初诊中，依据患者右下腹胀满、隐痛之主症及二便、纳眠、舌脉象，联系《金匮要略·疮痈肠痈浸淫病脉证并治第十八》中的条文"肠痈者，少腹肿痞，按之即痛如淋，小便自调，时时发热，自汗出，复恶寒，其脉迟紧者，脓未成，可下之，当有血。脉洪数者，脓已成，不可下也。大黄牡丹汤主之"，故诊断肠痈（湿热蕴结），遵仲师法，予大黄牡丹汤，大黄后下，芒硝溶服，加败酱草、生薏米以增强散瘀排脓之力。以期瘀滞去，腑气通，通则不痛。

二诊中，询之知，患者大便次数增多，舌苔由黄厚腻变为薄少，见体内积滞已去，腑气已通，腹痛减轻，宜乘胜逐之，以免死灰复燃，故以止痛为要。虑患者大便质稀，知不可过度攻伐以免损伤胃气。一者，在大黄牡丹汤中去芒硝，大黄不必后下，减缓其攻下之力而专清内热。再者，合当归芍药散通补结合，该方中重用生白术、生白芍皆有缓泻作用，且白芍兼缓急止痛，而当归、川芎补血行滞，茯苓、泽泻健脾安中。该方寓通于补，使气血流通而痛止。

三诊及后随访中，患者腹痛症状消失及检查结果正常尚在意料之中，但其纳食渐佳，体重增加实出乎意料，盖中阳渐复，脾运得健使然。

又：仲师在其著作中共两次提到当归芍药散，分别是《金匮要略·妇人妊娠病脉证并治第二十》"妇人怀妊，腹中㽲痛，当归芍药散主之"和《金匮要略·妇人杂病脉证并治第二十二》"妇人腹中诸疾痛，当归芍药散主之"。上述医案中应用之甚为合拍，故取效甚捷。笔者回顾分析，该患者免遭刀刃之苦，首功非芍药莫属。《神农本草经》中载芍药功效为"主邪气腹痛，治血痹，破坚积，寒热疝瘕，止痛，利小便"，仲师在制芍药方时对此或有借鉴而又有所发挥，而后世之芍药方却无出仲师之右者，具体如下：

一、缓挛急止痛：多单用或与甘草伍用

《现代汉方医学大观》中关于"芍药甘草汤"的药理实验结论是：对横纹肌、平滑肌的挛急有效，不仅对在表的躯体和四肢的平滑肌，就是对深在的平滑肌性的脏器，如胃、肠、输卵管、子宫、膀胱、尿道或血管等也能缓解挛急，制止其疼痛。芍药为治挛痛之首选药，从仲师诸方中不难看出端倪。

（一）治脚挛急

"伤寒脉浮……脚挛急……若厥愈足温者，更作芍药甘草汤与之，其脚即伸。"

（二）治气管痉挛之咳喘

"伤寒表不解，心下有水气……或喘者，小青龙汤主之""肺胀，咳而上气…小青龙加石膏汤主之""咳而上气，喉中水鸡声，射干麻黄汤主之。"

（三）治胃肠道挛痛

"伤寒，阳脉涩，阴脉弦，法当腹中急痛，先与小建中汤""虚劳里急……腹中痛……四肢酸疼……小建中汤主之""妇人腹中痛，小建中汤主之""按之心下满痛者，此为实也，当下之，宜大柴胡汤""本太阳病……因而腹满时痛者……桂枝加芍药汤主之，大实痛者，桂枝加大黄汤主之""服桂枝汤……心下满，微痛……桂枝去桂加茯苓白术汤主之""奔豚气上冲胸，腹痛……奔豚汤主之""师曰……假令妊娠腹中痛，为胞阻，胶艾汤主之""妊娠常服（当归散）即易产，胎无苦疾""产后腹痛……枳实芍药散主之""少阴病……腹痛……真武汤主之"，通脉四逆汤条文中"腹中痛者，去葱，加芍药二两"，白术散条文中"但苦痛，加芍药"，防己黄芪汤两项条文中"胃中不和者，加芍药三分"和"腹痛加芍药"以及病案中提及的当归芍药散条文。由上观之，仲师在止腹痛时加入芍药似成定例，但非尽然，如"心胸中大寒痛……上下痛而不可触近，大建中汤主之""寒疝腹中痛……当归生姜羊肉汤主之""产后腹中疠痛，当归生姜羊肉汤主之""伤寒胸中有热……腹痛……黄连汤主之""腹中寒气，雷鸣切痛……附子粳米汤主之""痛而闭者，厚朴三物汤主之""伤寒……法当腹中急痛，先与小建中汤，不差，与小柴胡汤""诸黄，腹痛而呕者，宜柴胡汤""少阴病……腹痛……桃花汤主之"，以及在四逆散的或然

症中，腹痛没有倍加芍药，而是"加炮附子一枚"，在理中丸的或然症中，腹中痛者，而是"加人参，足前成四两半"等，且后人有研究指出芍药对器质性病变引起的疼痛效差，其道同也。故"此所以学者不可以不深思而慎取之也"。

（四）治口噤、颈项背、肢节拘急疼痛

"太阳病……身体强，几几然……瓜蒌桂枝汤主之""太阳病……口噤不得语，欲作刚痉，葛根汤主之""太阳病，项背强几几……桂枝加葛根汤主之""太阳病，项背强几几……葛根汤主之""诸肢节疼痛……桂枝芍药知母汤主之""伤寒六七日……肢节烦疼……柴胡桂枝汤主之""少阴病……腹痛……四肢沉重疼痛……真武汤主之""病历节，不可屈伸，疼痛，乌头汤主之""发汗后，身疼痛，脉沉迟者，桂枝加芍药生姜各一两人参三两新加汤主之"等。

二、敛阴益营：多与桂枝伍用

《内经》谓："风淫于内，以甘缓之，以辛散之，以酸收之。"芍桂相配，调和营卫，助正祛邪，安内攘外。如桂枝汤、桂枝麻黄各半汤、桂枝二麻黄一汤、桂枝加附子汤、葛根加半夏汤、桂枝加厚朴杏子汤、芍药甘草附子汤、桂枝加桂汤等方中的芍药有此功用。笔者在此需特别指出的是，在治疗"男子失精，女子梦交"的桂枝加龙骨牡蛎汤中，芍药功用亦应属此类。

三、养血除痹：多与温阳或活血药伍用

仲师在发挥芍药养血除痹作用时，多配伍黄芪、桂枝、当归、乌头、附子。如治疗寒凝血脉的当归四逆汤、当归四逆加吴茱萸生姜汤；治疗肌肤麻木不仁之血痹证的黄芪桂枝五物汤；治疗妇人素有癥块、血瘀经闭的桂枝茯苓丸；治疗身痛、骨节痛的附子汤。此外，大黄䗪虫丸、黄芪建中汤、薯蓣丸、乌头桂枝汤、温经汤、土瓜根散、鳖甲煎丸、排脓散皆属此类，不再赘述。

四、利小便：多与白术、茯苓等健脾利水药伍用

仲师在治疗水气、水饮病时，多以芍药配伍白术、茯苓、黄芪等利水消肿药，如治水气之真武汤、去留饮之甘遂半夏汤、消肿治黄汗之黄芪芍桂苦酒汤及桂枝加黄芪汤、治汗或下后小便不利之桂枝去桂加茯苓白术汤等。

五、止利：多与黄芩、葛根伍用

仲师在治疗下利病时，多以芍药配伍黄芩、葛根等清热止利药，如治太阳与阳

明合病下利之葛根汤、葛根加半夏汤；治太阳与少阳合病下利之黄芩汤；治干呕而利之黄芩加半夏生姜汤；治伤寒大下后泄利不止之麻黄升麻汤。盖刘完素创制治湿热痢疾之芍药汤，实得仲师用芍之精髓也。值得商榷的是黄连阿胶汤，该方治疗少阴病心中烦、不得卧，方中芍药与芩连同用敛阴泻热，逆推之，病者可能合并有泄利症状。

六、利大便：多与大黄、枳实等泻下药伍用

仲师在其著作中虽未直接提及芍药利大便的作用，但从下列条文中不难窥探一二，如真武汤条文中"若下利者，去芍药，加干姜二两"；如"太阴为病……其人续自便利，设当行大黄芍药者，宜减之，以其人胃气弱，易动故也"；如"趺阳脉浮而涩……大便则坚，其脾为约，麻子仁丸主之"。笔者经验，欲使芍药利大便需用大剂量（40g以上），本文医案中方药即是。

然，仲师在谆谆教导我们如何将芍药运用自如的同时又告诫我们慎勿滥用，如"太阳病，下之后，脉促胸闷者，桂枝去芍药汤主之。若微寒者，桂枝去芍加附子汤主之""气分，心下坚……桂枝去芍加麻辛附子汤主之""伤寒脉浮……亡阳，必惊狂……桂枝去芍加蜀漆龙牡救逆汤主之"。以上条文都不约而同地警示读者：芍药益阴，阳虚者非其所宜。学者切不可刻舟求剑、胶柱鼓瑟。

以上即是笔者对《伤寒论》和《金匮要略》中芍药的不同功用的具体概括和分析，实属一己之得，一管之见，虽未能尽列其全貌，庶可以知仲师运用芍药之基本规律。正所谓"神而明之，存乎其人"，望有所裨益于临床。

经时合用治疗拟诊狐惑病1例分析

中国中医科学院广安门医院　周思敏

中国中医科学院眼科医院　姚魁武

"狐惑"首见于汉代医家张仲景所著《金匮要略·百合狐惑阴阳毒病脉证治第三》："狐惑之为病，状如伤寒，默默欲眠，目不得闭，卧起不安，蚀于喉为惑，蚀于阴为狐，不欲饮食，恶闻食臭，其面目乍赤、乍黑、乍白。蚀于上部则声喝，甘草泻心汤主之。蚀于下部则咽干，苦参汤洗之。"条文记载了狐惑病的临床表现及证治。狐惑病是以反复发作的口咽、前后二阴溃烂，并伴有眼疾及精神症状为主要特征的一种病症。临床中，若见有口咽、眼、阴部三处中之二者损害同时存在，即可确诊。兹介绍经时合用治疗拟诊狐惑病1例。

一、病历介绍

狐惑病案

患者，男，48岁。

初诊：2020年7月12日线上初诊（患者居住在外地，因新冠肺炎疫情影响，无法进京面诊）。主诉：反复声哑伴小便赤涩同时发作5年，加重3月。现病史：患者5年前因饮酒后受寒，出现声音嘶哑，伴小便赤涩同时发作，患者未予重视，未经系统诊治，自行服用咽喉用清热解毒的清凉类含片（具体不详），症状虽稍有缓解，但一直反复发作，迁延难愈。3个月前患者又因饮酒后受寒，再次出现声音嘶哑，伴小便赤涩同时发作，自行服用清热解毒类中药（具体不详），声哑、小便赤涩始终未愈。患者平素饮酒较多，患病期间亦未戒酒。既往史：前列腺炎病史。刻诊：声音嘶哑，咽干，进入空调房间则咽部不适加重，无咳嗽咳痰，小便赤涩，尿道灼热感，夜尿频（2~3次/晚），无尿痛，纳可，夜眠一般，大便调。舌淡，舌尖稍红，舌体瘦小，中有裂纹，苔黄厚。

中医诊断：狐惑病，湿热伤阴证。

西医诊断：①慢性咽炎；②慢性前列腺炎。

处方：中医治疗以清热利湿兼滋阴为法，方以甘草泻心汤合百合地黄汤合百合固金汤加减，具体处方如下：生甘草12g，法半夏9g，干姜10g，黄芩10g，陈皮8g，炒白术15g，淡竹叶6g，百合15g，生地12g，麦冬12g，玄参12g，浙贝母10g，桔梗10g，北沙参12g，蝉衣6g，僵蚕9g，细辛3g。7剂，水煎服，日1剂，早晚分服。

二诊：服药3日后，患者电话告知喑哑已明显改善。嘱其继续服用上方中药，清淡饮食，禁酒及辛辣刺激食物。

随访：患者服药1周后，电话随访，患者病情好转，无其他不适。

二、讨论

本病案中患者主症为声音嘶哑，兼见小便赤涩同时发作，此喉咽部与阴部损害同时存在的病症，符合狐惑病上下部同病的临床表现，患者虽无溃疡这一典型症状，但根据《金匮要略》中狐惑病"蚀于喉为惑，蚀于阴为狐……蚀于上部则声喝"一症，拟诊断为狐惑病。

狐惑病病因病机繁杂，历代医家对本病有不同的认识，主要有以下几方面：①湿热毒蕴：因外感湿热毒邪；或因恣食肥甘厚味、辛辣刺激，酿生湿热；或因脾虚湿聚，日久酿成湿热之毒，导致湿热毒邪内蕴，郁阻熏蒸，弥漫三焦，上下相蚀，发为本病。如《金匮释义》言："狐惑病者，亦是湿热蕴毒之病。"②虫毒内蚀：因虫毒之邪蕴结于脾胃和肝经，熏蒸于咽喉，或下走二阴，或入脏腑，发为本病。如元·赵以德《金匮方论衍义》曰："狐惑病，谓虫蚀上下也。"③久病阳虚：因治疗失当，过用苦寒克伐之剂，损伤中阳；或因病程迁延日久，累及肾阳，以致脾肾阳虚，水湿不化，浸淫日久，而成本病。正如宋·王怀隐《太平圣惠方》曰："治伤寒，服冷药过多，寒气在脏，手足厥冷，爪甲稍青，踟蹰之间，变成狐惑。"④阴虚火扰：因素体阴虚，误用汗、下等法，损伤阴津；或因病程日久，反复迁延不愈，耗气伤阴；或因湿热毒邪胶结，灼伤阴津，以致肝肾阴亏，虚火上扰，而致本病。如清·魏荔彤《金匮要略方论本义》曰："狐惑者，阴虚血热之病也。"⑤伤寒之后：因伤寒病后，表邪未解，邪郁于内，营卫不畅而发；或因伤寒之后，余热未尽，毒气内蕴，上攻下侵，而致本病。如《诸病源候论》曰："夫狐惑二病者，是喉、阴之为病也，初得状如伤寒，或因伤寒而变成斯病。"

本案患者长期饮酒，损伤脾胃，酿生湿热，湿热熏蒸于上，灼伤肺阴，患者久病伤及肾阴，以致肺肾阴亏，肺津无以上布，肾阴无以上承，又阴虚生内热，虚火上炎，蒸灼于喉，损伤声门；又因患者饮酒后受寒，风寒外袭，壅遏肺气，肺气失宣，气机不利，风寒之邪凝聚于喉，阻滞脉络，致声门失健，开合不利，故见声音嘶哑，咽干。患者常自服清热解毒类含片，此苦寒克伐之剂，过用则损伤中阳，病从寒化，故患者每进入空调房间则咽部不适症状加重。因湿热之邪困遏中焦，阻滞气机，影响肝之疏泄条达，所谓"土壅木郁"，湿热循肝经下行，肝经"环阴器"，故见小便赤涩，尿道灼热感，又因久病及肾，肾虚则气化不利，故见夜尿频。结合患者舌象，辨证属湿热伤阴证，故治疗应以清热利湿兼滋阴为主。本病案病情繁杂，外感与内伤相结合，寒热错杂、虚实夹杂并见，且病程缠绵难愈，从如此错综复杂的病因病机可以看出，非经方或时方所能单独应对，所以经时合用，圆机活法，随证治之尤显必要。处方以经方甘草泻心汤、百合地黄汤合时方百合固金汤加减治疗，经时合用，攻补兼施，取效甚验，体现了合方治杂病的思想。

处方以经方甘草泻心汤为基本方以清热利湿解毒，该方在《金匮要略》中是治疗狐惑病的主方，列于咽喉病证之后。本方在《伤寒论》中亦有记载，取其益气和胃、消痞止呕的作用，用来治疗伤寒痞证，一方两用，体现了异病同治之法。原方由甘草4两、半夏半升、干姜3两、黄连1两、黄芩3两、大枣12枚、人参3两组成，方以甘草为君，生品重在清热解毒泻火，以利咽喉；半夏、干姜辛温，宣化内湿，温里散寒，助脾之升清；黄连、黄芩苦寒，清热祛湿，泻火解毒，助胃之降浊；两组药对合用，辛开苦降，寒温并用，协调脾胃升降之枢机；佐以大枣、人参，健脾安中，"补土伏火"；诸药合用，共奏健脾益胃、清热化湿之功。本方处方精当，配伍严谨，药简力宏，为狐惑病正治之方。本案针对患者狐惑病脾虚湿热内生这一病机，重用生甘草，补中的同时又可清热解毒；半夏、干姜辛温，燥湿化痰、温里散寒，配伍苦寒泄热之黄芩，辛开苦降、寒热并投；并加用陈皮理气健脾、燥湿化痰，炒白术健脾益气祛湿，淡竹叶清热除烦、利尿通淋。针对患者湿热伤阴、阴虚内热这一病机，投以经方百合地黄汤，百合养阴清肺，生地黄滋阴凉血，两药相配养阴清热，气血同调。患者肺津被灼、肾阴被耗，肺肾阴亏，故以时方百合固金汤滋养肺肾、养阴润肺，百合、麦冬滋肺阴、润燥火；生地、玄参益肾阴、降虚火；浙贝清热化痰；桔梗宣肺利咽，载药上行；加用北沙参润肺生津。患者表邪未解，郁闭肺气，故加蝉衣、僵蚕取升降散之意，升阳中之清阳，升清可解表；形寒饮冷伤肺，故方中加细辛，与干姜相配，取姜辛味之意止咳散寒、温化水饮，而因五味子在表邪尚存时不宜使用，故去五味子。诸药相配，经时合用，清热解毒利湿的同时顾护脾胃，滋阴润燥兼解表，共同达到治病求本的目的。

西医学认为，狐惑病与白塞氏病极为相似，白塞氏病（Behcet's disease，BD）

也叫贝赫切特综合征（Behcet's syndrome），是一种原因尚未明确的全身性免疫系统障碍的血管炎性疾病，可侵害人体包括口腔、皮肤、关节肌肉等在内的多个器官，主要表现为反复发作的口腔和会阴部溃疡、全身或局部皮疹。而有学者研究认为从病症表现及发病部位来看，狐惑病与西医学白塞氏病并非完全吻合，认为白塞氏病仅是狐惑病的多部位病症之一，"白塞说"将中医狐惑病认识狭义化，狐惑病的范围远较白塞氏病为大。本病案抓住患者主症"声音嘶哑"及兼症"小便赤涩同时发作"，以狐惑病思路来辨证治疗，收效颇佳。临床上针对此类病情错综复杂的疾病，选用单一成方往往难以取效，应病症合参，谨守病机，辨证施治，据证用方，经时合用，融经方严谨、时方轻灵于一炉，方能取得满意的疗效。

李合国教授运用经方治疗
克罗恩病难治性发热验案举隅

河南中医药大学第一附属医院　张永华

克罗恩病（Crohn's disease，CD）临床上常以腹痛、腹泻、腹部包块、黏液脓血便、肛门病变为主要症状，并伴有不同程度的发热、贫血及体质量下降的症状，部分患者会出现关节、眼、皮肤、口腔溃疡及肝脏等肠外损伤，严重影响患者的生活质量。本病一般好发于青壮年，欧美发病率逐年升高。中医药在促进克罗恩病患者黏膜愈合过程中发挥重要作用。李合国教授临证之时，详询病情，四诊合参，确切病机，灵活运用经方加减治疗，治疗因克罗恩病引起的长期发热效如桴鼓。

一、病案举例

病例：梁某，男，66岁，初诊：2019年08月26日。主诉：间断发热伴咽干痛6年，再发加重伴腹泻1月。现病史：患者2013年无明显诱因出现体温升高，体温波动在38.5~40.2℃，伴见咽干咽痛，多于午后发热，每于服用退热药（布洛芬口服溶液）后体温恢复正常，无咳嗽咳痰，无自汗盗汗，至郑州某医院就诊，诊断为：会厌肿物，行手术切除及对症治疗后症状好转后出院，出院后发热症状时有反复，午后低热，体温波动在37~38.5℃，伴咽干，喜唾，呃逆，食欲减退，体重下降，无咳嗽咳痰，后多次住院治疗，期间曾给予经验性抗结核治疗，症状控制不佳，住院期间多次完善相关检查，已排除肿瘤、自身免疫系统疾病、中枢神经系统疾病、结核及其他慢性感染性疾病。后于2018年6月19日患者再次因发热住院，期间腹痛腹泻，肠镜检查病理结果显示：（回盲部活检）黏膜慢性活动炎伴溃疡形成，炎性肉芽组织增生，克罗恩病不除外。给予口服泼尼松片（5mg，4片，每日3次），病情稍有好转后出院；然2018年08月27日再次出现发热，遂再次住院治疗，肠镜检查示：乙状结肠息肉（已钳除）。病理诊断：（乙状结肠）符合管状腺瘤伴局灶低级别腺上皮内瘤变，局灶固有层嗜酸性粒细胞浸润，综合考虑为克罗恩病。故继续给予激素治疗，并加用硫唑嘌呤（1片，每日1次），体温控制欠佳，症状时有反复。后两次复查肠镜均仍提示克罗恩病，仍嘱当前治疗方案进行。后于2019年4月24日再次出现发热、寒战，再次住院复查肠镜仍提示克罗恩病，应用英夫利昔单抗治疗3个疗程后，效果不佳，遂停用。1月前于当地某诊所口服中药治疗（具体用药不详）后出现腹泻腹痛，每日3～4次，水样便，间断发热，体温在37.2～38.5℃，遂来诊。症见：间断低热，体温最高38.6℃，多于上午出现，多伴有畏寒，无汗，上腹部隐痛，间断性发作，与进食无关，大便不成形，每日3～4次，口干口苦，咽干，口腔溃疡，纳呆纳少，失眠，手脚发凉，神疲乏力，形体消瘦，小便正常。近两个月体重下降约8kg。舌偏红，舌体胖大，齿痕，苔白腻微黄，脉沉细。西医诊断：克罗恩病，西医治疗：泼尼松片（5mg，4片，每日3次），硫唑嘌呤（1片，每日1次）。中医诊断：泄泻（中气虚弱，寒热互结，升降失常）；发热（气阴两虚，太阳少阳合病）。处方之时，据病之标本缓急，先治以解表达邪，和解少阳，顾护气阴。方选葛根汤合小柴胡汤加减，葛根30g，麻黄15g，桂枝30g，白芍20g，柴胡30g，黄芩12g，清半夏12g，甘草10g，西洋参15g，麦冬10g，醋五味子10g，黄芪50g，麸炒白术15g，生姜3片，大枣3枚（去核），鸡内金30g。7剂，水煎服，1剂分2次服，可日服3次。

二诊：服药后体温未再升高，腹部隐痛稍减，大便不成形，每日1～2次，仍有口干，无口苦，呃逆频作，口腔溃疡，食欲稍增，食量仍少，睡眠时间较前增加，体力渐增，可下地缓行，舌偏红，舌体胖大，齿痕，苔白腻，脉沉细。太阳少阳已解，故治之当求其本，治以寒热平调，补中和胃，降逆止呃，益气养阴，方选甘草泻心汤合旋覆代赭汤加减，甘草50g，黄连3g，黄芩12g，干姜12g，西洋参48g，旋覆花30g（包煎），煅代赭石30g（包煎），炒鸡内金30g，焦三仙30g，黄芪15g，白及15g，柿蒂30g，麦冬15g。7剂，水煎服，每日1剂，分2次服。嘱其避风寒，畅情志，饮食清淡易消化，忌生冷辛辣刺激，适当活动。

三诊：体温正常，呃逆消失，上腹部隐痛不明显，大便成形，每日1～2次，口干较前减轻，口腔溃疡消失，食欲可，食量渐增，乏力减轻，睡眠时间较前增加，舌质淡红，苔白薄腻，脉沉细，故上方去旋覆花，煅代赭石，西洋参改为太子参30g，甘草改为30g。7剂，水煎服，每日1剂，分2次服。

后患者继续来诊，多于上方酌量加减，患者未再出现发热、呃逆、口腔溃疡，稍有口干，大便仍不成形，每日1～2次，食欲食量均较前改善，体重缓慢上升。患者2020年8月12日复查肠镜示肠黏膜散在糜烂点。无发热、腹痛、腹泻等症状。食欲可，夜眠可。大便日1～2次，已成形。患者未诉不适。现已如常人，可进行适量体力活动。

二、病案分析

本例患者间断发热 6 年，且热势轻重不一，病程较长，若无详询症状，细查舌脉，以经验诊之"慢性发热"未尝不可，且克罗恩病临床虽多见腹痛、泄泻，亦可见发热、消瘦。但中医诊治要求四诊合参，望闻问切缺一不可，故李合国教授审察细微，辨证患者虽久病耗伤正气，中气虚弱，寒热互结之病机，然则间断发热 6 年余，病情缠绵反复，发热之时每伴畏寒，甚则寒战，发热畏寒并见。当有邪正交争在表，久病正虚抗争之势稍弱，外邪暂留于表，又因中气虚弱，邪气随之内入迫其胃肠，而见下利、呃逆阳明经证；《伤寒论》第 32 条："太阳与阳明合病者，必自下利，葛根汤主之。"又见口苦、咽干，正虚邪入半表半里之间，而见少阳经证。《伤寒论》第 263 条："少阳之为病，口苦，咽干，目眩也。"第 101 条："伤寒中风，有柴胡证，但见一证便是，不必悉具。"故予小柴胡汤。遵《素问·标本病传论》"病发而不足，标而本之，先治其标，后治其本"。故先治其标以疏解其表，予以葛根汤合小柴胡汤，又患者病程日久，耗伤气阴，给予生脉饮益气生津，且《本经》言葛根"主消渴，身大热……"，解表之时亦可生津止渴；考虑患者正气久耗，故减少麻黄用量；加黄芪 50g，《珍珠囊》言："黄芪甘温纯阳，其用有五：补诸虚不足，一也；益元气，二也；壮脾胃，三也；去肌热，四也，排脓止痛，活血生血，内托阴疽，为疮家圣药，五也。"《本草衍义补遗》云："黄芪大补阳虚自汗。若表虚有邪，发汗不出者，服此又能自汗。"故用之，既可不碍除表邪，又可补正气之耗，益中气之虚，助清阳之升，又与麸炒白术合用和中补气，健脾止泻，于肠道痈疡溃烂之处大有裨益。另嘱患者家属，若患者服之未见明显汗出，可日服 3 次。后追问患者家属，3 剂两日服尽，微微汗出，未诉不适，且两日未再发热。

外邪已去，当治病求本，患者久病缠绵，致长期饮食失调，致脾胃虚弱，纳运失职，而见食欲减退，食量下降；脾不升清，胃无通降，水谷精微停滞，混杂而下而见泄泻；脾胃升降失常，中焦气机不畅，而见嗳气频作，患者于当地口服中药后腹泻症状加重，未见药方，推测处方之时，见身热舌红，处寒凉清热之品，脾胃伤甚。故四诊合参，辨本病例之病机转化，当因脾胃本虚，酿生湿邪，困遏脾之运化，运化不及，则滞而化热，湿热伏于中焦，患者自觉热候，再投凉药，则脾阳益虚，湿热益甚，而成一派脾虚中寒，湿热蕴结的本虚标实、寒热错杂之候。甘草泻心汤出自《伤寒论·辨太阳病脉诊并治》第 158 条："伤寒中风，医反下之，其人下利，日数十行……医见心下痞，谓病不尽，复下之，其痞益甚，此非结热，但以胃中虚，客气上逆，故使硬也，甘草泻心汤主之。"正切本病病机，另在《金匮要略·百合狐惑阴阳毒病证脉治》中亦提及甘草泻心汤，"狐惑之为病……不欲饮食，恶闻食臭蚀于喉为惑，蚀于阴为狐，蚀于上部则声喝，甘草泻心汤主之"。方中甘草生用为君，《本草汇言》谓其、"和中益气，补虚解毒之药也"；且现代研究发现，甘草泻心汤具有抗溃疡、调节机体免疫功能的作用，且原方剂量对于肠道黏膜修复具有促进作用，加用黄芪补气健脾、托毒生肌。患者脾胃虚弱，肠道痈疽内生，可取一药两用之功，加白及敛疮生肌；患者纳呆纳少，加焦三仙、鸡内金健脾助运，消食和胃。另患者嗳气、呃逆频作，顽固难除，究其根本，亦归于脾胃气伤，纳运失常，升降失和，故加用旋覆代赭汤益气健脾，降逆和胃。

三、小结

克罗恩病（Crohn's disease，CD）是一种病因未明的消化道慢性炎性肉芽肿性疾病，临床上常以腹痛、腹泻、腹部包块、黏液脓血便、肛门病变为主要症状，并伴有不同程度的发热、贫血及体质量下降的症状，部分患者会出现关节、眼、皮肤、口腔溃疡及肝脏等肠外损伤，严重影响患者的生活质量。一般好发于青壮年，欧美发病率逐年升高。本例患者主要表现为腹痛、腹泻、发热等症状，据此，本例患者的中医诊断可为"腹泻""发热""腹痛""便血"等。近年来不少外科医家开始以"肠痈""疮疡"等病名论治克罗恩病。克罗恩病的中医治疗因缺乏对其核心病机的论述，以及缺乏以中医理论贯穿始终的诊疗思路，因此治疗多停留在控制症状、见症治症的层次。纵观患者病程，尽管西医方面已经采取了较为及时完善的治疗方案，如氨基水杨酸类、糖皮质激素以及免疫抑制等，虽然在单纯控制症状方面已取得较好的临床疗效，但克罗恩病的治愈目标是黏膜的愈合，氨基水杨酸类、糖皮质激素对黏膜愈合基本无效，硫唑嘌呤对黏膜的总体愈合率较低，生物制剂虽然在黏膜愈合方面优于传统西药，但其价格昂贵，远期疗效不明确，目前难以成为一线用药。这时候，中医药在促进克罗恩病患者黏膜愈合过程中发挥重要作用。然则李合国教授临证之时，详询病情，四诊合参，确切病机，灵活运用经方加减治疗，效如桴鼓。患者发热虽久，然详询病史，究其病机，内伤之中，不乏外邪作祟，此当警醒医者，不可先入为主，急躁冒进，当如履薄冰，时时谨慎。

温经汤验案两则

中国中医科学院广安门医院妇科　秦瑜玲　陈瑞雪　隋娟

《金匮要略·妇人杂病脉证并治》原文曰："妇人年五十所，病下利数十日不止，暮即发热，少腹里急，腹满，手掌烦热，唇口干燥，何也？师曰：此病属带下。何以故？曾经半产，瘀血在少腹不去。何以知之？其证唇口干燥，故知之。当以温经汤主之。"温经汤亦治妇人少腹寒，久不受胎；兼取崩中去血，或月水过多，或至期不来。温经汤作为妇科的经典方剂，功于"温、补、散、通"，临床应用广泛。

一、复发性流产案

彭某，女，30 岁。

初诊：2017 年 12 月 24 日就诊，主诉：胎停育 3 次。患者 2010 年 7 月、2015 年 7 月及 2017 年 10 月分别因胎停育行清宫术，术后月经量未见减少，平素月经规律，周期 28 至 32 天，经期 5 天，量可，色暗，有血块，痛经，经期腹胀、腰酸。末次月经（LMP）：12 月 22 日，现未净，量色同前。刻下症：口干，晨起口中异味明显，畏寒，乏力，手心热，胃胀，纳可，入睡困难，大便 1～3 日 1 行，质干，小便调。舌淡黯边有齿痕，脉弦细。辅助检查：（2017 年 4 月 11 日）抗心磷脂抗体阴性，促甲状腺激素：1.92mIU/L，血浆 D 二聚体未见异常。

中医诊断：滑胎，冲任虚寒瘀血阻滞证。

西医诊断：复发性流产。

处方：温经汤加减：吴茱萸 5g、当归 12g、川芎 12g、白芍 12g、丹皮 12g、法半夏 9g、麦冬 12g、石斛 12g、珍珠母 30g（先煎）、酸枣仁 20g、泽兰 12g、益母草 10g、菟丝子 30g、女贞子 10g、肉桂 3g、佩兰 15g（后下）、厚朴 9g、巴戟天 12g、小茴香 20g（外用），煎服，日 1 剂，早晚分服。小茴香外用法：干炒，炒热炒香，碾碎，每次取 20g 放入每日煎剩的药渣（药渣需沥干，有潮湿温热感即可）中混匀，用纱布或自制小布袋包好，放于腰部或腹部温敷 20～30 分钟。

二诊：2018 年 1 月 19 日，LMP：1 月 18 日，量色可，血块减少，痛经减轻。

仍口干、畏寒，手心热缓解，纳可，眠一般，二便调。舌淡黯，苔薄白，脉沉细。辅助检查：（2017 年 12 月 25 日）血小板聚集率 82.9%；女性激素：催乳素：12.04nmol/L，卵泡生成素：5.7U/L，促黄体生成素：5.68U/L，雌二醇：27pmol/L，睾酮：0.76ng/mL，孕酮：0.2nmol/L；抗核抗体：阴性。上方改丹皮 9g、泽兰15g、麦冬 15g，去女贞子，加百合 12g。

三诊：2018 年 2 月 20 日，LMP：1 月 18 日，停经 32 天，查 β-绒毛膜促性腺激素：493.1mIU/L，雌二醇：229pmol/L，孕酮：23.4ng/mL，遂予保胎治疗，后电话回访已经顺利产下一婴。

按语：该患者平素畏寒、乏力，冲任虚寒，阴血不足，寒凝血瘀，故月经色暗、有血块；气血瘀滞，不通则痛，可见痛经；阴血亏虚，内生虚热，则表现为手心热、口干，本证属虚、寒、瘀、热兼杂，冲任虚损，阴血不足，胎失所养，胎元不固，则屡孕屡堕。陈瑞雪教授认为当治以温经散寒、养血祛瘀，正如《素问·调经论》所言"血气者，喜温而恶寒，寒则泣不能流，温则消而去之"。方中吴茱萸散寒行气止痛，《神农本草经》言其"主温中、下气、止痛，咳逆……"。原方所投吴茱萸三两，但因其辛温燥烈，易耗气动火，则多用 3~5g；本证患者畏寒较甚，素体虚寒，以肉桂易桂枝，散寒止痛，温经通脉，"积冷气结，血乃瘀而不去"，血分之气得温则血瘀自行，即"血得温则行"；当归、川芎、白芍养血活血，既补阴血，又祛瘀血，同时归、芎、芍能调木气，肝气达则血行通畅；丹皮苦微寒，兼具活血祛瘀和清虚热之用；冲任为血海，而冲任之血由阳明水谷所化，故胃气为冲脉之本，半夏辛温发散，能通降胃气，以通冲任血脉之瘀结；麦冬甘寒，能滋阴润燥，又制吴茱萸、肉桂之温燥；因阿胶、人参价格昂贵，且阿胶烊化过程繁琐，故去之；石斛滋阴生津；肾为生殖之本，以菟丝子、巴戟天补肾助阳；女子以肝为先天，予女贞子滋补肝肾；佩兰醒脾开胃，去口中异味；厚朴下气除满；小茴香炒香与药渣混合热敷腹部，增强散寒止痛之力。二诊时患者手心热症状改善，故改丹皮 9g，去女贞子；仍有口干，改麦冬 15g；丹皮减量，加之仍有轻微痛经，宜改泽兰 15g 活血祛瘀；眠一般，加百合 12g 清心安神。

二、原发性不孕案

刘某，女，27 岁。

初诊：2018 年 7 月 22 日就诊，主诉：原发性不孕 2 年。患者 2016 年 6 月起未避孕至今未孕，性生活规律。平素月经周期 32~35 天，经期 3~4 天，量少，色暗，有血块，痛经，经期腹胀、腰痛。末次月经（LMP）：6 月 27 日，4 天净，量色同前。刻下症：口干口渴，乏力，畏寒，手足凉，小腹痛，腰痛，胃无不适，纳可，眠浅易醒。大便日1行，成形，质黏。小便调。舌淡黯，苔薄白，脉弦细。辅助检查：（2017年4月26日）女性激素：卵泡生成素：5.8U/L，促黄体生成素：5.81U/L，催乳素：13.11nmol/L，雌二醇：30pmol/L，睾酮：0.23ng/mL，孕酮：<0.1nmol/L；促甲状腺激素：3.28mIU/L，妇科检查未见异常。

中医诊断：全不产，冲任虚寒、瘀滞胞宫证。

西医诊断：原发性不孕。

方药：温经汤加减：吴茱萸5g、当归10g、川芎10g、白芍10g、羌活9g、石斛9g、巴戟天10g、肉桂3g、泽兰12g、莪术9g、延胡索12g、乌药12g、桂枝9g、女贞子10g、菟丝子30g、小茴香20g（外用），水煎服，日1剂，早晚分服，小茴香外用。

二诊：2018年9月7日。LMP：9月4日，经期4天，量少，色暗，有血块，痛经减轻，经期腹胀、腰痛。仍口干口渴，畏寒，乏力改善，手足凉缓解，小腹痛及腰痛缓解，慢性胃炎近期反复发作，时有胃痛，纳眠可，大便成形，质黏较前好转，小便调。舌淡黯，少苔，脉沉细。辅助检查：（2018年7月30日）女性激素：卵泡生成素：4.2U/L，促黄体生成素：2.93U/L，催乳素：21.95nmol/L，雌二醇：18pmol/L，睾酮：0.38ng/mL，孕酮：0.23nmol/L；促甲状腺激素：1.95mu/l；血浆D二聚体未见异常；抗心磷脂抗体阴性；血小板聚集率：80.5%。（2018年8月6日）子宫输卵管造影示：双侧输卵管形态、功能未见显著异常。男方精液常规未见异常。上方改羌活12g、石斛12g、巴戟天12g、当归12g、川芎12g、白芍12g，加白及12g、苏梗20g。

三诊：2018年10月26日。LMP：9月20日，4天净，量少，色红，血块减少，痛经除，小腹痛除，经前乳胀明显。仍口干，畏寒好转，手足温，左侧小腹酸胀感，胃无不适，纳眠可，大便日1行，不成形，小便调。舌淡黯，少苔，脉弦细。辅助检查：血小板聚集率84.3%；促甲状腺激素：0.55mu/L；基础体温监测示：不典型双相。上方去当归、肉桂、延胡索，加荔枝核12g、炒白术18g、玉竹12g。

四诊、五诊、六诊、七诊、八诊：患者诉月经规律来潮，经量较前增多，量可，无明显不适，随证加减。

九诊：2019年5月13日。LMP：4月4日，停经39天，查β-绒毛膜促性腺激素3534IU/L，雌二醇300pmol/L，孕酮17.28ng/mL，经保胎治疗，后患者告知已顺利产子，体健。

按语：宋代赵佶《圣济总录》云："妇人所以无子者，冲任不足，肾气虚寒也……若冲任不足，肾气虚寒，不能系胞，故令无子。"结合患者症状，宜温经汤主之。陈瑞雪教授临床上运用经方时不拘泥于古方，随证加减，虽时只保留原方中几味药物，但已寓其意，而达其效。上述医案中，陈教授认为该患者无明显热象，故减去原方中丹皮、麦冬等清热药物；患者平素怕冷，羌活散风寒止痛；因畏寒较甚，且手足凉，合用桂枝、肉桂，温经通脉，散寒助阳，与乌药相配，增强散寒之力；石斛滋阴清热；莪术破血逐瘀；延胡索行气止腹痛；巴戟天、菟丝子补肾助阳，暖宫助孕；女贞子滋补肝肾；小茴香外用散寒止痛。二诊时，患者慢性胃炎发作，加白及12g，《神农本草经》载白及"治痈肿，恶疮，败疽，伤阴，死肌，胃中邪气"，同时现代药理研究也显示，白及中提取的白及多糖能够抑制炎细胞浸润，减轻胃组织炎症反应，保护胃黏膜；三诊时患者小腹痛除，但乳胀明显，荔枝核入肝肾经，其行气止痛散结之力更强；大便不成形，故去润肠之当归，加用炒白术健脾止泻。

三、体会

陈瑞雪教授注重辨病与辨证结合，同时深谙"同病异治""异病同治"原则。肾主生殖，陈教授认为复发性流产、不孕症等病治疗应当以补肾为主，故常基础方加用巴戟天、菟丝子、熟地、杜仲等药。陈教授同时擅长内服与外用法同治，以小茴香和药渣热敷腹部及腰部，加强药物功效，从而更好地助孕，以及防止流产的再次发生。本文所述两则医案，虽病名各异，但导师紧扣温经汤临床应用要点，同时又未完全套用原方，而是兼顾患者的个体化症状进行加减，每获佳效。

桂枝加柴胡龙骨牡蛎汤加减
治疗奔豚证一例

重庆市两江新区尹向前中医综合诊所中医科　尹向前

奔豚病起于少腹，源于惊吓，因气机紊乱诱发心悸胸闷、气短、腹胀，严重时有濒临死亡感，多与肾、肝、脾有关。本病案源于地震，患者常年出现心悸不适，在夏季出现双下肢水肿，对每一次地震都有心悸不安的感觉，甚至影响生活和工作，经方桂枝加龙骨牡蛎汤加减治疗奔豚之证，可以平衡阴阳，让气机紊乱的状态趋于正常，使患者睡眠及心悸的症状得以平复。作为一名基层中医，在临床过程中更需要多用经方治疗疾病，才能最大程度地解决老百姓"看病贵看病难"的社会问题。运用中医经方治疗疾病，不仅效如桴鼓，而且经济实惠。此外，经方在治疗慢性病、常见病方面，具有很好的预防保健作用，能充分发挥中医治未病的精髓，减少疾病的复发，让民众获得健康。

一、奔豚病案

况某，女，41岁。自2008年地震以来，反复出现心悸不安，尤其在全国范围内任何一次地震之前都会出现莫名的心悸，多次在外院检查均未发现明显的异常。经熟人介绍后前来我处就诊。

初诊：2021年5月3日。患者自诉在每次地震时均有心悸不适感，睡眠尚可，大便黏滞，小便正常。夏季四肢浮肿；脉享检测：血压131/79mmHg，心率87次/分，气虚值16，血氧饱和度99%；舌质淡，苔薄白、有齿痕，左寸脉弱，余脉沉弦。考虑奔豚病。

处方：桂枝15g，赤芍15g，生姜15g，炙甘草5g，大枣10g，醋北柴胡8g，煅牡蛎20g，煅龙骨15g，茯苓10g，焦白术10g，酒女贞子12g，墨旱莲12g，猪苓8g，泽泻15g，芦根12g，白茅根12g。五剂，水煎服，每日两次，一次150mL，饭后温服。嘱其保持心情愉悦，少吃生冷。

二诊：2021 年 5 月 12 日。经过治疗后目前水肿较前明显改善；睡眠尚可，大便尚可；舌质淡苔薄白，有齿痕，左寸脉弱，余脉沉弦。脉享检测：血压 124/79mmHg，心率 83 次/分，气虚值 16，血氧饱和度 99%。病证相符，继续沿用上方。并在上方基础上加茯神 8g，葛根 10g，五剂，水煎服，每日两次，1 次 150mL，饭后温服。嘱其保持心情愉悦，少吃生冷。

三诊：2021 年 5 月 23 日。酸软无力感，易惊醒（2021 年 5 月 13 日云南地震，5 月 21 日大理地震），本次地震较前不适感明显改善，大便改善，脉享检测：血压 113/66mmHg，心率 76 次/分，气虚值 19，血氧饱和度：99%；舌质淡，苔薄白、有齿痕，余脉沉弦。效不更方，在二诊原方基础上加赤芍 12g，炒酸枣仁 10g。5 剂，水煎服，每日两次，一次 150mL，饭后温服。嘱其保持心情愉悦，少吃生冷。

四诊：2021 年 6 月 2 日。疲倦酸软无力感，易惊醒（2021 年 5 月 13 日云南地震，5 月 21 日大理地震）。本次地震较前不适感明显改善，大便改善，半月板损伤。脉享检测：血压 113/75mmHg，心率 83 次/分，气虚值 16，血氧饱和度 99%；舌质淡苔薄白，脉沉弦。考虑奔豚证，调整处方如下：桂枝 15g，赤芍 15g，生姜 15g，炙甘草 5g，大枣 10g，醋北柴胡 8g，煅牡蛎 20g，煅龙骨 15g，酒女贞子 12g，墨旱莲 12g，猪苓 8g，泽泻 15g，酒白芍 10g，炒酸枣仁 10g。5 剂，水煎服，每日两次，1 次 150mL，饭后温服。嘱其保持心情愉悦，少吃生冷。

五诊：2021 年 6 月 9 日。睡眠恢复至病前的状态，精神状态较好；大便正常，无明显心悸的感觉；脉享检测：血压 103/64mmHg，心率 77 次/分，气虚值 15，血氧饱和度 99%；舌质淡苔薄白，脉沉弦。治疗上在四诊基础上加红景天 10g，炙淫羊藿 12g，盐补骨脂 20g。巩固治疗五剂。

二、经方分析

奔豚证，主要是由于受到惊吓或者恐吓不安后出现心悸等不适感，可致其他功能异常。根据《黄帝内经》《难经》《金匮要略》《脉经》《肘后备急方》《诸病源候论》和《备急千金翼方》等古代中医学典籍中奔豚病的相关记载可知，奔豚病名是以临床症状命名，其发病部位可在少腹、心胸、肚脐周围，可涉及肾、心、肺、肝、脾、胃等脏器。奔豚的病因可由寒邪、忧思、抑郁、惊恐等不良情志刺激造成，或由失治、误治或因治疗后处理不当所致。其病机以肾阳不足，寒邪侵袭，循经而入，寒邪留于少腹，日久不散，惊恐忧思抑郁等使气机升降失常而成奔豚证。

奔豚首见于《黄帝内经》，以发作时感觉气从少腹向上冲逆，至胸或达咽，发作时烦躁欲死，缓解后如常人为主要临床表现。正如本案例所述经历汶川地震后，患者每次地震时都会有心悸不安的感觉，难以入睡，伴有心情不悦。甚至夏季出现不明原因的双下肢水肿等表现。

桂枝加龙骨牡蛎汤源于《金匮要略·血痹虚劳病脉证并治》"夫失精家，少腹弦急，阴头寒，目眩发落。脉极虚芤迟，为清谷，亡血，失精。脉得诸芤动微紧，男子失精，女子梦交，桂枝加龙骨牡蛎汤主之"。桂枝加龙骨牡蛎汤是在桂枝汤的基础上加龙骨牡蛎组成。取桂枝汤者，调和营卫，变理阴阳。因失精之人，由阴累阳，阴阳两虚，既见失精，头眩，阴头寒，又见盗汗，发落，骨胫酸。治疗不直接滋肾温阳，而是通过桂枝汤和谐阴阳，使阳生阴长，相互化生，加龙骨牡蛎，涩精止遗，镇静安神，尽收全功。

本病案在治疗过程中以桂枝加龙骨牡蛎汤为基础，加用柴胡疏通肝气，配合使用五苓散温化水饮，才使得患者每逢夏季来临出现双下肢水肿的情况得以缓解，运用此方调和阴阳的功能治疗奔豚之证，亦是为了更好地平衡阴阳，让气机紊乱的状态趋于正常，才能使得患者睡眠及心悸的症状得以平复。

桂枝加厚朴杏子汤
治疗小儿咳喘病应用举隅

河南中医药大学第一附属医院儿科医院　李向峰　陈文霞

桂枝加厚朴杏子汤是《伤寒论》名方，临证以发热、汗出、恶风、气急喘息、胸满闷、苔薄白、脉浮缓等为主要辨证要点。本文结合临床案例，探讨桂枝加厚朴杏子汤在小儿呼吸系统疾病的临床运用。小儿为稚阴稚阳之体，肺常不足，卫外不固，若先天禀赋不足，素体虚弱或大病久病之后，更伤正气，导致卫外不固，津液外泄，表现为平素汗多。遇风寒袭表，肺失宣降，出现喘咳，且有自汗出者，可考虑用桂枝加厚朴杏子汤助阳实卫，益阴敛营，肃降肺气，可谓扶正而不助邪，祛邪而不伤正。

小儿咳喘是儿科临床常见病，多系感受风寒或风热之邪，邪气由口鼻而入，侵犯肺卫，肺失宣肃而发。然小儿属稚阴稚阳之体，肺脏娇嫩，不耐攻伐，若用药或调护不当，易导致咳喘反复发作，严重影响孩子的日常生活及生长发育。桂枝加厚朴杏子汤是治疗咳喘的著名经方，本方配伍严谨，符合小儿体质特点，临证若能正确辨证使用，能取立竿见影之效，而且能增强孩子体质，有效减少咳喘的发作。

一、桂枝加厚朴杏子汤来源、组成、功用

（一）桂枝加厚朴杏子汤出处

桂枝加厚朴杏子汤载于《伤寒论·辨太阳病脉证并治》第18条："喘家，作桂枝汤，加厚朴杏子佳。"及第43条："太阳病，下之微喘者，表未解故也，桂枝加厚朴杏子汤主之。"原方：桂枝三两，去皮甘草二两，炙生姜三两，切芍药三两，大枣十二枚，擘厚朴二两，炙，去皮，杏仁五十枚，去皮尖。上七味，以水七升，微火煮取三升，去滓，温服一升，覆取微似汗。

（二）桂枝加厚朴杏子方证析要

本方有桂枝汤加厚朴、杏子而成。桂枝汤有温通血脉，解表散寒，能温肠胃而

解表，又温心脉而促血运，方中更加厚朴逐痰饮，杏仁降肺气平喘、利水饮。厚朴能逐痰饮，痰饮得下，则气喘自平；杏仁能开肺止喘、通利三焦以行水道而利饮。因此，笔者认为厚朴、杏仁为水饮多而胸满者之专药，桂枝加厚朴杏子汤给后人提供了一个很好的用药加减思路，临证但见舌苔厚白腻、咳喘胸满、便溏下利者，厚朴、杏仁皆可加减用之。

（三）桂枝加厚朴杏子汤功用

本方具有解肌祛风、降气平喘之功，尤其适用于平素患有喘疾，又复感外邪的太阳中风证。风寒之邪，外束肌表，上壅于肺，致肺气不利，诱发喘息发作，故用桂枝汤疏解风邪，加厚朴、杏仁理气利肺以治喘息。这种治疗方法较单纯用桂枝汤为好，所以称为"加厚朴、杏子佳"。临证以发热、汗出、恶风、气急喘息、胸满闷、苔薄白、脉浮缓等为主要辨证要点。

笔者认为，桂枝加厚朴杏子汤从发病来看是外有桂枝汤证，而内有水饮者。外有太阳中风表证，本当发散解表，若医者不识，反以寒药下之，则胃肠因之而寒，痰饮因之而生，故外有桂枝汤证，而内有痰饮也。因此，本方多用于有桂枝汤证兼见水饮致喘促者，又可用于心衰见表恶寒而喘促者。

二、桂枝加厚朴杏子汤治疗小儿咳喘病应用举隅

（一）体虚咳嗽

体虚咳嗽案

张某，男，4岁11月。

初诊：患儿平素反复咳嗽，受凉即发，多服头孢、氨溴索、肺力咳、愈美颗粒等药每次持续数十日，往往稍愈又作，每月1~2次。2018年2月20日，患儿因受寒咳嗽再发，表现为阵发性咳嗽，有痰，晚上睡下咳剧，稍流涕，活动后多汗，无发热，纳食一般，大便不规律。因家长担心西药副作用大，遂来诊。查体：咽不红，舌质淡，舌苔花剥，脉浮弱。肺部听诊无明显异常。胸片提示支气管炎，血常规及支原体等无异常。

诊断：咳嗽（风寒袭表兼气虚）。

治法：解表散寒，化痰止咳。

处方：桂枝加厚朴杏仁汤：桂枝12g，白芍10g，生姜9g，大枣10g，厚朴6g，杏仁10g，炙甘草6g，中药配方颗粒4剂，每日1剂，分3次冲服。

二诊：2018年10月。患儿再次因咳嗽、流涕就诊，问及上次就诊用药情况，

其父诉上次服药 4 剂后咳嗽即愈，后照原方继服 4 剂，近半年一直没有咳嗽。本次因外出游玩受凉后再发咳嗽、鼻涕，咳嗽较轻，少流涕，无发热，查舌质淡，仍有花剥苔。仍处原方 3 剂。1 周后复诊，述服药后咳嗽已经痊愈，要求开药调理，考虑患儿平素自汗，又脾胃虚弱，仍予桂枝汤为底方，加山药 30g，炒牛蒡子 6g，炒鸡内金 6g，调理 1 周，舌苔花剥较前好转，嘱停药饮食调理。

按语：本例患儿素体虚弱，经常服用抗生素及寒凉药物，致使肺脾不足，营卫失调，动则汗出，咳嗽稍愈又作，反复不已。本次咳嗽发作为外感风寒所致，按六经辨证当属"太阳中风"，结合患儿既往反复咳嗽，故符合伤寒论 18 条所述"喘家，作桂枝汤，加厚朴杏子佳"。故予桂枝加厚朴杏子汤 4 剂，而诸症若失；半年后再次咳嗽发作，仍符合本条方证，故原方 3 剂而愈。因小儿为稚阴稚阳之体，藩篱不固，易受风寒，引发咳喘，故临床上凡外感风寒或营卫不和或正气不足兼有咳喘、脉浮缓、有汗而无明显热象者，均可用桂枝加厚朴杏仁汤治疗，藉桂枝汤解除风寒外感，厚朴、杏仁止咳定喘。桂枝汤本来就芳香，芳香可以健胃醒脾，如果小朋友食欲不振，有的服西药造成面黄肌瘦，或容易外感，造成气喘，本方也确有疗效。笔者多年临证经验发现经常反复咳嗽，或者有汗出，或者舌质淡脱剥苔者，用桂枝加厚朴杏子汤有显效。

（二）感冒后咳嗽

感冒后咳嗽案

魏某，男，5 岁。

初诊：患儿主因"咳嗽 3 天"于 2019 年 9 月 6 日初诊。5 天前，患儿不明诱因发热，体温最高 39℃，伴咽痛，当地社区卫生站按"感冒"予头孢克肟颗粒、利巴韦林、小儿感冒退热糖浆、布洛芬、氨酚黄那敏颗粒等口服治疗 2 天后热退。3 天前，患儿开始咳嗽，表现为阵发性咳嗽，有痰不易咳出，又予小儿肺热咳喘颗粒、氨溴特罗口服液等治疗 3 天，症状无明显改善，家长诉患儿晚上起来夜尿，稍一吹风就会剧烈咳嗽，遂来诊。刻下症：咳嗽有痰，汗出较多，无发热，纳食一般，大便偏稀。舌质淡，苔薄白有津，脉浮。

诊断：感冒后咳嗽，营卫失调证。

治法：调和营卫，止咳化痰。

处方：桂枝加厚朴杏仁汤加减。桂枝 12g，白芍 10g，生姜 6g，大枣 10g，杏仁 10g，姜厚朴 6g，陈皮 6g，茯苓 10g，姜半夏 6g，炙甘草 6g。中药配方颗粒 4 剂，每日 1 剂，分 3 次冲服。

二诊：患儿咳嗽基本消失，现偶咳，有痰，仍汗出较多，改予玉屏风散合六君子汤巩固治疗1周，未再复诊。

按语：本患儿初为感冒发热，前医中西药物杂投，其中多寒凉之品，故患儿热虽退，但阳气已伤，营卫失调，肺失宣肃，而发为咳嗽，又投以肺热咳喘颗粒，使阳气更伤，稍一吹风就会剧烈咳，且汗出较多，属太阳表虚证无疑，故投以桂枝加厚朴杏子汤加味，以桂枝汤调和营卫，兼清表邪；杏仁、厚朴理气利肺以止咳化痰；陈皮、茯苓、半夏，再加上甘草即二陈汤，健脾燥湿，化痰止咳。诸药合用，切中病机，故4剂而咳嗽若失；因患儿服药寒凉切杂，咳嗽虽已，肺脾虚损还需调理，故以玉屏风散合六君子汤善后。此病例是经方效验的又一明证，符合第43条："太阳病，下之微喘者，表未解故也，桂枝加厚朴杏子汤主之。"太阳病，本应解表，误用下法，表邪有内陷之势，肺失宣肃而发为咳喘，此时表证未解，用桂枝加厚朴杏子汤表里兼顾，解表降气、止咳平喘。因此，临证遇到发热患儿还需谨慎辨证用药，切不可一味寒凉，否则就会如吴鞠通《温病条辨·解儿难》所说"稍不对证，则莫知其乡……转救转剧，转去转远"。

（三）反复咳喘，风寒束肺

哮喘案

魏某，男，8月20天。

初诊：患儿主因"反复咳喘3月余，再发2天"来诊。患儿近3月来反复咳嗽、喘息、痰多，曾于多家医院门诊及病房住院治疗，症状迁延不愈。刻下症：咳嗽、痰多（拍背即可咳吐白色稀痰），无发热，喘息，流涕，纳乳一般，大便偏稀。查体：咽不红，舌质淡，苔白稍厚，指纹浮红。三四征阳性，双肺呼吸音粗，可闻及喘鸣音及痰鸣音。

中医诊断：哮喘，风寒束肺证。

西医诊断：喘息性支气管炎。

治法：疏风解表，止咳平喘。

方药：予小青龙汤加减。蜜麻黄3g，桂枝3g，细辛1g，五味子1g，干姜1g，白芍3g，姜半夏6g，甘草3g，炒白果5g，射干3g，炒僵蚕3g，蝉蜕3g。中药配方颗粒4剂，每日1剂，分三次冲服。

二诊：患儿咳嗽明显减轻，仍喘息，喉间有痰。舌质淡，苔白稍厚，指纹浮红。调整处方如下：桂枝3g，白芍3g，生姜3g，干姜1g，大枣3g，甘草3g，杏仁3g，姜厚朴3g，五味子3g，细辛1g。中药配方颗粒4剂，每日1剂，分三次冲服。

三诊：偶咳，痰少，无喘，舌质淡，苔白稍厚，指纹浮红。改予桂枝汤和从龙汤加减：桂枝 3g，白芍 3g，生姜 3g，干姜 1g，五味子 6g，紫苏子 3g，姜半夏 6g，龙骨 15g，牡蛎 15g，山药 15g，炒牛蒡子 3g，炙甘草 3g。中药配方颗粒 6 剂，每日 1 剂，分三次冲服。

患儿服上药后咳喘消失，近一月无反复。

按语：对于本方治疗小儿喘息性疾病，笔者用的相对少，一般对于喘息性疾病患儿，笔者都是小青龙汤打头阵，后续治疗才用桂枝加厚朴杏子汤巩固。本例算是笔者运用桂枝加厚朴杏子汤治疗咳喘的一次尝试，之所以这样用，是因为患儿反复咳喘，体弱，初诊时有风寒表证未解，故予小青龙为主散寒化饮；二诊时表证已解，咳喘减轻，故取桂枝加厚朴杏子汤为主，方中加了干姜细辛五味子温阳化饮，其实还是取的小青龙汤之意；三诊时诸证明显好转，改予桂枝合从龙汤加减调理收功。从龙汤出自张锡纯的《医学衷中参西录》，从龙汤是张锡纯先生治疗痰喘的一张经验方，为喘病愈后复发，再服小青龙汤无效，或服小青龙汤不能痊愈，或为防止复发而设，在服小青龙汤后，继服从龙汤最为适宜。所以方名从龙，就是因其最宜于小青龙汤之后继服。方中龙骨、牡蛎敛正气而不敛邪气，并能治痰；芍药收阴气，敛逆气，平喘咳；半夏燥湿化痰，苏子、牛蒡子得龙骨、牡蛎，平喘定咳，而无辛散之弊。因患儿体质弱，故不去桂枝，加山药以健脾断其生痰之源（脾为生痰之源），少量牛蒡子清热，龙骨牡蛎祛痰、收敛。

由此病例来看，本方还是可以治疗小儿喘证的，小儿为稚阴稚阳之体，肺常不足，卫外不固，若先天禀赋不足，素体虚弱或大病久病之后，更伤正气，导致卫外不固，津液外泄，表现为平素汗多。遇风寒袭表，肺失宣降，出现喘咳且有自汗出者，可考虑用桂枝加厚朴杏子汤助阳实卫，益阴敛营，肃降肺气，可谓扶正而不助邪，祛邪而不伤正。

（四）风寒束肺，痰饮留伏

肺炎喘嗽案

冯某，女，5 岁。

初诊：患儿因"反复咳喘 1 周余"于 2018 年 10 月 23 日来诊。患儿平素体虚，易患感冒。1 周前因运动后汗出较多而受寒咳嗽，伴喘息，无发热。当地医院诊断为"喘息性支气管炎"收入院治疗，予头孢哌酮舒巴坦、利巴韦林、沐舒坦等静滴，布地奈德、特布他林等雾化吸入治疗 1 周，喘息减轻，仍咳嗽明显。刻下症：阵发性咳嗽，喉中痰鸣，伴喘息，易汗出，无流涕，无发热，纳食一般，大便干稀不调。舌质淡，苔白稍厚，脉浮缓。双肺中下部可闻及固定细湿啰音及喘鸣音。胸部正位片示：支气管肺炎（轻度）改变。

中医诊断：肺炎喘嗽，风寒束肺证。

西医诊断：支气管肺炎。

治法：疏风散寒，宣肺止咳。

方药：桂枝加厚朴杏子汤加减。桂枝 12g，白芍 10g，炙草 6g，厚朴 9g，杏仁 10g，大枣 10g，生姜 6g，干姜 3g，细辛 3g，五味子 3g。3 剂，每日 1 剂，分三次水冲服。患儿家长为求疗效，将 3 剂药 2 天服完，10 月 25 日复诊时，偶有咳嗽，无喘息，汗出亦明显减少，改予六君子汤合苓桂术甘汤加减巩固治疗，4 剂后诸证痊愈。

按语：本例患儿和上述病例其实是有共性的，均体质较弱，且素有喘疾，又复感风寒，按六经辨证当属太阳中风证无疑。因此，虽有喘息症状，并未选用小青龙汤，而是取桂枝加厚朴杏子汤为主，加用干姜、细辛、五味子温阳化饮，加上家长为求疗效加大剂量，多次频服，故患儿 2 日而效。由此病例可以看出桂枝加厚朴杏子汤治疗咳喘的疗效是毋庸置疑的。《医宗金鉴·订正仲景全书伤寒论注》中方有执曰："喘者，气逆于上，故呼吸不顺而声息不利也。微者，声息缓，不似大喘之气急也。以表尚在，不解其表，则喘不可定，故用桂枝解表，加厚朴利气，杏仁下气，所以为定喘之要药。"

最后，我们不妨来看一下宋代经方大家许叔微《伤寒九十论·桂枝加厚杏子汤证第三》的一则医案，学习先贤是如何辨证用药的。

许叔微医案：戊申正月，有一武弁在仪真为张遇所虏，日夕置于舟艎板下，不胜蜷伏，后数日得脱，因饱食，解衣捉虱而自快，次日遂作伤寒。医者以因饱食伤而下之，一医以解衣中邪而汗之，杂治数日，惭觉昏困，上喘息高，医者怆惶，罔知所指。予诊之曰：太阳病下之，表未解，微喘者，桂枝加厚朴杏子汤，此仲景法也。医者争曰：某平生不曾用桂枝，况此药热，安可愈喘？予曰：非汝所知也。一投而喘定，再投而濈濈汗出，至晚，身凉而脉已和矣。医者曰：予不知仲景之法，其神如此，岂诳惑后世也哉。人自寡学，无以发明耳。

原文按语：解衣受寒，肺逆作喘，虽得于饱食之后，但无食滞之征，故下之为误。病合桂枝加厚朴杏子之法，故一投而喘定。

三、小结

小儿咳嗽包括感冒后咳嗽及喘息性支气管炎等，都是临床常见病，很多由病毒感染引发，因为经常发作，使用平喘药周期长、效果一般，抗生素基本不对症，多需要 1 周甚至更长时间的治疗。因反复发作，孩子的体质越来越差，发作也愈发频繁，治疗也愈来棘手，形成了恶性循环。此时使用桂枝加厚朴杏子汤治疗，能取立竿见影之效，且孩子的体质逐渐增强，能有效减少其复发的次数，桂枝加厚朴杏子汤在儿科大有用武之地。

丁樱教授经方辨治儿童肾病综合征验案举隅

河南中医药大学第一附属医院儿科　段凤阳　宋纯东　丁樱

肾病综合征是一种以大量蛋白尿、低蛋白血症、高脂血症、不同程度水肿为主要表现的临床症候群，是儿童时期常见的肾小球疾病，3～5岁为高发年龄，发病率为（1.15～16.9）/10万，男性高于女性，多数病人病情迁延，容易复发。目前西医治疗主要为激素及他克莫司等免疫抑制剂，长期口服容易合并感染、血栓栓塞、肾功能异常、生长发育迟缓等并发症。中医治疗儿童肾病综合征，在辅助降低蛋白尿，减少复发，减轻药物毒副作用等方面均有一定的作用。

丁樱教授，河南中医药大学儿科医学院院长，河南中医药大学第一附属医院儿科医院院长，全国名中医，国家二级教授，博士生导师，第四、第六批全国老中医药专家学术继承指导老师，享受国务院特殊津贴专家，从事儿科医教研52载，尤擅中医药治疗儿童肾系疾病。笔者有幸跟师侍诊，收益颇多，今撷丁樱教授经方化裁治疗儿童肾病综合征验案二则，以飨同道。

一、麻黄连翘赤小豆汤合越婢加术汤化裁治疗儿童肾病合并肺部感染

患儿李某，男，5岁，2014年08月20日初诊，以"发现浮肿伴蛋白尿1月余，再发3天，发热1天"为代主诉就诊。患儿1月前无诱因出现全身浮肿，无肉眼血尿，血压正常，至当地医院完善检查后提示大量蛋白尿、低蛋白血症、高脂血症，肾功能及补体均正常，诊断为肾病综合征，给予泼尼松40mg/d，分次口服，10天后复查尿蛋白阴性，遂激素减为40mg，隔日1次口服，3天前患儿外出游玩淋雨后自测尿蛋白（＋＋），眼睑轻度浮肿，偶咳嗽，自服止咳药物疗效不佳，1天前咳嗽加重，发热，最高体温38.4℃，眼睑及下肢浮肿，小便量少，多泡沫，大便正常。

刻下症：发热，微恶风寒，咳嗽咳痰，色白质稀，眼睑及下肢浮肿，腰酸痛，小便不利，多泡沫，大便正常，舌尖红，苔薄白，脉浮数。体温38.2℃，血压96/63mmHg。血常规：白细胞：14.2×10^9/L，C反应蛋白：56mg/L，尿常规：蛋白：

（＋＋＋），潜血阴性，24小时尿蛋白定量：2.1g，生化检查：白蛋白：21g/L，肌酐：42mmol/L，胆固醇：5.9mmol/L。

中医诊断：水肿病肺脾气虚兼风寒侵袭证。

西医诊断：①肾病综合征（原发性，单纯型，激素敏感）；②支气管炎。

治法：宣肺散邪，利水消肿。

方药：麻黄连翘赤小豆汤合越婢加术汤化裁。处方：麻黄6g，连翘10g，赤小豆6g，石膏20g，白术10g，车前子10g，桑白皮6g，杏仁5g，地骨皮10g，桔梗6g，蝉蜕6g，甘草3g，生姜3片，大枣3枚。7剂。泼尼松原量口服同前。

二诊：患儿体温正常，浮肿较前消退，咳嗽明显减轻，咽红，小便黄，多泡沫。上方加白花蛇舌草15g，继服3天。

三诊：患儿浮肿消退，基本无咳嗽，尿常规蛋白（＋），24小时尿蛋白0.65g，肺部感染已清除，舍去原方，给予健脾补肺方扶正祛邪治疗。

按语：本例为肾病综合征合并肺部感染，丁教授认为肾病综合征属中医学"水肿"范畴，病机为本虚标实、虚实夹杂，正气虚弱为本，邪实蕴郁为标。小儿脏腑娇嫩，久病体虚，外邪入里致使肺脾肾三脏亏虚，气化、运化功能失常，封藏失司，精微外泄，出现蛋白尿；水液停聚、泛溢肌肤发为水肿。此患儿素体亏虚，外感风寒之邪，侵袭肺卫，以"邪实"为主，急则治其标，故宣肺散邪是本病急性期的主要治疗方法，此时不可盲目进补，闭门留寇，使疾病难治，待病情稳定后再及时回归标本兼顾，扶正祛邪。

麻黄连翘赤小豆汤出自《伤寒论·辨阳明病脉证并治》第262条："伤寒，瘀热在里，身必黄，麻黄连翘赤小豆汤主之。"方中麻黄、杏仁、茯苓、车前子宣肺降气，收提壶揭盖之意，连翘清热解毒利湿，桑白皮泻肺利水，赤小豆化瘀利湿。越婢加术汤出自《金匮要略》"里水者，一身面目黄肿，其脉沉，小便不利，故令病水。假如小便自利，此亡津液，故令渴也。越婢加术汤主之"。由于脾失健运，不能运化水湿，肺气不宣，不能通调水道，下输膀胱，故一身面目俱肿，小便不利。故治用越婢加术汤发汗利水，兼清郁热。

二、真武汤合五苓散化裁治疗肾病综合征激素耐药合并重度水肿

患儿张某，男，3岁，2011年4月13日初诊。以"反复浮肿伴尿检异常3月余，加重4天"为代主诉就诊。患儿于2011年1月初无明显原因出现眼睑及双下肢浮肿，于当地医院查尿蛋白（＋＋＋），低蛋白血症，高脂血症（具体数值不详），

诊断为肾病综合征，予强的松（40mg/d）分3次服用10天效不佳。2月22日加用他克莫司胶囊口服，监测血药浓度3.8ng/mL，尿检持续无好转，4天前患儿全身浮肿加重，小便量少，遂来就诊。刻下症：全身浮肿，脘腹胀满，乏力纳差，手脚凉，尿少多泡沫，大便溏，舌质淡，苔白腻，指纹淡红。实验室检查：尿常规：蛋白（＋＋＋），隐血（＋＋＋），红细胞（＋＋＋/HP），24小时尿蛋白定量8.74g；乙肝五项、自身抗体、补体、抗"O"、甲状腺功能均正常；血生化：总蛋白35.9g/L，白蛋白15.2g/L，总胆固醇13.92mmol/L，甘油三酯5.55mmol/L，钾4.76mmol/L，钠143mmol/L。

中医诊断：水肿病，脾肾阳虚兼湿浊血瘀证。

西医诊断：肾病综合征（原发性、肾炎型、激素耐药）。

治则：温补脾肾，利湿化瘀，真武汤合五苓散化裁；处方：黄芪30g，炮附片5g，白术10g，党参10g，白芍10g，菟丝子10g，淫羊藿10g，金樱子10g，茯苓10g，车前子10g，丹皮10g，泽泻6g，猪苓10g，薏苡仁10g，干姜5g，甘草6g。14剂。激素及他克莫司口服同前。

二诊：全身浮肿较前减轻，自觉手脚温，尿量较前增多，尿常规：蛋白（＋＋），隐血（＋＋＋），红细胞（＋＋＋/HP），24小时尿蛋白定量3.2g。效不更方。

三诊：下肢浮肿明显减轻，尿量增多，饮食较前好转，纳眠可，大便正常。辅助检查：尿常规：蛋白（＋），隐血（＋＋），红细胞（＋/HP），处方去泽泻、猪苓、薏苡仁、车前子、干姜，加丹参10g、太子参10g、当归10g。14剂。

按语：本例患儿肺脾肾三脏亏虚，尤以脾肾亏虚为主，正如《诸病源候论·水通身肿候》云："水病者，由脾肾俱虚故也。肾虚不能宣通水气，脾虚又不能制水，故水气盈溢，渗液皮肤，流遍四肢，所以通身肿也。"阳虚不能化气行水，故患者尿少，水肿。中医四诊合参患儿属脾肾阳虚兼湿浊血瘀型，早期水肿明显阶段以益气温阳为主，兼以养阴。中药治以温肾健脾，化气行水，选方真武汤合五苓汤加减，方中炮附片、干姜、菟丝子、淫羊藿温阳化气，黄芪、白术、党参补脾益肾；本方黄芪一药重用，味甘性温，为补气圣药，可固表止汗，气乃血帅，气行则血行。正气充足，邪自易除，重用黄芪，用来扶助正气以统领诸药直达病所，驱邪外出；茯苓、猪苓、车前子、泽泻利湿；白芍味酸敛阴，丹皮活血化瘀，本方配伍严谨，补虚与驱邪并用，活血与利水兼施，药证相符，故效果显著。

真武汤出自《伤寒论》第八十二条"太阳病发汗，汗出不解，其人仍发热，心下悸，头眩，身瞤动，振振欲擗地者，真武汤主之"；第三百一十六条"少阴病，二三日不已，至四五日，腹痛，小便不利，四肢沉重疼痛，自下利者，此为有水气。其人或咳，或小便利，或下利，或呕者，真武汤主之"。方中以茯苓为主药，白术为辅药，二药入肾走脾，补土利水，伐肾邪而疗心悸，白芍酸平，敛阴阳而益脾，为佐药，附子、生姜大辛大热，温经散寒，并补真火，祛虚寒，与渗利之品合用具有良好的温肾利水的作用；五苓散出自《伤寒论》，第七十一条"太阳病，发汗后，大汗出，胃中干，烦躁不得眠，欲得饮水者，少少与饮之，令胃气和则愈。若脉浮，小便不利，微热消渴者，五苓散主之"。第七十二条"发汗已，脉浮数，烦渴者，五苓散主之"。第七十四条"中风发热，六七日不解而烦，有表里证，渴欲饮水，水入则吐者，名曰水逆，五苓散主之"。方中猪苓、茯苓、泽泻导水下行，通利小便，白术补气健脾，祛湿消肿，升清固精。纵观全方，补而不助邪，利而不伤正，重点调整脾肾功能，配以活血利水之品，使湿浊、瘀血等病理产物得以顺利清除，以收邪去正安之效。

综上所述，丁樱教授学验颇丰，在中医药治疗儿童肾系疾病方面造诣颇深，既博采各家之长，又能提出自己独特的见解，用药精良，效果明显，值得同道参考。

马云枝教授运用滋水涵木法治疗失眠经验

河南中医药大学　周怡

河南中医药大学第一附属医院　沈晓明　马云枝

马云枝教授从事临床、科研和教学 40 余年，对治疗失眠颇有见解，思想独树一帜，认为失眠总属阴阳失调，与肝肾密切相关，主张从阴虚阳亢论治，法用滋水涵木，四诊合参，统筹兼顾，辨证施治屡获良效，笔者有幸随师侍诊，受益匪浅，经整理总结，现将马云枝教授治疗失眠经验进行探析，介绍如下。

一、失眠从养阴平肝治疗的立论依据

失眠是最常见的睡眠障碍性疾病，通常是以入睡和（或）维持困难所致的睡眠质量或时间达不到正常生理需求而影响白天社会功能的一种主观体验。顽固性失眠较一般失眠病程长，病情重，缠绵难愈，临床主要表现为睡眠时间、深度的不足。其中时间不足者表现为入睡困难，时寐时醒，醒后不能再寐，甚或彻夜不寐。深度不足者表现为时寐时醒，寐而不酣，或夜寐梦多，致使睡眠质量严重下降。失眠症属于《黄帝内经》中"不寐""目不瞑""不得卧"范畴。

历代医家多认为阴阳失和，阳盛阴衰为失眠之病机。清代冯兆张《冯氏锦囊秘录·卷十二》云："是以壮年肾阴强盛，则睡沉熟而长，老年阴气衰弱，则睡轻而短。"指出失眠也与肾阴盛衰有关。失眠的病因总属阴阳失交，一为阴虚不能纳阳，二为阳盛不能纳阴。正如《临证指南医案·不寐》曰："不寐之故，虽非一种，总是阳不交阴所致。"正常的睡眠是阴阳运行平衡的结果，如果阴阳失交、阳不入阴，就会导致失眠。《难经·四十六难》曰："老人卧而不寐，少壮寐而不寤者，何也……夜不寤也，老人血气衰，肌肉不滑，荣卫之道涩，故昼日不能精，夜不得寐也，故知老人不得寐也。"老年人气血衰弱，肝肾阴虚，导致白昼没有精神，夜晚则不能安寐。正如"思虑劳倦，惊恐忧疑，及别无所累而常多不寐者，总属真阴精血之不足，阴阳不交，而神有不安其室耳"之述。

因此多种原因，如情志所伤、劳逸失度、久病体虚、饮食不节、起居无常等，一旦引起失眠，伤及诸脏，精血内耗，每多形成顽固性不寐，则阳强不秘，阴虚不敛，肝肾阴亏，水不涵木，肝阳亢逆于上，阳不入阴，使肝阴不能与肝阳保持着相对平衡的状态，则肝阳相对的亢盛且浮动上亢，终致肝肾阴虚，肝阳上亢，发为本病。表现为头目胀痛，眩晕耳鸣，健忘，心烦不寐，或时寐时醒，心悸，颧红潮热，手足心热，腰膝酸软、肢体震颤、口干少津。舌红，苔少，脉细数。马云枝教授结合多年的临床经验，根据《黄帝内经》"诸寒之而热者取之阴"，提出滋水涵木是顽固性失眠的主要治法。

二、知柏地黄丸的组成、功用及适应证

马教授擅用古方，既继承前人经验，又在此基础上灵活变通，马教授说："取古方之法，师古而不泥古，灵活变通。"滋阴降火代表经方是知柏地黄丸，该方出自清代官修医书《医宗金鉴》，现代研究表明，知柏地黄丸有增强免疫、抗衰老、抗疲劳、治疗更年期女性综合征的作用。方药组成为知母、黄柏、熟地黄、山药、山茱萸、泽泻、茯苓、牡丹皮。君用甘温之熟地黄，以滋肾水，补真阴。臣以山茱萸、山药补肾固精，益气养阴，而助熟地黄滋补肾阴，知母甘寒质润，药用盐制，清虚热，滋肾阴，可泻无根之肾火，疗有汗之骨蒸；黄柏苦寒，盐制引药入肾，泻虚火，坚真阴，配合熟地黄以滋阴降火，伍以茯苓健脾渗湿，泽泻利水清热，丹皮清泄肝肾，三药合用，使补中有泄，补而不腻，诸药配合，则真阴得补，肾水充足，上济于心，君火得制，心神自安。方中熟地、山萸肉、山药滋肾养肝益脾而肝脾肾三阴并补；泽泻、茯苓、丹皮三泻助三补；知母、黄柏滋阴降火，善清虚热。全方补中有泻，通补开合，壮水之主以制阳光，体现"滋水涵木"法。马教授在应用此方时随证加减，失眠重者可酌加龙齿、珍珠母以重镇安神；心悸甚者，可酌加龙眼肉、夜交藤以养心安神；心烦急躁者加栀子、淡豆豉、灯心草以清心除烦；对阴损及阳所致心烦不寐、急躁易怒者，加肉桂、黄连寒热并用，清心火、补肾阳，且少量肉桂可引火归原，心肾相交则寐安。马教授熟谙经典，溯本求源，灵活运用古法经方，既有章可循，又无削足适履之弊，临床应用治疗阴虚火旺证型之不寐，疗效如鼓应桴。

三、典型验案

案一：

李某，女，54岁，39岁时行子宫肌瘤摘除术。失眠多梦10年，入夜则心烦神

乱，辗转反侧，不能寐，伴咽干口燥，二目干涩及耳鸣如蝉，时有面部潮热汗出及手足心热现象，西医按更年期综合征治疗，曾服多种镇静安眠药物，收效不显，而就诊于我院。患者面容憔悴，毛发焦枯，目光黯淡，舌光红无苔，脉沉细数。辨证为阴虚阳亢证，治以补益肝肾，滋水涵木。方用知柏地黄汤加减，处方如下：熟地黄 15g，泽泻 12g，牡丹皮 12g，山茱萸 12g，山药 15g，知母 12g，黄柏 12g，炙甘草 3g，醋龟甲 10g，浮小麦 9g，珍珠母 30g。二诊：服药 7 剂，病情好转，去黄柏、浮小麦、五味子，加枸杞 15g 以滋补肝肾，续服 10 剂，嘱其用甘麦大枣汤煮水代茶饮，随访 2 个月，不寐之疾未发。

按语：马云枝教授指出本案患者为中老年女性，年过五旬，任脉虚，太冲脉衰少，天癸竭，地道不通，且子宫摘除已 10 余年，肝肾精血亏虚，阴不制阳，阳亢化风生火，上扰心神而心烦不寐；肾开窍于耳，肾精不足，脑髓空虚则耳鸣如蝉；咽干口燥、二目干涩、潮热汗出、舌光红无苔，脉沉细数，为一派阴虚阳亢之象。方选知柏地黄汤滋水涵木、滋阴降火，方中熟地黄、山萸肉、山药滋肾养肝益脾，而肝脾肾三阴并补；泽泻、茯苓、丹皮三泻助三补；知母、黄柏滋阴降火，善清虚热。全方补中有泻，通补开合，壮水之主以制阳光，体现"滋水涵木"法。加咸寒归肝肾经的醋龟甲以滋阴潜阳，补益肝肾；加浮小麦、五味子以清虚热、止汗；加珍珠母以重镇潜阳安神。

案二：

季某，女，51 岁，河南驻马店人，既往高血压病史 20 年余，未规律服药，血压波动在 150～175/90～110mmHg，近 3 年来经常出现失眠多梦，入睡困难，伴头痛，二目酸胀，口苦咽干，烦躁易怒，烦甚时则出现双手震颤及手心汗出。曾在郑州某医院查头颅核磁无明显异常，按抑郁焦虑症给予黛力新及其他药物治疗，效果不佳。入院查体：面红目赤，精神萎靡，舌暗红，苔薄黄，脉弦滑，血压 160/100mmHg。辨证为肝阳上亢型，治以平肝潜阳，重镇安神。方用镇肝熄风汤加减。

处方：代赭石 30g，龙骨 30g，牡蛎 30g，醋龟甲 10g，白芍 15g，玄参 15g，天冬 15g，炒川楝子 9g，茵陈 15g，川牛膝 9g，麦芽 12g，炙甘草 3g，百合 30g，合欢皮 30g。8 剂，水煎服。

二诊：照上方服用后，患者头晕痛未再发作，睡眠较前稍有改善，舌红少苔，脉弦。上方去代赭石，加珍珠母 30g，并将川牛膝加量为 15g 以引血下行，续服。

三诊：服药 12 剂后，患者夜睡安稳，每晚入睡 5～6 小时，心烦、烘热汗出现象较前明显减轻，但每于经前期出现乳房及胸胁胀痛，月经量少色暗，守上方加郁金 15g，香附 15g，益母草 30g 以疏肝解郁，活血调经。半年来患者规律就诊，以前方为基础方加减治疗，上述症状明显好转，未诉及不适。

按语：马云枝教授指出"阳气自动而之静，则寐；阴气自静而之动，则寤；不寐者，病在阳不交阴也"。失眠的病机总不离阴阳失和，阳盛阴衰。本案患者年过七七，肝肾已亏，肝为风木之脏，体阴而用阳，阴血不足，不能敛阳，则上盛下虚，风阳上亢，加之既往高血压病史，血压控制不稳，肝阳暴涨，上扰心神，发为不寐。阳盛则热，气血上逆，充溢脉络，则颜面潮红，头痛目胀，烘热汗出；肝在志为怒，情志过极，肝气生发太过，上冲脑络，则急躁易怒；津血同源，肝肾阴虚，阴血虚少而化津乏源，则咽干喉燥。肝风侵扰筋脉则肢体颤抖；结合舌脉，呈一派阴虚阳亢，上实下虚之象，辨证属肝阳上亢型失眠，治以平肝潜阳、安神定志，方选镇肝熄风汤加减。女子以肝为先天，茵陈一味，善行肝经，疏利气机；降泄肝气上逆，使气机升降得宜。阴血不足，心失所养，神明不安，加合欢皮、百合养心安神；失眠较重者，非重取不得，故加重镇安神之珍珠母；肝禀春木之性，喜调达而恶抑郁，然而对于长期失眠患者，因饱受疾病煎熬，常致肝失条达，气机壅遏，常加郁金、香附以疏肝解郁，调畅情志以助睡眠。诸药合用，阴平阳秘，肝气调达，精神乃治。

主要参考文献

［1］刘怡，张梦贺，姜红菊．奔豚汤加减治疗心悸验案1则［J］．湖南中医杂志，2021，37（5）：99－100．

［2］贾可，党亚锋，陈美红，陈建华．白及多糖药理作用研究［J］．山西中医，2021，37（5）：55－56＋60．

［3］高耀，王鹏，许腾，等．逍遥散抗抑郁代谢特征综合分析及其调节能量代谢和神经递质机制研究［J］．中草药，2021，52（5）：1360－1368．

［4］徐婷．丹栀逍遥散联合盐酸氟西汀胶囊治疗抑郁症患者的临床疗效及药物作用机制［J］．中国药物经济学，2021，16（2）：91－94．

［5］王琪，李温馨．小柴胡汤加减联合艾司西酞普兰治疗老年抑郁症的效果及对患者生活质量的影响［J］．临床医学研究与实践，2021，6（07）：127－129．

［6］邵家东，胡鸿毅，孙羿幅，等．从《伤寒论》方证相应角度谈柴胡类方的临床应用［J］．环球中医药，2021，14（06）：1087－1090．

［7］郑洪新，李佳．肾阳虚证的证候要素与核心病机［J］．中国中医基础医学杂志，2021：1－8．

［8］王佳柔，李富震，陈星燃，等．姜德友教授运用经方辨治胸痹心痛经验探析［J］．中国中医急症，2021，30（07）：1304－1307．

［9］刘媛媛，李瑞娟，郑伟．从肾论治卵巢储备功能减退的解析及应用［J］．中国中医药现代远程教育，2021，19（14）：67－69．

［10］王如心，谈勇，胡溢请．谈勇治疗卵巢储备功能减退经验探析［J］．中医药临床杂志，2021，33（6）：1060－1064．

［11］张文静，郭兴萍．中医治疗卵巢储备功能减退的研究进展［J］．中国民间疗法，2021，29（7）：116－119．

［12］叶雅栾，张雯婷．卵巢储备功能减退的中医治疗进展［J］．中国医药导刊，2021，23（3）：181－184．

［13］徐菁敏，彭敏，刘茹雪，等．从百合病论治自主神经功能紊乱［J］．山东

中医杂志，2021（1）：21 –24.

[14] 许孟月，王子雯，李建伟，等．冯宪章运用卫气营血截断法治疗银屑病血热证经验 [J]．中医杂志，2021，62（11）：939 –942.

[15] Sung H，Ferlay J，Siegel R，et al. Global cancer statistics 2020：GLOBO-CAN estimates of incidence and mortality worldwide for 36 cancers in 185 countries [J]. CA Cancer J Clin，2021，71（3）：209 –249.

[16] 王馨，方志军，徐荷芬，等．基于"同气相求"理论的大肠癌临证应用探讨 [J]．海南医学院学报，2021，27（9）：709 –712.

[17] 饶军，熊爱华，张康梅，等．Peiminine 通过调控 COX –2/PGE2/EGFR 信号通路促进人结肠癌 HCT –116 细胞凋亡的分子机制 [J]．实用癌症杂志，2021，36（6）：871 –874.

[18] 王春柳，雷斌，张红，等．基于网络药理学方法的芍药甘草汤治疗神经性疼痛作用机制探讨 [J]．中华中医药学刊，2021，39（2）：239 –242.

[19] 杨梦婷，高乐，王相，等．经典名方旋覆代赭汤的研究进展 [J]．中药药理与临床，2021，37（3）：214 –219.

[20] 华鑫，李成，朱爱松，等．运用"形神同调"治疗冠心病伴抑郁状态 [J]．中医杂志，2021，62（15）：1370 –1373.

[21] 宫文，潘晓宏，宿丽丽，等．冯晓纯教授治疗过敏性鼻炎临证经验 [J]．中国中医药现代远程教育，2021，19（04）：72 –74.

[22] 刘晓慧，刘永红，张晓光．甘草泻心汤治疗寒热错杂型复发性口腔溃疡临床研究 [J]．陕西中医，2021，42（07）：922 –925.

[23] 徐楚楚，罗梦雪，方霜霜，等．基于网络药理学探讨半夏泻心汤"异病同治"慢性萎缩性胃炎和失眠共同作用机制 [J]．辽宁中医药大学学报，2021，9（23）：118 –123.

[24] 李发枝．李发枝方证辩证选录 [M]．北京：人民卫生出版社，2021.

[25] 中国心血管健康与疾病报告 2020 概要 [J]．中国循环杂志，2021，36（06）：521 –545.

[26] 闫浩，刘潇潇，孙轲强，等．基于网络药理学和分子对接研究枳实薤白桂枝汤治疗心血管疾病的作用机制 [J]．中国药师，2021，24（03）：405 –415 +420.

[27] 陈国吉，王健．从《伤寒论》5 条或然证条文看仲景对《神农本草经》的继承与发展 [J]．中医学报，2021，36（273）：309 –312.

[28] 李腾龙，孙邦梅．小柴胡汤加减结合刺络拔罐治疗急性荨麻疹伴发热临

床疗效观察 [J]. 湖北中医药大学学报, 2021, 23 (2): 79 – 81.

[29] 郑旭彤, 姚魁武, 肖烨, 等. 姚魁武通调气血法治疗高血压性头胀 [J]. 吉林中医药, 2021, 41 (01): 43 – 46.

[30] 徐思雨, 姚魁武. 气血同调法在心血管疾病中的应用 [J]. 环球中医药, 2021, 14 (01): 144 – 147.

[31] 陈剑明, 王丙信, 李栋栋, 等. 大柴胡汤加减联合 ERCP 治疗肝胆湿热证胆总管结石急性发作的疗效分析 [J]. 辽宁中医杂志, 2021, 48 (06): 82 – 86.

[32] 肖党生, 杨介钻, 方辉. 中医汗法现代生理病理基础及临床意义探讨 [J]. 浙江中医杂志, 2021, 56 (01): 1 – 3.

[33] 孙嘉玲, 杨雪梅, 陈炜聪, 等. 基于 PI3K/AKT/GSK – 3β 信号通路探讨鳖甲煎丸调控肝癌细胞 Hep3B 增殖转移的机制 [J]. 中华中医药杂志, 2021, 36 (3): 1361.

[34] 冯世纶. 经方辨证依据症状反应 [J]. 中华中医药杂志, 2021, 36 (1): 22 – 26.

[35] 贺梦媛, 从竹凤, 王红, 等. 真武汤化学成分、药理作用、临床应用的研究进展及质量标志物的预测分析 [J] /OL. 中华中医药学刊: 1 – 17.

[36] 豆鹏程, 舒劲, 代禹红, 等. 下法治疗黄疸探析 [J]. 河南中医, 2021, 41 (04): 511 – 514.

[37] 李东辉, 吴红伟, 张淑娟, 等. 茵陈蒿汤药理作用研究新进展 [J]. 甘肃科技, 2021, 37 (11): 151 – 154.

[38] 王晶, 欧阳冰琛. 茵陈蒿汤防治肝脏疾病的药理作用及药动学研究进展 [J]. 药物评价研究, 2021, 44 (03): 628 – 637.

[39] 陈天声, 陈瑾. 汉代度量衡计量单位量值之厘定 [J]. 中国计量, 2021 (02): 73 – 129.

[40] 胡明格, 李雪军, 丁樱. 丁樱教授治疗儿童难治性肾病综合征经验探析 [J]. 中国中西医结合儿科, 2020, 12 (2): 141 – 144.

[41] 刘胜, 孙静. 万强治疗奔豚气病验案 3 则 [J]. 江苏中医药, 2020, 52 (7): 55 – 56.

[42] 郭小舟, 林兰, 王斌. 奔豚病机和方证临证探讨 [J]. 中医药学报, 2020, 48 (4): 1 – 4.

[43] 胡双燕, 傅晓骏. 傅晓骏治疗狐惑病经验介绍 [J]. 新中医, 2020, 52 (9): 196.

［44］秦公顺，韦丹，陈国权．陈国权治疗狐惑病验案一则赏析［J］．湖北中医杂志，2020，42（4）：24－25．

［45］王晓翠，牛阳，张思超．基于中医古籍文献的升降散应用溯源及探析［J］．山东中医药大学学报，2020，44（3）：243－245．

［46］李时珍．本草纲目［M］．北京：人民卫生出版社，2020．

［47］胡世莲，王静，程翠，等．中国居民慢性病的流行病学趋势分析［J］．中国临床保健杂志，2020，23（03）：289－294．

［48］袁婷，熊俊，王雪，等．针灸联合西药治疗原发性抑郁症的系统评价与Meta分析［J］．中国中医基础医学杂志，2020，26（09）：1344－1353．

［49］刘飞祥，林子璇，张怀亮，等．基于网络药理学分析加味归脾汤治疗阴火失眠伴焦虑的机制［J］．中国实验方剂学杂志，2020，26（20）：161－168．

［50］荆尚文，康超茹，张林旭，等．马云枝教授心脑同治法治疗中风经验［J］．中国中医药现代远程教育，2020，18（6）：58－60．

［51］李浩，杨锦亮，马玉宝．马玉宝教授运用补中益气汤加减治疗崩漏经验［J］．内蒙古中医药，2020，39（05）：86－87．

［52］周世雄，郑春叶，雒晓东．雒晓东治疗多系统萎缩经验［J］．中国中医基础医学杂志，2020，26（01）：119－120．

［53］孔卜，孙丽平．孙丽平辨啰音治疗小儿肺系疾病［J］．吉林中医药，2020（01）：61－63．

［54］周思敏，姚魁武．寒温同用法治疗心血管疾病经方与验案举隅［J］．中医杂志，2020，61（03）：246－248．

［55］曲晓力，韦静，蒋嫔娥．卵巢功能减退的病因及治疗进展［J］．临床医药文献电子杂志，2020：7（03）：183－184．

［56］袁姣，武青松，雷枢，等．我国中老年人群高血压流行现状及影响因素研究［J］．中国全科医学，2020，34：4337－4341．

［57］冯世纶．经方医学讲义［M］．北京：中国中医药出版社，2020：6－7．

［58］张繁芹，李春红．李春红运用温经汤治疗不寐经验［J］．2020，54（9）：40－41．

［59］曲缘章，马生军，朱广伟，等．芍药甘草汤的历史沿革与现代研究［J］．中国实验方剂学杂志，2020，26（6）：216－225．

［60］顾然，崔丽军，于河，等．2型糖尿病与胃肠积热等因素的相关性分析［J］．湖南中医杂志，2020，36（11）：147－149．

［61］孙海舒，刘天怡，姜楠，等．吴中朝教授临证诊疗模式总结——酸味药应用举隅［J］．世界中医药，2020，15（23）：3693－3697．

［62］王侠生，徐金华，张学军．现代皮肤病学［M］．上海：上海大学出版社，2020：1127．

［63］刘金垒，但文超，何庆勇，等．基于国家专利中药复方治疗过敏性鼻炎用药规律与机制研究［J］．辽宁中医药大学学报，2020，22（08）：134－139．

［64］戴凤翔，邱联群．甘草泻心汤联合针灸治疗白塞氏病临床疗效观察［J］．中国中医基础医学杂志，2020，26（07）：971－973．

［65］陆梦馨，江澜，陈沛，等．化痰通腑法对急性缺血性中风病痰热腑实证病人 ACTH、CORT 的影响［J］．中西医结合心脑血管病杂志，2020，18（03）：393－397．

［66］梁晶晶，王钏钏，武润梅，等．贾跃进应用柴胡加龙骨牡蛎汤治疗失眠验案 3 则［J］．中国民间疗法，2020，28（17）：99－100．

［67］邵向阳，王鑫，雍文兴，等．张志明"异病同治"思想在上窍疾病治疗中的应用体会［J］．世界中西医结合杂志，2020，15（02）：257－259．

［68］孙倩，王艳阳．张怀亮活用柴胡类方经验介绍［J］．新中医，2020，52（08）：201－203．

［69］苏坤涵，刘万里．《伤寒论》柴胡类方在消化系统疾病中应用研究进展［J］．辽宁中医药大学学报，2020，22（12）：180－184．

［70］徐磊，张丽萍，宋瑞雯，等．中药抗炎治疗抑郁症研究进展［J］．中华中医药学刊，2020，38（03）：141－144．

［71］刘承，张海燕，李东．中医临床用药剂量反思［J］．中华中医药杂志，2020，35（11）：5508－5511．

［72］王传池，吴珊，江丽杰，等．1990～2020 年我国冠心病中医证的流行病学调查研究概况［J］．中国中医基础医学杂志，2020，26（12）：1883－1893．

［73］聂坚，杨绍丽，杜义斌，等．基于关联规则和熵聚类算法的严继林治疗咳嗽用药规律研究［J］．中国中医药科技，2020，27（1）：51－54．

［74］樊帅珂，方晓艳，苗明三．仲景应用白术规律分析［J］．中医学报，2020，5（35）：1073－1076．

［75］谭丽丽．桂枝加龙骨牡蛎汤治疗慢性荨麻疹临床观察［J］．中国中医药现代远程教育，2020，18（18）：94－95．

［76］马晓北，薛燕星．薛伯寿调治失眠经验［J］．中医杂志，2020，61

（02）：107 – 109.

[77] 陆宗保. 大柴胡汤加减治疗胆胃郁热型胆汁反流性胃炎临床疗效观察 [J]. 医学食疗与健康，2020，18（23）：29 – 31.

[78] 李文献. 大柴胡汤联合穴位贴敷对腹腔镜胆囊切除术后患者胃肠功能的影响 [J]. 国医论坛，2020，35（06）：29 – 30.

[79] 肖党生，方辉，杨介钻. 生命本质和新型生物模式图的构建探讨 [J]. 医学争鸣，2020，11（06）：29 – 34.

[80] 孙源梓，孙婉丽，张沁园.《伤寒论》第38条再议 [J]. 中医学报，2020，35（12）：2557 – 2560.

[81] 邢磊，屈苗苗，张晓云. 桂枝茯苓丸对大鼠卵巢癌移植瘤的抑瘤作用及其机制 [J]. 西部医学，2020，32（4）：515 – 519.

[82] 姜德友，李三洋，韩洁茹，等.《伤寒杂病论》取象思维初探 [J]. 中华中医药杂志，2020，35（12）：6275 – 6278.

[83] 张宁宁，吴力群."加味六安煎"治疗小儿肺系疾病临证心得 [J]. 江苏中医药，2020，52（08）：50 – 52.

[84] 张宁宁，吴力群，霍婧伟，等. 加味六安煎对咳嗽变异性哮喘大鼠气道重塑病理形态学的影响 [J]. 北京中医药大学学报，2020，43（01）：50 – 55.

[85] 徐方蔚，路晨，李盼盼，等. 加味六安煎对咳嗽变异性哮喘豚鼠 Notch 受体/配体蛋白的影响 [J]. 时珍国医国药，2020，31（10）：2309 – 2312.

[86] 邵冬珊. 经方治疗黄疸病的思路及临床应用 [J]. 中西医结合肝病杂志，2020，30（05）：385 – 387 + 382.

[87] 李高辉，吕文良. 简述茵陈蒿汤古今临床研究 [J]. 辽宁中医药大学学报，2020，22（07）：90 – 95.

[88] 高飞，姚鹏宇，吕翠霞. 陶汉华教授运用金匮肾气丸经验探析 [J]. 辽宁中医药大学学报，2020，22（01）：213 – 216.

[89] 张珞. 芎归胶艾汤配合脐灸治疗异常子宫出血临床体会 [J]. 实用中医药杂志，2020，36（12）：1657 – 1658.

[90] 崔言坤，高彦宇，高博文，等. 真武汤对肾阳虚水肿大鼠模型的保护作用及对 IL – 17 表达的影响 [J]. 中国中医急症，2020，29（2）：193 – 196.

[91] 曾玉霞，张恒. 狐惑病验案举隅 [J]. 中医临床研究，2019，11（26）：123 – 124.

[92] 刘丽娟，李邻峰. 中外荨麻疹诊疗指南比较分析 [J]. 皮肤科学通报，

2019, 36（06）: 642 - 646 + 5.

[93] 路晨雯, 马晔琳, 汪涛, 等. 基于流行病学调查的中医体质分布及慢病相关性分析 [J]. 中国现代医生, 2019, 57（16）: 127 - 130.

[94] 李兴龙, 黄希, 刘英锋. 刘英锋对古今柴胡类方的学与用: 理法串解 [J]. 中华中医药杂志, 2019, 34（03）: 1060 - 1063.

[95] 张耀升, 曹子成, 马云枝. 益气活血汤联合西药对急性脑梗死患者神经功能及血流动力学的影响 [J]. 中医研究, 2019, 32（3）: 45 - 47.

[96] Shen Y, Zeng JH, Hong SL, et al. Prevalence of allergic rhinitis comorbidity with asthma and asthma with allergic rhinitis in China: a meta - analysis [J]. Asian Pac J AllergyImmunol, 2019, 37（4）: 220 - 225.

[97] 吴阳阳, 姚魁武. 姚魁武教授运用养阴定悸汤治疗室性早搏经验撷英 [J]. 天津中医药, 2019, 36（10）: 991 - 993.

[98] 王瑾宇, 魏建梁, 杨传华. 杨传华教授治疗阴虚火旺型快速性心律失常经验 [J]. 世界最新医学信息文摘, 2019, 12: 158 - 159.

[99] 王子接. 《绛血园古方选注》 [M]. 北京: 中国医药科技出版社, 2019.

[100] 刘海燕, 洪靖, 张杰. 张杰运用当归贝母苦参丸探析 [J]. 中国中医基础医学杂志, 2019, 25（10）: 1436 - 1438.

[101] 李发枝. 《金匮要略》甘草泻心汤临床应用举隅 [J]. 中医学报, 2019, 34（12）: 2576 - 2579.

[102] 谭强, 俞晨, 刘邦民, 等. 基于"白为寒"理论运用温法从寒辨治白癜风探析 [J]. 中国中西医结合皮肤性病学杂志, 2019, 18（5）: 467 - 468.

[103] 陈召起, 邢作英, 王永霞, 等. 桂枝甘草汤含药血清对离体豚鼠心室肌细胞膜电位的影响 [J]. 中医学报, 2019, 34（05）: 971 - 975.

[104] 高志刚, 戴卫红. 芍药甘草汤的临床应用及方剂研究进展 [J]. 河北中医, 2019, 41（5）: 792 - 795.

[105] 吴娟娟, 马凤岐, 陈永灿. 《魏氏验案类编初集》旋覆代赭汤临证解析 [J]. 浙江中医药大学学报, 2019, 43（12）: 1345 - 1347.

[106] 姜坤, 张明雪. 张仲景温阳法在冠心病合并心力衰竭治疗中的应用 [J]. 中医杂志, 2019, 60（02）: 175 - 177.

[107] 李利沙. 四逆汤加减联合麝香保心丸治疗冠心病心绞痛临床观察 [J]. 实用中医药杂志, 2019, 35（11）: 1314 - 1315.

[108] 中国医师协会儿科医师分会儿童耳鼻咽喉专业委员会. 儿童过敏性鼻炎

诊疗——临床实践指南［J］. 中国实用儿科杂志，2019，34（03）：169 – 175.

［109］白一帆，龙旭蕾，李敏. 基于地域分布的我国儿童变应性鼻炎的中医辨治特点分析［J］. 中国中医药图书情报杂志，2019，43（06）：10 – 15.

［110］毛盛芳，张洁. 不同煎煮方法对半夏泻心汤中有效成分的影响分析［J］. 中草药，2019，50（15）：3654 – 3659.

［111］周定华，周正球，吴炅，等. 桂枝芍药知母汤加减联合常规西药治疗寒热错杂型银屑病关节炎 28 例临床观察［J］. 风湿病与关节炎，2019，8（04）：16 – 19.

［112］门凯龙，黄海星，孙倩倩，等. 半夏泻心汤加减治疗 Hp 阳性慢性萎缩性胃炎疗效及安全性系统评价［J］. 山东中医杂志，2019，38（9）：833 – 838.

［113］王巧俐，陈辉，王天刚，等. 半夏泻心汤加减治疗功能性消化不良伴失眠的疗效观察［J］. 世界最新医学信息文摘，2019，19，（8）：189 – 190.

［114］徐子鉴，王惠茹，许良. 柴胡加龙骨牡蛎汤在失眠症中的应用［J］. 世界睡眠医学杂志，2019，6（11）：1520 – 1523.

［115］韩慧，王颖. 柴胡加龙骨牡蛎汤治疗颞叶癫痫经验［J］. 内蒙古中医药，2019，38（07）：79 – 80.

［116］姜元安. 从《伤寒论》《金匮要略》方药剂量考辨谈临床用药剂量［J］. 现代中医临床，2019，26（02）：64 – 67.

［117］林树元，刘畅，李煜，等. 中医在人工智能时代的挑战与经方智能化研究思路［J］. 中华中医药杂志，2019，34（2）：448 – 451.

［118］李默，蒋跃文，樊讯.《伤寒论》中生姜与干姜的探讨［J］. 中医学报，34（257）：2056 – 2058.

［119］张宛秋，李珂，王酩. 甘草泻心汤的临床运用［J］. 中医研究，2019，32（2）：53 – 55.

［120］王丽，徐俊涛，屠远辉，等. 五苓散加减联合蜈黛软膏对慢性湿疹患者的临床疗效［J］. 中成药，2019，41（6）：1276 – 1280.

［121］唐茶娣. 大柴胡汤合左金丸联合针刺治疗肝胃郁热型难治性胃食管反流病 36 例观察［J］. 浙江中医杂志，2019，54（09）：646 – 647.

［122］黄红泓，覃日宏，柳贤福. 中药当归的化学成分分析与药理作用探究［J］. 世界最新医学信息文摘，2019，19（58）：127 – 153.

［123］肖党生，杨介钻，方辉. 论机体的抗损伤修复是厥阴病的病理基础［J］. 浙江中医杂志，2019，54（07）：477 – 479.

［124］徐晓华，林佳敏，李可欣，等. 从气血理论简析大肠癌的中医药治疗［J］. 中医杂志，2019，60（8）：656－659.

［125］罗秋月，周莎，熊绍权，等. 从乌梅丸主厥阴探析晚期肺癌［J］. 辽宁中医杂志，2019，46（5）：979－981.

［126］吉跃进，李红晓，陆为民. 基于现代文献分析乌梅丸的临床应用［J］. 山东中医杂志，2019，38（3）：216－220.

［127］李孝波，门九章.《伤寒论》中"证"的内涵辨析［J］. 中医药导报，2019（14）.1－3.

［128］向光维，付琳，李小会. 浅谈《伤寒论》中评价疾病转归的方式与方法［J］. 环球中医药，2019，12（9）：1373－1375.

［129］郝云，赵一敏. 三焦膀胱水液代谢职司异同及临床意义探究［J］. 中国中医基础医学杂志，2019，25（08）：1038－1039.

［130］赵颖，朱慧华. 中医药防治儿童支气管哮喘的临床研究进展［J］. 中医儿科杂志，2019，15（01）：86－89.

［131］李满意，娄玉钤. 狐惑的源流及历史文献复习［J］. 风湿病与关节炎，2018，7（3）：54－55.

［132］马敬璐，王烈，孙丽平. 国医大师王烈教授治疗小儿鼻性哮喘经验［J］. 时珍国医国药，2018，29（08）：1998－1999.

［133］范少平. 五苓散水煎剂联合西医常规保守治疗脑外伤后交通性脑积水疗效及对肾功能的影响［J］. 现代中西医结合杂志，2018，27（4）：424－426.

［134］黄仲俊，刘杰，王锋. 五苓散治疗重症颅脑损伤脑水肿疗效观察［J］. 现代中西医结合杂志，2018，27（33）：3743－3745.

［135］Morjaria JB, Caruso M, Emma R, et al. Treatment of allergic rhinitis as a strategy for preventing asthma［J］. Curr Allergy Asthma Rep, 2018, 18（4）：23－28.

［136］马敬璐，王烈，孙丽平. 国医大师王烈教授治疗小儿鼻性哮喘经验［J］. 时珍国医国药. 2018（08）：1998－1999.

［137］刘丹，方锐，段吾磊，等. 中老年高血压证候分布规律及其相关因素分析［J］. 中国中医基础医学杂志，2018，03：351－354.

［138］邵明义. 基于方证辨证思维运用柴胡加龙骨牡蛎汤治疗功能性消化不良伴失眠32例［J］. 国医论坛，2018，33（1）：9－11.

［139］徐佳睿. 桂枝甘草汤治疗心系疾病现代研究状况［J］. 现代医学与健康研究电子杂志，2018，2（10）：181－184.

[140] 孔梦梦，黄平. 从"血痹"论治糖尿病周围神经病变的临证经验 [J]. 浙江中医药大学学报，2018，43 (5)：457－459.

[141] 李惠芳，王德惠. 王德惠教授治疗早期糖尿病周围神经病变经验 [J]. 内蒙古中医药，2018，37 (2)：37－38.

[142] 陈伟伟，高润霖，刘力生，等.《中国心血管病报告2017》概要 [J]. 中国循环杂志，2018，33 (01)：1－8.

[143] Benias PC，Wells RG，Sackey － Aboagye B，et al. Structure and distribution of an unrecognized interstitium in human tissues [J]. Sci Rep，2018，8 (1)：4947.

[144] 王艳菊，齐峰. 桂枝人参汤加减对虚寒型慢性非萎缩性胃炎的临床疗效观察 [J]. 中西医结合心血管病电子杂志，2018，6 (04)：189－195.